公共卫生与预防医学导论

宋绍征 俞 玮 主编

东南大学出版社
·南京·

图书在版编目(CIP)数据

公共卫生与预防医学导论 / 宋绍征,俞玮主编.
南京:东南大学出版社,2025.6. -- ISBN 978-7-5766-
2217-1
Ⅰ.R1
中国国家版本馆 CIP 数据核字第 20250S4X05 号

责任编辑:胡中正　　责任校对:子雪莲　　封面设计:毕　真　　责任印制:周荣虎

公共卫生与预防医学导论 Gonggong Weisheng Yu Yufang Yixue Daolun

主　　编	宋绍征　俞　玮
出版发行	东南大学出版社
社　　址	南京市四牌楼2号　　邮编:210096　　电话:025 - 83793330
出 版 人	白云飞
网　　址	http://www.seupress.com
电子邮箱	press@seupress.com
经　　销	全国各地新华书店
印　　刷	苏州市古得堡数码印刷有限公司
开　　本	787 mm×1 092 mm　1/16
印　　张	26.75
字　　数	680 千字
版　　次	2025 年 6 月第 1 版
印　　次	2025 年 6 月第 1 次印刷
书　　号	ISBN 978-7-5766-2217-1
定　　价	90.00 元

(本社图书若有印装质量问题,请直接与营销部联系。电话:025 - 83791830)

《公共卫生与预防医学导论》
编委会名单

主　编　宋绍征　俞　玮
副主编　顾乐盈　曹晓东　张科红
编　者（以姓氏笔画为序）：

于康英（无锡太湖学院）	王　朦（无锡太湖学院）
史益凡（江南大学附属医院）	孙雨婷（江南大学附属中心医院）
朱美珍（无锡太湖学院）	吕姣姣（无锡市第九人民医院）
刘谆谆（无锡太湖学院）	邵　晶（无锡市第九人民医院）
陈　思（无锡太湖学院）	陈晓磊（无锡市人民医院）
宋绍征（无锡太湖学院）	张科红（无锡市中医院）
邹敏燕（无锡太湖学院）	杨小仙（无锡太湖学院）
俞　玮（无锡太湖学院）	莫　兰（无锡市第九人民医院）
顾乐盈（无锡太湖学院）	顾　悦（无锡太湖学院）
黄　浩（无锡市人民医院）	梁　晓（无锡太湖学院）
曹晓东（无锡市人民医院）	鲍倩艺（无锡太湖学院）

前 言

本书以无锡太湖学院健康与护理学院护理学、康复治疗学、药学三个专业的人才培养方案为参考,结合本院学生对于基础医学专业课程学习的特点和需求,以培养应用型人才为导向,进行综合编写。内容包括人与环境、生活环境与健康、职业环境与健康、膳食与健康、传染病的预防与控制、地方病的预防与控制、慢性非传染性疾病的预防与控制、伤害的预防与控制、突发公共卫生事件及其应急处理、临床预防服务与健康管理、健康促进与健康相关行为干预等。其中,本书加强了医学统计学部分内容,该部分内容介绍医学统计学的基本概念、基本理论和基本方法,适合作为学生学习医学统计学的入门教材。

人类与疾病的抗争史,本质上是医学从被动治疗转向主动预防的认知进化史。早期文明通过隔离患者、改善卫生条件等实践,已展现出朴素的公共卫生意识,但真正系统性防控疾病的理论框架,直至19世纪工业革命时期才得以建立。密集的城市化催生了霍乱、结核等传染病大流行,迫使医学界突破个体治疗的局限,转而关注疾病的社会性决定因素。

当前,全球公共卫生正面临双重挑战:传染病的威胁因病原体变异、气候变化和跨境流动而持续升级,新冠疫情暴露了各国应急响应体系的脆弱性;高血压、糖尿病等慢性病则与老龄化、城市化及生活方式变迁深度交织,导致医疗负担剧增。与此同时,健康不平等现象依然严峻——发达国家与发展中国家之间、同一地区不同群体之间的健康差距,揭示了医学进步与社会公平之间的复杂张力。应对这些挑战,既需要借助基因技术、大数据和人工智能实现精准防控,也需警惕技术应用中的伦理风险:如何在疫苗分配中平衡效率与公平?如何在数据共享时保护个人隐私?这些问题考验着公共卫生从业者的科学素养与人文关怀。

未来，公共卫生与预防医学的突破将更依赖于跨学科协作与全周期干预。从解析环境污染物对基因表达的微观影响，到设计促进健康行为的城市规划，学科边界正在不断拓展。世界卫生组织倡导的"将健康融入所有政策"，正是对这一趋势的回应：健康不仅是医疗系统的责任，更是社会综合治理的成果。学习这门课程，意味着以系统思维理解疾病与健康的底层逻辑，在科学证据与公共价值之间寻找平衡，最终为实现"人人享有健康"的愿景提供可持续的解决方案。

由于编者水平有限，本书难免存在一些不尽如人意甚至疏漏之处，真诚地希望授课老师和医学生提出宝贵意见，并希望同行专家予以批评指正。

编 者

2025 年 3 月

目 录

第一章 绪 论 ·· 001
 第一节 医学概述 ·· 002
 第二节 公共卫生 ·· 005
 第三节 公共卫生与预防医学的关系 ······················ 009
 第四节 公共卫生伦理学 ·· 010
 第五节 学习公共卫生与预防医学导论的意义 ········ 011

第二章 公共卫生与预防医学的起源与发展 ··············· 014
 第一节 导 言 ··· 015
 第二节 公共卫生的基本内涵与属性 ······················ 016
 第三节 公共卫生发展历史 ···································· 017
 第四节 预防医学的起源与发展 ····························· 025
 第五节 公共卫生与临床的结合 ····························· 027

第三章 医学模式与医学的目的 ···································· 033
 第一节 健康概念及其影响因素 ····························· 034
 第二节 医学模式以及发展 ···································· 036
 第三节 医学目的再认识 ·· 041

第四章 各生命周期卫生保健 ······································· 044
 第一节 婴幼儿保健 ··· 045
 第二节 儿童青少年保健 ·· 049
 第三节 成年人保健 ··· 051
 第四节 老年人保健 ··· 056

第五章 全球健康 ·· 064
 第一节 全球健康的概念与特征 ····························· 065
 第二节 中国的卫生策略 ·· 073

第三节　全球健康面临的挑战以及应对策略 ······················· 077

第六章　公共卫生的职能与公共卫生体系 ······················· 082
　　第一节　公共卫生职能 ······················· 083
　　第二节　公共卫生体系 ······················· 085

第七章　循证公共卫生 ······················· 095
　　第一节　循证公共卫生的基本涵义及特征 ······················· 096
　　第二节　循证公共卫生的时间 ······················· 099
　　第三节　循证公共卫生的证据与数据库 ······················· 101

第八章　公共卫生应急管理 ······················· 104
　　第一节　公共卫生应急管理的重要性 ······················· 105
　　第二节　我国公共卫生应急管理 ······················· 110
　　第三节　我国公共卫生应急管理工作面临的挑战及应对 ······················· 114

第九章　卫生体系 ······················· 117
　　第一节　卫生体系的概述 ······················· 118
　　第二节　中国卫生服务体系 ······················· 125
　　第三节　中国卫生体制改革 ······················· 133
　　第四节　公共卫生立法与监督 ······················· 141

第十章　环境与健康 ······················· 149
　　第一节　环境健康问题 ······················· 150
　　第二节　环境健康因素的识别、监测与评估 ······················· 153
　　第三节　环境危害因素的防控策略 ······················· 154

第十一章　生活环境与健康 ······················· 157
　　第一节　空气与健康 ······················· 158
　　第二节　水环境与健康 ······················· 162
　　第三节　地质环境与健康 ······················· 166

第十二章　职业环境与健康 ······················· 169
　　第一节　职业性有害因素与健康危害 ······················· 170

  第二节 职业性有害因素的识别、监测与评价 …………………………………… 171
  第三节 常见职业性有害因素及职业性损害 ……………………………………… 173
  第四节 职业性有害因素的控制策略与措施 ……………………………………… 176

第十三章 食物与健康 ……………………………………………………………………… 182
  第一节 食物、营养与健康 ………………………………………………………… 183
  第二节 食品安全与风险管理 ……………………………………………………… 191
  第三节 食源性疾病 ………………………………………………………………… 205

第十四章 社会因素与健康 ………………………………………………………………… 216
  第一节 社会因素概述 ……………………………………………………………… 217
  第二节 社会环境因素与健康 ……………………………………………………… 220
  第三节 心理行为因素与健康 ……………………………………………………… 228
  第四节 心身疾病 …………………………………………………………………… 237

第十五章 健康教育与健康促进 …………………………………………………………… 249
  第一节 健康教育 …………………………………………………………………… 250
  第二节 行为干预 …………………………………………………………………… 260
  第三节 健康促进 …………………………………………………………………… 262

第十六章 医学统计学概述 ………………………………………………………………… 273
  第一节 医学统计学 ………………………………………………………………… 274
  第二节 统计学中的几个基本概念 ………………………………………………… 275
  第三节 医学统计工作的基本步骤 ………………………………………………… 279
  第四节 常用统计资料描述 ………………………………………………………… 281

第十七章 流行病学概述 …………………………………………………………………… 288
  第一节 流行病学的定义及发展简史 ……………………………………………… 289
  第二节 流行病学的原理和研究方法 ……………………………………………… 294
  第三节 流行病学的重要观点 ……………………………………………………… 297
  第四节 流行病学的实际应用 ……………………………………………………… 299

第十八章 传染疾病的预防控制 …………………………………………………………… 302
  第一节 概 述 …………………………………………………………………… 303

第二节　传染病的预防与控制 ·· 305
　　第三节　全球化时代给传染病预防控制带来的挑战 ··· 311

第十九章　慢性非传染性疾病的预防与控制 ·· 314
　　第一节　概　述 ··· 315
　　第二节　慢性非传染性疾病的危险因素 ··· 317
　　第三节　重大慢性非传染性疾病的预防控制 ·· 321

第二十章　疾病分布 ·· 326
　　第一节　流行病学常用测量指标 ·· 327
　　第二节　疾病流行强度 ··· 334
　　第三节　疾病三间分布 ··· 336

第二十一章　流行病学研究方法 ·· 347
　　第一节　描述性研究 ··· 348
　　第二节　分析性研究 ··· 355
　　第三节　实验性研究 ··· 376
　　第四节　研究常见问题及注意事项 ··· 390

第二十二章　病因探究 ·· 394
　　第一节　病因的概念 ··· 395
　　第二节　病因研究方法 ··· 398
　　第三节　病因推断 ·· 401

第二十三章　疾病的预后研究及其评价 ·· 406
　　第一节　疾病预后的概念 ·· 407
　　第二节　疾病预后研究中常用的结局指标 ·· 408
　　第三节　疾病预后研究的类型和设计方案 ·· 410
　　第四节　疾病预后研究的资料分析 ··· 413
　　第五节　疾病预后研究的评价 ·· 415

主要参考文献 ··· 417

第一章

绪 论

章节导读

在21世纪的今天,随着全球化进程的加速、人口结构的变化以及环境问题的日益严峻,公共卫生与预防医学的重要性愈发凸显。作为一门旨在促进人群健康、预防疾病、延长寿命、提高生命质量的综合性学科,它不仅关注个体健康,更着眼于整个社会的健康福祉与可持续发展。本绪论将引导您走进公共卫生与预防医学的广阔天地,探索其基本概念、发展历程、核心领域及未来展望。

学习目标

知识目标:

1. 掌握公共卫生与预防医学的定义,理解其在保障人群健康、预防疾病和促进健康行为方面的重要作用。
2. 熟悉预防医学的基本原则。
3. 了解国内外公共卫生相关法律法规。

能力目标:

1. 运用所学知识分析当前全球面临的公共卫生挑战,如传染病流行、非传染性疾病负担加重、环境污染、营养失衡等问题。
2. 设计并实施健康教育与促进计划,提升公众的健康意识和行为能力。

素质目标:

培养学生解决公共卫生问题的实际能力和创新思维。

> **导入情景与思考**

在一个快速发展的中型城市——绿源市,近年来随着人口的急剧增长和工业化进程的加速,城市的基础设施建设,尤其是水资源管理系统,面临着前所未有的挑战。2023年初夏,绿源市突然遭遇了一场前所未有的持续干旱,导致城市主要水库蓄水量急剧下降,供水压力骤增。同时,由于干旱引发的水源地水质恶化问题逐渐显现,部分区域甚至出现了水源被污染的迹象,严重威胁到市民的饮用水安全。

请思考:
1. 公共卫生与预防医学在应对突发公共卫生事件中发挥了何种作用?
2. 公共卫生与预防医学的核心价值是什么?

第一节 医学概述

医学从动物的本能救护行为进化而来,是最古老、最基本的科学,是人类集体经验和智慧的结晶,与社会、经济、文化和科技的发展水平密切相关。我国古代医家曾言"医乃仁术""医者意也,医者易也,医者艺也"等,诠释着医学的内涵和责任。在西方,医学(medicine)源于拉丁语"medeor"一词,意为"治疗术",法国医学家罗歇(Roche)在1926年出版的《医学导论》中讲述,医学既是一门科学,也是一门技艺。随着人类社会的发展,医学不断被赋予新的含义,但其目的可总结成研究疾病、维护和恢复健康。

一、医学发展的四个阶段

健康理念的形成和发展是与当时的时代背景和健康问题密不可分的。全球健康的概念形成同样经历了一个长期的发展历程,从19世纪的热带医学到20世纪的国际卫生,最终形成了21世纪的全球健康概念。

(一)原始医学

原始医学时期是指自人类起源到有文字记载并掌握金属冶炼技术的城市文明出现的这一阶段。原始社会经历了人类史上最为漫长的阶段,劳动在其中发挥了举足轻重的作用,石器成为第一个物质文明,语言成为第一个精神文明,取火用火则成为第一项技术文明。在趋于复杂的社会背景下,人类同环境长期作战,疾病层出,便有了医学的起源。

原始人类遗骸化石表明,骨折、关节僵直和骨质增生等骨病是当时最常见疾病,其次是口腔疾病、孕产疾病和性病等。疾病的产生绝大多数归因于所处茹毛饮血、饥不择食的恶劣生活环境。然而,人类逐渐利用火来防寒取暖和制作熟食,通过巢居、穴居来避免野兽侵害,由"男女杂游,不媒不聘"的婚姻制过渡到父系氏族的专偶家庭制等。原始人类懂得趋利避害,主动去保护自己。人类在艰辛大胆地尝试改变食谱时不断发现植物对人体的作用。随着时间的推移、知识的沉淀,原始人类逐渐熟悉植物的形态和性能、副作用、毒性和治病疗效,便有了医药的起源。除此之外,颅骨钻孔术和舞蹈增强体质等勇敢的尝试与创新沿用至今,被视为医药学的开端。

(二) 古代经验医学

古代经验医学是医学方法论的初期发展阶段,是整体医学,根据朴素唯物主义的自然观,从整体上把握人体及其与环境的关系,采用整体观察的方法考察人体及其疾病。这种科学认识的整体方法论,坚持人体和疾病的物质性及运动性,强调对人体生命和疾病进行客观实际的整体观察,把观察到的客观现象综合概括为理性认识。古代经验医学通过对人体生命现象和疾病现象的大量观察和综合概括,建立起第一个科学的人体观和疾病观,从而战胜了当时占统治地位的"鬼神致病"邪说,使医学从巫术中解放出来,上升为初步的科学。这一时期的代表成果是古希腊著名医学家希波克拉底(Hippocrates)的"四体液学说"和古罗马医生盖伦(Galen)医学体系的形成。

(三) 近代实验医学

西欧进入"中世纪",科学和医学几乎停滞,称为医学的黑暗时期。文艺复兴后,西方医学才向前发展,继此之后的400年,人们称之为近代医学时期。荷兰微生物学家安东尼·列文虎克(Antony van Leeuwenhoek)发明了世界上第一台放大近200倍的显微镜,打开了微生物世界的大门,为实验医学提供了基础。1661年,马尔切罗·马尔皮基(Marcello Malpighi)通过显微镜观察到毛细血管,填补了威廉·哈维(William Harvey)提出的"血液循环"理论,促进了近代生理学的诞生。社会进入工业革命时期,微生物学领域著名学者路易斯·巴斯德(Louis Pasteur)通过实验发现食物腐败和发酵是微生物在起作用,推翻食物腐败"内生说",创立"巴氏消毒法";采用人工减毒方法研制出炭疽疫苗等,有力地支持了"传染病细菌说"的合理性,为德国科学家罗伯特·科赫(Robert Koch)直接证明炭疽杆菌和炭疽研究奠定了基础,更为后来免疫学、微生物学和抗生素等领域的发展奠定了基础。物理领域,拉瓦锡(Lavoisier)的呼吸气体组成以及意大利的加瓦尼发现电刺激可以引起肌肉收缩和神经兴奋等,奠定了医学生理基础。此外,法国皮埃尔·让·乔治·卡巴尼斯(Pierre Jean Georges Cabanis)认为人的意识、半意识状态和无意识本能,都是大脑活动的产物,从脑中产生思想,心理事件是整个有机体的机能;脊髓处于最低水平,它执行反射活动,较高水平执行半意识或半综合的活动,最高水平是思维的意识,对神经生理学作出了重要贡献。这段时期,物理学发展迅速,解剖学发展完善,但疾病诊断发展缓慢,并未出现今天器械类的诊断措施,仅出现还不太成熟的叩诊法。

(四) 现代医学

近代医学经历了16世纪至17世纪的奠基、18世纪的系统分类、19世纪的大发展,到

20世纪发展为现代医学。现代医学并不局限于自然科学的范畴,而是向社会学、伦理学、美学、心理学、生态环境学等领域渗透,不断涌现出社会医学、医学心理学、医学伦理学、医学美学等交叉学科。现代医学的特点是:一方面向微观发展,如细胞生物学、分子生物学;另一方面向宏观发展,把人作为一个整体研究,特别是将人与自然环境和社会环境的相互作用作为整体来研究。因此,医学不仅仅是研究人的生理机能和病理变化,也是研究疾病预防与控制的自然科学,还是关系到人的生存和发展的社会科学,是自然科学和社会科学相结合的科学。

二、现代医学的分类

现代医学按其研究的对象和任务不同,可分为基础医学、临床医学、康复医学和预防医学四部分,各学科之间既有分工又有联系且相互渗透,都是医学科学中不可或缺的部分。

(一) 基础医学

基础医学是一门基础学科,研究生命与疾病本质及治疗原理,奠定了现代医学的基础,标志着医学从经验医学转入实验医学。而今天的基础医学也在不断进行自我完善和学科整合,涵盖了人体解剖学、分子生物学、组织胚胎学、医学微生物学、生理学、药理学、生物化学、医学免疫学、机体病理学和人体寄生虫学这10门学科,各学科具有各自不同的医学任务,观察和研究的侧重点也不同。

(二) 临床医学

"临床"即"亲临病床"之意,临床医学是研究疾病的病因、诊断、治疗和预后,提高临床治疗水平,促进人体健康的科学。它根据病人的临床表现,从整体出发,研究疾病的病因、发病机制和病理过程,进而确定诊断,通过预防和治疗以最大限度减弱疾病程度、减轻病人痛苦、恢复病人健康、保护劳动力。临床医学是直接面对疾病、病人,对病人直接实施治疗的科学。临床医学的目的和对象具有人文取向性,因此临床医学不可避免地包含着哲学的精神思维、文学的心灵情感、经济学的利益权衡、法学的权利维护和伦理学的道德培养等人文社会科学内容。

(三) 康复医学

20世纪中期,康复医学以新概念作为新学科而诞生,是一门综合、协调地应用各种有效措施,减轻、代偿伤病残者的身心功能障碍,使残存功能得到最大限度的改善和发挥,增强自立能力,以最佳状态回归家庭、参与社会的医学学科。康复医学的对象是暂时性和永久性功能障碍者和老年人群,其目的不在于疾病痊愈,而是使身心功能在残疾3个不同水平上的恢复(包括感知、语言、精神、运动、工作、生活和社会活动能力等的恢复),其内容主要包括康复医学基础、康复医学功能鉴定、康复医学治疗学和常见伤病的康复治疗。现代康复医学涉及医学、物理、卫生、教育、工程、心理、社会等多方面,是一个多专业、跨学科的重要医学分支,具有与其他医学体系不同的学科特征。

(四)预防医学

预防医学是在人类与疾病作斗争的过程中诞生和发展起来的,以人群为研究对象,应用社会医学、生物医学和环境医学理论,宏观与微观相结合的方法,研究疾病发生发展与分布规律以及影响健康的各种因素,并制定预防对策和措施,达到预防疾病、促进健康和提高生命质量的目的。

第二节 公共卫生

世界上本没有公共卫生,公共卫生因人类生存需要而诞生,是人类用卫生手段对抗疾病的实践经验的总结,因此公共卫生必然随着时代的变迁和新问题的产生,改变着自己的面貌。

一、公共卫生的形成

人类对健康的认识是一个渐变的过程。从直立行走、群居生活和刀耕火种等适应环境到改变环境开始,战争和疾病一直伴随着人类的发展。人类在与疾病抗争的过程中,开始认识疾病,寻找预防和健康之策。

农业革命早期,人类受巫术和巫医迷信思想的影响,形成了朴素的疾病预防思想。出身于希腊科斯岛医学世家的古希腊名医希波克拉底(Hippocrates)提出革命性的"四体液学说"理论,强调用整体观点认识疾病,挣脱巫术医学和僧侣医学的禁锢。他撰写的《论空气、水和地域》(on Airs, Waters, and Places)是人类迄今为止最早关于自然环境与健康、疾病关系的论述,首次提出"流行"的概念,从整体观念及人与环境的平衡来认识健康与疾病,提出预防的重要性。为了改善环境,古罗马时期建立供水排水系统,将城内污水排入台伯河,使得个人环境卫生水平得到提高,形成公共卫生的雏形。中世纪,世界瘟疫大流行,人口数量急剧下降,使社会结构、社会文化和社会进程发生变化,并促使欧洲封建制度解体,人类进而认识到预防瘟疫发生的重要性,致使现代公共卫生萌芽显现。约翰·格兰特(John Graunt)通过经验性观察、合理性假设并利用数学计算分析死亡率,用统计分析方法研究健康问题。威廉·佩第(William Petty)的《政治算术》问世,为现代公共卫生的建立提供了基础。德国医生、公共卫生专家约翰·彼得·弗兰克(Johann Peter Frank)认为医生能治病,但很难预防和控制人群中传染病的暴发,而只有国家具备控制传染病的能力,提出"医政"的概念,强调政府在公共卫生中的重要作用,即今天的公共卫生。数值计算法和概率论思想的提出形成了流行病学的科学基础。工业革命带来了严重的环境污染和霍乱流行等。埃德温·查德威克(Edwin Chadwick)对英国劳工的卫生状况进行调查,认为各种疾病是由腐烂的动植物、潮湿与肮脏引起、加重或传播的,认为卫生问题可以通过排水、清洁和通风等方法来解决。这一时期涌现出许多杰出的公共卫生专家,如约翰·斯诺(John Snow)证明伦敦霍乱暴发的原因不是瘴气,而是不洁的水源;威廉·法尔(William Farr)从不支持经水传播的假说到为支持斯诺假说提供强有力的数据证明,为控制伦敦霍乱流行作出了杰出贡献。这就是历史上第一次公共卫生运动。

知识链接

《政治算术》

《政治算术》是英国经济学者威廉·配第(William Petty)创作的经济学著作,首次出版于1690年(也有说法认为其完成于1676年)。配第是古典政治经济学和统计学的创始人之一,该书也被视为统计学早期形态的重要代表作。

在书中,配第应用算术方法,对人口、土地、资源、资本、产业等进行了深入分析。他强调了评估国家财富的重要性,并提出了用数据和统计方法来估算国家财富的具体方法。配第认为,通过对这些关键因素的科学测量,可以得出国家财富的真实数据,并以此为基础制定有效的经济政策。他的这些观点为经济学的研究提供了一个新的视角,并推动了经济学作为一门独立学科的发展。

配第希望通过科学的方法和数据分析,为政策制定提供坚实的基础,以实现国家的繁荣和稳定。他的这部著作不仅为当时的政策制定提供了科学依据,也为后来的经济学研究提供了宝贵的方法论和理论支持。总的来说,《政治算术》是一部具有划时代意义的经济学著作。它突破了重商主义的影响,使英国古典政治经济学走上了科学发展的道路。同时,该书也为统计学的发展奠定了坚实的基础,为后来的经济学家提供了重要的研究方法和思路。

二、定义

公共卫生的最高宗旨是实现社会的利益,确保人民健康生活。公共卫生关注的是整体的人群健康,预防疾病;关注行为、生物学、社会和环境的相互作用,实行有效的干预措施;收集流行病学数据,进行人群监测,实行定量评估,及时反馈信息,明确健康决定因素;重视与社区合作,确定公共卫生实施行动的先后顺序。最终,公共卫生通过有组织、多学科的共同努力,进行维护与促进健康的活动,促进人类健康。

现代公共卫生出现在人类文明发展史上的时间很短,至今不到200年。然而,通过文献检索我们可以发现关于公共卫生的多种定义,其中大多数定义比较宽泛。人们普遍推崇广义的公共卫生定义,其中有三个具有代表性的定义。

(一)温斯洛的定义

美国公共卫生领袖人物、耶鲁大学公共卫生教授查尔斯·温斯洛(Charles-Edward A.

Winslow)早在1920年就指出了什么是公共卫生以及公共卫生该怎么做:"公共卫生是通过有组织的社区努力来预防疾病、延长寿命、促进健康和提高效益的科学与艺术。这些努力包括:改善环境卫生,控制传染病,教育人们注意个人卫生,组织医护人员提供疾病早期诊断和预防性治疗的服务,以及建立社会机制来保证每个人都能达到足以维护健康的生活标准。以这样的形式来组织这些效益的目的,是使每个公民都能实现其与生俱有的健康和长寿的权利。"

(二) 美国医学研究所的定义

1988年,美国医学研究所(Institute of Medicine,IOM)在其里程碑式的美国公共卫生研究报告《公共卫生的未来》中明确、精炼地提出了公共卫生的定义:"公共卫生是社会为保障人人健康的各种条件所采取的集体行动。"

(三) 中国公共卫生的定义

2003年我国公共卫生的定义:"公共卫生是组织社会共同努力,改善环境卫生条件,预防控制传染病和其他疾病流行,培养良好卫生习惯和文明生活方式,提供医疗服务,达到预防疾病,促进人民身体健康的目的。"

三、特点

(一) 公共事业相关的属性

公共卫生属于国家的公共事业,同时具备公有、公用和公益的性质。①公有,公共卫生采用公共生产和公共供应方式提供服务,不可能像教育那样既可以国家办又可以民办。②公用,公共卫生产品为全民服务。在正常情况下,一些人对公共卫生产品的使用不应该影响其他人对此产品的同时使用。同时,一个人对公共卫生产品的消费并不减少其他人对这种产品的消费机会,也就是存在"非排他性"或"非竞争性"。③公益,公共卫生的公益性特点表现在公共卫生只以公众获取群体健康为目的,通过加强公共卫生体系建设,增加公共卫生产品的供给,改善公共卫生服务质量,由此为整个社会公众带来更多的健康和福利。

(二) 对科学的依赖性

对科学的依赖性使公共卫生有别于一般的社会活动。公共卫生对科学的依赖性表现在解决公共卫生问题时需要应用不同学科的知识。公共卫生专业人员以流行病学作为其科学核心,并连接预防医学、基础医学、临床医学和社会科学等诸多学科进行协同作战,应对公共卫生面临的各种挑战。

(三) 对公众参与的需求性

公共卫生具有极强的社会性,公共卫生问题可以发生于社会的各个角落,一旦发生又为全社会所关注。公共卫生不仅为公众服务,也需要公众参与。公共卫生就是组织社会,共同努力,预防疾病,促进健康;无时不在,无处不有,人人参与,人人享有。可以说,缺少了公众的参与,就无法实现公共卫生的宗旨。公众不仅要关心与自己有关的公共卫生问题,还要关心整个社会的公共卫生问题,要积极参与预防和应对身边与健康有关的问题,而这个参与的过程往往会使参与者受益。这也是公共卫生有别于其他公共事业的一点。

四、职能范畴

(一)预防和控制疾病与伤残

预防和控制疾病与伤残是公共卫生最传统也是最受重视的基本功能与任务。公共卫生最重要和最紧迫的任务,就是对威胁健康的疾病和伤残作出反应,保护群体的健康,维护社会的稳定。人类早期因群居而产生的环境卫生问题以及由此而出现的传染病问题严重威胁到人类的生存。因此,早期公共卫生的出现就是为了应对传染病对人类健康和生存的威胁。随着人类文明的进展,工业化、城市化和全球化的进程,伤害和残疾已经构成了对人类健康的严重威胁,新发传染病、生物恐怖事件等突发公共卫生事件不断出现。在人类现代化的进程中,能否有效地预防和控制疾病与伤残等对群体健康的直接威胁,事关群体能否健康地生存和发展,因此至关重要,是公共卫生的第一要务。

(二)改善与健康相关的自然和社会环境

改善与健康相关的自然和社会环境是公共卫生的基本任务之一,是对政府的公共卫生价值取向,以及政策制定和协调能力的考验,既需要长远规划,又需要主动出击,通过不断采取科学的治本措施,改善与健康相关的自然与社会环境,实现在群体水平上提高公众的健康,从更深的层次和更广义的角度促进人类健康的可持续发展。

(三)提供医疗保健与必要的医疗服务

提供医疗保健与必要的医疗服务,包括"常规的预防保健服务""对特殊人群和弱势群体提供的预防保健服务"和"必要的医疗服务"三方面。

1. 常规的预防保健服务　常规的预防保健服务覆盖所有公众,如开展传染病防治、计划免疫、食品安全、营养卫生、环境卫生、少儿卫生、职业卫生、计划生育、生殖健康、食盐加碘等。

2. 对特殊人群和弱势群体提供的预防保健服务　此类服务面对的是有特殊公共卫生需求的特殊人群和弱势群体。例如,针对静脉吸毒人群的美沙酮替代疗法;对人类免疫缺陷病毒(HIV)感染者实施"四免一关怀"政策等。如果忽视了这类群体的健康需求,就不可能建成人人健康的社会。

3. 必要的医疗服务　必要的医疗服务包括由政府使用纳税收入,用于维护公众基本健康的医疗服务体系,比如针对常见病、多发病的医疗服务,但是这并不能包罗万象。

(四)培养公众健康素养

健康素养又称为健康教养。中华人民共和国卫生部于2008年发布的《健康66条——

中国公民健康素养读本》，其中提到"健康素养是指人的这样一种能力：它使一个人能够获取和理解基本的健康信息和服务，并运用这些信息和服务作出正确的判断与决定，以维持并促进自己的健康。现代的健康概念，不仅仅局限于无疾病或不衰弱，而是指身体、心理与社会适应的完好状态。"

培养国民健康素养需要全社会转变观念，将健康视为个人全面发展的基础；同时还要注重细节，从我做起，养成人人讲健康的社会风气，培养公众阅读、书写、理解和应用健康科学知识的能力，培育保障人人健康的文化。

综上所述，公共卫生的四项基本职能是围绕保障和促进公众健康这个公共卫生的根本宗旨有机结合在一起，相辅相成，缺一不可。

第三节 公共卫生与预防医学的关系

医学学科主要是由基础医学、临床医学、公共卫生与预防医学等一级学科组成，每个一级学科具有自己的研究对象和工作任务。基础医学是用微观方法研究人体组织结构、生理、生化机制，为疾病诊治和健康促进提供基础资料；临床医学是面对病人进行病因诊断、治疗、个人预防和康复的学科，受益对象仅仅是个人；公共卫生与预防医学的研究对象主要是群体，其研究内容概括了自然环境和社会环境对人群健康危害的各方面，利用三级预防措施使全人群受益。如针对糖尿病的研究，基础医学主要研究糖尿病发病机制，临床医学重点关注其诊断、治疗，公共卫生与预防医学则研究糖尿病病因、疾病分布、早期诊断指标、健康教育、病人自我管理及人群行为干预等。

公共卫生与预防医学学科采用医学、社会学、管理学等学科知识和技能，通过社区组织动员，最大限度地利用各种社会资源，改善人类自然环境和社会环境，实现健康维护、健康改善、卫生服务等公共卫生职能。公共卫生与预防医学并非同一概念，尽管两者的目标均是保证人群健康，两者的工作对象均为群体，在工作内容上有难以分割的部分，但两者的思维角度、研究方法和工作职能存在一定差异。预防医学是研究社会人群健康和疾病发生、发展、转归的本质与规律，探讨内、外环境以及社会活动对人类健康和疾病的影响，制订预防、控制、消灭疾病发生和流行的对策，着眼于优化和改善人类生存环境，创造和维护有利于人类身心健康的居住、劳动和生活条件，保护劳动力，促进人类健康，提高人类生命价值的科学和技术。这个概念自20世纪50年代从苏联引进我国以来，众多学者将其与公共卫生完全视同一体。公共卫生也指公众卫生，它涵盖疾病预防、健康促进、提高生命质量等所有和公众健康有关的内容。它从以病人为中心的临床医学，发展到以群体为中心的社区医学，具有以人为本、以全体人群为对象、以社区为基础、以政策为手段、以健康促进为先导的特点，已演变为一种社会管理职能，严格来说它已不属于医学范畴。而预防医学则是医学的一个分支，无论预防医学的外延多么广阔,社会性多么强,其本质仍是医学。公共卫生侧重于宏观调控,其工作职能除了疾病控制、环境污染对人体健康影响的控制等与预防医学相重合的部分外,主要是以卫生政策、卫生规划、卫生管理、卫生监督、卫生法规、卫生经济、卫生统计、卫生工程等宏观调控方法为主。而预防医学则侧重微观调控和监测,其内容侧重于探究群体疾病病因,防止疾病流行,研究预防疾病的对策,提出具体的保健措施,它既包括群体预防也包括个体预防,外延虽然很大却都属于医学范畴。

第四节 公共卫生伦理学

伦理学又称道德哲学,是根据人类经验确定一些规范或标准来判断某一行动是否应该做,如何做,对人类道德生活进行系统思考和研究的一门科学。公共卫生伦理学和传统的医学伦理学都是现代生命伦理学的重要分支,两者既有相似之处,又存在公共卫生特有的规范之处。两者的本质区别在于:①传统医学伦理重视患者个人利益,而公共卫生则是关注人群权利;②传统医学伦理强调疾病的诊断治疗,而公共卫生伦理强调预防疾病。

公共卫生实践中的伦理原则是公共卫生机构和工作人员行动的规范,涉及疾病预防控制以及卫生监督等政策、措施和办法制定以及实施的全过程。公共卫生实践中的伦理原则包括以下几方面:

一、使目标人群受益

公共卫生实践的出发点就是要促进和维护公众的健康,公共卫生实践应使目标人群避免疾病以及危险因素的威胁,从而使发病率/患病率下降,健康水平和生活质量得到相应提高,即应保证目标人群受益。

二、不伤害目标人群

几乎所有的临床实践都会对患者产生一定伤害,只是其可能导致的伤害和疾病本身可能引起的伤害相比要轻微,即临床实践要遵循"两害相权取其轻"的原则,其坚持不伤害人的原则是相对的。和临床实践有所不同,不伤害目标人群在公共卫生实践中更具有绝对性,其效果侧重使目标人群受益。

三、成本-效益最优化

任何公共卫生实践在目标人群受益的同时都需要付出一定成本,因此公共卫生实践必须考虑成本-效益原则,力求以最低成本获取最大的收益。在多种可供选择的干预措施中选择成本-效益最优的方案,其中不单指经济效益,还要考虑社会效益。

(一)受益和负担公平分配

在公共卫生实践中,谁应该成为成本负担的主体一直是公共卫生伦理争议的问题,按照谁受益谁负担的原则,公共卫生成本的负担主体应包括受益的目标人群和政府。但由于公共卫生服务效果的滞后性以及效果体现于群体的特征,政府往往成为绝大多数公共卫生服务的负担主体,只有特殊情况下个人才会承担一部分成本。

(二)尊重原则

由于公共卫生实践需要公众参与,因此应本着尊重知情权的原则保持信息的透明和畅通,特定情况下需要尽可能取得目标人群的知情同意,以确保实践效果。

(三)保护隐私和秘密

公共卫生实践应尊重服务对象的隐私权,并对其保密。只有必要情况下,如当隐私内容对他人生命构成威胁时,才能有选择性地将相关内容对受威胁的对象公开。

(四)互助原则

不同个人、不同社区、不同地区乃至不同国家之间,应当互帮互助,相互支持,以社群论为基础,体现社会、集体以及个人的利益保持一致。

(五)相称性原则

这是用于解决原则之间冲突的,要求公共卫生机构实施任何影响个人权利的措施必须达到预设的目的(合适);不存在达到这一目的的更宽松的措施(必要);能合理期望受到影响的人员接受所采取的措施(合理)。

这些公共卫生基本伦理学原则构成公共卫生初始的义务,是评价公共卫生行动,并制定伦理原则、法律和法规的依据。

第五节 学习公共卫生与预防医学导论的意义

随着科学技术的发展和社会的进步,人们对医疗卫生服务的需求已经不再是有病就医,而是健康长寿。世界卫生组织将健康定义为"身体上、精神上和社会适应上的完好状态"。随着健康观念的转变,医学科学的目标已经从减轻病人的痛苦与恢复健康,扩展到维护健康,进而发展到促进健康。医学模式已经从生物医学模式向生物-心理-社会医学模式转变。公共卫生与预防医学是随着人类健康概念和医学模式发展而产生的医学一级学科,该学科以生物-心理-社会医学模式为指导,以疾病三级预防措施为原则,利用各个学科知识、方法,达到改善和促进人群健康的目的。

人类社会发展进步的目的是：健康、长寿、快乐。如果人群公共卫生状况差，各种疾病流行失控，健康水平低，人均寿命短，那么，这个社会中的经济和科技无论如何发达都是没有意义的。公共卫生问题不能解决，直接威胁人们的生存，即使经济取得一些发展，也会被消耗殆尽。目前我国公共卫生主要问题包括：①疾病负担沉重，面临传染病和慢性非传染病的双重压力；②健康改善速度下降；③健康不公平问题仍然存在，城乡居民对卫生服务利用率较低；④社会变化引起新的公共卫生问题，公共卫生体系完善程度和效率有待提高。因此，公共卫生问题不可小觑。

复杂的健康问题，诸如提高卫生保健可及性、控制传染病、减少环境危害、减少暴力、减少酗酒吸毒、减少伤害等挑战了我们预防人员的专业知识。公共卫生以提高人民健康水平、造福人类为工作宗旨。公共卫生专业人员来自不同的教育背景，且各有专攻，例如教师、研究人员、管理人员、环保人士、人口统计学家、社会工作者、实验科技人员等，他们奋斗在公共健康保护第一线。公共卫生专业人员为当地、国家和国际社区服务，面临着许多挑战，是捍卫今天与未来公众健康的引领者。因此，公共卫生未来的接班人——预防医学专业学生学习好公共卫生与预防医学是责无旁贷的。

对于刚刚踏入医科大学校门的新生来说，对所学专业认识不深，对专业的发展方向及应该具备的知识体系和自身素质都知之甚少，因而开展相应的课程介绍预防医学的历史、现状、将来的发展趋势，了解预防医学的研究方向，课程体系的设置，就显得尤为重要。近年来，在本科生教育中，各专业相应的导论教学越来越受到学校的重视。学习公共卫生与预防医学导论，可以了解我国疾病预防工作的基本方针，逐渐熟悉与疾病和健康相关的卫生策论和措施，让学生掌握本学科的基本理论、基本知识和基本实践技能。提高学生分析问题、解决问题和自我获取知识的能力，并注意科学思维方法与科学态度的培养，为专业课程的学习打下一定的基础。

公共卫生与预防医学导论可以为预防医学专业学生了解学科历史，熟悉学科课程设置，明确专业研究方向，树立牢固的专业思想提供一个较好的机会。通过对公共卫生和预防医学导论的学习，学生应能明确这门课程的意义与目的。学习预防医学导论的目的主要有以下几点：①完整地认识现代医学的目标，透彻理解环境-人群-健康的生态学模式，能按照"三级预防"的原则做好医疗卫生保健服务工作；②树立预防为主的思想，培养良好的医德；认识和掌握预防医学的观念、知识和技能，培养预防医学的思维方式，并通过社会实践强化预防医学的观念；③学以致用，把预防服务落实到日常工作和学习中，为进一步接受继续教育打下基础。

《爱丁堡宣言》中要求医学教育的目的是培养促进全体人民健康的医生。现代社会中，人们对健康的需求已从治疗扩大到预防、从生理扩大到心理、从医院扩大到社会，公共卫生与预防医学人员作为公众健康的引领者，任重而道远。

> **知识链接**

《爱丁堡宣言》

《爱丁堡宣言》是在1988年英国爱丁堡召开的世界医学教育大会上通过的。该宣言的发布标志着医学教育进入了一个新的发展阶段，强调了医学教育在培养医生方面的全面性和社会责任。

宣言明确指出，医学教育的目的是培养促进全体人民健康的医生。它强调了医生应该具备的多种能力，包括成为一个专心的倾听者、仔细的观察者、敏锐的交谈者和有效的临床医生。这些能力不仅能够帮助医生更好地诊断和治疗疾病，还能够提升医生与患者之间的沟通和信任。还指出了医学教育中存在的一些问题，如课程计划的内容需要反映国家卫生工作的重点和可供利用的资源，教学方法需要更加主动和灵活，以及选拔医学生的标准需要包括对个人素质的评价等。

《爱丁堡宣言》的发布对医学教育产生了深远的影响。它推动了医学教育的改革和创新，提高了医生的培养质量和综合素质。同时，该宣言也强调了医学教育在促进人类健康和社会发展方面的重要作用，为医学教育的发展指明了方向。

> **知识链接**

中国公共卫生与预防医学的奠基人：邵象伊

邵象伊，1909年生，浙江杭州人，国家一级教授，我国公共卫生与预防医学奠基人，早期健康教育开拓者。邵象伊教授在公共卫生与预防医学领域做出了卓越的贡献。他早年留学日本和德国，回国后积极投身公共卫生事业，筹建卫生系，开设卫生学专业，培育预防医学人才。他主编了我国第一部卫生学教材《卫生学总论》以及第一部卫生学词典，为我国公共卫生教育的发展奠定了坚实基础。

邵象伊教授一生致力于公共卫生事业，秉持"卫生救国"的信念，展现了强烈的社会责任感和使命感。他不仅在学术上取得了显著成就，更在思想上为学生树立了榜样，引导他们树立以人民健康为中心的价值观，强化社会责任感和使命感。

> **思考题？**

1. 请尝试用自己的话定义公共卫生与预防医学，并列举它们的主要研究领域。

2. 回顾公共卫生历史上的几个关键转折点或重大事件（如疫苗的发现、公共卫生体系的建立等），并讨论它们对现代社会的影响。

3. 如何通过公共卫生措施来有效预防和控制传染病（如流感、COVID-19）的传播和非传染病（如心血管疾病、糖尿病）的发生？

第二章

公共卫生与预防医学的起源与发展

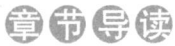

公共卫生和预防医学的起源可以追溯到人类对健康和疾病的认识及与疾病作斗争的过程中。公共卫生起源于人类对健康的基本需求,而预防医学则是随着现代医学、统计学和微生物学的创立逐步发展完善的。公共卫生与预防医学的起源与发展是一个不断适应人类健康需求和社会环境变化的过程,通过不断的实践和研究,形成了现代的学科体系和专业教育模式,为人类的健康事业做出了重要贡献。

学习目标

知识目标:

1. 掌握公共卫生概念的历史演变、公共卫生与预防医学的核心理论。
2. 熟悉流行病学、统计学、环境卫生、营养卫生、职业卫生等基础理论及其在疾病预防中的应用。
3. 了解古代文明中的卫生习惯、疾病防控措施及其对现代公共卫生理念的影响。

能力目标:

1. 设计并实施健康教育项目,提高公众对健康生活方式的认识与采纳。
2. 关注全球健康不平等问题,推动制定并实施促进健康公平的政策与措施,支持可持续发展目标的实现。

素质目标:

学生将能够全面而深入地理解公共卫生与预防医学的起源、发展及其在现代社会中的重要作用,为提升公众健康水平、构建更加安全健康的社区环境贡献力量。

> **导入情景与思考**
>
> 在日本西部九州岛的东俣小镇,一种神秘的疾病——水俣病席卷了整个社区。海面上漂浮着死鱼,空中鸟儿毙命,海里贝类腐烂、海藻枯死,陆地上猫儿发疯、跳海自杀。人类患者表现出口齿不清、手脚麻木、精神失常等症状,甚至最终痛苦死亡。调查发现,这一疾病的根源是当地化工厂排放的废水中含有大量的"甲基汞"。
>
> **❓请思考:**
> 1. 水俣病是由什么原因引起的,对人类健康造成了哪些危害?
> 2. 这起事件中,你能发现哪些与预防医学相关的原则或理念?

第一节 导　言

公共卫生是有关健康的重要学科之一,是一门以提高公众健康为目的,从群体视角出发认识健康、疾病及医疗卫生服务相关问题,并采用群体手段应对有关问题的科学和艺术。

促进健康,预防疾病,延长寿命,是公共卫生与临床医学的共同使命,是医学的终极目的。但是公共卫生不同于临床及其相关学科,公共卫生采取的策略和手段是针对群体和社会的,而临床的策略和手段是针对个体的;公共卫生采用的手段很多是生物医学性的,但是更多、更有效的公共卫生措施是非医学性的,如社会、文化、立法、经济和管理等手段。

现代公共卫生包括卫生和公众健康两个概念,而预防医学仅仅是预防疾病的学问,二者不同:公共卫生是预防的方法之一,预防又是公共卫生的目的之一。在目前的学科构建上,公共卫生包含并远远大于预防医学的概念。

本书将侧重近代公共卫生(包括预防医学)发展的状况,但历史是连续的,很多事情往往比我们掌握的证据更久远。所有伟大的文明都具有人类生存需要的核心智慧,包括公共卫生,但本书则侧重描述西方文明中公共卫生的故事和发展脉络。

世界上本没有公共卫生,公共卫生因人类病苦而诞生,为所有人健康而立命,在社会危难时壮大,这是公共卫生最简明的历史。公共卫生骨子里含着利他主义精神,从来都不是单纯的医学问题。

几千年来,传染病是人类的主要杀手,直到20世纪初,人类一直缺乏有效治疗传染病的方法,通过卫生措施预防传染病是人类有效应对传染病的唯一法宝。20世纪初,现代医学发端,疾病谱改变,人类应对疾病的策略和手段转型,临床医学崛起,卫生开始衰弱。然而矛盾的是,人们并没有对新的强大的以个体治疗为核心的现代医学模式感到满意。相反到了21世纪,医学迎来的是质疑、不满和批评。在医学困惑和受到质疑的时候,以群体、公益和预防为核心概念的公共卫生正在迎来一个新的发展契机。

第二节 公共卫生的基本内涵与属性

在中国文化里,"卫生"一词由来已久。顾名思义,卫生就是卫护生命。由此推论,公共卫生的字面意思应该是卫护公众的生命和健康,这可能是对公共卫生最广义的解读。如果这样解读,人类所做的一切都直接或间接与卫生有关。

卫护生命是人类的基本生存能力,人类积累的最重要的智慧和实践已经植入了我们的自然和文化基因,融入了我们的衣食住行,潜隐在做人做事的道理之中。我们饿思食,渴思饮,趋吉避凶,遇河惧溺水,临崖恐跌落,建屋于坚固之地,不立危墙之下。这可能是最广义的公共卫生的概念。

本书只谈狭义的卫生。现代公共卫生作为一个学科,包括两个核心概念:卫生与公众健康,相对应的英文分别是"hygiene"和"public health"。卫生与公众健康同时存在很久,且不是同一个概念。例如,1848年英国议会通过的《1848年公众健康法案》(The 1848 Public Health Act),推出的是公众健康的概念。相比,英国在公共卫生领域最早、最有影响的学院是1899年成立的伦敦卫生与热带医学院(London School of Hygiene and Tropical Medicine,图2-1),没有公众健康的字眼,而且沿用至今。

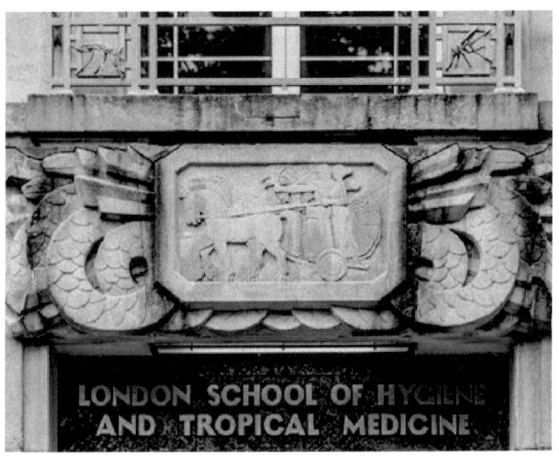

图 2-1 伦敦卫生与热带医学院

再如,美国于1872年成立的有关协会叫美国公众健康协会(American Public Health Association),而1916年成立的有关学院叫约翰·霍普金斯卫生与公众健康学院(School of Hygiene and Public Health)。该学院2001年去掉了hygiene,改名为公众健康学院。霍普金斯"School of Hygiene and Public Health"应译成"卫生与公众健康学院",因为在一个名字里重复使用卫生的概念明显不是命名者的本意。该学院的名字本身也说明:卫生与公众健康不是一个概念。另外,1915年耶鲁大学成立的公众健康系(Department of Public Health)以及1922年哈佛大学成立的公众健康学院(School of Public Health),用的都不是卫生(hygiene)。

然而,无论是在欧洲还是在北美,在医学院里与公共卫生专业有关的系有很多种叫法。早期,在欧洲比较流行社会医学(social medicine)的叫法,而在美国则更习惯叫社区医学(community medicine)。这和欧洲与美国的文化和社会背景有关。欧洲国家多存在皇族,社会阶层分明,国家权力大,善于使用社会的力量。相比之下,美国则更强调独立和平等,且不喜欢社会主义的字眼。

总的来说,与公共卫生相关的学科的命名多由以下3组概念搭配组成:医学与健康,国家、社会和社区,以及流行病学和预防。例如,预防医学(preventive medicine)、公众健康医学(public health medicine)、社区健康(community health)、社会卫生(social hygiene)、社会与社区医学(social and community medicine)、国家医学(state medicine)等。而且经常与家庭医学(family medicine)、初级保健(primary care)或全科医学(general practice)一起组成一个科室。

这些用法不是平行独立、完全不同的概念,而是不同时期采用或流行的、范畴不断扩大或含义偏重不同的、相互包含或相互关联的概念。直到20世纪末,世界各国才开始普遍使用公共健康(public health)的说法,但public health在中文里却译成了公共卫生。

公共卫生的名称在短时期内存在多种不同的说法,说明现代公共卫生还是一个比较新型的学科,起源于不同的领域,涉及不同的学科,众说纷纭,学科的本质特征尚没有得到充分凝练和统一。

从英文书籍(主要是非医学书籍)的记载来看,在过去200年中,卫生(hygiene和sanitation)与公众健康(public health)同时存在,而且自19世纪末出现频率急速提高,但是在大部分时间里"卫生"出现的频率高于"公众健康",直到最近"公众健康"才开始超过"卫生"。从英、美学术界有关公共卫生用词的区别以及英文书籍记载的趋势变化来看,公共卫生作为一个学科的含义和范畴发生了变化。这个变化反映了社会变革、经济和科技的进步、疾病谱的转换。

第三节 公共卫生发展历史

一、卫生的含义

中文的"卫生"包括英文hygiene和sanitation两个概念。英文里hygiene指为了预防疾病,保持个人及其生活和工作环境清洁的实践行为,sanitation则是为了保持环境清洁而使用的设备和系统,尤其是对人粪、尿的清除。Hygiene更倾向于指个人生活和工作卫生习惯,而sanitation主要指对垃圾和废物处理的工程系统。

从现代专业意义上讲,hygiene指人类为了保护健康而采取的一切卫生实践行为,而sanitation则特指那些防止与废物危害接触的hygiene性措施。Hygiene包含了sanitation的概念,代表了卫生的整体理论和实践范畴,而sanitation只是实现hygiene的一种手段,尤其指排污工程系统。

卫生(hygiene)的实践行为可分为个人性措施和群体性措施。个人卫生措施须通过普及教育融入文化、习俗和常识中方能生效,如饭前便后要洗手已经成为习俗,属于科普宣教范畴;而集体措施则多通过专业传承,如城市排污、供水和大气污染控制,属于专业工作范畴。因此群体性卫生措施是本书讨论的重点。

在医学早期漫长的发展过程中,人类面对的疾病主要是传染性和感染性疾病(包括寄生虫病,以下统一简称传染病)。但是,300年前,人类还没有显微镜,看不到细胞、细菌和病毒;100多年前人类也不知何为蛋白质,没有免疫学,也没有抗生素和疫苗。医学没有仪器,没有影像,没有化验,没有现代意义的基础医学,也没有有效的治疗传染病的方法。在现代医学诞生以前,人类只能通过五官的直接体验,只能从外界和宏观的角度寻找传染病的原因,寻找预防传染病的方法。

二、卫生起源于传染病的预防

由于多数传染性疾病从暴露到发病时间短,病情发展快,症状体征明显,病死率高,病因和发病之间关联度强,因此人们可以通过简单、快速的观察建立因果关系,进而采取预防措施。古代病因的"瘴气说"是人类认识传染病病因的集中体现。广义地讲,"瘴气说"把病因指向了人体的外部宏观环境,潮湿、肮脏是一切病因的主要特征,肮脏的环境、潮湿发臭的空气、异味浑浊的水、发霉腐烂的食物等都可以致病。卫生的最初含义就是对应潮湿、肮脏的一个概念:干、净。

因此,卫生的直接目的就是养成一种干、净的习惯,创造一个干、净有序的生活和居住环境,而后者首先涉及空气、水、食物和住所。在工业革命以前,污染环境的主要来源是人、动物、植物产生的有机物垃圾,尤其是人类的粪、尿;卫生主要是防止、消除或规避这些垃圾对水源、食物和居住环境的污染。在成千上万年的实践中,人类积累了大量的经验,找到了很多有效的方法,并把这些经验和方法的集合叫作卫生。

由于人类对传播迅猛、杀伤力高的传染病的恐惧和重视,由于传染病的病因多是众所厌恶的肮脏的东西,由于卫生措施往往同时可使很多人在短时间受益,卫生措施具有很高的公益性,常成为社会关注的问题。因此,在强调个人卫生的同时,卫生往往是政府组织的社会行为,具有群体性或公共性的特征。

三、卫生的历史演变

历史上卫生实践曾经历过多次重大变革,每次变革都与人类重大的社会、经济、劳作和生活方式变革有关。一万年以前,人类仍是狩猎和采集者,普遍过着游牧性的生活。应该说,这个时期人类对食物、水、气候、环境等与疾病的关系已具备了朴素的认识,积累了一定的经验,例如对饮水水源的选择以及对毒虫猛兽和恶劣天气的躲避,尽管有时这些习惯未必直接、明确地与预防疾病有关。

大约公元前8 000年,农业开始出现,为人类带来了充足的粮食,人口密度大大增加,多数人不再需要从事狩猎、过游牧性生活,可以长期、固定地居住在一个地区,群族部落开始出现。新的食物的出现,人口开始聚集居住,畜牧业的发展使人类更经常、更密切地接触动物,新的卫生问题出现,新的卫生思想和实践也开始出现。例如,引水和排水工程,对房屋基地的选择,对传染病病人的隔离,对尸体的埋葬,清洗身体(洗手和洗澡)和食物,对食物的加热处理等。经过几千年的实践,农业社会早期的公共卫生及个人卫生认识和实践已通过融入人类的文化和习俗得到了传承,尽管很多今天看来是不完全正确的或是不必要的。由于文字记载能力的进步,后来卫生的理论和实践的发展得益于公元前古希腊-罗马时代对其前人类智慧的总结和传承。公元前300年,古希腊医圣希波克拉底留下的著作《论空气、水和地域》可能是关于人类在此前对空气、水和环境与健康关系认识的最权威的总结、记载和诠释。例如,该书建议将居住地建立在远离沼泽的高地上,说明当时人们已将沼泽地视为一个笼统的不利健康和生命的地方,并有意加以规避。

在古希腊-罗马时代,人们已经认识到良好的个人生活习惯对保持健康的重要性。希波克拉底学派就强调要保持身体清洁、注意营养和勤于锻炼,才能预防疾病的发生。古罗马时期,得益于完善的供、排水系统的建立,罗马城内大兴公共澡堂,有身份的公民每天都得以享用各类洗浴服务。由于通常只有贵族阶级才拥有这些资源,因而这样的生活方式被称为"贵族的卫生"。

几千年来,人类的主要疾病是传染病,因为没有有效的治疗方法,应对传染病主要是依靠预防,卫生措施在防御传染病中发挥了主导作用。

18世纪后叶开始的工业革命是继农业革命后又一次巨大的社会变革。工业产生的废物对水、食物、空气和环境的污染是显而易见的,很多污染所造成的疾病是快速的、严重的、大规模的,对人类健康构成了新的巨大威胁。人类同样使用了卫生的思路来应对工业污染对健康的影响:控制工业废物对水、食物、大气和环境的污染。同时,控制工业污染也具有社会性和公益性的特征。在理念和策略上,控制工业污染,保护人类健康与控制有机垃圾的卫生一脉相承。至此,卫生的概念进一步扩大。对各种工业和生活废物的处理,提供洁净的饮用水,保障食品卫生和安全,保持清洁的空气,筑建坚固、通风、防潮、光照充沛的住所,卫护整洁有序的居住环境等,都纳入了卫生的工作范畴。

四、公共健康的起源与发展

英文"public health"的字面意思是公众健康。"Public health"也可以译作"政府提供的一般人都可以享用的医疗服务",似乎与hygiene和sanitation无直接关联,是一个完全不同的概念。从专业的角度讲,公众健康就是国家或社会为了提高公众健康而采取的社会性或群体性方略和措施。从现代公共卫生意义上讲,卫生是手段或间接目的,而公众健康则是目的,也是最终目的。

公众健康源于对一个地区或国家整个人群健康的关注,进而使一个地区或国家以社会或群体的方式采取措施预防和控制疾病,以提高整个人群的健康水平。对整个人群健康的关注,实质上主要是对社会中下层人群健康的关注,因为在任何社会里,最富有、最有权势的上层人群总是能够得到最好的医疗卫生资源,也包括清洁的饮用水、安全的食品、整洁的居住环境和远离污染的居住区,更包括得病时需要的医护资源。

(一) 公众健康的起因

在西方国家,对社会中下层人群生活和健康的关注,有其深远的政治、经济、科学和文化根源。用群体的手段解决人类的健康问题,在古罗马时期就有迹可寻。古罗马是一个军事帝国,用国家的手段保障国民健康是军事的需要,也是一个军事帝国可以有效组织的工作。但是有关证据遥远、零落。

15世纪,欧洲开始了一场浩浩荡荡的文艺复兴运动,其本质是正在兴起的资产阶级以复兴希腊罗马古典文化的名义发起的弘扬资产阶级思想和文化的运动。人文主义是这场运动的思想体系,主张对人的个性的关怀,强调维护人性尊严,主张自由平等和自我价值的体现。其根本原因是生产力的发展,新兴的资产阶级不满教会对精神世界的控制。18世纪至19世纪的启蒙运动是已经壮大的资产阶级在意识形态里对宗教和君权进行更猛烈的攻击,是资本主义对封建主义终结性的一战。文艺复兴和启蒙运动是后来工业革命以及国家关注穷人健康的文化根源。

18世纪,现代科学技术兴起,工业革命开始,生产力不断提高,资本主义崛起。资本主义的实质就是自由市场经济或者自由企业者经济,私人拥有资本和财产,生产活动由资本拥有者决定,而非由国家或其他力量(如宗教)所控制,经济行为以通过雇佣劳动追求利润为目的。早期,随着资本主义的发展,贫富差距拉大,劳动者生活贫困,健康状况低下,死亡率急剧升高,社会化生产和私有制存在的固有矛盾开始激化,社会不稳定因素增加。资本主义一方面主张人人自由平等,一方面又造成社会资源分配的严重不均。为了缓解社会矛盾和维护社会安定,"关注"贫穷阶层的基本生活就成了必要和"时尚",是维护人人平等的价值观的需要,其根本是经济和政治的需要,也是早期资本主义国家战争和殖民扩张的需要。

(二) 英国公众健康立法

以英国为例。1601年英国甚至通过设立《济贫法》,"强制"地济助贫民。《济贫法》可以看作是国家作为"国家保护人"对人类进入工业革命时代初期对人类社会安全需求的第一个回应,从这个意义上讲,《济贫法》也可以看成现代社会保障制度和福利国家的早期尝试。1883年,德国开始建立现代意义的社会保障制度,第二次世界大战以后很多西方国家进入所谓"福利社会"。政府有组织地为公众健康提供保障是福利社会的一个重要部分。重要的是,在西方资本主义国家用温和的方法解决社会矛盾的同时,也引发了一场现代意义的卫生革命。有意思的是,阴差阳错,身为律师的埃德温·查德威克(Edwin Chadwick)在修订《济贫法》的主场上并不得意,却意外地成为人类历史上重要的卫生革命的人物。

在英国,工业革命后,新兴的工厂大量吸收农村剩余劳动力,使得人口快速城市化。但当时英国城市建设滞后,不能满足急速攀升的居住需求。工人聚居之处沦为贫民窟,疾病丛生,死亡率远高于同时期的农村地区。19世纪初,霍乱开始在世界大流行,海外殖民地众多、航海贸易发达的英国未能幸免。1831年,霍乱从英格兰北部港口登陆,迅速蔓延至伦敦等各大城市。患者之多、死亡率之高,引起了严重的社会恐慌。病例虽然遍布各阶层,但以城市贫民为主,这使得城市人口快速集中化带来的社会问题凸显出来。雪上加霜的是,1846年爱尔兰发生大饥荒,上万灾民涌入英格兰,居住和疾病问题进一步加剧,许多地区发生骚乱。而此时的欧洲大陆,许多国家正处于一连串的暴力革命中,上述形势引起了英国士绅阶层对于暴力革命的极大担忧。

1832年,埃德温·查德威克受国会委托,调查《济贫法》的执行情况。由于他参与了《济贫法》执行情况的调查与《新济贫法》的制定工作,对贫穷阶层的生活和健康状况十分了解。他认为,贫穷和疾病有关,而且贫穷和疾病会造成社会骚乱和不稳定。因此,查德威克提出,疾病不仅是医学问题,更是社会问题,并进一步提出控制济贫支出、稳定社会秩序的关键在于预防疾病以提高民众健康。1842年,他自筹经费出版了《英国劳工卫生状况调查报告》(*The Sanitary Condition of the Labouring Population of Great Britain*)。查德威克在报告中指出,改善民众健康的主要手段应该是改善城市供水和排污系统,以及建立中央政府直接督导下的城市医官制度。

由于查德威克报告的敦促以及1848年英国霍乱再次大流行的重创,1848年英国议会通过了人类历史上第一个公众健康法。该法案应该说是1843年《新济贫法》的延伸和扩展,明确规定由中央政府设立专门机构对穷人的健康和社会福利承担责任,提高社区应对环境和供水卫生问题的能力。值得注意的是,查德威克的报告用的是"卫生状况"(sanitary condition),《公众健康法》用的是 public health,二者显然不是一个概念,但道出了二者的关系:在当时提高健康的主要手段就是改善卫生状况,预防疾病的发生。

五、卫生与公共健康

《1848年公众健康法案》(PUBLIC HEALTH ACT,1848)是人类历史上第一次从现代意义上对保障公民健康进行的立法,其实质是对公共卫生的立法,从此卫生学和公众健康学合流,标志着现代公共卫生时期的到来。

20世纪以前是传染病盛行的时代,没有有效的治疗手段,可以做的主要是预防,预防的主要手段是卫生,因此卫生是20世纪以前医学实践活动的中心。在那个年代,为了提高公众健康水平,也只有通过改善全民的卫生状况才能实现;关注公众健康就主要体现在对公众卫生状况的关注。因此,在供水、排污、食品安全、检验检疫、清除垃圾、治理污染等方面,国家和社会承担了主要责任。卫生学和公众健康学由此走到了一起,显示出两个重要的特征:

(1) 都以预防疾病和促进健康为目的。

(2) 都采取群体或社会的方法应对问题。

但是,公众健康学不同于卫生学。卫生从方法入手,主要针对的是传染病和工业污染,是预防性的。公众健康学则从目的入手,主要是为了提高公众健康。既然关注的是目的,因此公众健康学的思想和方法既适用于传染病,也适用于慢性病(只是当时很少有慢性病),可以通过预防,也可以通过治疗(只是当时没有有效的治疗)。公众健康学的思路打开了现代公共卫生发展的另一片天地。如果说,卫生体现的是小公共卫生的概念,而公众健康则打开了大公共卫生的门。

的确,用社会手段控制疾病、提高民众健康,是极其有效的方法,不应仅限于传染病的预防。20世纪,很多西方发达国家进入福利社会,提高和保护每个公民的经济和社会福利被纳入政府的主要职能。在机会平等和财富分配公正的旗帜下,把保障占人口大多数的社会中下层的健康和基本生活条件视作国家和社会的责任。在这方面,英国又一次走在了世界的前列。

1948年,也就是《1848年公众健康法案》颁布100年以后,英国建立了国家健康服务体系(National Health Service),利用税收和国家保险的筹资方法,为全民保障完全免费的基本医疗卫生服务。从关注和保障民众健康的意义上讲,英国国家健康服务体系的建立则是人类有史以来所采取的最大规模的、最全面的、最公平的、最具有代表意义的国家卫生福利政策,为很多国家树立了典范。如果说公众健康作为一门学问是对公众健康的关注,那么英国国家健康服务体系的建立是公众健康学历史上另一个重要的里程碑。伦敦经济学院前院长、经济学家威廉·贝弗里奇(William Beveridge)是英国国家健康服务体系的重要推手,而这个体系的建立更多的是出于社会、政治、经济和伦理的考量。

美国1938年通过的《联邦食品、药品和化妆品法案》也值得公共卫生界的分析和重视。与英国《1848年公众健康法案》一样,从群体角度出发,立法是保护公众健康的一个十分有效的手段。20世纪初,人类开始尝试使用磺胺治疗感染性疾病。1937年,美国107人在服用以二甘醇作溶剂的磺胺酏剂后死亡,造成了著名的磺胺酏剂致死事件,该事件直接催生了美国对食品、药品和化妆品安全的立法。虽然美国食品药品监督管理局(Food and Drug Administration,FDA)成立于1906年,但是1938年以前美国的食品药品法并未要求对新药进行安全性论证。磺胺酏剂致死事件后,1938年美国通过了《联邦食品、药品和化妆品法案》,规定所有新药上市前必须通过安全性的审核。

1962年,进一步要求药品不仅要有安全性,还要证明有效才可销售。美国通过立法对药物的疗效和安全性进行把关,成为守护公众健康的另一道重要盾牌。

1948年,以全世界人民获得尽可能高水平的健康为使命的世界卫生组织成立。1977年,在第30届世界卫生大会上,该组织提出"2000年实现人人享有健康"的世纪目标,呼吁世界各国将此作为卫生事业发展的目标,并在1978年的《阿拉木图宣言》里提出初级卫生保健是实现这个目标的关键策略。《阿拉木图宣言》还认为,健康是每一个人的基本权利,不因种族、宗教、政治信仰、经济和社会环境而不同。从全球的角度关注和促进全人类的健康,也构成了20世纪末兴起的全球健康(global health)的基本理念和使命,使公众健康学走上了更大的舞台。

> **知识链接**
>
> **《1848年公众健康法案》**
>
> 《1848年公众健康法案》(The 1848 Public Health Act)是英国历史上具有里程碑意义的公共卫生立法,标志着现代公共卫生时期的到来。
>
> 19世纪三四十年代的英国,正处于工业化和城市化迅速发展的时期,公共卫生问题日益凸显。城市环境恶劣、卫生条件差,导致了霍乱等传染病的频繁爆发,严重威胁了民众的健康和生命安全。公众对城市公共卫生问题的关注度逐渐增高,推动政府不得不采取行动进行干预。1848年6月,英国议会通过了《1848年公众健康法案》。该法案的设计者埃德温·查德威克等带领推动者们,通过对居民健康和生活状况的调查,第一次把疾病和恶劣的卫生条件联系在一起。在此基础上,法案对公共卫生的各个领域都做出了具体而全面的规定。
>
> 同时,法案还设立了英国历史上第一个公共卫生机构——中央卫生委员会,对公共卫生进行国家层面的管理和监督。政府开始承担对穷人的健康和社会福利的责任,提高社区应对环境和供水卫生问题的能力。
>
> 《1848年公众健康法案》是人类历史上第一次从现代意义上对保障公民健康进行的立法,其实质是对公共卫生的立法,为现代公共卫生体系的建立奠定了坚实的基础。

六、现代公共卫生

(一) 现代公共卫生的内涵和外延

至此,现代公共卫生的核心思想、理论框架和实践策略已经基本形成。简言之,现代公共卫生就是传统的卫生学与公众健康学的合流。

20世纪以来,世界公共卫生的发展趋势主要受美国的影响。1920年,耶鲁大学公共卫生系创始人查尔斯·温斯洛对公共卫生所做的定义综合了卫生和公众健康两方面:公共卫生(public health)是通过有组织的社会努力来预防疾病、延长寿命、促进健康和提高效益的科学和艺术;其手段包括改善环境卫生,控制传染病,宣扬个人卫生教育,保证疾病的及时诊断和治疗,以及建立保障每个人可以维持健康的生活标准的社会机制。温斯洛的定义代表了当时美国学术界对公共卫生的认识,标志着美国引领世界公共卫生发展的开始,至今仍有广泛影响。

温斯洛的定义包括四部分:①公共卫生是一门科学;②公共卫生的目的,是为了预防疾病、延长寿命、促进健康;③公共卫生的手段,既包括卫生和预防,也包括组织临床活动和保障公民生活的社会机制;④公共卫生实践活动是有组织的社会或集体行为。温斯洛的定义超越了既往传统的废物和垃圾处理以及传染病预防为核心的卫生的概念,适时地淡化了卫生技术和工程在整个公共卫生活动中的重要性,揭示了公共卫生中"社会为提高全民健康而组织的一切群体性活动"这个核心概念,使得公共卫生的理念和方法完全可以也应该应用到卫生政策、医疗管理、药物定价、临床指南等一切与医疗卫生活动有关的群体性行为中。

今天看来,温斯洛的定义还存在几个明显的问题:①定义中罗列的公共卫生的目的和措施只有举例的作用,不能作为公共卫生的目的的全部;②预防不是公共卫生特有的,如临床上普遍使用的对危险因素(如高血压)的药物控制也属于预防;③定义只强调了目的和手段,没有提及公共卫生的认识论和理论体系。

50年后,流行病学家、前英国首席医官唐纳德·阿奇森(Donald Acheson)爵士于1974年对公共卫生做了更加高度概括性的定义:公共卫生是通过有组织的社会行为预防疾病、延长寿命、促进健康的科学和艺术。1998年,美国国家医学科学院(即前医学研究院,Institute of Medicine)对公共卫生的定义与此十分接近:公共卫生是社会为了保证国民能够获得健康生活的条件和环境而进行的一切群体性活动。这些简明、高度概括的定义使得公共卫生的本质开始显现出来。

由人类组成的群体是公共卫生区别于临床和基础医学的关键。临床医学关注的是个体病人,基础医学关注的是分子、细胞、组织、器官和动物,只有公共卫生关注的是人组成的群体。

新的定义的重要性在于,它首次明确地将"社会为卫护公众健康而采取的一切群体性行动"纳入公共卫生的视野,这大大增加公共卫生的手段和作用范围。这些手段包括传统卫生的工作范围(如供水排污和卫生宣教),也包括对新的健康危险因素(如不良生活方式)的干预,更重要的是将过去没有明确专业归属的医疗卫生体系、政策和组织服务纳入了公共卫生的视野。例如,政策和法规的制定、筹资与保障、需求评估与资源分配、卫生监督、质量控制、卫生应急、医院管理等。从严格意义上讲,对医疗服务和临床实践的组织也属于针对群体的行为。例如,各级医院大小、数量和所处位置的规划,各个临床专业工作人员的比例的确定,初级保健和医院服务职责的划分和协调,以及临床指南的制定,甚至药物、诊断方法、治疗器械的定价、保险政策和报销比例的规定本质上也是针对群体的活动。如果没有社会和全局的视野和策略,很难想象一个国家或地区能充分做好这些事情。

(二)现代公共卫生的特征和问题

20世纪70年代后,公共卫生的发展仍然是西方发达国家主导的,有几个明显的特征:①传统的卫生理念已深入人心,卫生技术和设施已高度发达,成为社会建设的基础;②在西方发达国家,传染病和工业污染已基本得到控制;③慢性非传染病开始流行,现代临床医学和基础医学崛起,医疗费用飞速增加;④人们既希望得到良好的覆盖全民的医疗卫生服务,又希望控制不断增长的医疗卫生费用。在这样的背景下,如何利用政府、社会和集体的策略和手段,不断提高整个医疗卫生服务的质量和效益,已成为政府济助社会中下阶层、促进公众健康使命的重要议题。历史又一次把视线投到了具有群体视野和策略的公共卫生。

然而,目前的公共卫生似乎还没有准备好去迎接这个新的巨大的责任和挑战。从上述新的定义就可以看出,目前公共卫生的认识和发展存在一个明显的重要的缺陷:着眼点主要在公共卫生的目的和手段,对公共卫生的理论体系认识不足。如果说公共卫生是科学和艺术的结合,那么现有公共卫生的定义里注重的只是实践艺术。公共卫生的科学部分在哪里?例如,为什么要关注全民的健康?什么是公共卫生的社会、经济和人文基础?什么是公共卫生的研究方法?什么是公共卫生的决策理论?对公共卫生的理论体系认识不足,暴露了公共卫生发展的薄弱环节所在。

对公共卫生理论体系的认识不足有其历史原因。因为公共卫生的面世并非直接源自医学科学内部,而且公共卫生从来都不是单纯的医学问题,受社会发展和政治需要的驱动,经常是用来调节社会矛盾的手段。虽然公共卫生有着久远的历史,但多不在大医学(更不用说狭义的公共卫生)的责任和管辖范围之内,例如城市排污供水、垃圾处理、环境污染控制、食品安全、社会保障等。在我国,公共卫生在组织上分散在医疗卫生、环境保护、社会保障、住房城乡建设、爱国卫生运动委员会、红十字会、急救等很多政府部门。

即使在医疗卫生领域,目前与公共卫生直接对接的是公共卫生学院和疾病预防控制中心,前者侧重教育和学术,后者侧重执行和实践,它们构成了公共卫生专业理论和实践传承的核心部门。然而,大公共卫生的实践远远超出了这两个部门的工作范围,这使得公共卫生的理论与实践发展严重分割,理论体系的发展薄弱、缓慢、混乱,进而制约着公共卫生的发展。

例如,在资源有限的情况下,应该针对哪些健康决定因素采取行动,这个有关宏观卫生决策的问题,涉及政治、经济、法律、伦理等很多人文学科,这些学科是否应该纳入公共卫生教育,是一个值得讨论的问题。在这方面,哈佛大学公共卫生学院目前的学科布局也许反映了卫生政策、经济和管理在公共卫生中的重要性。2015年,该学院共设有9个系,分别是生物统计学、环境卫生、流行病学、遗传和复杂疾病、全球健康与人口、卫生政策与管理、免疫学与传染病、营养学、社会与行为科学。在大约250位全职教授(含助理教授和副教授)中,作为公共卫生传统基础学科的流行病学和生物统计学占1/3,新兴的全球健康与人口、卫生政策与管理以及社会与行为科学占1/3,其他传统公共卫生的4个专业占1/3。

第四节 预防医学的起源与发展

一、预防曾是应对传染病的唯一法宝

预防医学是一门有关如何预防疾病发生的学问。在过去几千年历史里,传染病是人类死亡的主要疾病,是人类毁灭性的灾难。1346年欧洲鼠疫大流行(又叫黑死病),共造成约7 500万人死亡,占当时欧洲总人口的30%。大规模杀伤性的鼠疫流行一直持续到18世纪末。1918年开始的西班牙型流行性感冒大流行,两年期间在全世界共感染约5亿人,造成

5 000万～1亿人的死亡,死亡人数占当时世界人口的3%～6%。这两次传染病大流行足以显示了传染病对人类伤害的严重程度。

然而,在20世纪上叶有效治疗传染病的抗生素诞生之前,人类应对传染病的策略只能是预防,在疾病发生之前采取措施防止它们发生。当时,预防是人类应对传染病的主要方法,是医学实践活动的重要内容,而预防的主要方法是卫生。预防和卫生是同一医学活动的不同侧面,卫生是手段,预防是目的,预防的目的通过卫生手段得以实现。可见,预防医学的概念由来已久,是与卫生共生的一个概念,一开始在概念上并没有明确的区分。

二、预防与流行病学和卫生的关系

预防的前提是对病因的确定,预防医学的诞生得益于流行病学的发展,或者说预防医学的发展需要流行病学的先行发展。顾名思义,流行病学就是关于流行病的学问,早期的流行病学起源于对传染病流行及其原因的探索。在没有显微镜和现代医学检测方法以前,从人体外部寻找传染病的发生、传播、流行的因素,是人类认识疾病病因的开始,也是人类能够针对病因采取措施预防和控制疾病的开端。可以说,没有流行病学思想的诞生,就没有卫生实践的兴起,就没有预防医学的开端。有了流行病学才有了预防医学。

然而,早期不卫生的概念是笼统、模糊的,干净的概念也是如此。因此,对环境卫生的整治多带着盲目性,一个传染病的流行到底是由于不干净的空气、水、食物,还是环境中的其他因素引起的是说不清的。因此,对环境因素的治理也是胡子眉毛一把抓。对环境卫生的整体治理的确可以预防多种疾病,但是由于治理的盲目性,势必造成大量不必要的浪费。19世纪中叶,英国流行病学先驱约翰·斯诺医生的工作大大提高了卫生措施的精准性,使预防措施更加具体明确,并可以针对性地评估预防措施的效果。

1853年霍乱再次袭击伦敦,造成大流行。当时医学已经意识到霍乱可能与不卫生的环境有关,但并不知道是什么环境因素,虽然潮湿、污浊的"瘴气说"是主流学说。通过初步考察,斯诺怀疑可能与饮用水有关,并通过现场调查进行了验证。他比较了伦敦市苏荷区不同水井周围居民的霍乱死亡人数,发现宽街水井附近的居民死亡人数远远高于其他水井区,提出了饮水可能与霍乱暴发有关的假设。基于这个推测,斯诺进而拿走了宽街水井取水的把手,使人们不能在那里继续取水,从而控制了宽街霍乱的继续扩散,进一步提供了饮水可能传播霍乱的证据。

如果说1853年斯诺对伦敦霍乱暴发原因的调查是现代流行病学方法的开端,那么预防医学成为一个真正意义的学科应在此之后。1873年,有美国学者正式提出预防医学的概念,虽然这可能不是最早的倡议。这个时期的预防还是以笼统模糊的干净、卫生作为主要手段。

三、精准和个体预防的兴起和局限性

1884年,即斯诺对伦敦霍乱暴发原因调查30年之后,德国人罗伯特·科赫发明了细菌分离、纯化技术,分离出了霍乱弧菌,并证明了霍乱弧菌是霍乱的病原体。此后医学微生物学的发展,是人类可以进一步认识病因、提高预防医学措施精准性的基础,使得预防措施更具有针对性,更容易统一和推广。20世纪初,细菌分离和纯化技术进一步得到发展。一方面可以更快捷、更准确地确认病原微生物的来源(如水和食物),从而采取更加针对性的控制措施(如对饮用水的消毒),另一方面可以更加准确地诊断、隔离和治疗病人。病人是传染病流行继续扩大的重要传染源,发现和隔离病人是传统公共卫生预防的重要职责,而治疗则是临床医学的任务。有效治疗出现之后,传染病病人的临床治疗也成为预防的手段之一。

今天,微生物学、免疫学、分子生物学的发展,使得个体病人的诊断和传染源的确定更加快速和准确,使得传染病的预防和治疗更加个体化。然而,传统模糊的卫生方略并没有过时。2003年,严重急性呼吸综合征(俗称传染性非典型肺炎,以下简称"非典")疫情突发,致使全世界惊慌失措,没有疫苗,也没有任何有效的治疗药物,最终依靠隔离病人、保护接触者、环境消毒等措施,消灭了"非典"。相反,我们知道艾滋病的主要传播途径,也可以准确地诊断和治疗,但是我们并没有因此控制艾滋病,控制艾滋病还需要从切断传播途径这个传统的预防方法做起。

另外,现代医学的进步使得预防也可以通过针对疾病危险因素的临床个体化措施得以实现。比如,高血压是心血管事件的主要病因之一,通过抗高血压药物治疗预防心血管病是常见的手段。从此,预防已不再是只与卫生有关的一个概念,很多现代临床治疗都是预防性的。虽然预防的初衷是防止疾病的发生,但其概念也延伸到发病后如何预防或延缓更严重后果的发生,这是预防医学介入临床医学活动的切入点,也使得预防和治疗的界限开始变得模糊,使得作为往日公共卫生的主要职能的预防被纳入了狭义医学范围之下,限制了预防医学的发展。

第五节 公共卫生与临床的结合

一、以诊治为重心的现代医学崛起

20世纪以前,卫生是人类对抗传染病的主要武器,预防是医学活动的中心,不是诊断和治疗。早期的医院主要是收容和隔离传染病和精神病病人的场所,不是诊断和治疗的场所,不是医生和医疗活动的中心,医疗活动是由很少走进医院的个体私人医生承担的,而且医院多是由宗教组织为穷人设办的慈善或"社会福利"机构,不是政府组织的健康服务机构,更不是通过治病来营利的托拉斯。

20世纪,现代生物医学崛起,慢性病取代传染病,癌症和心血管病成为人类的主要杀手。面对慢性病,针对传染病的卫生手段无能为力,危险因素多是人们喜爱的东西,预防短期内也看不到效果,再加上个体诊断和治疗技术的突飞猛进,以及资本对医疗活动的介入,人类开始把注意力转向临床,治疗成为现代医学活动的中心。

现代临床医学的进步得益于现代科技和基础生物医学的发展,二者同时崛起是20世纪医学发展最重要的特征之一。今天我们医学实践中使用的绝大多数测量技术和治疗方法都是20世纪的科技成就。如果说公共卫生是向人体外部和宏观世界的探索,那么基础生物医学则是向人体内部和微观世界的探索,是向着与关注人体外部世界的公共卫生相反、互补方向的探索。公共卫生与临床医学的命运也因此开始交替。

基础生物医学的发展得益于16世纪的科学革命。16世纪中叶,布鲁塞尔医生安德烈·维萨里对人体构造的研究,17世纪初英国医生威廉·哈维对血液循环的研究,是人类向人体内部结构探索的开端。向更微观世界的探索更得益于17世纪中叶显微镜的发明。有了显微镜,人们就可以超越肉眼的观察能力,向着微观世界探索。1673年,荷兰人安东·列文虎克第一次用显微镜观察到了细菌;1867年,德国人罗伯特·科赫直接证明了细菌可以致病;1892年俄国生物学家德米特里·伊凡诺夫斯基关于烟草花叶病的研究证明了病毒存在的可能性;1931年德国工程师发明了电子显微镜,使得人类第一次可以看到病毒的存在。19世纪,生理学、生物化学、免疫学等其他生物医学基础学科相继发端。

科赫对炭疽病和炭疽杆菌关系的研究具有重要的历史意义,它证明了疾病细菌学说的合理性,标志着人类开始向微观世界和人体内部寻找病因和解决方案。1928年英国人弗莱明发现了可以治疗细菌性感染的盘尼西林(即青霉素),1933年德国人格哈德·多马克证明了磺胺可以治疗由葡萄球菌引起的败血症。1950年,人类第一次可以规模性地生产和应用疫苗(脊髓灰质炎病毒疫苗),揭开了人类大范围使用疫苗控制传染病的序幕。可有效治疗传染病的抗生素的出现是现代临床医学崛起的重要因素之一。

19世纪末,人类发现X线,成为医学影像技术的发端。20世纪中后叶,CT、正电子摄影(PET)、磁共振成像(MRI)、内镜、激光、超声波诊断仪等诊断技术相继出现,为窥测人体活体内部提供了前所未有的方法和手段。1953年,詹姆斯·沃森和弗兰西斯·克里克发现人类基因的核酸分子结构,1993年美国生物化学家凯利·穆利斯发明聚合酶连锁反应(PCR),使基因测序成为可能,分子生物学诞生。

影像学和实验室测量技术的发展引发了医学检查和诊断能力的革命。与此同时,现代制药以及麻醉和外科手术技术也取得了史无前例的进步。第二次世界大战以后,在现代科技的支撑下,临床医学开始崛起,公共卫生开始走下坡路,与癌症和心血管病有关的临床学科成了医学实践活动的中心。英文书籍(主要是非专业书籍)记载中也可以明确地看出这一点。在20世纪两次世界大战期间,相对于临床医学,公共卫生得到了社会前所未有的关注。1950年以后,社会对临床医学的关注开始上升,对公共卫生的关注开始下降,这个趋势一直维持到今天。由于美国的引领,20世纪医学发展的另一个不可忽视的特征是,大量资本涌入了医疗卫生相关的行业,包括制药、医疗器械、诊断试剂、医疗保险甚至医疗服务的提供。资本的趋利性与公共卫生的利他性之间冲突的发生将成为必然,是20世纪末医学突出的景象。

二、现代医学的困惑与质疑

在现代医学开始兴起的时候，1977年，洛克菲勒基金会前总裁约翰·诺尔斯《做得越好，感觉越糟》一书出版，对美国医疗服务的问题提出了质疑。30年后，诺尔斯的担心仍然在继续。2000年，罗伊·波特在《剑桥医学史》里开篇写道："在西方世界，人们从来没有活得这么久，活得这么健康，医学也从来没有这么成就斐然。然而矛盾的是，医学也从来没有像今天这样招致人们强烈的怀疑和不满。"医学出了问题，不是因为它的无能，而是因为它的昌盛。当卫生退到幕后、临床走到前台的时候，医学前进的步伐太快了，以至于跨出了医学舞台的边沿。

当血压升高、血脂升高、血糖升高、骨质疏松、妇女更年期都被视作疾病开始被治疗的时候，当人们开始广泛使用维生素预防癌症和心血管病的时候，当人们每年都忐忑不安地进行一次健康体检的时候，人们开始质疑医学对人类健康的真正作用，开始批评医学把人类生活医学化，开始暴露制药业、保险业、医疗器械和实验室诊断行业在医学活动中的利益冲突，批评他们用利益绑架了人类的健康、医疗活动和卫生政策。《新英格兰》医学杂志前总编玛茜娅·安吉尔2004年所撰的《关于制药公司的实情》和吉尔伯特·韦尔奇2012年的《过度诊断》是对现代制药和医疗器械行业批评的代表作。

其实，早在20世纪70年代，人们就已经开始评估医学对人类健康的真正作用。1976年，英国社会医学家托马斯·基翁《医学的作用》一书出版。该书回顾了英国过去130多年里主要传染性疾病死亡率的变化趋势，并与相关的基础和临床领域的重大突破时间点进行比较，试图寻找传染病死亡率长期变化趋势的决定因素。以结核病为例，从1838年到1970年，英国结核病的死亡率一直呈现下降趋势。19世纪初，结核病死亡率高达十万分之四千，到了20世纪70年代已经降低了90%以上。在这130多年间，有3个重要突破，一是19世纪末结核菌与结核病关系的发现，二是20世纪40年代链霉素的发现，三是之后卡介苗的发明。然而，这三个重要突破似乎对结核病死亡率下降的趋势没有根本影响，而且其他主要传染病也都呈现类似的规律。

基翁认为，人类战胜传染病的主要手段不是别的，是卫生、营养和生活习惯。1975年，奥地利籍哲学家伊凡·伊里奇在《医学的限度》中更直接对现代医学"宣战"：医学已经成为人类健康最大的威胁。他说："健康是人类应对死亡、疼痛和疾病的能力。科技可以帮忙，但是发动一场消灭死亡、疼痛和疾病的神圣战争，现代医学已经走得太过了。这样就把病人变成了消费者和修理的机器，摧毁了人自身健康的能力。"

1980年，伦敦大学法律学教授伊恩·肯尼迪在《揭开医学的面纱》一书中直指医学和医学行业所具有的权利：医学太注重科技，医生的大部分决定都是伦理和道德方面的，然而他们却缺乏这方面必要的训练。

三、重振公共卫生的旗鼓

2007年,英国医学杂志进行了一项世界范围内的调查,以确定1840年英国医学杂志创刊以后哪些发现和发明对人类健康做出了重大贡献,结果排名第2的是抗生素,第4是疫苗,都是针对传染病的。第3是麻醉,是外科发展的重要事件。第一个治疗性药物出现在第11位,是无任何神奇之处的治疗霍乱的口服补液法。名列第1的是卫生(sanitation),卫生是人类控制传染病最重要的武器。

1996年,在一次世界外科大会上,第一个成功进行人类心脏移植的外科医生克里斯提恩·巴纳曾说,真正对人类健康有贡献的三种人是:抽水马桶发明者,压力泵发明者,以及首先使用塑胶布做房屋地基防潮材料的建筑业者。他说水管匠、铁匠和水泥匠对人类健康所做的贡献比所有外科医生加起来还要多;消灭伤寒症的不是医生,而是水管匠……但是,巴纳没有说清楚的是这些匠人所做的背后的理论就是卫生。

21世纪伊始,对现行医学模式的失望和批评使得有必要再次严肃地审视人类的健康决定因素,重新调整医学的工作范围和实践模式。年龄、性别、遗传、生活方式、社区网络、农业、食品、教育、工作环境、医疗、卫生、住房、法律、政策、社会、文化、经济和自然环境等,都与人类的健康有关(图2-2),医疗保健只是其中一部分。人类必须对医疗保健活动以外的健康决定因素引起充分重视并采取相应措施,这需要赋予公共卫生新的更大的使命。

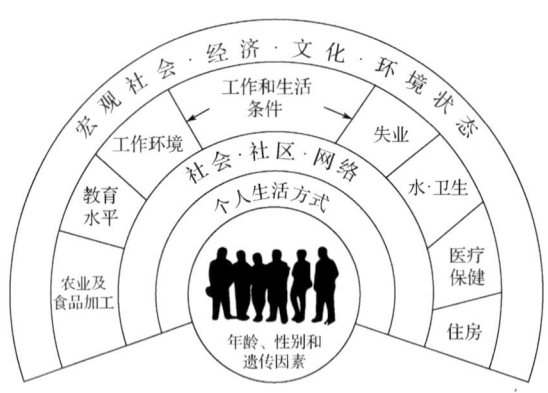

图2-2 健康因素模型

20世纪是美国引领世界的时代。然而,在保障公众健康的问题上,美国的模式似乎并不可取。1962年美国医疗卫生服务开支占GDP的比例为4.5%,1975年为8.4%,2001年为14%,目前约为18%。美国用了世界最高的GDP比例,而美国人的平均期望寿命却一直徘徊在第35~40位,更在古巴、智利和绝大多数发达国家之后。这使得人们怀疑很多时候是否花了钱却做了无用功。

在我国,传统的卫生问题依然严重,如工业污染和传染病,慢性病负担持续上升。如何利用有限的资源保障民众的健康,是摆在公共卫生面前的一项严峻的课题。

在21世纪医学转折的重大关口，有必要重温英国社会政策学家理查德·蒂特马斯对输血研究的结论，他说："输血应看作是一种礼品，而不能作为一种交易"。也许这个结论适用于所有医疗卫生服务：医疗卫生服务就像我们的血液一样，它太珍贵、太重要，又太容易腐败，不应该把它作为交易来做。这是一直支撑英国国家健康服务体系的社会理念，也是公共卫生的核心价值观。公共卫生正在迎来新的发展契机。

四、公共卫生的展望

公众健康是社会发展的基础，是国家的职责，这个职责通过政策得以实现，而政策受社会、政治、经济、法律、伦理等因素的影响。公共卫生的发展史体现着人类在社会责任、公正、公平方面的进步。传统的供水排污性的公共卫生措施已经成为人类生活和居住地区的基础建设，由国家组织和提供免费的基本医疗卫生服务是20世纪以来国家对公众健康责任的另一个集中体现。

公共卫生的发展历史也告诉我们，世界上本没有公共卫生，公共卫生因人类生存的需要而诞生，是人类用卫生手段对抗疾病的实践经验的总结。公共卫生随着时代的变迁和新的问题的产生，一直在改变着自己的面貌。世界上没有完美、普适、一成不变的公共卫生实践模式，适合一个地区一个时期实际需要的公共卫生才是最好的公共卫生。根据当时当地的实际需要，设计和创造最适合自己独一无二的公共卫生实践模式，才是公共卫生实践的精髓。

20世纪，当现代科技把临床医学推向巅峰的同时，医学也遭受了广泛的批评和指责。医学有着几千年的历史，现代医学只不过100年，正处在一个巨大的历史转折时期。与社会变革一样，迷失和困惑的时代同时也是伟大思想涌现的时代。站到整个人类社会和历史的高度，重新审视人类整体健康的决定因素，重建医疗和卫生服务的秩序，已迫在眉睫。在人类社会如此进步和富足的今天，公共卫生的利他主义精神，公共卫生的宏观的思想和方略，公共卫生的政府主导特征，使它会再次为了人类的健康承担起新的更大的使命。

公共卫生的今天是昨天的延续，与过去有着千丝万缕的联系；公共卫生的今天又是明天的出发点，必然会以各种方式影响着未来的发展。在公共卫生的历史转折点，站着律师、社会学家、经济学家、哲学家、教育学家、统计学家和医生，他们赋予了公共卫生广阔的视野和巨大的活力，并用自己的意志和努力改变了公共卫生的发展轨迹。同时，这些历史也启示我们，如果说历史发展脉络的背后的确有其缘由，或然性也总是这个缘由的一部分。

> **知识链接**
>
> **预防接种技术的先驱：爱德华·詹纳**
>
> 爱德华·詹纳（Edward Jenner），全名为安特·爱德华·詹纳，是18世纪末至19世纪初的英国乡村医生，被广泛认为是免疫学的先驱。他因发明并推广接种牛痘疫苗以预防天花而闻名于世，这一成就不仅极大地降低了天花的发病率和死亡率，也为现代疫苗学的发展

奠定了坚实的基础。

詹纳的工作为后来的疫苗研发提供了重要的理论和实践基础，对现代疫苗学、流行病学乃至整个医学科学的发展产生了深远的影响。

思考题?

1. 公共卫生的两个核心概念是什么？它们的关系如何？为什么说公众健康和卫生不是同一个概念？

2. 为什么说公众健康打开了大卫生的大门？卫生、流行病学和预防医学与公共卫生的关系是什么？

3. 公共卫生如何能够在大医学中（包括临床医学）发挥更大的作用？

第三章

医学模式与医学的目的

章节导读

在人类文明的长河中,医学作为维护生命健康、治疗疾病的重要学科,其理论与实践模式随着时代的发展和科技的进步而不断演变。医学模式是对疾病认知、预防、诊断及治疗方式的系统性总结,而医学的目的则是这一模式的出发点和归宿。本章将深入探讨医学模式的演变历程、当前主流医学模式的特征,以及医学的根本目的与实现途径,旨在为读者提供一个全面而深入的理解框架。

学习目标

知识目标:

1. 掌握医学模式的定义;不同医学模式在疾病认识、治疗方法、健康观念等方面的差异,理解医学模式转变对医学实践和社会观念的影响。

2. 熟悉生物-心理-社会医学模式的核心理念。

3. 了解医学模式从古至今的发展演变。

能力目标:

1. 综合运用生物医学知识、心理学方法和社会学视角来全面评估患者的健康状况。

2. 探讨医学实践中应遵循的伦理原则和价值导向。

素质目标:

培养学生对医学模式变迁和医学目的进行批判性思考的能力。

导入情景与思考

某城市的一家大型医院接收了一名中年男性患者,他因突发急性心肌梗死被送入急诊室。该患者在送医前曾经历长时间高强度工作压力,生活作息不规律,且长期吸烟、饮酒。入院后,确诊患者为急性心肌梗死,并伴有高血压和高血脂。治疗过程中,不仅给予了患者紧急药物溶栓治疗,还安排了后续的冠脉造影以及支架植入手术。同时,心理科也对患者进行了心理疏导,帮助缓解工作压力以及焦虑情绪。此外,医院营养师还为患者制订了针对性的饮食计划,旨在改善他的生活习惯和饮食结构。

患者接受了包括如何正确管理血压、血脂,如何改善生活方式,以及如何进行定期的心血管健康检查等全面的健康教育和康复指导,通过这一系列的治疗和康复措施,患者的病情得到了有效控制,生活质量也得到了显著提高。

请思考:

1. 在这个案例中,医生的治疗方式体现了哪种医学模式?与传统的生物医学模式相比,这种医学模式有哪些显著的不同?

2. 根据这个案例,你认为现代医学的主要目的是什么?这与传统医学目的有何异同?

医学模式是在医学理论发展和医疗实践活动的基础上形成的医学观,是人类在与疾病抗争和认识自身生命规律的过程中得出的对医学本质的概括和对医学总体的认识,体现了人类分析、观察和处理有关疾病和健康问题的观点与方法。医学目的是指在特定的历史条件下,人类对医学的发展和医学应实现的目标及其手段的认识和概括。医学模式、医学目的和健康观三者之间密切相关,围绕的核心是疾病防治和健康改善,即什么是疾病,病因是什么,如何预防和治疗疾病,如何组织医疗服务。

第一节 健康概念及其影响因素

健康是人类生存发展的要素,是经济社会发展的基础条件,是全世界民众的共同追求。《阿拉木图宣言》强调,"健康是基本人权,达到尽可能的健康水平,是世界范围内一项最重要的社会性目标"。那么到底何为健康?以往医学一直以来的关注点是疾病,人们普遍认为"有病就是不健康,无病就是健康"。随着科学的发展,这种消极健康观已经被取代,人类对健康的认识已经发生了深刻的转变。

一、健康的概念

世界卫生组织(World Health Organization,WHO)在1948年成立时就宣言中明确提出了现代"健康"的概念:"健康(health)是指个体身体上、心理上和社会适应上的完好状态,而不仅仅是没有疾病或虚弱。"具体来说,"身体上的完好"是指人体的器官和功能正常,各项生理生化指标处于正常水平;"心理上的完好"是指心理上处于平衡的状态,个体自我控制能力良好,能够正确对待外界影响;"社会适应上的完好"是指个体社会适应性良好,具有良好的家庭和工作适应能力并发挥积极的社会功能。

WHO关于健康的定义是现代关于健康的较为完整的科学概念,是迄今应用最广、认可度最高的健康概念,体现了积极健康观。从这个概念可以看出,现代健康的含义是多元的、广泛的,包括生理、心理和社会适应三方面,同时这三方面密切相关:身体健康是心理健康的物质基础,身体状况的改变可能带来相应的心理问题,生理上的缺陷、疾病往往会使人产生烦恼、焦躁、忧虑、抑郁等不良情绪,导致各种不正常的心理状态;心理健康是身体健康的精神支柱,良好的情绪状态可以使生理功能处于最佳状态,反之则会降低或破坏某种功能而引起疾病;社会适应性归根结底取决于生理与心理的素质和完好状况。因此,身体、心理和社会适应这三者互相联系、紧密依存,构成了健康的三个维度。与此同时,WHO关于健康的定义,使得医学更加关注健康而不仅仅是疾病,大大扩展了医学活动的范围,同时也强调了疾病预防的重要性。

二、健康的影响因素

影响健康的主要因素包括四大类,即行为生活方式因素、环境因素、生物学因素和卫生服务体系因素。

(一) 行为生活方式因素

个体的不良行为生活方式能够直接或间接对健康造成不利影响。大量流行病学研究表明,人类的行为生活方式与大多数慢性非传染性疾病关系极为密切,改善行为可有效控制这些疾病的发生发展。例如,吸烟、不合理膳食、缺乏体力活动这3种危险因素能够导致4种主要慢性非传染性疾病(冠心病、恶性肿瘤、2型糖尿病、肺部疾患)的发生,从而引起50%的全球死亡;有效干预这3种危险因素可以预防80%的心血管疾病、2型糖尿病和40%的肿瘤。常见的不良行为生活方式有吸烟、不合理膳食、缺乏体力活动、酗酒、药物滥用、网络成瘾等。

(二) 环境因素

环境因素包括自然环境与社会环境两方面。

自然环境:包括阳光、空气、水、土壤、气候、地理等,是人类赖以生存的物质基础。污染的环境必然对人体健康造成危害,以雾霾为例,严重雾霾污染能够导致人群呼吸系统症状(如咳嗽、咳痰、喘息等)发生率增加,损害儿童肺功能的正常发育;能够导致人群心肌缺血、心肌梗死、心律失常、动脉粥样硬化等心血管系统事件增加,引起心血管疾病死亡率、住院率和急诊率的增高;能够引起机体免疫功能的降低,影响儿童免疫系统的发育;还能损害生殖系统,降低生育能力,引起胎儿畸形等。饮用水或土壤中某些化学元素过量或不足可能引起人体生理功能紊乱,从而导致疾病的发生,如缺碘引起的碘缺乏病、高氟引起的氟骨症等。

社会环境:包括政治制度、经济条件、法律、文化、教育、人口、民族、职业、风俗习惯、社会发展等。正是由于社会环境因素对健康的影响,WHO提出了"健康的社会决定因素"这一概念,即在那些直接导致疾病的因素之外,由人们居住和工作环境中社会分层的基本结构和社会条件不同所产生的影响健康的因素,包括贫穷、社会排斥、居住条件、工作环境及全球化等。许多国家的经验表明,健康的社会决定因素是导致疾病"病因的病因",是许多健康问题的根源。

(三)生物学因素

生物学因素包括病原微生物、遗传、生长发育、衰老、个体生物学特征等。病原微生物不仅是传染病的主要致病因素,也与部分慢性非传染性疾病的发生有关,如血吸虫与膀胱癌、EB病毒与淋巴瘤、乙肝病毒与肝癌、HPV与宫颈癌、幽门螺杆菌与胃癌等。除了遗传病之外,许多慢性非传染性疾病的发生亦受到遗传因素的影响,常常是环境因素与遗传因素共同作用的结果。

(四)卫生服务体系

卫生服务是卫生机构和卫生专业人员运用卫生资源和各种手段,有计划、有目的地向个人、群体和社会提供必要服务的活动过程,是防治疾病、维护和促进健康的重要保障。其内容包括对人群进行健康教育、开展预防接种、妇幼保健、定期体检、向公众提供基本的治疗药物等措施。有效、可及、可负担的卫生服务能够保护和促进公众健康;相反,如果卫生服务体系存在缺陷,就无法有效维护公众健康。

第二节 医学模式以及发展

从本质上来说,不同医学模式是不同认识论和方法论在医学领域的体现。医学模式既表达了人们对医学总体特征的认识水平,又是指导医学理论研究和技术实践的基本观点和指导理念。医学模式的核心是医学观,它运用发展的观点研究医学的属性、功能、结构和发展规律,是医学思想的概括,也是医学发展历史的总结。

一、医学模式的演变

作为人类获取健康和与疾病作斗争的经验总结,医学模式并非一成不变、僵化教条,而是随着医学科学的发展与人类健康需求的不断变化而演变的。医学模式的演变,实质上是从观念、思维方式、健康需求等方面把握医学的时代特征,指导人们全方位地把握医学发展的方向,解决社会面临的各种医疗保健问题。医学模式的演变是客观存在的历史潮流,历史上主要经历了神灵主义医学模式、自然哲学医学模式、机械论医学模式、生物医学模式、现代医学模式等几种医学模式。

(一)神灵主义医学模式

在人类社会早期,由于对自然界和自身认知的局限性,人们不能解释风雨、雷电、山洪、地震等自然现象,也无法解释人体发生的疾病,于是臆测存在一种超越自然的力量主宰疾病的发生与发展,认为人的生命与健康是上帝神灵所赐,疾病和灾祸是天谴神罚。在这样一个理论基础之上,尽管人们当时也是用一些自然界植物和矿物来治疗疾病,主要的手段还是通过求神问卜、符咒祈祷来免除疾病的困扰,巫术和医术交织在一起,产生了神灵主义医学模式。"炼丹术""跳大神"等都是这种模式的体现。

(二)自然哲学医学模式

随着社会的发展和对自然界认识的逐步深入,人类开始能够客观认识自我、环境以及两者之间的关系,这就促使人们对健康和疾病的看法发生了改变,开始用自然现象的客观存在和发展规律来认识疾病和健康问题,并把哲学思想与医学实践联系起来。在西方,古希腊医生希波克拉底提出了"四体液"(黏液、血液、黑胆汁和黄胆汁)学说来解释人体生理和病理的变化,认为疾病的发生与先天因素、环境与营养失调有关。我国古代医学产生了"阴阳五行"病理学说和外因"六淫"(风、寒、暑、湿、燥、火)、内因"七情"(喜、怒、忧、思、悲、恐、惊)等病因学说,将疾病和人类生活的自然环境和社会环境联系起来观察与思考,并据此产生了传统中国医学的理论体系。自然哲学医学模式起到了驱逐神灵主义医学、开拓启蒙医学的作用,尤其是古代医学对人与环境之间整体观念的深刻阐述,有力地推动了医学的发展。西方的放血疗法就是这种模式的体现。

> **知识链接**
>
> **希波克拉底——体液学说**
>
> 希波克拉底(公元前460年—公元前370年)为古希腊伯里克利时代的医师,被西方尊为"医学之父",西方医学奠基人。《希波克拉底誓言》是希波克拉底警诫人类的古希腊职业道德的圣典,他向医学界发出的行业道德倡议书,是从医人员入学第一课要学的重要内容,也是全社会所有职业人员言行自律的要求。
>
> 希波克拉底积极探索人的机体特征和疾病的成因,提出了著名的"体液学说"。四体液理论不仅是一种病理学说,而且是最早的气质与体质理论。他认为复杂的人体是由血液、黏液、黄胆、黑胆这四种体液组成的,四种体液在人体内的比例不同,形成了人的不同气质:性情急躁、动作迅猛的胆汁质(黄胆汁占优势);性情活跃、动作灵敏的多血质(血液占优势);性情沉静、动作迟缓的黏液质(黏液占优势);性情脆弱、动作迟钝的抑郁质(黑胆汁占优势)。每一个人,生理特点以哪一种液体为主,就对应哪一种气质。先天性格表现,会随着后天的客观环境变化而发生调整,性格也会随之发生变化,为后世的医学心理疗法提供了一定的指

导基础。人之所以会得病,就是由于四种液体不平衡造成的。而液体失调又是外界因素影响的结果。所以他认为一个医生进入某个城市首先要注意这个城市的方向、土壤、气候、风向、水源、水、饮食习惯、生活方式等这些与人的健康和疾病有密切关系的自然环境,他的医学观点对以后西方医学的发展有巨大影响。

(三)机械论医学模式

15世纪以后,欧洲文艺复兴推动了自然科学技术的进步,带来了资本主义工业革命的高潮和实验科学的兴起,机械论有了长足发展,人们对生命现象的解释进入了实验科学和机械运动的领域,如"人体是一种精密的机器""生命活动是机械运动"。在机械唯物主义哲学观的影响下,解剖学、生理学和病理解剖学开始发展,奠定了近代医学的基础。尽管机械论医学模式对推动现代医学的发展起了不可磨灭的作用,但其忽视了生命过程极其复杂的方面,也忽视了人的生物学特性、心理特征和社会性。

(四)生物医学模式

随着自然科学与生物科学的发展,特别是细菌学病因理论的提出,人们对疾病的认识进入了新的阶段。生理学、生物学、解剖学、组织学、胚胎学、生物化学、免疫学、病理学、遗传学、分子生物学等基础医学和生命科学的诞生与发展,使得人们从生物学的观点来认识生命现象以及疾病的发生发展过程,各种疾病的病因、病理和发展机制被逐步解释。在这样的背景下产生了生物医学模式。这种模式认为每一种疾病都可以在器官、组织、细胞或分子水平上找到可测量的形态学改变,并且存在生物或理化的特定病因。作为一种反映病因、宿主和自然环境变化规律的医学观和方法论,生物医学模式认为,健康需要维持宿主、环境和病原体三者之间的动态平衡,否则就可能发生疾病。

生物医学模式奠定了实验医学的基础,促进了对人体生理活动和疾病的定量研究,推动了麻醉剂、抗生素的发明和消毒灭菌、预防接种等医学技术的发展,使得传染病和寄生虫病大幅度下降,帮助人类取得了第一次卫生革命的胜利。可以说,生物医学模式极大地促进了基础医学、临床医学的发展和公众健康的巨大改善,这是19世纪末和20世纪初医学取得的重大成就。

二、现代医学模式

随着社会经济发展和疾病谱的转变,以冠心病、脑卒中、恶性肿瘤、糖尿病等为代表的慢性非传染性疾病已取代传染病成为人类健康的主要威胁。这类疾病的病因复杂,其发生往往是社会环境因素、行为生活方式和遗传因素等综合作用的结果,已不是单纯的生物病因所能解释;即便是以生物因素为主导的一些传染病,如性传播疾病、结核病等,也明显受到社会环境因素和行为生活方式的影响;许多疾病的生物因素要通过社会与心理因素发挥作用。这些都表明生物医学模式存在着明显的局限性。此外,在WHO的倡导下,人们对"健康"的概念有了更加积极和全面的认识,对心理平衡、身心健康、生活质量和社会适应更加重视。在这样的背景下,现代医学模式逐渐形成。

(一)现代医学模式的内容

现代医学模式以环境健康医学模式和综合健康医学模式为代表,并在实践中逐步加以完善而形成生物-心理-社会医学模式。

1. 环境健康医学模式　1974年,布鲁姆提出了环境健康医学模式(图3-1),由遗传、环境、行为生活方式及卫生服务4个因素组成。这种模式认为环境因素,特别是社会环境,是影响健康的最重要的因素。图3-1显示了各种因素对健康的影响,作用的强弱用箭头粗细表示。

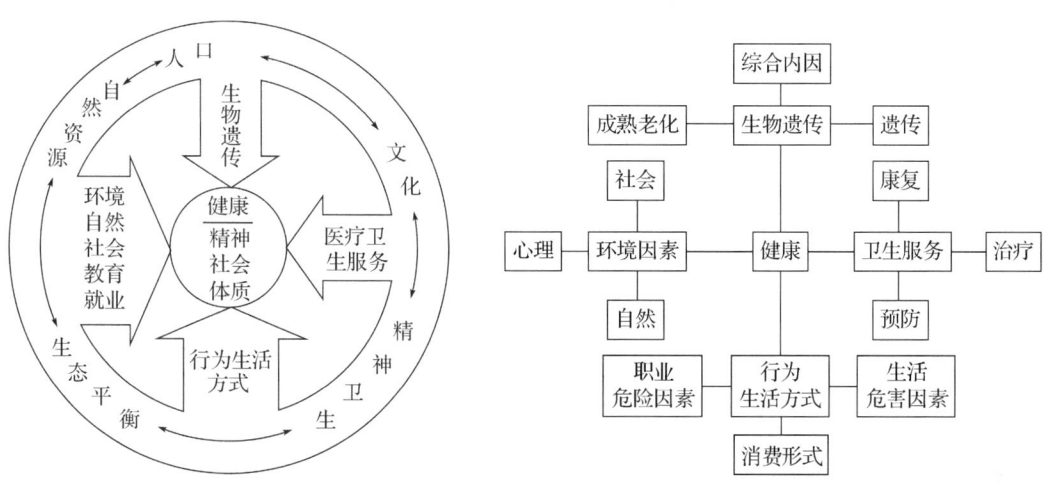

图3-1　环境健康医学模式　　　　图3-2　综合健康医学模式

2. 综合健康医学模式　20世纪70年代末,为了更加广泛地说明疾病发生的原因,拉隆达和德威尔对环境健康医学模式进行了修改和补充,提出了卫生服务和政策分析相结合的综合健康医学模式,为制定卫生政策提供了理论基础。综合健康医学模式认为,影响人类健康的有4大类因素:行为生活方式因素、环境因素、生物遗传因素和卫生服务因素。每大类因素可以分为3个因素,共计12个因素,见图3-2。各类因素对不同疾病的影响是不同的,如心血管疾病以行为生活方式、生物遗传因素为主,意外死亡以环境因素为主,传染病以卫生服务因素为主。根据综合健康医学模式对全球的主要死因进行归类,2008年世界卫生组织调查显示,50%的死亡是由于行为生活方式因素、30%为环境因素、10%为生物遗传因素、10%为医疗卫生服务因素引起。可见,与社会因素和心理因素紧密相关的行为生活方式已成为引起死亡的主要原因。

3. 生物-心理-社会医学模式　1977年美国学者恩格尔提出,生物医学模式应逐步演变成生物-心理-社会医学模式。生物-心理-社会医学模式是根据系统论的原则建立起来的,在这个系统框架中,可以把健康或疾病理解为从原子、分子、细胞、组织、系统到个体,以及由个体、家庭、社区、社会构成概念化相联系的自然系统。在这个系统中,不再是二元论和还原论的简单线性因果模型,而是互为因果、协同制约的立体化网络模型。健康反映为系统内、系统间高水平的协调。恢复健康不是回到病前状态,而是代表一种与病前不同系统的新的协调。这种模式认为,为了达到合理的治疗和卫生保健目的,人们对健康和疾病的了解,不仅包括疾病的生理(生物医学因素),还包括患者心理(心理因素)、患者所处的环境(自然和社会环境因素)以及帮助治疗疾病的医疗保健体系(卫生服务因素)。

(二)现代医学模式的内涵

首先,现代医学模式肯定了生物医学模式的价值。它在强调心理和社会因素的时候,是以肯定生物因素的重要性为前提的。近100年来,正是在生物医学模式的引领下,人类取得了第一次卫生革命的胜利,急、慢性传染病和寄生虫病流行大幅度下降,平均期望寿命显著延长。同时,生物、心理和社会因素之间也存在密切关系。心理活动的生理基础是大脑,躯体活动与心理活动存在相互作用;疾病既损伤生理过程,也可能造成不良心理状态;不良情绪也会引起躯体的负性反应,乃至导致疾病。社会因素不仅指社会环境,还包括个体的社会实践、生活行为、社会角色、文化素养、社会职业和个体间独特的关系,以及个体在社会化过程中内化为个体本质的东西,社会因素对健康的影响,最终是通过个体生理及心理改变实现的。

其次,现代医学模式确立了心理和社会因素在健康与疾病研究中的重要地位。它不是以心理和社会因素取代生物因素,也不否定生物因素的重要作用,而是对单纯研究生物因素的修正和补充。从这个意义上来说,现代医学模式是对生物医学模式的发展与补充。

最后,现代医学模式全面探索影响人类健康与疾病的因素。它是在重视生物因素的前提下,把人的健康与疾病问题置于社会系统和社会关系中去理解,而不是在生物医学模式里仅仅将人作为健康与疾病的载体,忽略心理和社会因素的影响。人的健康与疾病离不开心理和社会因素的影响,而疾病治疗和健康恢复也离不开心理和社会因素的支持。是否把健康问题看作一个社会性的问题,是新旧模式最大的区别。

(三)现代医学模式的影响

现代医学模式兼顾人的自然属性和社会属性,既关注疾病发生发展的生物学变化,也关注相应的心理状态和社会适应性的变化,有助于满足人类防治疾病、保护和促进健康、提高生活质量的目的,对医学实践也产生了深远的影响。

在临床实践方面,现代医学模式要求临床医生摆脱孤立的生物学思维,改变过去"只见疾病,不见病人""只治疾病而不治病人""头痛医头、脚痛医脚"的倾向,在详细了解患者疾病的同时,还应从患者的社会背景和心理状态出发,对患者所患疾病进行全面的分析和诊断,从而制订出有效、综合的治疗方案。通过对病人的心理社会因素作用的观察和分析,及时提供心理保健服务,提高治疗效果。

在公共卫生方面,现代医学模式要求用社会"大卫生"的观念指导疾病预防和健康促进,强化全社会多部门参与。将生物病因为主导的思维模式转变为生物-心理-社会的综合预防策略和措施,在注重生物、物理、化学等因素的同时,更加关注行为生活方式的改变和社会决定因素的改善。

在医学教育方面,现代医学模式要求现代医学人才除了具备医学和自然科学知识以外,还要具备社会科学、人文科学、行为科学的知识,这也为医学教育改革和弥合裂痕提供了依据。此外,还需要积极开展医学社会实践,让医学生接触人群,认识社会,学会社会诊断和提出社会治疗处方,从而培养出一大批"五星级医生",即卫生服务的提供者、诊疗方案的决策者、健康教育的指导者、社区健康的倡导者和卫生事务的协调者。

第三节 医学目的再认识

对医学目的的正确认识将有助于准确地理解医学模式的理论框架和实践活动,正确地引导医学步入健康发展的轨道,合理地界定医学实践活动的领域和范围,公平有效地配置和利用卫生资源,促进医学科学和卫生事业的可持续发展。人们对医学目的的认识,取决于特定历史阶段科学技术的发展水平、医学的发展状况和人们的认识水平。这也是一个循环往复、不断发展的过程,必然会伴随着社会历史的发展和人们认识的深化而不断发展和演变。

一、传统医学目的及内涵

作为一门研究人类生命过程以及同疾病作斗争的科学,医学自产生以来,一直以"治愈疾病、减少死亡、恢复健康、延长寿命"为目的。长期以来,医学发展为实现医学的这种目的提供了可能,也满足了人们的这一愿望与追求。传统医学目的实际上具有以下内涵:①将治愈疾病和防止死亡列为医学的首要目标。②将临床治疗终点定在消除疾病或治愈。③寻求治愈比寻求更好的治疗方式更重要,应为了治愈疾病而不懈努力。④重视先进的诊疗手段,无限制地追求技术进步。⑤任何情况下都应尽一切努力抢救和延长生命。

二、传统医学目的面临的挑战

(一)医疗费用快速上涨带来了"医疗危机"

世界各国或地区都不同程度地面临着"医疗危机",即医疗保健费用增长过快,超过了国民经济发展的速度,给国家带来了沉重负担。这种"医疗危机"严重背离了医学目的,其产生的原因是多方面的。①人口老龄化:在老龄化社会,需要对老年人提供相应的医疗和保健服务,必然引起费用的高涨。②疾病谱的改变:以心脑血管疾病、恶性肿瘤、糖尿病为代表的慢性非传染性疾病成为人群健康的主要威胁,这类疾病具有病程长、流行广、费用高、致残致死率高的特点。③高技术诊疗手段的滥用:过于追求高精尖技术,导致医疗费用沿着越来越昂贵的方向发展。

(二) 患者的生命质量被严重忽视

现代医学往往过度重视治疗和技术,却愈来愈忽视对患者的照料和生命质量的关注。医学为了治愈疾病、发展医疗手段而不懈努力,却忽视了患者的生存质量。对于患者而言,生存质量往往才是更受关注的结局。在癌症治疗方面,就常常出现忽视患者的痛苦继续各种放疗或化疗的情形。传统医学的目的之一是抢救和延长生命,然而当用机器去维持那些以前不能维持的生命时,在这种情况下,医学的这个目的对患者又有何意义?

(三) 有限的医疗卫生资源未能合理使用

具体表现在以下3个方面:①大量经费投入到治疗而不是预防,不仅无法有效改善公众健康,还因为资源配置不当导致大量的医疗卫生资源浪费。②许多医疗费用被用于抢救临终前患者、危重病人、"植物人"和晚期癌症患者,与卫生资源公正原则形成严重冲突。③将大量资源花费在某些疑难病、慢性病的研究和诊治上,不惜花高昂代价去治疗不治之症。

(四) 医学发展的结果与公众的某些愿望相悖

在传统医学目的的引领下,现代医学继续把完全消灭疾病和阻止死亡视为其首要目标,这是不切实际的。实践证明,人类不能消灭所有的疾病,而且新的疾病会不断产生。尽管医学科学和技术发展日新月异,仍有许多疾病无法获得诊断与治愈。例如,多数慢性病和老年退行性疾病是无法治愈的。在这种情况下,人类应该如何正确对待生老病死的生命现象问题?

三、医学目的再认识

正是在这些背景之下,美国科学院院士、哲学家卡拉汉提出,需要重新审视医学的目的。1996年,卡拉汉领导的纽约哈斯廷斯中心组织召开了由14个国家参加的医学目的讨论会。会议提出,必须改变目前世界范围内卫生服务的优先选择,将重视治愈和高科技转移到预防保健上来,尤其是将公共卫生和预防疾病作为优先选择的重点领域。会议通过了《医学的目的:确定新的优先选择》宣言,将医学目的分为4个方面:①预防疾病和损伤,促进和保护健康。②解除由疾病引起的痛苦和疼痛。③治疗和照料疾病,包括照料那些无法治愈者。④避免早死,追求安详死亡。

这种新的医学目的可概括为:治疗疾病,延长寿命,降低死亡率;预防疾病,减少发病率;提高生活质量,优化生存环境,增进身心健康。其特征包括:①注重疾病预防和健康促进,将促进和提高全体居民的健康状况作为主要目标,而不仅仅是医治患病人群。②新的健康目标包括生理、心理、社会适应性等全方位的良好状态,而不仅仅是没有疾病。③对疾病的认识更加客观,认为医学本身和医学的目的并非要消灭疾病,而是应减少疾病、预防疾病。④视死亡为人类生活的组成部分,提供安乐和舒适的死亡也是医学的目的之一。⑤更加重视生命质量的提高,注重维护有意义的生命质量,有选择地阻止死亡,而不仅仅单纯追求寿命的延长。

> **知识链接**
>
> **现代医学及医学教育之父:威廉·奥斯勒**
>
> 威廉·奥斯勒(William Osler)是加拿大著名的临床医学家、医学教育家和医学活动家,被誉为"现代临床医学之父"和"现代医学教育的始祖"。
>
> 他开创了现代医学教育中的住院医师培训模式。他强调医生要重视对病人的态度和人文关怀,这对临床医生的行为和教育产生了重要影响。他提出了"聆听你的病人,他会告诉你诊断"等著名格言,体现了以患者为中心的医疗理念。此外,他在病理学研究方面也有显著成就,许多疾病或症状都以奥斯勒命名。

思考题?

1. 什么是医学模式?医学发展历史上主要医学模式有哪些?
2. 新的医学目的是什么?具有哪些特征?
3. 举例说明健康的影响因素有哪些。

第四章

各生命周期卫生保健

章节导读

在人类生命的广阔画卷中,从婴儿期到老年期,每个阶段都承载着独特的成长与发展挑战。卫生保健,作为维护生命质量与健康的关键,贯穿于这一旅程的始终。本章节将深入探讨不同生命周期阶段的卫生保健需求,旨在为读者提供全面的健康指导,促进全人群的健康福祉。

学习目标

知识目标:

1. 掌握婴儿生长发育的基本规律、生长迟缓或加速的原因及干预措施、青春期生理变化、老年人身体机能下降的规律。
2. 熟悉儿童免疫接种程序、疫苗在预防传染病中的作用,掌握常见疾病的预防措施。
3. 了解成人常见慢性病(如高血压、糖尿病、冠心病)的预防、早期识别与管理方法。

能力目标:

1. 识别青少年常见的心理压力源,学习有效的情绪管理、压力应对策略,以及寻求帮助的途径。
2. 识别老年人常见的心理问题,如孤独感、抑郁等,鼓励积极的社会参与和心理健康维护。

素质目标:

培养学生全面了解并应用相关卫生保健知识,以促进提升个人和社会的整体健康水平。

导入情景与思考

李先生是一名40岁的上班族,他工作压力大,经常加班,饮食不规律。最近,他发现自己经常感到疲劳,食欲不振,且体重下降明显。经过医生的检查,发现他患有轻度胃溃疡。成年期是家庭和事业的重要时期,但也是身体开始出现各种小问题的时期。医生建议李先生调整作息,保证充足的睡眠和规律的饮食,减少工作压力,并进行适当的运动。

请思考:

1. 成年期卫生保健需要关注哪些方面?如何保持良好的生活习惯?
2. 你认为在各生命周期阶段,卫生保健的重点是什么?应如何实施?

生命全程理论认为,从生命孕育到临终的整个生命全程,可划分为妊娠和婴幼儿期、儿童青少年期、成年期以及老年期若干阶段,针对这些年龄阶段的人群实施针对性保健措施,可达到促进健康一生的目的。根据生命全程理论观点,人体的生理机能,像肌肉力量、心血管功能、呼吸能力等,从生命初期开始增加,在成年早期达到高峰后又自然下降,下降速度与范围很大程度上取决于生命各阶段的外部环境因素。例如,呼气换气能力在25岁左右最强,其后是否下降以及下降程度与日常运动、居住环境、吸烟等密切相关,如果吸烟则会加速呼吸功能下降和衰退。衰老是复杂的自然现象,表现为个体结构和机能衰退,适应性和抵抗力减退,是渐进变化的过程,一直持续到生命结束,各年龄阶段生物、心理和社会因素对衰老速度和程度均有影响。

根据生命全程理论,从生物学和社会发展方面,按照生命全程路径来预防疾病、延缓衰老、促进健康,实施生命全程保健,完全可以使生命健康、独立和自由发展的时间尽可能长,实现健康一生;而生理、心理和社会功能障碍、能力丧失只发生在生命的最晚期。

第一节 婴幼儿保健

从生命全程理论看,中国俗话"三岁看大"已经找到科学依据。研究表明,生命早期机体组织生长、内部调节状态形成,对后期整个生命过程、健康走向有重要的影响。例如,越来越多的证据表明,宫内生长迟缓与成年后发生冠心病、脑卒中和糖尿病的危险性相关;低出生体重不仅影响婴儿存活率,也是其成年后健康状况的危险因素。"生命早期1 000天,健康从这里开始"越来越成为人类共识。生命早期是健康一生的生命基础。因此,国际社会和各国政府十分重视妊娠及婴幼儿保健工作。例如,世界卫生组织、联合国儿童基金会等先后发起的"母亲安全""爱婴医院"倡导,我国政府实施的贫困地区婴幼儿免费营养包项目等,对于促进婴幼儿健康起到了良好效果。

一、婴幼儿健康特征

婴幼儿期是婴儿与幼儿的统称,一般指0~3周岁的小龄儿童。其中,出生后至28天为新生儿;出生后至未满1周岁为婴儿;1周岁至未满3周岁为幼儿。婴幼儿期各系统和组织器官不断生长、发育,功能日趋成熟。

(一)婴幼儿生长发育规律

婴幼儿生长发育包括:体格和心理行为发育,以体格生长发育为主,心理行为发育为辅。

1. 体格生长发育　婴幼儿体格生长发育是一个连续动态的变化过程,也是人生中第一个快速生长期。

具有阶段性的连续过程:实际上,整个儿童期,生长发育都在不断进行,但每个时期的生长速度并不相同。例如,婴儿期身高、体重增长最快,1岁后生长速度趋缓。

各器官生长发育不平衡:婴儿出生时头部占到了体长的1/4,出生后中枢神经系统保持了胎儿期的生长发育优势,2岁以前头围和脑部沟回发育较快,2岁末头围约达到成年人的90%。婴幼儿期,淋巴系统发育也十分迅速,但青春期时才会达到发育顶峰;心、肝、肾等主要内脏器官的生长发育速度与体格发育基本同步。生殖系统在青春期前几乎没有改变。

头尾规律:婴幼儿生长发育遵循由上到下、由近及远的规律。出生前,头部具有生长优势,婴幼儿期头部生长发育仍然领先于躯干和四肢。四肢肌肉神经的发育是从上臂过渡到前臂再到手部,由近及远。

个体差异:婴幼儿生长发育虽然有以上一般特征,但受遗传与环境因素影响,存在一定的个体差异。例如,高个夫妻的子女与矮个夫妻的子女身高可能差异很大,但都属于正常发育范围。

2. 行为心理发育　心理是人脑对客观现实的反映。行为是人的一切外在活动,是动作和行动的总和。婴幼儿期的行为心理发育,主要体现在运动和感知觉发育,伴随有语言发育和一定程度的思维能力。

运动发育:新生儿具有多种原始反射,包括觅食反射、吸吮反射、吞咽反射、持握反射、拥抱反射等,多为新生儿生存必须具备的一些反射。例如,持握反射、拥抱反射与自我保护和安全行为有关。满月以后,随着肌肉由上到下、由近及远的发育,颈部肌肉力量较早得到加强,2个月时即可间歇性抬头。此后,在大动作发育上有着"二抬四翻六会坐,七滚八爬周会走"的规律。1岁后,逐渐能够单腿站立、奔跑、跳跃、双脚交替上下楼梯等。

感知觉发育:婴幼儿感知觉发育具有明显的时间特征。例如,新生儿对人脸特别感兴趣,能够辨别熟悉的人;皮肤对触觉很敏感,抚摸可以使他(她)平静;喜欢色彩鲜艳的物体,可以用目光追随移动的物体;4~5个月的婴幼儿对新添加的食物会表现出敏锐的反应,还会形成对食物的偏好。

语言与认知发育:1岁前,婴幼儿处于语言与认知发育的准备阶段,一般9~12个月时,能模仿成年人的语音;16~20个月时,对词汇的掌握量突然大增,进入"词语爆炸期";3岁时,已能叙述简单的事情经过。认知方面,4~6个月的婴儿已经可以理解因果联系,如摇动铃铛能听到声音;8~12个月有了"客体永存"的概念,明白藏起来的东西并没有真正消失,会试图寻找被藏起来的玩具;大约2岁时开始出现最初的想象力。

社会行为和情绪发育:4~6个月后的婴儿可出现愤怒,7个月会因与熟人分离而悲伤;1岁时对新出现的物体表现出惊奇;2岁以后,开始用语言发泄情绪,2~3岁开始出现自我意识,将自己称呼自己的名字转变为用"我"来称呼自己,伴随自我意识还会出现羞愧、害羞、自豪等情绪反应。

(二)婴幼儿生长发育测量评价

婴幼儿的体格、行为心理发育都可以通过一定的方式加以观察和测量。

1. 体格生长发育的测量评价　测量评价婴幼儿体格生长发育的主要指标为身高、体重。另外,骨骼、牙齿等系统和组织生长情况,也常被用于测量评价婴幼儿体格生长发育。

(1) 骨骼系统:前囟门呈菱形,出生时斜径为 1.5~2.0 cm,出生后 6 个月以内可随着头围的增大而变大,6 个月后逐渐缩小,一般 12~18 个月闭合。后囟门呈三角形,较小,一般出生后 2~3 个月闭合。囟门过大或过小、过早或过晚闭合都可提示存在病理因素。新生儿出生时脊柱是直的,3 个月能抬头时出现第一个弯曲——颈曲,6 个月会坐时出现第二个弯曲——胸曲,1 岁会走后形成第三个弯曲——腰曲。

(2) 牙齿的发育:牙齿与骨骼的胚胎来源有一定相似性,故牙齿的发育一定程度上与骨骼相关。出生时,乳牙已骨化,出生后恒牙即开始骨化。第 1 颗乳牙通常在 7~8 个月萌出,2 岁以内幼儿的乳牙数是月龄减去 4~6,2 岁半乳牙出齐,共 20 颗。

2. 行为心理发育的测量评价　儿童神经心理发育水平表现在感知、运动、语言和心理过程等各种能力性格方面,对这些特点测量的过程称为心理测查或心理发育评估。

婴幼儿行为心理常用的测查评估工具,主要是各种量表。例如,丹佛发育筛查测验(Denver Devel-opment Screening Test,DDST),从 4 个能区对 0~6 岁儿童的行为心理发育进行评估;美国开发的新生儿行为评定量表(Neonatal Behavioral Assessment Scale,NBAS),从习惯化、定向力、运动、状态控制、状态调节、自主神经稳定性和反射 7 个方面对新生儿神经和行为发育进行评估等。

二、婴幼儿健康社会因素

婴幼儿健康是反映社会经济发展进步的重要指标,反之,社会经济、家庭、环境因素、食品营养、卫生保健等又是影响婴幼儿健康的重要社会因素。

营养因素:营养是婴幼儿体格发育最重要的因素,长期营养摄入不足,会导致体格发育落后甚至停滞、影响心理和智力正常发育。各种营养素摄入过量或不足,都可引起相关身心健康问题。有研究发现,20 世纪 50 年代至 60 年代,日本儿童的身高曲线与牛奶、鸡蛋的消费曲线变化一致;中国儿童的身高变化与动物性食物的占比呈明显正相关。

环境因素:任何环境的变化都有可能影响婴幼儿健康。例如,婴幼儿呼吸系统处于发育时期,对室内外空气污染比成年人更敏感,吸入受污染空气中颗粒物、二氧化硫等更易患病,甚至影响正常生理功能发育。苏联对受大气污染的城市儿童进行了10年以上的追踪观察,发现环境污染对生理功能(如肺活量、肌张力)的发育影响十分明显。

家庭因素:父母文化、经济水平、家庭结构及照护者都是婴幼儿身心健康的重要影响因素。例如,监护人安全意识缺失,就极易导致婴幼儿被开水烫伤、爬到窗台等高处摔伤、误吞误食等意外发生。

三、婴幼儿保健

2000年联合国提出的"千年发展目标(Millennium Development Goals,MDGs)"、2015年通过的《改变我们的世界:2030年可持续发展议程》(提出17项可持续发展目标,Sustainable Development Goals,SDGs)等文件,属于国际社会与各国政府高度认可、事关人类发展的共识,均将婴幼儿健康列入其重要内容。例如,MDGs包括全球至2015年将5岁以下儿童死亡率降低2/3(以1990年为标准);饥饿人口减半等;SDGs包括消除新生儿和5岁以下儿可预防的死亡,争取将新生儿死亡率至少降至12‰,5岁以下儿童死亡率至少降至25‰,保障儿童能够获得安全、有效、优质和负担得起的基本药品和疫苗等。

婴幼儿保健是根据婴幼儿生理、心理和社会特征,整合基础医学、临床医学、预防医学等学科理论知识,动员社会力量,以保护和促进婴幼儿健康为目标;以婴幼儿生长发育、营养与喂养、疾病防治、健康管理与健康促进为主要内容;以三级预防为主要策略。其中,一级预防旨在通过改善环境、营养,加强疾病与健康监测,实施免疫接种规划,减少意外伤害,预防疾病,促进健康;二级预防旨在通过定期体检、婴幼儿健康系统管理来及早发现生长发育异常,降低疾病现患率和疾病负担程度;三级预防通过临床治疗康复、家庭护理等纠正生长发育异常、促进疾病康复。

关于我国新生儿保健,出生后的医疗卫生服务主要包括5个方面。①出生缺陷筛查:通过病史问诊、体检、物理检查和实验室检查,判断新生儿是否存在出生缺陷及其类别、严重程度、处理原则等。②预防接种:新生儿出生后24小时内需接种卡介苗和乙肝疫苗,如有母婴乙肝传播风险,需接种乙肝高价免疫球蛋白。如因故无法及时接种疫苗(如新生儿严重疾病),需告知家长适时补种,促进全程免疫接种规划。③母乳喂养促进:早接触、早开奶,指导产妇如何正确喂养,如何观察、处理喂养过程中的异常情况,以及母乳不足时人工喂养的注意事项等。④新生儿访视:通过家庭随访,宣传新生儿发育的监测指标和正常参考值,方便家长监测;访视还可以发现漏检的出生缺陷,如胆道闭锁、先天性心脏病等;提醒家长适时接种其他疫苗。⑤信息服务:将有关出生、出生缺陷、疾病情况、访视资料通过信息系统录入、上传,分析发现健康问题,并作出政策调整。

> **知识链接**
>
> **《改变我们的世界:2030年可持续发展议程》**
>
> 　　《改变我们的世界:2030年可持续发展议程》(Transforming our World: The 2030 Agenda for Sustainable Development)是联合国在2015年9月25日至27日举行的可持续发展峰会上通过的一份重要文件,并于2016年1月1日正式启动。该议程旨在促进人类、地球与繁荣,加强世界和平与自由,并为今后15年实现17项可持续发展目标(Sustainable Development Goals,SDGs)而努力。
>
> 　　其最终目标是创造一个没有贫困、饥饿、疾病、匮乏、恐惧与暴力,且人人平等享有优质教育、卫生、社会保障、身心健康、社会福利的世界。该议程强调了发达国家和发展中国家人民的需求,并强调不会落下任何一个人。它是一份造福人类和地球的行动清单,也是谋求取得成功的一幅蓝图。
>
> 　　中国在推动《改变我们的世界:2030年可持续发展议程》方面做出了积极贡献。中国代表在联合国可持续发展高级别政治论坛上表示,中国提前10年实现了2030年可持续发展议程的减贫目标,并坚定推进绿色低碳发展,践行绿水青山就是金山银山的理念。此外,中国还通过"一带一路"倡议等推动实现更加强劲、绿色、健康的全球发展。

第二节　儿童青少年保健

　　儿童青少年期一般指从入学到开始工作这段时间,是人生主要的学习期、生活习惯和健康生活方式形成时期,对其后各年龄阶段健康将产生深远影响。通过保持儿童青少年良好营养、体能锻炼和教育状况,可促进各器官系统功能能力在生命早期达到最高水平,实现健康一生。WHO认为:在校学生正值成长发育阶段,是能够养成健康的生活习惯和行为方式的;对他们开展健康促进,具有低投入高效益的特点;作为改变现状的力量,他们能够改善家庭和社会健康状况。

一、儿童青少年健康特征

　　3~6岁为学龄前期,神经发育、动作、语言、思维发展较快,尤其是语言表达能力日趋复杂,好奇、多问、多话、爱模仿,性格的可塑性强。这一年龄阶段对人生健康与发展非常重要,正所谓"3岁看大,6岁看老"。6~12岁为学龄期,生长发育速度减缓,学龄期末接近成年状态。学龄期较婴幼儿期,传染性疾病风险降低,但随着学习课业负担加重,视力、龋齿、心理等问题逐渐出现。学龄期后进入青春期,是人生第2个体格快速发育阶段。青春期最显著的健康特征是生殖系统发育成熟以及性心理发育变化。

儿童青少年健康的含义：第一，躯体健康，即体格发育正常，没有严重的出生缺陷和疾病困扰，主要器官组织功能正常；第二，拥有健全、积极向上的心理特质，面对学习和生活中的困难、挫折时的心理调控能力强；第三，能够与家长、同学、老师融洽相处，有较好的学习、沟通能力，履行在家庭、学校的责任义务，建立正确的恋爱观等。

全球不同国家、地区儿童青少年健康状况差异明显。发展中国家主要面临营养不足、传染性疾病威胁、意外伤害等；发达国家主要存在肥胖及其相关慢性非传染性疾病、药物滥用或校园暴力等。

二、儿童青少年健康社会因素

影响儿童青少年健康的社会因素包括个人、家庭和社会，有经济条件、家庭结构、父母的行为、同伴和学校环境等方方面面。

1. 经济条件　社会经济条件对青春期青少年健康及健康相关行为的影响，一方面是直接的物质条件，如住房环境、饮食营养；另一方面是社会心理，如较低的社会地位可以导致慢性精神疾病等。

2. 家庭因素　父母是青少年的榜样，父母的教养、准则、价值观等都会对青少年形成很大的影响；单亲家庭贫困的风险较高，而贫困对健康行为和健康的影响较大。

3. 学校与同伴因素　青少年喜欢探索自己的性格，建立自我，寻找独立性和友谊。能否被同伴喜欢和接受，对于每一个青少年来说都是十分重要的。同伴之间既可以相互学习社会技能、应对青春期压力，也会互相学习危险行为，如饮酒、吸烟等。学校是其行为习惯养成的重要场所，同伴是直接影响因素。

4. 锻炼与行为因素　锻炼和运动不仅是重要的健康行为，还可以直接促进青少年身心健康。例如，坐立行走姿势不良，可能导致脊柱发育畸形、异常步态；喜爱冒险，行事冲动会增加意外伤害的风险等。

三、儿童青少年保健

儿童青少年保健内容广泛，有体格机能发育，也有行为心理等方面。而且，不同群体、不同年龄时期，其面临的健康问题和需要的保健内容、保健方法都不相同。这里仅就关爱留守儿童、青春期心理保健和青少年意外伤害预防进行介绍。

（一）关爱留守儿童

留守儿童是我国城乡二元社会发展的产物。父母外出务工，儿童不得不被隔代照看抚养，或由其他亲属代养。据调查，留守儿童主要健康问题为：营养不良，行为障碍，自卑、抑郁、焦虑心理等。针对农村留守儿童健康问题，国家高度重视，2016年，国务院颁发了《关于加强农村留守儿童关爱保护工作的意见》（国发〔2016〕13号），要求完善农村留守儿童关爱服务体系,建立翔实完备的农村留守儿童信息台账,一人一档案,实行动态管理、精准施策。具体包括开展学校健康教育、心理咨询;利用社会力量开展情感支持,让留守儿童体会到社会温情等。形成家庭、政府、学校尽职尽责,社会力量积极参与的农村留守儿童关爱保护机制,改善营养,减轻自卑感,降低心理问题,促进留守儿童健康。

(二)青春期心理保健

青春期的一个重要特点是体格发育已接近成年人,心理年龄仍停留在儿童期。因此,青少年自我意识高涨,容易形成与成年人社会间的冲突,与父母关系紧张;情绪不稳定,易冲动;对性充满好奇,但缺乏正确认识。

青春期心理保健,需要家庭、学校、社会综合干预。首先,开展青春期心理辅导、健康教育,让青少年尽早认识到青春期可能出现的生理、心理变化,帮助青少年学会调控自己的情绪,学会与他人沟通交流,化解问题和矛盾;其次,对家长开展青春期健康教育,帮助家长以正确的心态看待青春期的"叛逆性",尊重孩子们的独立性和自尊心,采取平等的态度予以指导和引导。

(三)青少年意外伤害预防

青少年常见的意外伤害包括溺水、交通事故、跌落伤、烧烫伤等。预防意外伤害的策略包括以下几方面。

1. **政府行为** 建立健全儿童权益保护、伤害赔偿等法律法规,降低意外伤害风险和意外伤害损失。

2. **社区行为** 社区居民、企业、管理者共同参与青少年伤害预防与安全社区创建工作,加强社区设施的安全性等。

3. **家庭行为** 首先,青少年家庭安装安全设施,增加安全性,如高层住户的防护网、儿童安全座椅等;其次,加强家庭和监护人的监护行为,避免儿童单独游泳,不让儿童青少年进入危险场所,关注儿童青少年心理情绪变化,及时疏导或就医,预防自残自杀行为。

第三节 成年人保健

据 WHO 资料表明,全球就业人口约占总人口的 50%。成年期劳动力人口数量庞大,其文化技能、身心健康水平直接影响社会进步发展。根据生命全程理论,对于劳动力人口,通过倡导健康的生活方式,开展针对性的职业危害保护措施,以延缓生理功能下降、推迟慢性疾病的发病时间。认识成年期劳动力人口疾病与健康特征,加强劳动力人口保健,对于增进健康、保护生产力、发展社会经济具有重要的现实意义。

一、劳动力人口健康特征

"中国劳动力的健康状况及差异分析"显示,整体健康自评状况,超过六成(62%)的劳动力认为自己健康,接近三成(29%)认为一般,只有9%的认为自己不健康。劳动力人口的健康状况与年龄、户籍、教育程度、从业状态、职业危害岗前培训等因素相关。最突出的健康区分因素特点为:

第一,不同年龄段劳动力人口健康状况的区分因素有差别。例如,30~44岁年龄段劳动力人口的健康状况区分因素,与15~29岁年龄段有明显差别。因此,劳动力人口社会保健措施,必须提高针对性,制定合理的保健政策,安排合理的保健内容,采用合理的保健方式方法,才能提高公共健康资金的使用效率与效用。

第二,其他因素相同的情况下,务农者的健康状况相对较差,各年龄段分层分析呈现出结果的一致性和稳定性。长期以来,我国80%的医疗卫生资源集中于城市地区,占多数人口的农村地区只拥有20%。虽然新型农村合作医疗制度不断完善,农村医疗卫生投入持续增加,但总体上农村医疗卫生专业人才匮乏,基础设施设备建设薄弱,农民医疗保障水平只有城镇职工的1/5。

第三,其他因素相同的情况下,接触职业危害的劳动力人口的健康状况明显较差,各年龄段分层分析呈现出一致性和稳定性。因此,产能产业结构落后,不仅消耗大量资源、污染环境,还直接损害劳动者身心健康。我国工业产业转型升级,加强职业健康综合监管,维护劳动力人口健康,是一项需要政府、企业、社会和劳动者共同关注的重大公共卫生问题。

二、劳动力人口健康社会因素

劳动力人口健康及其社会影响因素,微观方面与其年龄、种族、文化、婚姻、职业、家庭、行为习惯等相关,宏观方面与国家政治、经济、产业、劳动与社会保障体系等相关。不同劳动力人群的健康社会因素及其健康问题差异巨大,因此,本章仅选取农民工健康社会因素、女性生殖健康社会因素以及亚健康社会因素进行介绍,以期能够举一反三。

(一) 农民工健康社会因素

农民工是我国工业化、城镇化进程中,涌现出在本地乡镇企业或进入城镇务工的农业人口。据国家统计局数据,2015年全国农民工总量27 747万人,并以每年1%~2%的速度增加。农民工群体为繁荣城市、推动经济持续发展做出了重要贡献。良好的健康状况和体力劳动能力是农民工获得劳动报酬、生存发展的基本条件。由于农民工的文化水平普遍较低,医疗卫生意识淡薄,劳动强度大,工作环境差,导致了农民工的健康状况不容乐观。1997—2006年,中国家庭营养与健康调查统计数据(CHNS)显示,农民工总体健康水平呈下降趋势。据国家卫生部数据,我国存在职业病危害隐患的1 600多万家企业、2亿多接触职业病危害的从业人员中,农民工占1.4亿多。工作时间持久且长期处于慢性疲劳状态,导致农民工易患心血管疾病和肝、胆、肾结石以及高血压等疾病。有研究表明,60%的青年农民工心理健康方面存在问题,人际关系敏感、抑郁、焦虑、敌对、恐怖等。农民工职业病危害、心理健康障碍及性病生殖健康方面的问题令人担忧。其健康主要社会因素有职业工作环境、劳动与权益保障制度以及社会心理等。

1. **工作环境**　农民工所从事的大多是苦、脏、累、险的工种,工作环境差、健康危害大。国家统计局2015年发布的农民工监测报告显示,建筑业和制造业占到农民工总人数一半以上。以建筑业为例,夏有高温、冬有严寒,局部劳动环境中还经常充斥着噪声、灰尘和可能含各种有害物质的空气,对健康的损害影响直接明显。

2. **权益保障制度**　农民工劳动强度大、时间长,同工不同酬,法定劳动权益保障不足。有研究表明,每周工作61小时以上的农民工群体,其生理健康总分和心理健康总分均低。2009年以来,农民工每周工作超过法定44小时的比例,最高年份为90.7%,最低年份为84.4%,始终在高位徘徊。而且,农民工健康维权难度大。

3. **社会心理**　城乡二元社会,户籍制度、人事制度等政策壁垒,使得农民工在城市可以"立业",但难以"安家",城市对农民工经济的接纳和社会上的不接纳,形成一对矛盾。研究表明,农民工社会心理困惑,加重形成健康危害行为,影响生命与健康。

(二)女性生殖健康社会因素

生殖健康是指人类在生殖系统、生殖功能和生殖过程的各方面处于健康和良好的状态。女性生殖健康不仅反映女性本身的健康问题,还反映整个社会人群的健康水平,反映国家的政治、经济、文化水平。女性生殖健康直接关系到社会家庭稳定、儿童生存发展。现代医学强调通过增加女性保健服务、增强女性权利、提高女性地位,以保护女性生殖健康、降低妇幼死亡率,维持正常人口出生水平。

目前,女性生殖系统常见疾病包括生殖道感染/性传播疾病、生殖器官肿瘤、子宫脱垂等。世界卫生组织的数据显示:劳动力人口年龄段已婚女性中,近90%患有不同程度的妇科疾病,其中,仅阴道炎患病率就达到70%,其他还包括宫颈炎、盆腔炎和性病等疾病的患病率也较高。在我国,随着社会发展和人们生活方式的改变,近20年来,生殖道感染/性传播疾病的发病均呈快速增长趋势,流行形势严峻,女性生殖道感染已成为最常见的疾病之一。调查发现,我国已婚妇女生殖道感染的患病率为42%,几乎占半数;另外,被视为女性健康"杀手"的宫颈癌的发病率在局部地区也出现上升趋势,发病低龄化,如今30岁左右的患者已不鲜见。生理、心理、社会文化因素对各年龄阶段女性生殖健康持续产生影响。包括不洁性生活、人工流产、卫生习惯等个人行为或生理因素,还包括社会经济、文化制度和环境因素等社会因素。

1. **经济因素**　经济因素与生殖健康之间相互联系、相互影响。社会经济落后,女性收入水平偏低,都会制约女性生殖健康发展。

2. **制度因素**　文化和制度方面的性别不平等,决定了女性地位和权利的不平等,致使经济状态、教育程度、卫生保健利用低下,从而影响女性生殖健康。

3. 环境因素　环境影响生育过程的每一个环节,已经确定的环境内分泌干扰因素有70多种,它们影响体内激素的合成、分泌、传递、结合、启动以及清除等环节,对生殖生育产生多方面的影响。

(三) 亚健康问题

亚健康是处于健康与疾病之间的状态,是个体在适应生理、心理、社会过程中,由于身心系统的整体协调失衡、功能紊乱,导致生理、心理和社会功能下降,但尚未达到疾病诊断标准的状态。因此,亚健康又有"次健康""第三状态""中间状态"等称谓。亚健康临床表现多种多样,主要表现为以下几个方面。①躯体方面:可表现为疲乏无力、肌肉及关节酸痛、头晕头痛、心悸胸闷、睡眠紊乱、食欲缺乏、脘腹不适、便溏便秘、性功能减退、怕冷怕热、易于感冒、眼部干涩等;②心理方面:可表现为情绪低落、心烦意乱、焦躁不安、急躁易怒、恐惧胆怯、记忆力下降、注意力不能集中、精力不足、反应迟钝等;③社会交往方面:可表现为不能较好地承担相应的社会角色,工作、学习困难,不能正常地处理好人际关系、家庭关系,难以进行正常的社会交往等。根据2022年中华中医药学会发布的《亚健康中医临床指南》中的描述,我国亚健康状态人群比例为50%～70%,并且20～45岁人群是高发群体。亚健康向疾病状态恶化是其自然过程,潜在危害性大。

导致亚健康的社会学因素很多,包括饮食不合理、缺乏运动、作息不规律、睡眠不足、精神紧张、心理压力大、长期不良情绪等。其中,主要因素来自社会、心理、生活方式和环境等。

1. 社会因素　社会竞争趋于激烈、生活工作节奏加快、住房交通拥挤、情感交流减少、人际关系淡漠,导致情绪波动、身体疲惫、情感障碍。

2. 心理因素　亚健康与心理失衡密切相关,与性格亦有一定联系。亚健康伴抑郁症者占40%～47%、伴焦虑症者占32%、伴躯体化障碍者占15%。

3. 生活方式因素　生活缺乏规律以及不良生活方式是亚健康的重要原因。吸烟引起大脑皮质兴奋抑制失调;酗酒损害肝功能;膳食不平衡致营养过剩或不良而引起血脂、血糖、血黏度异常,容易导致亚健康。

4. 环境因素　水源中化学、生物、物理性污染物及滥用药物均可在体内蓄积中毒;空气中粉尘、烟雾、颗粒可直接损伤呼吸道等器官;噪声损害视、听神经,使儿茶酚胺分泌增加致心率加快、血压升高;电磁辐射致热效应(头痛、眩晕、耳鸣等)及非热效应(失眠、抑郁、记忆力减退等)引起血压异常、脑功能障碍等,致使出现亚健康状态。

三、劳动力人口保健

(一) 劳动力人口保健目标

劳动力人口保健,以保护劳动者健康、实现"有尊严地工作"为宗旨,目标是让劳动者生理、心理和社会方面都能适应工作环境,保持身心愉悦,预防由于工作环境条件和有害因素对劳动者的健康损害。

（二）劳动力人口保健策略

提高职业卫生服务（Occupational Health Service，OHS）是实现劳动力人口保健的重要策略措施，主要通过有效的预防和干预，控制工作场所可能对健康和安全造成危害的因素，为用人单位和劳动者提供服务。1996年世界卫生大会通过的"人人享有职业卫生"全球策略强调，职业卫生服务要覆盖所有国家、行业的所有劳动者。然而，世界各国OHS水平差别很大。发达国家OHS覆盖了70%~90%的劳动力人口，发展中国家可能只有5%~30%，占总劳动力人口70%~80%的高风险行业、农业、林业、中小型企业、个体经营者仍得不到OHS。

在进一步吸纳"初级卫生保健"和"提供全覆盖服务"理念基础上，2002年，WHO/EURO职业卫生合作中心提出"基本职业卫生服务（basic occupational health service，BOHS）"的概念，其核心含义是，将基本职业卫生作为公共卫生服务平等地提供给所有人员。即最低要求、最广覆盖，通过预防工作中的有害因素，改善工作条件和环境，保护劳动者的健康、提高其劳动能力。BOHS包含了OHS的核心内容，是OHS活动实施时所应达到的最低限度。

（三）农民工保健

我国"农民工潮"从无到有到规模庞大，经历了几十年的发展，对城市乃至整个社会各方面的影响逐步增强，他们的健康问题也越来越受到社会各界的广泛关注。农民工健康保健，从宏观方面亟需依法依规保护其合法权益，增加针对性公共卫生服务，进一步完善相关法律与政策体系。

1. **依法规范农民工劳动管理** 落实以《劳动合同法》为核心的劳动法律法规，严格执行《工伤保险条例》，从制度体系层面保障农民工职业安全和职业健康等方面的正当权益落到实处，全面覆盖，不留死角。

2. **增强公共卫生服务** 农民工已经成为一个庞大的、不容忽视的劳动力人口群体，农民工的健康不仅与其个人、家庭命运密切关联，还与城市、社会公共健康与公共安全紧密相连。因此，增加农民工针对性公共卫生技术服务势在必行，包括开展健康教育，倡导健康的生活方式，加强农民工疾病预防控制和心理干预，降低高危行为的发生率等。

3. **完善农民工的保障体系** 在现有法律法规与政策体系下，继续完善符合农民工流动特点的医疗保险体系、养老与失业保障体系等，建立完善、与时俱进的农民工健康相关保障体系。

（四）女性生殖保健

女性生殖系统因解剖、生理、性活动、分娩和卫生习惯等因素影响，导致具有患病率高、无症状比例高、不就诊比例高和得不到合理治疗比例高的特点。目前，女性生殖系统疾病已经成为全球范围内危害严重的重要非传染病之一。女性生殖系统保健，更应从政府、社会高度加以重视,积极开展健康教育与健康促进,扩大女性生殖健康技术服务范围,保障女性身心健康。

1. **高度重视女性生殖健康** 把促进生殖健康作为提高人口素质的一个重要内容,由政府主导,全社会参与,提出女性生殖健康的工作目标及规划,有关部门有计划、有步骤地具体实施。把促进女性生殖健康融入社会各领域,变成一个社会化系统工程。

2. **加强女性生殖健康教育** 在建立健全社区健康管理基础上,开展女性生殖健康知识宣传普及,使广大女性在生命周期的每个阶段,有各种机会和途径获得生殖健康知识服务,增进健康行为,预防和减少相关疾病。

3. **完善计划生育服务内涵** 继续发挥我国传统计划生育工作优势,不断丰富完善其内涵,围绕女性生殖健康开展综合技术服务。例如,通过健康咨询、体检、妇科疾病普查等方式,提供个性化服务,使女性无病早防、有病早治,进一步保障女性身心健康。

(五) 亚健康保健

劳动力人口属于亚健康高发人群,其主要原因是身心疲劳引起的免疫系统功能下降以及身体各系统间的失调。轻者影响工作效率、生活及学习质量,引发慢性疲劳综合征;重者易患大多数慢性疾病,造成早衰、过劳死。因此,从个体和社会两个层面提高劳动力人口社会适应、自我心理调节能力,降低压力、缓解疲劳,是亚健康保健的重要措施。

1. **生活方式保健** 倡导健康的生活方式,善待压力,学会放松。良好的工作与生活行为习惯,包括膳食营养合理、坚持适度运动、注意睡眠休息、节制不良嗜好、保持正常体重等。

2. **心理健康保健** 完善心理健康服务体系,培养个人兴趣,陶冶情操。兴趣爱好可以增加活力和情趣,使工作、生活更加充实、丰富多彩。完善的社会心理健康服务体系,能够满足必要的心理咨询与心理治疗服务,适时调整心理状态,保持心理健康。

第四节 老年人保健

过去的50年,世界人口平均期望寿命增加了20岁,到21世纪中叶将再增加10岁。国际上通常把年龄在60岁或65岁及以上者称为老年人,根据《中华人民共和国老年人权益保障法》第二条,我国将60周岁以上者称为老年人。2050年全球60岁以上老年人口占比将高达22%。根据生命全程理论,老年人群保健需要把关注的焦点放在健康老龄化的过程,无论是处于生命的早期还是晚期,都能够有机会采用更健康的生活方式,创建更健康的支持性环境,实现健康老龄化。即使进入老年阶段,改变健康有害行为,也能促进健康,给家庭、社会带来好处。例如,60~75岁戒烟,过早死亡的风险可降低50%。

一、老年健康特征

(一) 老年生理特征

老年作为生命历程中的一个特殊阶段,其生理学特征与其他年龄组不同。老年期的典型特征就是"老",即老化、衰老的意思,其生理特征的变化不仅体现在老年人的外观形态上,还反映在人体内部的细胞、组织和器官以及身体各功能系统的变化上。

1. 老年人的形态变化　形态上的变化包括细胞、组织和器官变化以及整体外观变化。例如,细胞变化是人体衰老的基础,主要表现为细胞数量的逐步减少,其次表现为细胞内液减少,影响体温调节,降低老年人对环境温度改变的适应能力等;再如,整体外观变化包括头发发白、皮肤松弛、皱纹增多、身高缩短、体重减少、牙齿松动脱落、言语缓慢、耳聋眼花、手指哆嗦和运动障碍等,均是常见的老年人外貌特征。

2. 老年人的生理功能衰退　在生理功能方面,老年人表现出了明显的衰退趋势,以致身体贮备能力减小,适应能力减弱,抵抗力下降,自理能力降低。例如,大脑神经中枢变化。进入老年期后,人的大脑逐渐萎缩,脑重量减轻,脑细胞数相应减少20%~50%,导致大脑神经系统的功能下降。再如,心血管系统变化。心脏方面,随着老化进程,心肌萎缩,收缩能力下降,心跳变慢,每搏输出量也减少,导致心脏负荷增加,输送到各器官的血流量减少,从而影响各器官功能的发挥。

(二) 老年心理特征

进入老年阶段,自身生理方面的变化,加之工作岗位状态等社会经济方面的变化,往往会引起老年人群特定的心理改变。

1. 智力　大部分研究认为老年人在某些方面(抽象思维、适应能力、学习能力、创造力等)的智力会随着年龄增长而逐渐衰退。

2. 记忆力　老年人在记忆力上的变化,包括瞬时记忆随年龄增长而减退,长时记忆力减退。

3. 学习能力　老年人需要更长的时间和更慢的速度学习同样的内容,而且视觉、听觉的下降,也会影响学习能力。

4. 思维　老年人的思维一般比较刻板、固执己见,爱钻牛角尖,思维不灵敏,适应新情况、解决新问题的应变能力也变差,思路转化比较困难。

5. 情绪与情感　老年人在情绪、情感上的变化主要表现在关切自身健康状况的情绪活动增强,对于自己的情绪表现和情感流露更倾向于控制,消极悲观的负面情绪逐渐占上风。

6. 性格　人到老年,性格可能会发生很大转变。

(三) 老年疾病特征

老年人随着生理功能的减退,机体抵抗力下降,患病模式与普通人群不同,往往是多病共存,发病缓慢,临床表现、发病诱因不典型,易发生并发症或脏器功能衰竭等,特别易患高血压、糖尿病、脑卒中、肿瘤、阿尔茨海默病等慢性疾病,导致失能、失忆或死亡。

老年人群疾病往往病程长、医疗费用高、难以治愈且常伴有残疾,使得各国已负重的医疗和社会保障体系更加困难。研究表明,65岁以上老年人口的人均卫生费用是65岁以下人口的2.7~4.8倍,澳大利亚60岁以上老年人的人均健康费用是15岁以下人口的6倍,匈牙利是10倍以上。英国50%的医疗费用于60岁以上老年人,美国65岁以上老年人的医疗费用占总费用的1/3。

(四)健康老年人的含义

WHO提出的衡量老年人健康标准:①精力充沛,能从容不迫地应付日常生活和工作;②处事乐观,态度积极,乐于承担任务,不挑剔;③善于休息,睡眠良好;④适应环境,应变能力强;⑤对一般感冒和传染病有一定抵抗力;⑥体重适当,体态匀称;⑦眼睛明亮,不发炎,反应敏捷;⑧牙齿清洁,无缺损,无疼痛,牙龈颜色正常,无出血;⑨头发有光泽,无头屑;⑩骨骼健康,肌肉、皮肤有弹性,走路轻松。

中华医学会老年医学分会结合中国文化和对健康老年的共识,修订了《中国健康老年人标准》(2013):①重要脏器的增龄性改变未导致功能异常;无重大疾病;相关高危因素控制在与其年龄相适应的达标范围内;具有一定的抗病能力。②认知功能基本正常;能适应环境;处事乐观积极;自我满意或自我评价好。③能恰当处理家庭和社会人际关系;积极参与家庭和社会活动。④日常生活活动正常,生活能自理或基本能自理。⑤营养状况良好,体重适中,保持良好的生活方式。

二、老年健康社会因素

2008年WHO的调查显示,全球死亡中,50%归因于行为与生活方式、30%归因于环境因素、10%归因于生物遗传、10%归因于医疗卫生服务。有证据显示,社会经济因素已是人群健康的重要影响因素,老年人群更不例外。国际上通常选用社会经济状况(Socioeconomic Status,SES)衡量个体或群体所处的社会经济状态,包括收入、教育、职业、居住条件和社会资源等。

(一)教育

教育是重要的人口社会学指标,与老年人精神和物质生活密切关联,直接影响老年人口的健康及健康相关生命质量。描述老年人口文化教育程度的常用指标有老年人口文盲率、老年人口平均受教育年限等。总体上看,发达国家老年人口受教育程度高于发展中国家;无论发达国家还是发展中国家,男性老年人口与女性老年人口受教育程度的差距虽然缩小,但仍然长期存在。

(二)婚姻

婚姻状况与老年人家庭生活、精神慰藉和长期照料等有着重要关系。描述老年人口婚姻状况的常用指标有老年人口有配偶率、丧偶率、离婚率和老年期再婚率等。老年人口婚状况的特征是丧偶率高,其中女性老年人更明显。例如,据联合国人口资料统计,2006年全球80%的60岁以上男性老年人有配偶,而女性老人仅48%有配偶。

(三) 经济

老年人经济保障与经济来源与老年人独立、医疗服务和健康密切相关。衡量老年人经济状况的常用指标,包括老年人年平均收入、老年人社会医疗保险覆盖率、养老(退休)金覆盖率等指标。发展中国家退休年龄往往低于发达国家,且养老(退休)金制度覆盖率低,城乡差别大。

(四) 家庭

家庭功能与成员健康关系密切,家庭功能失调主要通过破坏提供物质及文化生活的微环境对人的健康产生不良影响,尤其是老年人在缺乏家庭支持的情况下将会出现更多健康问题。特别在发展中国家,城镇化使得年轻人大规模迁移到城市工作,传统家庭规模缩小,妇女进入正规劳动力市场意味着老年人需要照料期间能够照料他们的人越来越少,空巢家庭和空巢老年人增多。描述老年人家庭状况的常用指标包括老年人家庭规模(人/户)和老年人家庭结构。据联合国2006年统计,发展中国家的老年人与子女、孙子女共同生活的比例占75%,而发达国家仅有25%;发达国家60岁以上老年人口中,独自一人居住、生活的比例达到25%,而发展中国家这一比例为7%。

(五) 社交

老年群体通过广泛地参与社会民间组织、自愿性社团等,从中获得的信任、尊重与认同,能帮助他们增强自信,树立积极健康的生活态度,恢复对生活的希望和激情。有数据显示,老年人的交往圈子以1~5人为主,规模小于青年人和成年人,家庭逐渐成为老年人人际交往的主要场所。

(六) 生活负性事件

生活事件是指日常生活中引起人心理平衡失调的事件,包括工作、健康、家庭、经济和人际关系等方面。负性生活事件是指引发个体消极情绪的事件,其可作为应激源作用于个体并可能对身心健康造成不良影响,例如抑郁等。老年人的心理调节能力较差,心理变化复杂,易受多种因素的影响,负性生活事件对他们造成的影响较其他年龄阶段人群要大得多。同时,老年人需要面临的负性事件更加复杂多样,包括社会角色改变,例如离退休;家庭、婚姻生活变故,例如老年丧偶;生理功能下降及躯体疾病,例如失能等。

总之,老年人口往往表现出受教育程度相对偏低、婚姻中丧偶比例高、经济困难、负性生活事件复杂多样,容易出现"因老致贫、因病致贫和因贫致病"的恶性循环。

三、老年保健

联合国前秘书长安南在1998年10月1日"国际老年人年"发起日献辞中说道:我们正

在经历一场静悄悄的革命,人口老龄化大大超出人口学的范围,将给经济、社会、文化、心理和精神都带来重大影响,可能会比21世纪任何一个挑战都能够着实地重组人类共同的未来。因此,2002年,联合国召开第二次老龄问题世界大会,制定了《2002年老龄问题国际行动战略》,国际社会制定了一系列保持老年人口的健康策略,以解决当前人口老龄化面临的一系列社会问题。

(一)健康老龄化

健康老龄化是指在人口老龄化的过程中,使老年人健康长寿、独立生活的寿命延长,质量提高,并尽可能减少病残和需别人护理的期限。

1. 概念起源　1987年5月,世界卫生大会把"健康老龄化的决定因素"作为老龄研究项目的重要研究课题,健康老龄化概念步入全球策略。1990年WHO在哥本哈根世界老龄大会上把健康老龄化作为应对人口老龄化的一项发展战略。1993年,第15届国际老年学学会布达佩斯大会把"科学要为健康的老龄化服务"作为会议的主题,进一步阐明健康老龄化的科学内涵。

在人口老龄化过程中,要使其相关的成本和收益达到平衡,老年健康是决定性因素。健康状况不良,将影响老年人社会参与的能力,增加家庭和社会的负担。健康老龄化,是实现积极老龄化的基础。

2. 理论解读　正确理解健康老龄化,对于推动相应事业发展具有重要意义。健康老龄化要实现的目的:

(1)预期寿命提高。健康老龄化的目标是促进老年群体健康长寿,因而,首先要进一步提高老年人预期寿命。

(2)生活质量提高。健康老龄化涉及的重要概念是健康预期寿命,不仅寿命增加,而且健康生活的时间延长,生活质量提高。

(3)社会转变。人类年龄结构向老龄化转变,对于社会观念、结构、政策都有重要影响,应当促进适应健康老龄化的社会转变。

(4)发展眼光。人口老龄化是一个过程,老年健康问题的认识不应局限于老年阶段。对社会的各个年龄阶段都要采取促进健康的措施,因而,老年健康的策略与各年龄阶段的健康策略不可隔离。

(5)科学决策。健康老龄化是人类面对人口老龄化挑战提出的一项战略目标和对策,是建立在科学认识基础之上的。

(6)共同努力。健康老龄化是同各个年龄段的人口,同各行各业都有关系的一项全民性保健的社会系统工程,需要全社会长期不懈地努力才能逐步实现。

健康老龄化理论对于维护老年群体的基本健康和提高其生活质量,具有积极的社会意义。但是,也暗含着两个消极观点:一是将老年人视为社会的负担,而非社会的宝贵财富;二是从老年人需要的视角而非老年人口的社会权利视角来看待老年人口的健康。

> **知识链接**
>
> **《2002年老龄问题国际行动战略》**
>
> 《2002年老龄问题国际行动战略》是一份旨在应对21世纪个人和人口老龄化机会与挑战的战略文件。随着全球人口老龄化的趋势日益显著,《2002年老龄问题国际行动战略》应运而生。该战略的目标在于促进发展一个不分年龄人人共享的社会,确保老年人能够安全、有尊严地生活,并作为享有充分权利的公民参与社会。应对老龄化带来的挑战,促进老年人的福祉和社会的可持续发展。该战略的实施需要各国政府、国际组织、社区和家庭等各方面的共同努力和协作。

(二)积极老龄化

积极老龄化是指老年人要积极面对老年生活,不仅要保持身心健康状态,而且要作为家庭和社会的重要资源,融入社会,参与社会发展。

1. 概念起源 20世纪90年代末,国际社会基于社会权利理论,提出了比健康老龄化更全面、更概括的积极老龄化的概念和理论。1997年,在西方七国丹佛会议上,首次提出了积极老龄化的概念。1999年,在人口老龄化最为严重的欧洲,欧盟召开了主题为"积极老龄化"的国际会议,学者们首先从理论上探讨了积极老龄化问题及其解决的现实可能性。2002年1月,世界卫生组织健康发展中心正式出版了《积极老龄化:从论证到行动》一书。2002年4月,联合国召开第二届世界老龄大会,大会接纳了世界卫生组织提交的积极老龄化的书面建议。从此,积极老龄化日渐成为应对21世纪人口老龄化问题的新的理论和发展战略。

2. 理论解读 积极老龄化是以承认老年人的人权和联合国关于独立、参与、尊严、照料和自我实现的原则为基础的。它把一个战略计划,从"以需要为基础"转变为"以权利为基础",承认人们在增龄过程中,在生活的各方面都可享有机会平等的权利。积极老龄化意在促进人类老龄观的两大变革:

(1) 人口老龄化是社会的重大成就,老年型社会象征着人类社会的成熟,在人口日趋老龄化的过程中,社会经济的发展也是日新月异,人口老龄化可以与社会经济协调发展,老龄化的社会同样能够实现可持续发展。

(2) 老年人是社会的宝贵财富,是社会经济发展的资源,老年群体绝不应该成为社会的问题和包袱,他们的经验、智慧和创造是整个社会的一笔宝贵财富,挖掘老年人潜能,是建设未来美好社会的重要组成部分。积极老龄化将有利于消除老年歧视主义的不利影响,使老年人生活更加舒适、更有尊严、更有价值,这是人类老龄观的重大变革。

(三)老年行为心理保健

老年阶段,加强个体行为健康保健同样具有积极意义。老年期个体保健主要包括营养、运动和心理保健等方面。

1. 营养保健 机体需要各种营养素给身体提供能量,满足生活、工作和完成身体功能所需。老人的营养保健、合理膳食应遵循:①食物营养符合平衡膳食要求。热能供给量以维持标准体重为原则,食物的选择应多样化,使不同食物所含的营养成分在体内能互相补充。如肉、鱼、乳、蛋是优质蛋白的重要来源,但含胆固醇和饱和脂肪酸多的动物性食品对老人的心血管系统不利。②注重合适烹调加工。食物的烹调加工要适合老人消化系统的特点,色香味好,能促进食欲,容易消化吸收,在加工过程中能最大限度地保留食物的营养价值。③提倡少量多餐并多饮水。老年人不方便咀嚼,将食物切细、烧得较烂,对较硬的食物要磨细或绞碎以后再进行烹调。

2. 运动保健　对老年人来说,适量体育运动是保持生命之树常青的第一需要。运动能促进血液循环,使呼吸加快加深,使机体各组织器官得到充足的氧气、碳水化合物和蛋白质等营养物质。芬兰赫尔辛基大学的研究人员曾在长达20年的时间内,调查了7 925名男性和7 977名女性,发现经常参加运动的人,早死的危险性要比不运动的低56%,偶尔运动的早死的危险性要比久坐不运动的低33%。

3. 心理保健　心理衰老是老年人衰老和死亡的主要原因。保持心理健康应当做到以下几点。①乐观主义精神:积极参加力所能及的社会活动,如走亲访友,旅游览胜,考察访问,进行社会调查等;②坚持有规律的生活:每天可安排一段时间学习或进行体育活动,如打太极拳、练气功、散步等;③创造良好的生活环境:和睦的家庭生活,友好的邻里关系,可以使老年人的某种心理得到满足,感到家庭和社会的温暖,对生活充满信心;④正确对待疾病:老年人由于体弱多病,易引起焦虑烦躁、忧心忡忡等心理反应,加速心理的衰老。

人的生命是有限的,每个人自出生之后,必然会经历生长发育、成熟老化最终走向死亡的过程。怎样让临终病人安然离去,是老年保健工作的一个组成部分。临终关怀是指对因病生命垂危或因衰老生命处于临终阶段的人,给予生理、心理方面的特殊医疗照顾及关心,并对其家庭成员给予慰藉和支持的一整套医疗保健措施。临终关怀的基本思想是帮助临终病人了解死亡是生命过程的一部分,应坦然面对和接纳死亡;以同情心对待濒死病人;以必要的手段减轻临终病人的痛苦,包括生理和心理方面的痛苦;尊重临终病人的权利,维护他们的生命尊严;为临终病人的家庭成员提供帮助和支持。

知识链接

中国儿科学奠基人:诸福棠

诸福棠,中国儿科学的奠基人,协和医院教授,北京儿童医院的建造出资者和首任院长。他毕生致力于儿童保健、营养和医疗工作,是《实用儿科学》的主要撰写者,为新中国提供了详实且适合国情的儿科资料。

诸福棠院士以勤奋、刻苦、严谨、谦虚、大公无私著称,他的科研成果不仅造福了中国儿童,也对世界儿童健康产生了深远影响。

思考题?

1. 谈谈对生命全程理论的认识。
2. 谈谈"健康老龄化"与"积极老龄化"策略的异同。
3. 简述不同时期卫生保健特点。

第五章

全球健康

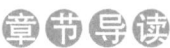

全球健康是一个多维度领域,关注全球范围内的健康问题和挑战,旨在通过国际合作和多部门努力,提高全人类的健康水平,减少健康不平等,并应对全球性健康威胁,如传染病、非传染性疾病、环境变化和人口老龄化等。

学习目标

知识目标:

1. 掌握全球健康、中国的卫生策略等概念,以及我国的卫生工作方针。
2. 熟悉卫生系统的定义、目标、功能,卫生服务的需要,需求和利用的关系。
3. 了解联合国千年发展目标全球健康策略,《"健康中国2030"规划纲要》,卫生组织机构以及全球健康面临的挑战。

能力目标:

1. 运用所学知识分析不同发展阶段卫生工作方针发生变化的原因。
2. 根据我国城乡服务体系,分析各机构承担的公共卫生职能。

素质目标:

培养大学生大健康、大卫生观念。

导入情景与思考

2019年5月,中国代表团出席了在瑞士日内瓦举行的第72届世界卫生大会的记者会,介绍了中国为全球卫生治理做出的贡献。1963年以来,中国已向71个国家和地区派遣了2.6万名医护人员,为病人解除病痛2.8亿人次。近年来,中国向有关国家派出医疗和公共卫生专家参与埃博拉、黄热病、鼠疫等重大疫情应急处置。目前中国正在深度推进"一带一路"卫生健康合作,携手相关国家应对各种健康挑战。

请思考:
1. 中国为什么要参与全球卫生治理?
2. 全球化对国际卫生体系提出了哪些挑战?

第一节 全球健康的概念与特征

公元前1157年古埃及法老患天花死亡,是史上记录的首名天花病人,专家在其木乃伊身上找到了明显的脓疱痕迹。早年中国及印度的文献亦有记载这种疾病。在随后的岁月里,天花在世界范围内大流行,并夺取了无数人尤其是儿童的生命。19至20世纪期间,积极的预防行动减低了此病对大众的威胁。最终,WHO于1980年正式宣布全球消灭天花,成为首个于世上绝迹的人类传染病。

以中国为例,新中国成立初期,天花是我国死亡率最高的急性传染病之一。1950年和1951年全国分别报告了4.3万和6.1万例天花病人。各级卫生防疫站根据人口登记册,组织开展种痘,接种率高达90%以上。同时加强对天花病人的管理和疫情报告工作,发现病人后立即进行隔离、护理和治疗;对可疑物品进行终末消毒;加强监测,追查疑似病例;通过在西南部边境地区建立广阔的国境免疫带强化免疫。通过上述措施,至1954年全国大、中城市未再有天花流行;1959年在云南沧源县,扑灭了我国最后一起天花暴发流行;1962年以后,我国未再发现天花病例。后经WHO检查证实,我国从那时起消灭了天花。天花,作为一种古老的传染病,或曾是某个国家内部的公共卫生问题,通过其在人间的大流行而跨越国界成为全球性的流行疾病,最后通过接种牛痘这种全球共同的解决方案,又使其成为第一个在地球上消灭的传染病。这个事例本身就已经包含了全球健康概念的要素,即通过全球共同的解决方案来处理全球共有的健康问题。

一、全球健康概念的由来与发展

健康理念的形成和发展是与当时的时代背景和健康问题密不可分的。全球健康的概念形成同样经历了一个长期的发展历程,从19世纪的热带医学到20世纪的国际卫生,最终形成了 21 世纪的全球健康概念。

(一) 热带医学

热带医学的术语形成于 19 世纪的欧洲。当时欧洲探险家在热带地区发现了欧洲没有看到过的疾病,例如疟疾等传染病,这促使科学界对其进行研究和解释。利物浦船东阿尔弗雷德·刘易斯琼斯为此提供资金,在 1898 年建立了利物浦热带医学院,很多类似的机构随之建立。这些学者将"热带医学"定义为识别、预防、诊断和治疗在热带气候条件下最突出疾病的医学。

其早期主要学科是昆虫学、寄生虫学、临床医学、流行病学和社区卫生等。热带医学不断发展为一门学科并延续至 20 世纪中叶。来自非洲、亚洲和拉丁美洲的许多医生和科学家访问欧洲接受培训,并回到本国建立了致力于热带医学的医学院和公共卫生学院,整合热带医学方面的课程,培养相关人才。

(二) 国际卫生

19 世纪后期,随着经济和技术的发展,越来越多的物资、人群和疾病随着贸易路线跨越了国家边界。1816—1899 年,6 次霍乱(水样腹泻导致病人脱水死亡的一种烈性传染病)全球大流行造成了成千上万人的死亡。作为全球应对策略之一,来自欧洲 12 个国家的医生和外交官在 1851 年的巴黎召开了第一次国际卫生大会,其目的是形成预防传染病跨境传播的国际条例,用一种新的公共卫生方法来保护国家贸易和国民健康。大约在 20 世纪中期,随着欧洲殖民时代的结束,国际卫生的理念开始形成,它倾向于在国家和国际政策背景下,在更广泛的卫生系统内开展卫生干预活动,并开展更大的国际监管合作,以防止传染病在国家之间的传播。1948 年,联合国成立了世界卫生组织,国际卫生也成为促进健康,预防和控制疾病,并支持各国加强执行其保健方案的活动领域,目的是将国际策略纳入更好运作的国家卫生系统。

20 世纪 70 年代末,随着国际组织推动免疫接种、计划生育和儿童生长监测等计划,国际卫生研究和教育在发展中国家日趋流行起来。发展中国家的专业人员希望学习和补充他们的临床医学、流行病学、卫生系统管理等方面的专业知识和健康促进的相关技能,发达国家的专业人员也希望通过政府、非政府组织、国际组织等多种渠道,推进健康促进的各种计划,由此也促成了国家间的各种健康合作活动。

(三) 全球健康

在冷战结束后全球化快速推进的背景下,随着国际化的分工与资源流动,超越国别的健康问题越来越引起决策者的重视。这也促使人们从全球的视角看待健康的挑战与问题。1997 年,一份来自美国医学科学院国际卫生委员会的报告中提出,健康问题往往超越国界,可能会受到其他国家环境或经验的影响,因此最好通过合作行动和应对措施来共同解决。这被认为是对全球健康的早期定义,其提到了跨国健康问题和需要联合行动的共同解决方案。2009 年,《柳叶刀》杂志发表一篇系统阐述全球健康定义的文章,把全球健康定义为是一种学习、研究和实践的领域,它以提高全球范围内的健康水平、实现全球健康公平为宗旨。它重点关注超越国界的健康议题、决定因素和解决方案;涉及医学领域以内和以外的多学科,提倡学科间合作;把人群预防和个体临床治疗进行有机结合。这个定义从健康问题的地理范围,解决方案的合作水平,人群保健的内容,健康保障的目标,学科参与的领域等五方面阐述了什么是全球健康。全球健康关注全球视角下的共同健康挑战、疾病、知识、影响因素、筹资以及机制体制问题,它既考虑到全球多样化和健康的独特性,又考虑其一体化和卫生公平的共同价值基础。全球健康强调要有各方卫生事业取得进步的互利共赢。

二、全球健康的全球化特征

(一)疾病与健康问题流行的全球化趋势

在传染性疾病方面,全球化时代货物、人员的流量剧增,增加了各国的公共卫生风险。贸易自由化背景下的食品产、供、销全球化,使传染病介质能够从加工包装的起点发展到数千里之外。全球性的人员流动使得传染病风险在地域范围上迅速扩大。发展中国家粗放的经济发展模式带来的污染物的生产与流动也造成全球生态环境的重要威胁。全球每年死亡人口中约有25%是死于传染病。在非洲,这一比例在60%以上。传染病全球化的威胁使世界各国产生了安全利益上的"共性",使整个国际社会的卫生安全成为一个不可分割的整体。各国在追求自身安全的同时必须考虑其他国家的安全,考虑国际社会的整体利益。非典与禽流感疫情一再证明,国际或国内公共卫生的简单划分不再灵验。所以,当国际社会的共同利益与共同意识被传染病全球化所强化,尤其是大国间相互依赖性增强,国际卫生合作便有了更坚实的基础。

2014年以来,登革热的传播就是一个典型的案例。登革热是一种由登革病毒引起的传染病,主要通过被感染的雌性伊蚊叮咬传播,症状出现在感染性咬伤后3~14天(平均4~7天),影响婴儿、幼儿和成年人。由于没有具体的登革热治疗方法,严重登革热存在潜在的致死并发症。据统计,登革热超过70%的疾病负担在东南亚和西太平洋,在拉丁美洲和加勒比地区的发病率和严重性近年来迅速增加,非洲和东地中海区域在过去十年中也有该疾病多次暴发的记录。在2010年,欧洲两个国家也报告了登革热传播。城市化、人员和货物的快速流动,有利的气候条件和缺乏训练有素的工作人员等都促进了全球登革热发病率的增加。有经验的医生和护士经常进行早期临床诊断和仔细的临床管理,可以挽救生命,但发展中国家脆弱的公共卫生体系和有限的卫生资源使得应对感染的能力相对低下。

由于20世纪抗生素和疫苗的发明与普遍使用,加之其他公共卫生干预等,发达国家和多数发展中国家传染性疾病的发病和死亡负担已大为降低,而心脑血管疾病、肥胖症、恶性肿瘤、脑卒中、糖尿病等原先被视为富裕社会独有现象的慢性非传染性疾病也开始侵扰许多发展中国家。世界卫生组织发布的《2012年世界卫生统计》报告显示,全球1/3的成年人患有高血压,1/10的人患有糖尿病,12%的人患有肥胖症。仅2008年,全球约有3 600万人死于非传染性疾病,约占当年世界死亡总人口的63%。随着人口预期寿命的不断延长,人口老龄化趋势会不断加剧,老龄化导致慢性非传染性疾病、伤残和精神疾患人数增加,未来死于非传染性疾病的人数也将继续增多。该统计报告预计,到2030年,全球死于非传染性疾病的人口将增至5500万。不良生活方式等行为危险因素在全球的流行已成为慢性非传染性疾病负担日益加重的主要原因。

以糖尿病为例,自1980年以来,全球范围内的糖尿病患病人数几乎增加了4倍,特别是在低收入和中等收入国家增长更加明显。所有类型的糖尿病都可能导致身体许多部位的并发症,并增加过早死亡的风险。在2012年,糖尿病直接导致了全球150万人的死亡。其中原因是复杂的,但是肥胖、缺乏身体活动、吸烟等因素是糖尿病发生的重要原因。

此外,全球环境污染威胁着人类的生存。空气污染、臭氧枯竭、气候改变、生物多样性的丧失,以及有害物品和废物跨越国界的运输都对健康产生了极为不利的影响。城市化超越了卫生基础设施满足人群需求的承受能力,过度拥挤和恶劣的工作环境导致焦虑、抑郁和慢性紧张状态,对家庭和社区的生活质量造成不利影响。慢性非传染性疾病正逐步成为全世界人口死亡、疾病和残障的主要原因。由于决定健康的这些社会因素越来越全球化,因此处理这些决定因素,需要卫生部门及非卫生部门的共同参与。

(二)全球性公约《国际卫生条例》

国际社会早已认识到全球合作治理和遏制传染病传播的必要性。早在19世纪,国际协议集中在有限的传染病列表中(主要是霍乱和后来的瘟疫、黄热病)开展必要的检疫条例,以防止航运贸易运输导致这些疾病的跨境传播。第一次国际卫生会议于1851年制定了世界上第一个地区性《国际卫生公约》,并随着疾病的变化而逐步发展;第二次世界大战以后,在世界卫生组织成立的背景下,1951年世界卫生大会通过了《国际公共卫生条例》,成为世界卫生组织成员方的约束;1969年《国际公共卫生条例》进行了修订,并更名为《国际卫生条例》,强调了流行病学监测和传染病控制,旨在加强流行病学的监测手段在国际的运用,以尽早发现或扑灭传染源,改善港口、机场及其周围的环境卫生,防止媒介扩散,并且鼓励各国卫生当局重视流行病学调查,减少疾病入侵的危险。这一原则以及该条例所形成的工作框架也是20世纪后期国际卫生的主导性治理模式。

20世纪90年代以来,艾滋病危机愈演愈烈,新兴的威胁(如埃博拉病毒)和重新出现(如登革热)的感染性疾病增加,而全球化又促进了这些疾病的迅速蔓延。原有的《国际卫生条例》在应对危机处理方面效率不高。特别是2003年严重急性呼吸综合征(Severe Acute Respiratory Syndrome,SARS)疫情的出现改变了政治态度,使得修改《国际卫生条例》工作更加紧迫。

2005年5月,世界卫生大会通过了修订后的《国际卫生条例(2005)》[简称《条例(2005)》]。其目的是帮助国际社会预防和应对有可能跨越国界,并威胁到世界各国人民的紧急公共卫生风险,同时又避免对国际交通和贸易造成不必要干扰的适当方式,预防、抵御和控制疾病的国际传播,并提供公共卫生应对措施。《条例(2005)》将国际上关注的突发公共卫生事件定义为"通过疾病的国际传播构成对其他国家的公共卫生风险,以及可能需要采取协调一致的国际应对措施的不同寻常事件"。《条例(2005)》内容与原《国际卫生条例》的主要不同在于以下几点:

(1) 其适用范围从鼠疫、黄热病和霍乱3种传染病的国境卫生检疫扩大为全球协调应对构成国际关注的突发公共卫生事件(包括各种起源和来源,实际上是指生物、化学和核辐射等各种因素所致突发公共卫生事件)。

(2) 对各成员国国家级、地方各级包括基层的突发公共卫生事件监测和应对能力,以及机场、港口和陆路口岸相关能力的建设都提出明确要求,以确保《条例(2005)》的实施。

(3)《条例(2005)》规定了可能构成国际关注的突发公共卫生事件的评估和通报程序,要求各成员国及时评估突发公共卫生事件,并按规定向世界卫生组织通报。同时,要求成员国根据世界卫生组织要求及时核实其他来源的突发公共卫生事件信息。

(4) WHO按照《条例(2005)》规定的程序确认是否发生可能构成国际关注的突发公共卫生事件,提出采取公共卫生应对措施的临时建议和长期建议,并成立突发事件专家委员会和专家审查委员会,为WHO相关决策提供技术咨询和支持。

(5) 各成员国可以根据本国立法和应对突发公共卫生事件的需要,采取《条例(2005)》规定之外的其他各项卫生措施,但应根据世界卫生组织要求提供相关信息,并根据世界卫生组织要求考虑终止这些措施的执行。由于这一规定可能会影响国际交通和贸易,是《国际卫生条例》修订中的关注焦点之一。

2009年4月25日,世界卫生组织总干事宣布甲型H1N1流感病毒在北美洲暴发是一次"具有国际影响的公共卫生紧急事态",这也是《条例(2005)》框架下世界卫生组织第一次宣布紧急事态。世界各国随之开展了高效的合作和应对措施,使疫情得到了有效控制。

在《国际卫生条例》的框架下,各国都积极通过卫生体系建设而实现全球健康安全的目标。中国在2003年SARS疫情之后,建设了全球规模最大的传染病疫情和突发公共卫生事件网络直报系统,实现了各级各类医疗卫生机构网络传染病病例个案报告,实现了对传染病疫情的及时分析和对重大疾病的个案管理。医疗卫生机构发现、诊断后逐级报告的平均报告时间由直报前的5天缩短为4小时。同时,还在全国设立了3 000多个国家级监测点,主动监测霍乱、流感等28种传染病的流行状况。

(三) 全球发展议程:从"千年发展目标"到"可持续发展目标"

2000年9月,在联合国千年首脑会议上,世界各国领导人就消除贫穷、饥饿、疾病、文盲、环境恶化和对妇女的歧视,商定了一套有时限的目标和指标,即消灭极端贫穷和饥饿,普及基础教育,促进男女平等并赋予妇女权利,降低儿童死亡率,改善孕产妇健康,与人类免疫缺陷病毒/艾滋病、疟疾和其他疾病作斗争,确保环境的可持续能力,全球合作促进发展等八大目标。这些目标和指标被置于全球发展议程的核心,统称为"千年发展目标"(MDGs)。

2015年是千年发展目标预期的实现期限。尽管所有这些目标在2015年结束时并未在全球范围内普遍实现，但进展也是相当大的。2000—2014年，来自发达国家的官方发展援助实际值增长了66%，达到1 352亿美元。1990—2015年，全球5岁以下儿童死亡率下降超过50%，从每1 000名活产婴儿中90人死亡降至43人死亡；尽管发展中地区人口增长，但全球5岁以下儿童死亡人数还是从1990年的1270万下降到了2015年的将近600万。1990年以来，全世界孕产妇死亡率下降了45%，其中大部分发生在2000年以后。2000—2013年，新感染艾滋病人数下降了约40%，从估计350万下降至210万。截至2014年6月，全球1 360万人类免疫缺陷病毒携带者接受了抗反转录病毒疗法治疗，比2003年的80万有大幅增长。1995—2013年，抗反转录病毒疗法治疗使因艾滋病死亡人数减少了760万。然而，MDGs也存在一定局限性，例如关注的焦点有限，强调一个"一刀切"的发展规划的方法，发展中国家卫生系统的改进不足等。

2015年，联合国发布了未来15年全球新的发展议程，即可持续发展目标（SDGs），包括消除贫困，消除饥饿，良好健康与福祉，优质教育，性别平等，清洁饮水与卫生设施，廉价和清洁能源，体面工作和经济增长，工业、创新和基础设施，缩小差距，可持续城市和社区，负责任的消费和生产，气候行动，水下生物，陆地生物，和平、正义与强大机构，促进目标实现的伙伴关系等17个总体性目标和169项子目标。可持续发展目标比千年发展目标的涵盖面更广，且更加雄心勃勃，它提出了以综合方式解决可持续发展的所有三方面（经济、社会和环境）问题，并将它称为与所有国家中的所有人相关的议程，以确保"不落下任何人"。

几乎所有的可持续发展目标都与卫生直接相关或间接地促进卫生工作。第三项可持续发展目标直接为"确保健康生活与促进全人类福祉"。它的13项具体目标以千年发展目标取得的进展为基础，体现了非传染性疾病和实现全民健康覆盖这一新重点。世界卫生组织负责卫生系统和创新的助理总干事玛丽-保莱·基尼（Marie-Paule Kieny）博士说："这是增进健康的关键，体现了可持续发展目标突出关注公平和顾及各地最贫穷、处境最为不利的人。"

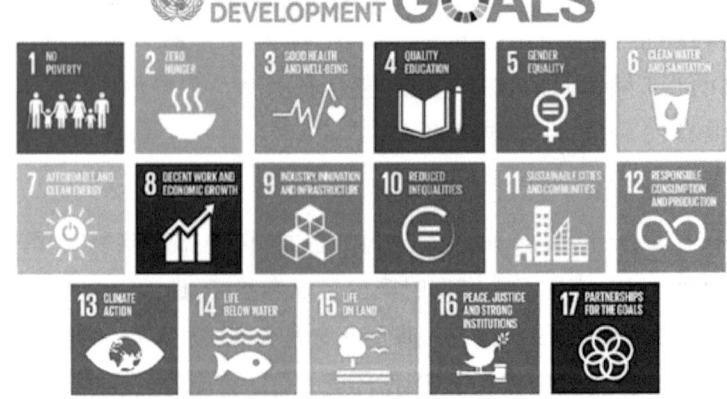

图5-1　17个可持续发展目标

可持续发展目标中与卫生相关的目标具体体现在世界卫生组织2014—2019年工作规划的主要优先事项;其中许多具体目标已在世界卫生大会上得到成员方的认可。例如,2013年确立的全球非传染性疾病预防控制自愿性目标与可持续发展目标3.4紧密相连,到2030年将非传染性疾病过早死亡减少1/3。世界卫生组织理事机构将在后续工作和与卫生相关的可持续发展目标的实施审查方面发挥关键作用。

三、全球健康的跨学科、跨部门合作

面对复杂的全球健康问题,单纯的医学或公共卫生学科知识和技术显然无法应对。因此全球健康的一个非常显著的特征是跨学科。从以往的全球健康实践中,我们可以明显看到不同学科乃至不同部门在应对全球健康问题时发挥的协同作用,也充分认识到这种协同作用的必要性和迫切性。

(一) 临床与预防的结合

全球健康问题的解决不仅要依靠临床医学对已经发生的疾病和伤害进行救治,从全球有限的卫生资源考虑,更应从疾病与健康问题的预防出发,才能有效降低发病率、死亡率和伤残率,改善人群健康和减少社会经济的负担。以人类免疫缺陷病毒(HIV)传染的控制为例,从1981年全球发现第一例艾滋病病人以来,首先是寻找病因并于1984年发现了HIV是艾滋病的病原,次年有了诊断工具,并在1987年发明了第一个临床治疗用药齐多夫定(zidovudine,AZT)。到1990年,全球已有800万人诊断为HIV感染。于是,如何预防感染就被提上了全球卫生议程。1991年,泰国首先在性工作者中开展了100%使用安全套的预防项目,减少了HIV在性工作者中的传播。1994年,AZT开始用于减少艾滋病母婴传播的风险。此后,母婴疾病阻断成为孕产期保健的重要内容。1995年,艾滋病在东欧的吸毒者中暴发流行,1996年鸡尾酒疗法诞生,由此开启了采用联合抗病毒治疗的时代。1999年第一个疫苗在泰国开始试验,但到2003年确认无效。于是全球开始倡导艾滋病免费自愿检测和抗病毒治疗,以延长生存率,减少病死率。从以上全球控制艾滋病的历史来看,随着对疾病认识的不断加深,临床诊治和预防措施始终联合在一起共同应对着疾病的挑战。

(二) 医学与技术的交叉

成功创造和使用技术的能力成为2015年后全球发展评估的一部分。技术可以改善全球健康,而技术的内涵不仅包括专业化的药品、疫苗和医疗设备,更有价值的技术在于以低廉的成本为穷人提供适宜的服务,满足基本的健康需要。由于资金、基础设施等限制,很多发达国家使用的技术在发展中国家并不适用。

"斋浦尔脚"是一种为失去膝盖以下肢体的人设计的橡胶假肢。它是1968年在印度设计的并在低收入国家采用。因为它灵活的设计能够行走在不平的表面,并且可以在不需要穿鞋的情况下使用。因此广泛用于22个国家(包括亚洲、非洲和南美洲的国家)。"斋浦尔脚"能够成功推广的原因在于,橡胶在发展中国家广泛存在,生产组装速度非常快。此外该设备没有专利,因为不需要支付许可费或特许权使用费,大大降低了生产成本。

eRanger 是一种耐用的农村救护车,旨在帮助满足非洲农村地区医疗运输的需求。由于道路条件差和资源少,高收入国家使用的精密救护车不合适。然而在很多紧急情况下,例如孕产妇出现并发症迫切需要运送到医院时,使用摩托车和担架车改装的 eRanger 救护车发挥了非常重要的作用。摩托车在非洲很常见,可以改装成携带一个或两个人的救护车。在非洲马拉维的 3 个农村保健中心使用 eRanger 使得向医院转诊的时间缩短了 2.0~4.5 小时,运行成本也明显低于汽车救护车。世界卫生组织的一项研究表明,eRanger 有助于降低马拉维的产妇死亡率。

(三)以解决健康问题为目标的跨部门通力合作

在知识和技术的基础上,使卫生干预转化成期望的健康结果更加有赖于高效运作的卫生体系,同时还必须动员更大范围的政府系统以及社会各方面的力量。因此,不同部门间的通力协作具有至关重要的意义。

以儿童营养为例,在社会经济发展滞后的地区,由贫困所致的 5 岁以下儿童群体的营养不良会对儿童身心发育产生终身不利影响,是威胁当地下一代人口健康的重要公共卫生问题。中国贫困人口众多,贫困儿童营养不良是一个严重的卫生和社会问题。1990 年以来,中国将儿童营养与扶贫开发相结合,将改善儿童营养纳入国家整体的发展战略中考虑。顶层的战略性框架为跨部门协作提供了依据和路径,在此基础上,政府在规划、财政、教育、卫生、扶贫等相关部门间展开协调与合作,协调运用资金、技术、人力、产品生产、服务提供等多种手段,整体性改进贫困地区儿童营养。跨部门协同策略的关键在于各部门在政策和行动中都应围绕统一的目标,进行有效的分工合作,有重点、有步骤地精准实施。

(四)跨越国界的全球性合作

流行病或其他健康风险并没有国界,因此全球健康问题的解决也依赖于全球各国的通力合作。以本章开头提到的人类消灭天花为例,20 世纪 60 年代,天花仍在全球超过 50 个国家流行。在苏联的提议下,考虑到免疫、疫苗存储技术较为成熟等有利条件,1966 年起世界卫生组织决定"毕其功于一役",在全球范围内开展了"消除天花计划"(Smallpox Eradication Programme),其基本手段是在天花流行的国家开展大规模的疫苗接种。世界卫生组织建立了由医疗专家、行政官员、技术专家和秘书组成的"消除天花计划组"(Smallpox Eradication Unit),在美国疾病预防与控制中心的支持下,定期发布行动报告,提供培训资料,进行媒体宣传等工作。

消除天花运动得益于全球范围的有效组织。世界卫生组织采取了较为灵活的推进策略,即在全球层面出台基本干预原则和指导意见,各国可根据实际情况制订具体的行动计划。同时从运动开始之初就建立了病例报告制度以监测进展。该运动还鼓励开展医学研究,创新免疫技术,降低干预成本。

该计划也得到来自美国、联合国以及干预国家有力的资金支持,1967—1979 年间,平均每年花费 2 300 万美元用于天花消除运动,其中近 1/3 的资金来自国际捐助者,其余来自各个干预国家。充分的资金确保了干预计划所需的疫苗、人力资源和交通等开支,使得计划得以取得持续性效果。

> **知识链接**
>
> 从《阿拉木图宣言》到《阿斯塔纳宣言》
>
> 1978 年国际初级卫生保健大会在阿拉木图召开并发布了《阿拉木图宣言》,提出初级卫生保健是实现 2000 年人人享有卫生保健的关键措施,这一策略在全球卫生领域发挥了重大作用并产生了深远影响。
>
> 2018 年 10 月国际初级卫生保健大会在阿斯塔纳召开,会议上一致通过了《阿斯塔纳宣言》。它重申了 1978 年《阿拉木图宣言》的重大历史意义,并为实现全民健康覆盖指明了行动方向。与会的各国政府在四个关键领域作出承诺:①在所有部门为增进健康作出大胆的政治选择;②建立可持续的初级卫生保健服务;③增强个人和社区权能;④使利益攸关方的支持与国家政策、战略和计划保持一致。

第二节 中国的卫生策略

一、健康中国战略意义

党的十九大报告指出:"人民健康是民族昌盛和国家富强的重要标志。"这体现了我们党对人民健康重要价值和作用的认识达到新高度。实施健康中国战略,增进人民健康福祉,事关人的全面发展、社会全面进步,事关"两个一百年"奋斗目标的实现,必须从国家层面统筹谋划推进。

(一)新时代经济社会协调发展的必然要求

健康的、受过良好教育的劳动者是经济发展最重要的人力资源。"投资于健康"可以有效提高劳动力工作年限和劳动生产率,促进"人口红利"更多转化为"健康红利",降低人口老龄化对劳动力结构的负面影响,延长重要战略机遇期。完善健康保障,深化供给侧结构性改革,可以解除群众后顾之忧,有利于释放投资和消费需求,拉动增长、扩大就业。实施健康中国战略,将为经济社会协调发展注入新活力。

(二)实现人民对美好生活新期盼的重要支撑

随着人民生活水平从小康向富裕过渡以及健康意识的增强,人们更加追求生活质量、关注健康安全,不仅要求看得上病、看得好病,更希望不得病、少得病,看病更舒心、服务更体贴,这必然带来层次更高、覆盖范围更广的全民健康需求。实施健康中国战略,可以更加精准对接和满足群众多层次、多样化、个性化的健康需求。

(三) 维护国家安全与社会稳定的必备条件

随着经济全球化深入发展,传染病疫情、抗生素耐药等跨国播散的公共安全威胁日益严峻。如果出现重大疾病流行而解决不好,就会造成人心恐慌、社会不稳,甚至消解经济社会多年建设成果。实施健康中国战略,保证人人享有基本医疗卫生服务,是党和政府义不容辞的职责。

(四) 医疗卫生事业改革发展的内在要求

党的十八大以来,我国医疗卫生事业获得长足发展,深化医药卫生体制改革取得突破性进展,人民健康和医疗卫生水平大幅提高,主要健康指标优于中高收入国家平均水平。同时,随着工业化、城镇化、人口老龄化进程加快,疾病谱、生态环境、生活方式等发生变化,我国面临多重疾病威胁并存、多种影响因素交织的复杂局面,医疗卫生事业发展不平衡不充分与人民健康需求之间的矛盾比较突出。

实施健康中国战略,就是要坚持问题和需求双导向,最大限度降低健康危险因素,全面提升医疗卫生发展水平。

二、 实施健康中国战略的基本思路

(一) 坚持以人民为中心,把人民健康放在优先发展的战略位置

一人之健康是立身之本,人民之健康是立国之基。把人民健康放在优先发展的战略位置,就是把健康优先体现在社会生活全过程,经济社会发展规划中突出健康目标,公共政策制定实施中向健康倾斜,财政投入上保障健康需求,切实维护人民健康权益。

(二) 贯彻新发展理念,坚持新时代卫生与健康工作方针

坚持预防为主、中西医并重等实践证明行之有效的指导思想;强调以基层为重点,推动工作重心下移、资源下沉到农村和城市社区,突出以改革创新为动力,以自我革命的精神,用中国办法破解医改世界性难题;特别倡导把健康融入所有政策,人民共建共享,推动政府、全社会、人民群众共同行动,激发积极性和创造力,实现"人人参与、人人尽力、人人享有"。

(三) 完善国民健康政策,全方位、全周期维护人民健康

以提高人民健康水平为核心,从健康影响因素的广泛性出发,转变卫生与健康发展方式,加快基本医疗卫生与健康促进法立法进程,把健康融入所有政策,将维护人民健康的范畴从传统的疾病防治拓展到生态环境保护、体育健身、职业安全、意外伤害、食品药品安全等领域,普及健康生活、优化健康服务、完善健康保障、建设健康环境、发展健康产业,实现对生命全程的健康服务和健康保障。

(四) 促进社会公平正义,坚持基本医疗卫生事业的公益性

毫不动摇把公益性写在医疗卫生事业的旗帜上,正确处理政府与市场、基本与非基本的关系,绝不走全盘市场化、商业化的路子。政府承担好公共卫生和基本医疗服务等组织管理职责,切实履行好领导、保障、管理和监督的办医责任,同时注重发挥竞争机制作用。在非基本医疗卫生服务领域,充分发挥市场配置资源作用,鼓励社会力量增加服务供给、优化结构。

三、"健康中国 2030"规划纲要

推进健康中国建设,是全面建成小康社会、基本实现社会主义现代化的重要基础,是全面提升中华民族健康素质、实现人民健康与经济社会协调发展的国家战略,是积极参与全球健康治理、履行 2030 年可持续发展议程国际承诺的重大举措。为推进健康中国建设,提高人民健康水平,根据党的十八届五中全会战略部署,制定《"健康中国 2030"规划纲要》,是推进健康中国建设的宏伟蓝图和行动纲领。

(一) 总体战略

1. **指导思想** 推进健康中国建设,必须高举中国特色社会主义伟大旗帜,全面贯彻党的十八大和十八届三中、四中、五中全会精神,以马克思列宁主义、毛泽东思想、邓小平理论、"三个代表"重要思想、科学发展观为指导,深入学习贯彻习近平总书记系列重要讲话精神,紧紧围绕统筹推进"五位一体"总体布局和协调推进"四个全面"战略布局,认真落实党中央、国务院决策部署,坚持以人民为中心的发展思想,牢固树立和贯彻落实新发展理念,坚持正确的卫生与健康工作方针,以提高人民健康水平为核心,以体制机制改革创新为动力,以普及健康生活、优化健康服务、完善健康保障、建设健康环境、发展健康产业为重点,把健康融入所有政策,加快转变健康领域发展方式,全方位、全周期维护和保障人民健康,大幅提高健康水平,显著改善健康公平,为实现"两个一百年"奋斗目标和中华民族伟大复兴的中国梦提供坚实健康基础。

2. **战略主题** "共建共享、全民健康",是建设健康中国的战略主题。核心是以人民健康为中心,坚持以基层为重点,以改革创新为动力,预防为主,中西医并重,把健康融入所有政策,人民共建共享的卫生与健康工作方针,针对生活行为方式、生产生活环境以及医疗卫生服务等健康影响因素,坚持政府主导与调动社会、个人的积极性相结合,推动人人参与、人人尽力、人人享有,落实预防为主,推行健康生活方式,减少疾病发生,强化早诊断、早治疗、早康复,实现全民健康。

3. **战略目标** 到 2020 年,建立覆盖城乡居民的中国特色基本医疗卫生制度,健康素养水平持续提高,健康服务体系完善高效,人人享有基本医疗卫生服务和基本体育健身服务,基本形成内涵丰富、结构合理的健康产业体系,主要健康指标居于中高收入国家前列;到 2030 年,促进全民健康的制度体系更加完善,健康领域发展更加协调,健康生活方式得到普及,健康服务质量和健康保障水平不断提高,健康产业繁荣发展,基本实现健康公平,主要健

康指标进入高收入国家行列;到2050年,建成与社会主义现代化国家相适应的健康国家。

(二) 主要内容

1. **普及健康生活** 加强健康教育,提高全民健康素养;加大学校健康教育力度,将健康教育纳入国民教育体系,把健康教育作为所有教育阶段素质教育的重要内容;塑造自主自律的健康行为,引导合理膳食,开展控烟限酒行动,促进心理健康,减少不安全性行为和毒品危害;完善全民健身公共服务体系,广泛开展全民健身运动,加强体医融合和非医疗健康干预,促进重点人群体育活动来提高全民身体素质。

2. **优化健康服务** 强化覆盖全民的公共卫生服务,防治重大疾病,完善计划生育服务管理,推进基本公共卫生服务均等化;完善医疗卫生服务体系,创新医疗卫生服务供给模式,提升医疗服务水平和质量,提供优质高效的医疗服务;充分发挥中医药独特优势,提高中医药服务能力,发展中医养生保健治未病服务,推进中医药继承创新;加强重点人群健康服务,提高妇幼健康水平,促进健康老龄化,维护残疾人健康。

3. **完善健康保障** 健全医疗保障体系,完善全民医保体系,健全医保管理服务体系,积极发展商业健康保险;完善药品供应保障体系,深化药品、医疗器械流通体制改革,完善国家药物政策。

4. **建设健康环境** 深入开展爱国卫生运动,加强城乡环境卫生综合整治,建设健康城市和健康村镇;加强影响健康的环境问题治理,深入开展大气、水、土壤等污染防治,实施工业污染源全面达标排放计划,建立健全环境与健康监测、调查和风险评估制度;保障食品药品安全,加强食品安全监管,强化药品安全监管;完善公共安全体系,强化安全生产和职业健康,促进道路交通安全,预防和减少伤害,提高突发事件应急能力,健全口岸公共卫生体系。

5. **发展健康产业** 优化多元办医格局;发展健康服务新业态;积极发展健身休闲运动产业;加强医药技术创新,提升产业发展水平,促进医药产业发展。

(三) 保障与组织实施

1. **健全支撑与保障** 深化体制机制改革,把健康融入所有政策,全面深化医药卫生体制改革,完善健康筹资机制,加快转变政府职能;加强健康人力资源建设,包括加强健康人才培养培训,创新人才使用评价激励机制;推动健康科技创新,构建国家医学科技创新体系,推进医学科技进步;建设健康信息化服务体系,完善人口健康信息服务体系建设,推进健康医疗大数据应用;加强健康法治建设与国际交流合作。

2. **强化组织实施** 加强组织领导,完善健康中国建设推进协调机制,统筹协调推进健康中国建设全局性工作,审议重大项目、重大政策、重大工程、重大问题和重要工作安排,加强战略谋划,指导部门、地方开展工作;大力宣传党和国家关于维护促进人民健康的重大战略思想和方针政策,增强社会对健康中国建设的普遍认知,形成全社会关心支持健康中国建设的良好社会氛围;做好实施监测,制定实施五年规划等政策文件,并进行细化完善,建立常态化、经常化的督查考核机制,强化激励和问责,建立健全监测评价机制。

> **知识链接**
>
> **中国公民健康素养——基本知识技能(行动目标)**
>
> 到2022年和2030年,全国居民健康素养水平分别不低于22%和30%,其中:基本知识和理念素养水平、健康生活方式与行为素养水平、基本技能素养水平分别提高到30%、18%、20%及以上和45%、25%、30%及以上,居民基本医疗素养、慢性病防治素养、传染病防治素养水平分别提高到20%、20%、20%及以上和28%、30%、25%及以上;人口献血率分别达到15‰和25‰;建立并完善健康科普专家库和资源库,构建健康科普知识发布和传播机制;中央广电总台对公益性健康节目和栏目,在时段、时长上给予倾斜保障;建立医疗机构和医务人员开展健康教育和健康促进的绩效考核机制;医务人员掌握与岗位相适应的健康科普知识,并在诊疗过程中主动提供健康指导;中医院设置治未病科室比例分别达到90%和100%。鼓励各主要媒体网站和商业网站开设健康科普栏目。提倡个人定期记录身心健康状况;了解掌握基本中医药健康知识;掌握基本的急救知识和技能。

第三节 全球健康面临的挑战以及应对策略

随着全球化步伐的加快,全球性的健康风险和挑战也日益凸显,并体现出新的特点。传统和新发传染病的风险仍然存在,并随着移民、旅游和商务活动等过程向更大范围快速传播;全球人口老龄化程度的持续提升,经济增长同时带来的环境污染,城市化进程中出现的生活方式和行为改变,又带来了更多慢性非传染性疾病的风险。全球范围的健康水平差距仍然很大,而且发展中国家由于资金、卫生体系、政治环境等不利因素的影响,健康水平的提升面临更大的阻力。

一、疾病负担的挑战

(一)各国孕产妇和婴幼儿死亡的差距

据世界卫生组织2015年11月更新的证据报道,自1990年以来,世界各地的孕产妇死亡率下降了44%。在撒哈拉以南非洲,一些国家自1990年以来将孕产妇死亡人数减少了一半。在包括亚洲和北非在内的其他地区,取得的进展甚至更大。1990—2015年,全球孕产妇死亡率(即每10万例活产孕产妇死亡人数)每年只降低2.3%。从2000年以后,孕产妇死亡率出现了加速下降。某些国家在2000—2010年间,孕产妇死亡年下降率超过5.5%,达到实现千年发展目标所需的比率。

尽管如此,但全球范围的孕产妇死亡率之高仍然令人无法接受。全世界每天约有830

名妇女死于与妊娠和分娩有关的疾病,而所有孕产妇死亡有99%发生在发展中国家,而且这些死亡大多数本来是可以预防的。生活在农村及较贫困地区的妇女,孕产妇死亡率较高。其中超过半数死亡发生在撒哈拉以南非洲,近1/3发生在南亚。孕产妇死亡一半以上发生在脆弱和人道主义危机环境中。2015年,发展中国家的孕产妇死亡率是每10万例活产有239名孕产妇死亡,而发达国家则为每10万例12人。国家之间的差距以及各国国内的差距很大,高收入妇女和低收入妇女之间以及城乡妇女间的差距也很大。

孕产保健的风险因素控制需要强有力的卫生体系及有经验的专业技术人员的支持,而这些在很多低收入国家相当薄弱。低收入国家偏远地区的贫困妇女根本不可能获得充足的卫生保健。在熟练卫生工作者人数少的地区,如撒哈拉以南非洲和南亚,情况尤其如此。虽然在过去10年中,世界许多地方的产前保健水平都有所提高,但低收入的发展中国家仅有51%的妇女受益于分娩期间的熟练医护。这就意味着,数以百万计的分娩没有助产士、医生或经过培训的护士的协助。高收入国家中几乎所有妇女至少做过4次产前检查,在分娩和接受产后护理期间都得到了熟练卫生工作者的照料。在低收入国家,仅有40%的孕妇做过4次产前检查。贫困、路途遥远、缺乏信息、服务能力、文化习俗等问题都妨碍妇女在妊娠和分娩期间接受或寻求医护。

(二)被忽略的热带病卷土重来

在全球化的人员与物资加速流动的背景下,新发和再现传染病也成为当前全球健康的重要威胁。新发和再现传染病是指近30年在人群中新认识到的或新发现的那些能造成地域性或国际性公共卫生问题的传染病,包括已经基本上消灭或者控制住了但现在又死灰复燃的传染病,如疟疾、结核病、霍乱、流感等,也包括过去可能根本不存在,现在才出现的传染病,像艾滋病、非典(SARS)、莱姆病、新型冠状病毒感染等。研究表明,这些传染病中有超过3/4是人畜共患病,即病原体原先仅存在于动物体内,但在与人接触后发生基因变异,导致人被感染。如疯牛病和禽流感分别是奶牛和家禽的疾病;埃博拉出血热是非洲猎人吃了得病的野兽肉后患上的。又如西尼罗出血热是原发于非洲的疾病,鸟类是其储存宿主,由于鸟类的大规模迁徙,将该病毒带至世界各地。这些传染病都体现出了传播速度快、隐蔽性高、潜伏期长和动态抗药性强等特点,给预防和抗击疾病带来了很大难度。

除了病原体的进化和变异等内在因素外,全球性的社会环境变化也是新发传染病的重要外部因素。人类乱捕乱杀野生动物,导致一些过去只在动物之间传播的疾病在人群中发生流行;由于人类盲目砍伐森林,开垦荒地,使得原有生态屏障被破坏,一些野生动物被迫离开了它们的栖息地,这样一些致病性微生物从动物身上转到人群中;全球气候变暖带来了亚热带流行的传染病北移,使原来没有亚热带传染病的地区出现了新疫情。由于人类生产、生活方式的改变,许多自然界的平衡被打破,如不良行为方式、性生活混乱及静脉吸毒造成艾滋病病毒传播的比例极高。除此之外,人口的流动和剧增为传染病的流行也提供了条件。人类居住的领域不断扩大,生态环境不断改变,极易引发传染病的发生。

(三) 慢性非传染性疾病的蔓延

世界卫生组织 2015 年 1 月更新的数据表明,全世界总死亡人数中的 63%,即 5 700 万例死亡中有 3 600 万例是由非传染性疾病引起,主要是心血管疾病、癌症、慢性呼吸道疾病和糖尿病。将近 3/4 的非传染性疾病死亡(2 800 万人)发生在低收入和中等收入国家,有 1 600 万发生在 70 岁之前。这类"过早"死亡情况中,有 82% 发生在低收入和中等收入国家。儿童、成年人和老年人都容易受到引起非传染性疾病危险因素的影响,比如不健康饮食、缺乏运动、接触烟草烟雾、滥饮酒精等。由此可见,中低收入国家在抵御传染病的同时,又不得不正视更加严峻的慢性非传染性疾病挑战。

非传染性疾病不仅是一项健康问题,同时也是对发展的挑战。治疗方面的灾难性支出将人们推向贫困或将人们牢牢禁锢在贫困之中。它们对于削弱生产力也有很大的影响。预计非传染性疾病的快速上升将对低收入国家的减贫行动造成阻碍,尤其会迫使家庭与医疗相关的开销增加。脆弱人群和社会弱势群体比社会地位较高的人所患疾病更为严重并且死亡的速度更快,特别是因为他们面临着接触有害产品的风险更大,比如烟草或者不健康食物,并且他们获得的医疗服务有限。

> **知识链接**
>
> **世界慢阻肺日(每年 11 月第三周的周三)**
>
> 《健康中国行动(2019—2030 年)》提出 40 岁及以上人群或慢性呼吸系统疾病高危人群每年检查肺功能 1 次的行动目标。慢阻肺患者在早期往往没有明显的症状,通过肺功能检查可以早发现、早治疗。目前,我国在不断提高基层医疗卫生机构开展肺功能检查的能力,社区卫生服务中心和乡镇卫生院逐步具备肺功能筛查能力。二级及以上医院可开展肺功能检查并进行慢阻肺诊断。

二、应对策略

全球范围特别是发展中国家应对健康问题的挑战体现在三方面。首先是干预证据的可获得性。发展中国家的科研和实践水平相对较低,缺乏良好的当地证据,这也一定程度上限制了适宜本土情况的干预方案的制订。其次是卫生体系的脆弱性。由于资金、人力和组织体系等方面的薄弱,发展中国家卫生体系相对脆弱,缺乏足够的将国家政策或有效的干预措施落实到位的能力。最后是缺乏有效的领导和治理。发展中国家资源和政府财政能力有限,卫生领域得到的支持就更有限,不利于开展体系建设和项目干预。面对这些困难和问题,需要从多方面入手,进行整体性、综合性的治理,以更好地实现干预的健康效应。

(一) 综合的协调机制:全球健康治理

健康问题涉及医疗服务提供、人群行为、产品生产、环境等各方面的影响因素,因此需要紧密有效的综合协调机制。综合协调体现在两方面。

1. 政府部门的协调　尽管国情不同,但是各国政府的核心架构和职能设置有很大相似性。健康干预的实施有赖于规划部门制定发展方向与目标,财政、人力、资源等部门提供必要的基础性资源保障,卫生、农业、环境等部门从技术上设计干预措施,并提供服务,此外政府的宣传动员、教育、传播等也要为健康干预创造良好的外部条件。

2. 多个行为体的协调　从全球范围看,除了主权国家外,还有很多不同类别、不同层次的行动者参与健康改进的活动。例如以联合国、世界卫生组织、世界银行等为代表的国际组织,以盖茨基金会、无国界医生组织为代表的非政府组织,以及各种大型跨国企业、专业协会等,都在全球健康领域发挥重要影响力。这些行为体除了在国际法律和公约的制约下开展相同目的的行动之外,还通过会议磋商、联合行动、合作项目等更加灵活的方式进行协作,实施改善全球健康的多种策略和行动。

通过上述机制,期望能达到全球健康治理目的。其核心内容包括:卫生资源的全球配置,即按照需要在世界范围内协调和分配所需卫生资源,以达到健康效益的最大化;卫生问题的全球管理,即各国在同一制度框架和标准下,对具有全球影响的卫生问题进行共同的监测和干预;健康成果全球共享,即在一定的规则和条件下,对关系到人类基本健康权益的卫生技术、干预和防控策略的经验教训等应做到开放和共享,努力减少健康不公平现象。

(二) 有效干预的实施推广:全球健康发展

中低收入国家卫生体系薄弱、资源有限,应对健康问题应采取渐进式的发展策略,从有重点、有针对性的小范围试点,逐步推广实施,直到国家层面的普惠性政策。在试点初期,外部的发展援助作为一种启动子,对于中低收入国家显得尤为重要。这些援助不仅体现在资金、物质、技术等支持方面,更重要的是引入先进的理念与制度建设。

国家是实现全球健康战略的最重要行为体。因此全球性的健康战略需要结合不同国家的国内环境,才能有效地发挥作用。在中国取得重大成绩的母婴保健策略即是国际策略本土化的典型范例。1990年以来,世界银行、联合国儿童基金会等国际组织在中国开展了一系列母婴保健干预试点,积累了大量的在农村地区开展推广住院分娩和降低孕产妇死亡率的经验。2000年以后,项目经验逐渐转化成了适应中国国情的地方政策,并启动了大规模的"降低孕产妇死亡率、消除新生儿破伤风"项目,使得中国的孕产妇死亡率、婴儿死亡率等联合国千年发展目标成功地提前实现。

全球健康的发展策略中,对于推进过程的监测评估给予了充分重视。对于妇幼健康来说,联合国千年发展目标和可持续发展目标中都对于孕产妇死亡率、婴儿死亡率和5岁以下儿童死亡率等核心指标给出了明确的目标和时间节点,并通过定期报告的形式进行进展评估。在世界卫生组织《预防控制非传染性疾病全球行动计划(2013—2020)》中,列举了9个目标和25个核心指标,并建立了相应的监测与评估机制。同时,监测与评估的实施还要配以问责与激励的机制,才能更有效地调动各方的积极性,才能使发展健康的策略实施更有效。

思考题?

1. 在全球化背景下,如何协调不同国家和地区的卫生政策以共同应对传染病?
2. 中国卫生策略的特点是什么?
3. 发展中国家如何提高医疗资源的可及性和质量?

第六章

公共卫生的职能与公共卫生体系

章节导读

从早期文明对疫病的朴素隔离到中世纪威尼斯城邦建立的检疫制度,从19世纪英国《公共卫生法案》开创现代卫生立法先河到21世纪全球携手应对新型传染病,这种动态演进始终贯穿着两个核心命题——如何构建适应社会发展阶段的疾病防控体系及如何通过制度创新保障全民健康福祉。

公共卫生的发展历程,从最初的简单卫生措施到现代复杂的卫生体系,反映了人类对健康问题认识的深化和科技的进步。随着社会经济的发展和人口结构的变化,公共卫生面临的挑战也在不断演变。例如,传染病的防控、慢性病的管理、老龄化社会的健康保障等问题,都对公共卫生职能提出了新的要求。因此,公共卫生体系必须不断适应新的挑战,通过创新和改革,提高其应对各种健康威胁的能力。

学习目标

知识目标:
1. 掌握公共卫生的职能。
2. 熟悉中国卫生体系的构建、卫生体系的概况。
3. 了解国际及中国卫生体系的发展阶段。

能力目标:

明确公共卫生的职能所在,可以运用所学知识培养公民公共卫生素养。

素质目标:

培养公共卫生观念、职业道德感。

> **导入情景与思考**

2024年6月2日,习近平总书记主持召开专家学者座谈会并发表重要讲话。总书记的重要讲话,站在国家整体战略高度,着眼构建强大公共卫生体系,深刻总结了抗击新冠病毒感染疫情斗争的经验教训,系统论述了公共卫生体系建设的一系列重大问题,为我们扎实做好各项工作、构建强大的公共卫生体系指明了前进方向,明确了重点,提出了要求。我们要认真学习贯彻总书记重要讲话精神,正视当前我国在公共卫生体系建设中存在的问题,加大改革力度,抓紧补短板、堵漏洞、强弱项,为维护人民健康提供有力保障。

> **请思考:**
> 1. 什么是公共卫生体系?
> 2. 我国的公共卫生体系具有哪些职能?

第一节 公共卫生职能

公共卫生的最高宗旨是实现社会的利益,确保人民健康生活。公共卫生关注的是整体的人群健康,预防疾病;关注行为、生物学、社会和环境的相互作用,实行有效的干预措施;收集流行病学数据,进行人群监测,实行定量评估,及时反馈信息,明确健康决定因素;重视与社区合作,确定公共卫生实施行动的先后顺序。最终,公共卫生通过有组织、多学科的共同努力,进行维护与促进健康的活动,促进人类健康,其职能范畴包括以下几方面。

一、预防和控制疾病与伤残

预防和控制疾病与伤残是公共卫生最传统也是最受重视的基本功能与任务。公共卫生最重要和最紧迫的任务,就是对威胁健康的疾病和伤残作出反应,保护群体的健康,维护社会的稳定。人类早期因群居而产生的环境卫生问题以及由此而出现的传染病问题严重威胁到人类的生存。因此,早期公共卫生的出现就是为了应对传染病对人类健康和生存的威胁。随着人类文明的进进,工业化、城市化和全球化的进程,伤害和残疾已经构成了对人类健康的严重威胁,新发传染病、生物恐怖事件等突发公共卫生事件不断出现。在人类现代化的进程中,能否有效地预防和控制疾病与伤残等对群体健康的直接威胁,事关群体能否健康地生存和发展,因此至关重要,是公共卫生的第一要务。

二、改善与健康相关的自然和社会环境

改善与健康相关的自然和社会环境是公共卫生的基本任务之一,是对政府的公共卫生价值取向,以及政策制定和协调能力的考验,既需要长远规划,又需要主动出击,通过不断采

取科学的治本措施,改善与健康相关的自然与社会环境,实现在群体水平上提高公众的健康,从更深的层次和更广义的角度促进人类健康的可持续发展。

三、提供医疗保健与必要的医疗服务

提供医疗保健与必要的医疗服务,包括"常规的预防保健服务""对特殊人群和弱势群体提供的预防保健服务"和"必要的医疗服务"三方面。

1. 常规的预防保健服务　常规的预防保健服务覆盖所有公众,如开展传染病防治、计划免疫、食品安全、营养卫生、环境卫生、少儿卫生、职业卫生、计划生育、生殖健康、食盐加碘等。

2. 对特殊人群和弱势群体提供的预防保健服务　此类服务面对的是有特殊公共卫生需求的特殊人群和弱势群体。例如,针对静脉吸毒人群的美沙酮替代疗法;对人类免疫缺陷病毒(HIV)感染者实施"四免一关怀"政策等。如果忽视了这类群体的健康需求,就不可能建成人人健康的社会。

3. 必要的医疗服务:必要的医疗服务包括由政府使用纳税收入用于维护公众基本健康的医疗服务体系,比如针对常见病、多发病的医疗服务,但是这并不能包罗万象。

> **知识链接**
>
> **"四免一关怀"政策**
>
> "四免一关怀"是中国政府为加强艾滋病防治工作而出台的一项重要政策。其中,"四免"指的是:
>
> 免费抗病毒治疗:为农村居民和城镇未参加基本医疗保险等医疗保障制度的经济困难人员中的艾滋病病人免费提供抗病毒治疗药物。
>
> 免费自愿咨询检测:所有自愿接受艾滋病咨询和病毒检测的人员,可在各级疾病预防控制中心和卫生行政部门指定的医疗机构得到免费咨询和艾滋病病毒抗体初筛检测。
>
> 免费母婴阻断:对已感染艾滋病病毒的孕妇,由当地承担艾滋病抗病毒治疗任务的医院提供健康咨询、产前指导和分娩服务,及时免费提供母婴阻断药物和婴儿检测试剂。
>
> 艾滋病遗孤免费就学:地方各级人民政府通过多种途径筹集经费,为艾滋病遗孤提供免费义务教育。

四、培养公众健康素养

健康素养又称为健康教养。中华人民共和国卫生部于2008年发布的《健康66条——中国公民健康素养读本》,其中提到"健康素养是指人的这样一种能力:它使一个人能够获取和理解基本的健康信息和服务,并运用这些信息和服务作出正确的判断与决定,以维持并促进自己的健康。现代的健康概念,不仅仅局限于无疾病或不衰弱,而是指身体、心理与社会

适应的完好状态。"

培养国民健康素养需要全社会转变观念,将健康视为个人全面发展的基础;同时还要注重细节,从我做起,养成人人讲健康的社会风气,培养公众阅读、书写、理解和应用健康科学知识的能力,培育保障人人健康的文化。

综上所述,公共卫生的四项基本职能是围绕保障和促进公众健康这个公共卫生的根本宗旨有机结合在一起,相辅相成,缺一不可。

第二节 公共卫生体系

一、卫生体系概述

卫生体系是指所有致力于改善人民健康的组织、机构和资源的制度安排,目的是更有效地使用卫生资源,促进健康及健康公平。英文"public healh"的字面意思是公众健康。Public health 也可以译作"政府提供的一般人都可以享用的卫生服务"。公众健康是国家或社会为了提高公众的健康水平而采取的社会性或群体性方略和措施。阿奇森(Acheson)借鉴先前温斯洛(Winslow)的经验,将"公共卫生"定义为"公共卫生是通过有组织的全社会共同努力以预防疾病、延长寿命和改善健康的科学与艺术"。这个组织就包括卫生体系在内。准确地说,公共卫生的大多数内容都是政府的责任,卫生体系就是政府承担该公共卫生责任的组织形式。

现代医学可以分为:预防疾病的发生(预防医学)、阻止疾病的发展(临床医学)和防治残疾(康复医学)。那么,当人们需要预防保健、治疗和康复等卫生服务时,就会有一系列的问题:谁提供这样的服务?这样的服务机构离我们有多远?质量怎么样?等候时间长吗?看病贵不贵?卫生体系就是要回答这些问题。世界卫生组织将卫生体系定义为"为促进、恢复和维持健康的所有行为"。我们常说的看病贵、看病难的问题就是卫生体系面临的挑战。卫生系统通过自身的努力,让人民群众的健康需要得到满足,这是卫生系统最基本的功能。

一般来说,一个国家的卫生体系通常包括卫生服务体系、卫生筹资体系(包括保障体系)和卫生管理体系。卫生服务体系是提供卫生服务、保障人民健康的基础,卫生筹资是保障卫生服务得以实现的经济基础,卫生管理体系是卫生服务的组织保障和制度保障。

1. 卫生服务体系　卫生服务体系是以卫生资源为基础,为居民提供预防保健服务、诊断治疗护理服务和康复服务等服务的体系。这种卫生资源包括卫生人力、卫生经费、卫生技术及其设施、卫生信息等。如医院、疾病预防控制中心、社区卫生服务中心等。

2. 卫生筹资体系　卫生筹资体系是为了保障居民获得卫生服务而建立的资金筹集和分配体系,国际上常见的筹资体系有以英国为代表的税收筹资体系、以德国为代表的以就业为基础的社会筹资体系和以美国为代表的商业筹资模式,中国现有的医疗保障体系包括公费医疗、城镇职工医疗保险、城镇居民医疗保险和农村合作医疗。

3. 卫生管理体系　卫生管理体系是政府为了维护和促进居民健康的组织及其制定的法律、规章、制度。卫生管理体系保障服务体系和筹资体系的正常运行,如国家卫生健康委员会、省卫生健康委员会、市卫生健康委员会等。

二、卫生体系的发展

卫生体系的发展以及人们对于卫生体系的认识是随着社会的发展、人类与疾病的斗争而不断深入的。

(一) 国际卫生体系的发展

西方有记载的医院始于公元 6 世纪,"hospital"来自拉丁文的"hospitialia",原意是指旅馆、客栈,最初收留老人、残疾人和其他被社会和家庭抛弃的患者,后来只接收生病的人。从 11 世纪开始,欧洲教会开始设立隔离院收容麻风和鼠疫患者,后来这一隔离机构发展为养老和治疗场所。到了 12~13 世纪,欧洲医院的数量越来越多,规模各异:大的医院可达到几百张床位,小的仅有几张床位。

18 世纪法国大革命前,由于当时医院卫生条件恶劣以及法国大革命孕育的人权意识,人们曾要求取消医院而建立家庭护理。但是人们很快就发现这并不能改善健康状况,法国政府通过立法建立起新型的中央政府控制的服务体系。19 世纪初,法国成立了一系列国家卫生机构,1802 年在马赛省成立了欧洲第一个卫生委员会。1822 年法国成立了国家卫生委员会。英国在 1854 年也成立了伦敦卫生委员会。

社会保障制度产生于实行工业化最早的英国,以 1601 年英国政府颁布《济贫法》为标志。《济贫法》制度规定了贫困人群的救济政策,其中包括对患病者和身体不健全者提供救济和医疗服务。医疗救助制度是这一时期健康保障的主要形式,但政府所起的作用还很弱。医疗保障尚未作为一个独立的制度进行安排。而且,国家承担的保障责任仅限于保障特定的贫困人群,保障水平也仅限于有限的医疗服务。但是这是现代社会保障制度和福利国家的早期尝试。

随着工业革命的兴起,资本主义为了赢取更大的利润,加重了对工人阶级的剥削,劳资矛盾日益加剧,为了缓解社会矛盾和维护社会安定,1883 年德国颁布了全世界第一个医疗保障法律《企业工人疾病保险法》,它标志着用社会保险机制实现医疗保障的一种新制度的诞生。其后,很多国家也陆续颁布法律,建立医疗保险制度。这一时期的健康保障制度的保障对象大多局限在城市的产业工人及其家属。保障内容主要涉及这些行业的特殊工种,以补偿因疾病蒙受的直接利益损失为主要目标,各项保障措施大多分散且不成体系。

到了 20 世纪五六十年代,发达国家的卫生体系逐渐趋于完善,而发展中国家的健康状况面临着很大的挑战,为此,世界卫生组织于 1977 年的第 30 届世界卫生大会上,提出了

"2000年人人享有卫生保健"的目标。为了探讨如何实现这个目标,世界卫生组织在总结发展中国家经验的基础上,于1978年召开的国际初级卫生保健大会上,提出初级卫生保健是实现人人享有卫生保健的关键措施和必由之路。世界卫生组织在《阿拉木图宣言》中指出:初级卫生保健是一种基本的卫生保健。它依靠切实可行,学术上可靠,又受民众欢迎的方法和技术,在经济上也是政府和民众能够担负得起的。初级卫生保健是卫生体系的重要组成部分和首要环节,是各级政府的责任。这一策略一直是指导卫生体系的基本原则。初级卫生保健包括四方面:增进健康、预防疾病、治疗伤病和康复服务。具体包括8个方面的内容:①对当前的主要卫生问题以及预防、控制方法的健康教育;②改善食品供应及适当的营养;③安全饮用水的适量供应及基本环境卫生;④妇幼卫生保健,包括计划生育;⑤主要传染病的免疫接种;⑥当地地方病的预防与控制;⑦常见病伤的妥善处理;⑧基本药物的提供。

进入21世纪,随着人们对于健康及其影响因素的认识逐步深化,人们对于卫生体系的建设也越发重视。在2015年联合国大会通过的可持续发展目标中,把全民健康覆盖作为卫生发展目标中的重要指标之一。可以预见,在未来的几十年中,卫生体系的发展将对保障人民的健康发挥更大的作用。

(二)中国卫生体系的发展

中国的行医行为具有几千年的历史,但是真正有组织地提供卫生服务,并对其进行有效地管理还是在19世纪。早在商周时代,中国开始出现了医药管理制度的萌芽,并在宫廷中设立了从事疾病治疗和医疗管理的医官。当时医生开始分科,在管理上定有一套考核制度。清代开始设置直属中央的医政体制;医药管理的法令也逐渐规范化,对民间医生的检定、医律等的修饰均有明文规定。1863年成立的中国海关配置了医务官,负责海关检查,1898年外国人在上海租界设立了卫生处。1905年清政府在巡警部内设了卫生科。清政府被推翻后,民国政府在内务部设立了卫生司,1928年国民政府将其改为卫生部。国民政府卫生部成立之初设立了四个部门(包括:总务、医政、保健、防疫及统计司),主要负责医疗、药品、卫生人力、卫生事务的管理。同时卫生部公布卫生行政系统大纲,地方开始设立卫生行政机构。1931年,卫生部撤销,改在内政部设立卫生署。1934年各地开始县设卫生院,区设卫生所,每村设置卫生员。在这期间比较令人称道的是20世纪30年代在洛克菲勒基金的支持下,陈志潜等医生在河北定县建立了群众性公共卫生运动基地(卫生示范县),成为后来中国初级卫生保健的雏形。

1949年新中国成立以后,迎来了中国卫生事业快速发展时期。由于特定的历史条件,按照苏联的模式建立了中国卫生系统,形成了中国卫生体系的基本制度框架。这一体系包括垂直的卫生管理体系,也包括与之相对应的各级卫生服务机构。中央层级设立中华人民共和国卫生部,省(自治区、直辖市)设卫生厅(局),地(市)设卫生局,县、区(市)也设卫生局。而在农村乡(镇)政府设立了乡镇卫生院,在城市街道办事处设立了街道卫生院或卫生所。县级及以上各级都成立了包括医疗机构、疾病预防控制机构、妇幼保健机构等,分别负责提供和管理包括医疗、预防控制、妇幼保健、基本药物的提供和传统医学等各类服务。在县以下，乡卫生院和城镇社区卫生服务中心提供初级卫生保健服务，在农村以村为单位建立了农村卫生室。

在卫生筹资方面，新中国成立初期，初步形成了以城乡二元结构为基础的保障制度：在城市，国家对政府及事业单位工作人员实行公费医疗，对企业职工实行劳保医疗；在农村实行合作医疗制度。前二者是以国家筹资为基础，而在广大农村采取农民交费和生产合作社公益金补助相结合的办法。村民每人每年交几角钱，看病时只交药费不交挂号、出诊、换药费等，也有些地方只交挂号费，而免其他费用。这种筹资模式在当时很低的经济发展水平下，解决了绝大多数人的基本卫生服务需求，成为发展中国家普及初级卫生保健的典范。1977年5月在第30届世界卫生大会上，世界卫生组织提出了"2000年人人享有卫生保健"的全球战略目标。翌年9月，根据中国和其他发展中国家的经验，世界卫生组织和联合国儿童基金会共同在阿拉木图召开了国际初级卫生保健大会，会议上提出，实施初级卫生保健是实现"2000年人人享有卫生保健"的关键，所以国际上都称中国是"初级卫生保健的故乡"。

20世纪80年代，随着改革开放的进行，中国农村实行家庭联产承包责任制，家庭成为农村的基本生产单位。由于失去了集体经济的支撑，村卫生室的运行模式发生了变化，很多村级卫生组织从集体经济退出，完全交由私人承办，改变了村卫生室的经营方式，农村合作医疗受到严重冲击。此外，由于将市场经济机制完全引入卫生领域里来，农村卫生机构由于长期缺少投入，房屋、设备陈旧，卫生技术人员匮乏，部分地区三级预防保健网瘫痪，从而使得广大农村居民对卫生服务的利用率下降，"因病致贫、因病返贫"的现象较为严重，"看病难、看病贵"的问题也日益突出。

2003年SARS的出现使人们认识到公共卫生以及卫生体系对保障人民健康的重要性。特别是2005年国务院发展研究中心关于卫生改革基本不成功的结论，进一步引发了关于医改的各种争论。面对越来越大的"看病贵、看病难"的压力，中共中央、国务院在反复调研、论证后，启动了新一轮的医疗卫生体制改革。

新一轮医改的目标是：到2020年，建立健全覆盖城乡居民的基本医疗卫生制度，为居民提供安全、有效、方便、价廉的医疗卫生服务。医改中要建立和完善的四大体系：公共卫生服务体系、医疗服务体系、医疗保障体系、药品供应保障体系。同时医改方案还提出要完善八项体制机制，以保障医药卫生体系有效规范运转，主要包括：建立协调统一的医药卫生管理体制、高效规范的医药卫生机构运行机制、政府主导的多元卫生投入机制、科学合理的医药价格形成机制、严格有效的医药卫生监管体制、可持续发展的医药卫生科技创新和人才保障机制、实用共享的医药卫生信息系统和健全的医药卫生法律制度。经过几年的卫生改革实践，进一步完善了覆盖城乡的卫生体系，居民医疗保障的覆盖率大大增加，2016年已经达到了98%，卫生服务能力迅速增长，国民健康水平显著提高，人均期望寿命已经达到了76岁。

三、中国卫生体系

(一) 卫生行政管理体系

根据政府组织法规定,中国卫生行政机构按行政区划设立。从中央、省(自治区、直辖市)、地(市)、县、区(乡)各级人民政府均设有卫生行政机构,这种设置与国家政权机构相一致,并在各级政府领导下及上级卫生行政机构的指导下,负责辖区内的卫生行政工作。

国家卫生和计划生育委员会是国务院的一个组成部门,是主管全国卫生和计划生育工作的最高行政机构。它负责实施党和政府的卫生工作方针政策,组织卫生服务,配置卫生资源,保障人民身心健康,提高全民族的身体素质。新中国成立后,于1949年11月在北京成立中央人民政府卫生部。1954年11月中央人民政府卫生部改称中华人民共和国卫生部,简称卫生部,由国务院领导,负责组织、领导全国卫生工作。2013年3月,卫生部和计划生育委员会合并为卫生和计划生育委员会。2018年3月,根据《深化党和国家机构改革方案》组建国家卫生健康委员会,整合原卫计委、全国老龄办、国务院深化医药卫生体制改革领导小组办公室等职责,标志着我国卫生健康事业进入全生命周期管理的新阶段。

地方各级人民政府设立对应的卫生健康委员会,形成中央-省-市-县四级垂直管理体系。省级卫生健康委员会统筹制定区域卫生发展规划,市级重点承担医疗资源配置与质量监管,县级具体落实基层卫生服务网络建设。乡镇(街道)设立卫生健康办公室,配备专职人员负责基本公共卫生服务项目的组织实施。这种分级管理模式既保障了政策执行的一致性,又兼顾了地方卫生治理的灵活性。

在职能配置方面,卫生行政机构承担着制定卫生法规标准、统筹疾病预防控制、监督医疗机构运行、组织卫生应急响应等重要职责。特别是在深化"放管服"改革背景下,逐步建立起权责清单制度,强化事中事后监管,推动"互联网+医疗健康"政务服务,实现卫生行政审批事项网上办理全覆盖。2020年新冠病毒感染疫情防控期间,该体系高效运转,通过联防联控机制统筹协调各部门,充分展现了我国卫生行政管理体系的组织动员能力和应急处置水平。

值得注意的是,当前卫生行政管理体系注重多部门协同治理,与医疗保障局、药品监督管理局、生态环境部等部门建立常态化协作机制。通过定期召开部际联席会议,在医保支付方式改革、药品集中采购、环境卫生整治等领域形成政策合力。同时持续完善卫生监督执法体系,全国已建立覆盖城乡的卫生监督机构3 000余个,专职监督人员超过10万人,运用信息化手段提升卫生行政执法效能。

基于中国的行政体系框架,在省级、市级和县级人民政府同样设有各级卫生健康委员会,其结构与国家卫生健康委员会结构相似(图6-1),只是功能由于其层级的政府职能不同而有所不同:高层级的卫生健康委员会更多地关注宏观的政策,基层的功能在于根据当地的情况具体执行中央的政策和行动方案。地方各级卫生行政组织是在同级人民政府领导下进行工作,同时接受上一级卫生行政部门的工作指导或业务指导。

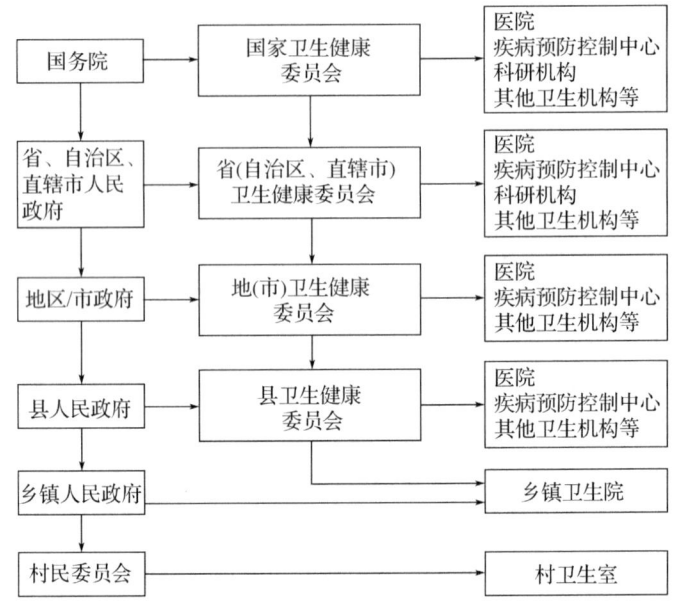

图6-1 中国卫生行政体系和服务体系

乡(镇)、街道办事处一般只设有专职或兼职人员负责卫生工作,而无单独的卫生行政组织。有些地区还将这种卫生行政管理工作交给乡(镇)卫生院或社区卫生服务中心来承担。每个村都设有村卫生室,负责健康教育、计划免疫、妇幼保健和常见病的诊治。

(二)卫生服务体系

卫生服务体系按照服务的性质分可分为:医疗机构、疾病预防控制机构、卫生监督机构、妇幼卫生机构、血液及血液制品生产机构以及基层卫生组织。

1. 医疗机构　指经卫生行政部批准,并取得《医疗机构执业许可证》,从事疾病诊断、治疗的卫生专业组织,主要指医院。乡、镇街道卫生院,诊所等列在基层卫生组织部分。

县及县以上医院中,又可分为综合医院、中医医院、中西医结合医院、医学院校附属医院及各种专科医院,如传染病医院、精神病医院、结核病医院、妇幼保健院、妇产医院、儿童医院、麻风病医院、职业病医院、肿瘤医院、康复医院、口腔医院、眼科医院、耳鼻喉医院、骨科医院、整形医院等。

2. 疾病预防控制机构　新中国成立之初,我国就仿照苏联的模式,按照行政区域设置成立了各级防疫站。随着社会经济的发展和人们对健康需求的提高及对公共卫生认识的不断深化,国家于2001年1月23日成立了"中国疾病预防控制中心",原有省级卫生防疫站和部分地(市)、县(区)卫生防疫站也陆续更名为"疾病预防控制中心"。该中心围绕国家疾病预防控制重点任务,加强对疾病预防控制策略与措施的研究,做好各类疾病预防控制工作规划的组织实施;开展食品安全、职业安全、健康相关产品安全、放射卫生、环境卫生,加强对全国疾病预防控制和公共卫生服务的技术指导、培训和质量控制,在防病、应急、公共卫生信息能力的建设等方面发挥国家级的指导作用。

3. 妇幼卫生机构　妇幼卫生机构是指专门提供妇幼健康服务的妇幼保健院、妇产医院、儿童医院及妇幼保健站(所),及计划生育指导站(所、中心)等机构。这些机构受同级卫生行政部门领导和上一级妇幼保健业务机构的业务领导。在省、自治区、直辖市、县都设有妇幼保健机构,一般妇幼保健院既有临床部又有保健部。街道、区或乡卫生院设妇幼保健组或防保组,妇幼保健组在业务上受县(区)妇幼保健院(所、站)的领导以及县(区)医院妇产科、儿科的指导。每村至少有一名医生或接生员负责妇幼保健工作。

4. 基层卫生组织　基层卫生组织是指农村的乡(镇)卫生院和城市的社区卫生服务中心与社区卫生服务站,以及各种形式开办的诊所、卫生保健所、医务室或私人诊所。基层卫生组织的作用在于融医疗、预防、保健、康复和健康教育为一体,在提供初级卫生保健服务方面发挥了重大作用。

(三) 卫生筹资

中国目前实施国家卫生保障制度(公费医疗)、社会保险制度、市场保险制度(商业医疗保险制度)、农村新型合作医疗制度和社会医疗救助制度等5种制度模式,其目的是保障城乡居民在经济上有病可医。

1. 城镇职工医疗保险制度建立于1998年,规定国有、集体、中外合资、股份制、私营、有雇工的个体工商户等各类城镇职工都要参加基本医疗保险。城镇职工基本医疗保险制度主要学习德国模式,是以城镇就业为基础,由雇主和雇员按比例共同筹资的补充医疗保险。2011年7月开始实施的社会保险法又将"城镇"两字去掉,成为职工基本医疗保险制度。

2. 城镇居民医疗保险制度建立于2007年,保险覆盖城镇没有工作的居民。城镇居民基本医疗保险以家庭缴费为主,政府给予适当补助。参保居民按规定缴纳基本医疗保险费,享受相应的医疗保险待遇,有条件的用人单位可以对职工家属参保缴费给予补助。

3. 中国农村合作医疗从20世纪50年代开始,至70年代末,全国90%的行政村(生产大队)实行了合作医疗。进入80年代以后,由于农村经济体制改革,集体经济解体,原有的合作医疗筹资机制所依赖的经济基础不复存在,合作医疗开始出现大面积滑坡。2003年1月,国家下发《关于建立新型农村合作医疗制度的意见》,标志着国家对农民的医疗保障有了制度安排,结束了数亿农民没有医疗保险的历史。新型农村合作医疗采用政府补贴与家庭缴费相结合的筹资方式。保费按照当地农村家庭可负担的水平确定,县级、市级、省级政府分别提供配套资金。新型农村合作医疗制度在减轻农民医疗负担、缓解因病致贫和返贫状况、保障农民健康方面发挥了重要作用。

4. 农村的医疗救助制度始于2003年,其性质是通过政府拨款和社会各界自愿捐助等多渠道筹资,对患大病农村五保户和贫困农民实行医疗救助的制度。农村医疗救助制度和新型农村合作医疗制度是相互配套的制度框架,救助对象主要是农村五保户、农村贫困户家庭成员。

城市医疗救助制度实行得相对晚一些,2005年国家出台《关于建立城市医疗救助制度试点工作的意见》,开始试点工作,其受助对象为城镇低保户、特困户和重点优抚对象等。

知识链接

《关于建立城市医疗救助制度试点工作的意见》

关于建立城市医疗救助制度试点工作的意见,主要是基于贯彻落实党的十六大和十六届三中全会确定的社会保障体系建设目标和国务院有关文件精神,旨在进一步健全和完善社会保障体系,切实帮助城市贫困群众解决就医方面的困难和问题:

一、指导思想

以邓小平理论和"三个代表"重要思想为指导,贯彻落实党中央、国务院关于改革和完善城镇社会保障制度的有关精神,从各地实际情况出发,通过多渠道筹措资金,逐步建立适合我国国情的城市医疗救助制度。

二、总体目标

从2005年开始,用2年时间在各省、自治区、直辖市部分县(市、区)进行试点,之后再用2~3年时间在全国建立起管理制度化、操作规范化的城市医疗救助制度。

三、基本原则

1. 实事求是,因地制宜:医疗救助水平既要与当地经济社会发展水平和财政支付能力相适应,又要尽量帮助城市贫困群众解决最基本的医疗服务问题。

2. 先行试点,稳步推进:通过试点总结经验,不断完善,稳步发展。

3. 多方筹资,多种方式,量力而行:通过发动社会力量资助、城市医疗救助基金给予适当补助、医疗机构自愿减免有关费用等多种形式对救助对象给予医疗救助。

四、当代国际社会对卫生体系的认识

目前国际上公认的卫生体系的组成是WHO于2010年提出的"卫生系统六个组成部分"。这6个组成部分包括:卫生服务提供、卫生人力资源、卫生筹资、卫生信息系统、基本药物的可及性和卫生治理。

1. 卫生服务提供 卫生系统的基本功能是提供卫生服务,从服务类型看,卫生系统提供的服务包括预防保健服务、治疗服务和康复服务,同时也要关注各类服务数量和质量如何,以及服务效率是否有享受到服务的保障。

2. 卫生人力资源 所有参与增强健康活动的人员都可称作卫生工作者。无论是在公立还是私立卫生机构,无论全职还是兼职,所有这些接受专业知识技能培训的人员都是卫生系统必不可少的一员。一个地区全体卫生工作者可以看作当地的"卫生人力资源"。

3. 卫生筹资　倘若没有卫生资金,将难以调集卫生服务提供方,无法周转医药物资,无力开展健康促进或预防活动,整个卫生系统将陷入瘫痪。国家税收、保险、使用者付费、捐赠等,都可以成为卫生筹资渠道。值得注意的是,"卫生筹资"不是单纯的资金筹集,而是包括资金筹集、周转和分配来覆盖人群的健康需要;设立有效的激励机制,避免浪费;维护资金稳定,应对财务风险。

4. 卫生信息系统　卫生信息系统具有数据生成、数据编辑、数据分析与整合,以及数据交流和利用四大功能。完整和可靠的信息是卫生系统决策制定的基础,是政策规划和实施、卫生管理、卫生研究、人力资源发展、卫生教育和培训、卫生服务提供和筹资的关键。

5. 基本药物的可及性　在WHO概念框架下,"基本药物可及性"是保障个人在1小时路程内能到达公立或私立卫生机构,获得安全、有效、性价比高、支付得起的基础药物和疫苗。为实现这一目标,需要药品相关政策支持,保障国内药物生产质量,药物采购、提供、储存和配送过程减少浪费,并合理使用药物。

6. 卫生治理　卫生治理涉及卫生的愿景和定位、卫生相关领域的问责机制、治理动员、规制手段以及部门合作模式。"治理"为卫生系统营造了外在的政策环境,卫生政策制定、执行、评估的全过程都受到当地卫生治理模式的影响。

同时,WHO认为建立一个好的卫生体系是为了实现4个目标:①通过有组织的社会努力,为全体居民提供基本卫生服务,改善国民的健康水平,提高国民健康素质。②卫生服务机构能够对人民的医疗卫生服务需求作出及时、有效的反应。反应性一般用等候时间来表示,包括门诊等候时间和住院等候时间。如果患者等候时间过长,就要调整卫生资源,以便及时满足居民的卫生服务需求。③为居民提供社会保障,尤其是医疗保障,建立抵御疾病经济风险的分担机制,防止居民没钱看病或因病致贫。④提高卫生服务效率:卫生服务效率是卫生服务利用量与卫生服务资源量的比值。卫生服务利用量可以理解为卫生机构利用卫生资源的产出,卫生服务资源量是投入,故卫生服务效率反映一个地区卫生资源投入的利用效率。提高卫生服务效率是卫生服务追求的目标之一。

同时我们也注意到,在6个要素到最终目标之间,还要依靠完善中间的功能,即提高卫生服务的可及性、覆盖率、质量和安全,其中可及性是指克服了经济、文化、地理等因素之外,真正能够享受到的卫生服务。

在WHO提出的框架下,卫生系统的6个要素相辅相成,共同影响卫生系统的功能完善和绩效提升。比如卫生治理和信息系统为其他模块提供政策和规章基础;卫生系统投入离不开卫生筹资和人力资源;医药产品和技术等卫生服务提供反映了卫生系统的产出,可评估医疗保健的供给和分配。6个要素影响了卫生系统中服务可及性、覆盖率、质量和安全,进而又影响到卫生系统的总体目标和产出,即健康改善、反应性、财务风险保护和效率提升。

> **知识链接**
>
> **公共卫生服务领域的杰出人物：叶恭绍**
>
> 叶恭绍是公共卫生领域的杰出人物之一。她出生于 1908 年，毕业于北平协和医学院，获得了医学博士学位。她在妇婴保健和儿童营养方面做出了重要贡献，特别是在贫困地区的营养改善工作上，她建立了豆浆站，提供营养丰富的加料豆浆，改善了当地儿童的营养状况。她在重庆和北京工作期间，致力于儿童保健和儿童营养工作，成立了妇婴保健所，为妇女和儿童提供医疗和保健服务。她的工作受到了原卫生部的高度评价，并被评为北京大学医学院卫生系副主任、教授。

思考题?

1. 什么是卫生体系？世界卫生体系的发展路程是怎样的？
2. 我国的卫生体系包含哪些部门，分别实施哪些职能？

第七章

循证公共卫生

　　循证公共卫生融合了循证医学与公共卫生的理念,其核心在于整合各相关学科的顶尖研究成果,以形成具有特色的公共卫生学。该领域不断吸纳流行病学、社会医学、医学人口学以及卫生统计学的研究成果,并通过系统化和有效的评估方法,识别出最优质的公共卫生证据。基于这些证据,循证公共卫生致力于制定既切实可行又符合科学原理的公共卫生政策和实践指南。循证公共卫生的实践过程强调证据的科学性和实用性,旨在提高公共卫生干预措施的效率和效果。在这一过程中,公共卫生专业人员需要具备批判性思维能力,能够对现有的研究证据进行评估和选择,确保所依据的证据是可靠和相关的。同时,循证公共卫生还要求公共卫生政策和实践能够适应不断变化的社会环境和人群需求,以实现健康促进和疾病预防的目标。

学习目标

知识目标:
1. 掌握循证公共卫生的定义及内涵,掌握循证公共卫生的特征。
2. 熟悉循证公共卫生的时间。
3. 了解循证公共卫生常用的几项数据库。

能力目标:
可以运用所学知识在数据库中进行循证工作。

素质目标:
培养循证思维,树立循证观念。

> **导入情景与思考**

2018年3月18日下午,北京大学公共卫生学院流行病学与卫生统计学系主任、北医三院临床流行病学研究中心主任、中国药学会常务理事、药物流行病学专委会主任委员詹思延教授围绕"循证医学与循证公共卫生决策"这一主题,向大家介绍了公共卫生领域循证决策的重要性。

请思考:
1. 什么是循证医学?为何要将循证医学与公共卫生相结合?
2. 我国的公共卫生决策需要循证医学的支撑吗?为什么?

第一节 循证公共卫生的基本涵义及特征

一、循证公共卫生的基本涵义

循证公共卫生(Evidence-Based Public Health,EBP-H)是指在公共卫生实践中,依据最佳的科学证据来制定和实施政策、计划和干预措施。这种方法强调通过系统地搜集、评估和应用科学研究成果,以确保公共卫生决策的科学性和有效性。循证公共卫生不仅关注临床试验和随机对照试验的结果,还包括流行病学、社会学和其他相关学科的研究成果,以全面评估干预措施的效果和可行性。

具体来说,循证公共卫生要求公共卫生工作者在面对健康问题时,首先明确问题的具体情况,然后通过文献检索和系统评价,找到与该问题相关的高质量研究证据。接着,结合实际情况和资源条件,对这些证据进行综合分析和评估,以确定最合适的干预措施。最后,通过实施和监测这些干预措施,并根据反馈结果进行调整,以达到最佳的公共卫生效果。

循证公共卫生的核心在于将科学研究与实际应用相结合,通过科学的方法来指导公共卫生实践,从而提高公共卫生干预措施的效率和效果。这种方法不仅有助于优化资源配置,还能提升公共卫生决策的透明度和可信度,最终促进整个社会的健康水平。它通过不断应用流行病学、社会医学、医学人口学和卫生统计学的研究证据,通过系统、有效的评估,找出公共卫生最佳的证据,制定出切实可行、符合科学原理的公共卫生政策。循证公共卫生决策指的是应用科学论证的原理,包括系统地利用数据和信息系统,适当采用行为科学理论和项目计划编制模型,在公共卫生领域制定、实施有效的项目和政策,并进行评估。政策的制定应该是基于已有的最佳证据,而不是为了应对短期的外界压力;政策的推行应该治本而非治标;公共卫生政策应该是灵活、创新的,而不是封闭、官僚的。循证公共卫生的发展有助于加固公共卫生的科学基础,提升公共卫生的科学性和艺术性,更合理地利用现有的公共卫生资源,更有效地保障人民群众的生命安全和身体健康。其核心理念是通过科学证据来指导公共卫生决策,以提高公共卫生干预的效果和效率。

循证公共卫生的基本涵义包括以下几个方面:

1. **科学证据的重视** 循证公共卫生强调在制定公共卫生政策和干预措施时,必须依据科学证据。这些证据主要来源于流行病学、生物统计学、健康经济学以及相关社会科学的研究成果。

2. **多学科综合** 循证公共卫生不仅涉及医学和公共卫生领域,还涉及社会学、心理学、经济学、管理学等多个学科。通过多学科的综合,可以更全面地分析问题,制定出更有效的干预措施。

3. **系统评估与决策** 循证公共卫生倡导在决策过程中采用系统评估的方法,对现有的研究证据进行严格的质量评估和综合分析。这有助于识别哪些干预措施是有效的,哪些可能无效或有害。

4. **社区参与和赋权** 循证公共卫生强调在制定和实施公共卫生干预措施时,要充分考虑社区的需求和意见。通过与社区成员的合作,可以提高干预措施的接受度和效果。

5. **持续监测与评估** 循证公共卫生认为,公共卫生干预措施的实施需要持续的监测和评估。通过定期收集和分析数据,可以及时发现问题并进行调整,确保干预措施的有效性和可持续性。

6. **伦理考量** 在循证公共卫生实践中,伦理问题是一个重要的考量因素。确保干预措施的公平性、尊重个人和社区的权利以及保护隐私等,都是循证公共卫生的重要原则。

通过以上几个方面的综合应用,循证公共卫生能够为解决公共卫生问题提供科学、有效的策略和方法。随着科学技术的发展和公共卫生实践的深入,循证公共卫生的理念和方法将不断丰富和完善,为提高全球公共卫生水平作出更大的贡献。

> **知识链接**

医学伦理学

医学伦理学来源于医疗工作中医患关系的特殊性质。病人求医时一般要依赖医务人员的专业知识和技能,并常常不能判断医疗的质量;病人常要把自己的一些隐私告诉医务人员,这意味着病人要信任医务人员。这就给医务人员带来一种特殊的道德义务:将病人的利益放在首位,采取相应的行动使自己值得和保持住病人的信任。

所以,刻画医患关系基本性质的是信托模型:信托关系基于病人对医务人员的特殊信任,信任后者出于正义和良心会真诚地把前者利益放在首位。

医学伦理学是运用一般伦理学原则解决医疗卫生实践和医学发展过程中的医学道德问题和医学道德现象的学科,它是医学的一个重要组成部分,又是伦理学的一个分支。医学伦理学是运用伦理学的理论、方法研究医学领域中人与人、人与社会、人与自然关系的道德问题的一门学问。

医学伦理学是评价人类的医疗行为和医学研究是否符合道德的学科。我国政府为了缓解在器官移植方面的伦理学争议,于2007年制定了《人体器官移植条例》。

二、循证公共卫生的特征

循证公共卫生的特征主要体现在以下几个方面:

1. 科学依据　循证公共卫生强调基于最佳可用证据进行决策。这些证据通常来自高质量的流行病学研究、随机对照试验、系统评价和荟萃分析等。通过严谨的科学方法,确保公共卫生政策和实践具有可靠的基础。

2. 系统评价　循证公共卫生倡导对现有研究进行全面、系统的评价,以识别和整合最有效的干预措施。通过这种方法,可以避免片面或偏颇的观点,确保公共卫生决策的客观性和全面性。

3. 多学科合作　循证公共卫生不仅仅局限于医学领域,还涉及社会学、经济学、统计学等多个学科。通过跨学科的合作,可以更全面地理解和解决公共卫生问题,提高干预措施的综合效果。

4. 关注公平性　循证公共卫生强调在公共卫生决策中考虑公平性问题。这意味着在制定政策和实施干预措施时,要充分考虑不同人群的需求和资源分配,确保所有人都能获得必要的健康服务。

5. 持续改进　循证公共卫生倡导持续的质量改进和效果评估。通过定期监测和评估干预措施的效果,可以及时发现问题并进行调整,确保公共卫生项目的持续改进和优化。

6. 政策与实践的结合　循证公共卫生不仅关注科学研究,还强调将研究成果转化为实际政策和行动。通过与政策制定者和实践者的紧密合作,可以确保研究成果在实际工作中得到有效应用。

7. 透明性和参与性　循证公共卫生倡导决策过程的透明性和公众参与。通过公开研究数据和方法,鼓励各方利益相关者参与讨论和决策,提高公共卫生政策的公信力和接受度。

8. 适应性和灵活性　循证公共卫生强调在不同环境和条件下灵活应用证据。由于不同地区和人群的实际情况可能存在差异,因此需要根据具体情况进行适当的调整,以确保干预措施的有效性和可行性。

通过这些特征,循证公共卫生为制定科学、合理和有效的公共卫生政策提供了坚实的基础,有助于提高公共卫生干预措施的效果,改善人群健康水平。

循证医学强调在医疗决策中应将最佳临床证据、熟练的临床经验和患者的具体情况这三大要素紧密结合。具体来说:

(1) 最佳临床证据:寻找和收集最佳临床证据旨在得到更敏感和更可靠的诊断方法,以及更有效和更安全的治疗方案,力争使患者获得最佳治疗结果。

(2)熟练的临床经验:掌握熟练的临床经验旨在能够识别和采用那些最好的证据,能够迅速对患者状况作出准确和恰当的分析与评价。

(3)患者的具体情况:考虑到患者的具体情况,要求医师根据患者对疾病的担心程度、对治疗方法的期望程度,设身处地地为患者着想,并真诚地尊重患者自己的选择。

只有将这三大要素密切结合,临床医师和患者才能在医疗上取得共识,相互理解,互相信任,从而达到最佳的治疗效果。

第二节 循证公共卫生的时间

循证公共卫生是指在公共卫生实践中,基于最佳可用证据来制定政策、计划和干预措施的一种科学方法。这种方法强调通过系统地搜集、评估和应用科学研究结果,以确保公共卫生决策的科学性和有效性。循证公共卫生的时间涵盖了从问题识别、证据搜集、证据评估、决策制定到干预实施和效果评估的全过程。在这个过程中,时间管理至关重要,因为它直接影响到公共卫生干预措施的及时性和有效性。合理安排时间,确保每个环节都能在最佳时机进行,是循证公共卫生成功的关键。在时间管理方面,循证公共卫生要求公共卫生工作者具备高度的专业素养和敏锐的洞察力。他们首先需要明确公共卫生问题的紧迫性和重要性,以便为后续的决策制定和干预实施设定合理的时间框架。在这个过程中,公共卫生工作者需要与多方利益相关者进行沟通,包括政策制定者、医疗机构、社区组织和公众等,以确保所有相关方都能对公共卫生问题的紧迫性有清晰的认识,并共同参与到解决方案的制定中来。

随着循证医学的兴起,循证公共卫生逐渐成为全球公共卫生领域的重要理念。循证公共卫生的核心在于将科学研究与实际公共卫生工作相结合,通过系统评估和综合现有证据,为政策制定者和实践者提供科学依据。

在循证公共卫生的实践中,证据的获取和评估是关键步骤。研究人员通过系统综述、荟萃分析等方法,对现有的研究进行严格筛选和评价,以确定哪些干预措施是有效的。这些证据不仅包括随机对照试验(RCT),还包括观察性研究、定性研究等多种类型的研究设计。

知识链接

随机对照试验、观察性研究和定性研究

随机对照试验是一种对医疗卫生服务中的某种疗法或药物的效果进行检测的手段,特别常用于医学、生物学、农学。随机对照试验的基本方法是,将研究对象随机分组,对不同组实施不同的干预,以对照效果的不同。具有能够最大限度地避免临床试验设计、实施中可能出现的各种偏倚,平衡混杂因素,提高统计学检验的有效性等诸多优点,被公认为是评价干预措施的金标准。

观察性研究,又称非实验性研究或对比研究,确切地说应是非随机化对比研究。该研究的研究者不能人为设置处理因素,同时受试对象接受何种处理因素或同一处理因素的不同水平也不是由随机化而定的。如研究母乳喂养与人工喂养儿童的生长发育情况,儿童是否喂养不是由研究者所确定的,其喂养方式也不是随机决定的,而是根据母亲的实际情况确定的。该研究进一步可以细分为描述性研究和分析性研究。其设计属于后面介绍的调查设计范畴。

定性研究是与定量研究相对的概念,也称质化研究,是社会科学领域的一种基本研究范式,也是科学研究的重要步骤和方法之一。定性研究是指通过发掘问题、理解事件现象、分析人类的行为与观点以及回答提问来获取敏锐的洞察力。几乎每天在每个工作场所和学习环境下都会进行定性研究。

在证据获取和评估的基础上,循证公共卫生强调将证据转化为实际的公共卫生政策和干预措施。这需要政策制定者和实践者具备良好的沟通和协作能力,以确保证据能够被正确理解和应用。同时,还需要考虑社会、经济、文化和政治等因素,以确保干预措施的可行性和可持续性。

为了推动循证公共卫生的发展,各国政府和国际组织纷纷采取措施,加强循证公共卫生能力建设。例如,WHO设立了循证公共卫生网络,旨在促进全球范围内循证公共卫生实践的交流与合作。此外,许多国家也成立了循证公共卫生中心或研究机构,为政策制定者和实践者提供科学依据和技术支持。

一旦问题被明确,循证公共卫生便进入证据搜集阶段。这个阶段可能需要花费大量的时间,因为需要系统地搜索、筛选和整理来自各种渠道的信息,包括学术论文、研究报告、专家意见和公众反馈等。为了确保信息的全面性和准确性,公共卫生工作者需要运用专业的技能和工具,如文献检索系统、数据分析软件等,来辅助他们完成这一任务。

在证据评估阶段,公共卫生工作者需要运用科学的方法和标准,对搜集到的证据进行严格的评估。这个阶段同样需要时间,因为需要对每一条证据进行细致的审查和分析,以确保其可靠性和有效性。此外,还需要将不同来源的证据进行整合和比较,以形成对公共卫生问题的全面认识。

在决策制定阶段,公共卫生工作者需要根据评估结果,结合实际情况和利益相关者的意见,制定出切实可行的公共卫生政策、计划和干预措施。这个阶段同样需要花费时间,因为需要进行深入的讨论和协商,以确保决策的科学性和可行性。同时,还需要考虑到政策、计划和干预措施的实施过程中可能遇到的各种挑战和困难,并制定相应的应对策略。

最后,在干预实施和效果评估阶段,公共卫生工作者需要密切关注干预措施的实施情况,并定期对其效果进行评估。这个阶段同样需要时间的投入,因为需要收集和分析大量的数据和信息,以评估干预措施的有效性和可持续性。同时,还需要根据评估结果及时调整和优化干预措施,以确保其能够更好地满足公共卫生需求。

综上所述,循证公共卫生的时间管理是一个复杂而系统的过程,需要公共卫生工作者具备高度的专业素养和敏锐的洞察力。通过合理安排时间、科学搜集和评估证据、制定切实可行的决策以及密切关注干预效果等措施,可以确保循证公共卫生实践的成功实施和有效推广。

第三节 循证公共卫生的证据与数据库

循证公共卫生是一种以科学证据为基础,通过系统地搜集、评估和应用最佳可用证据来指导公共卫生政策和实践的方法,也是现代公共卫生实践的基石。随着科技的进步和大数据时代的到来,这些资源变得越来越丰富和多样化。为了确保公共卫生决策的科学性和有效性,研究人员和政策制定者必须依赖于高质量的证据和可靠的数据来源。这种方法强调了证据的重要性,旨在通过科学的方法来优化公共卫生决策,提高公共卫生干预措施的效果和效率。

循证公共卫生的证据来源主要包括各种研究结果、统计数据和专业数据库。这些证据来源涵盖了广泛的领域,如流行病学、环境卫生、健康教育、社会行为科学等。通过综合分析这些证据,公共卫生专家可以更好地理解健康问题的成因、传播途径和影响因素,从而制定出更为有效的预防和干预措施。

数据库在循证公共卫生中扮演着至关重要的角色。这些数据库存储了大量的研究数据、文献、政策文件和实践案例,为研究人员和公共卫生工作者提供了丰富的资源。通过这些数据库,用户可以方便地检索到相关的研究结果、数据和文献,从而快速获取所需的信息。

一些著名的循证公共卫生数据库包括:

1. PubMed/Medline 这是一个广泛使用的医学文献数据库,涵盖了大量的生物医学和健康相关研究。用户可以通过关键词、作者、期刊等检索方式,找到相关的研究论文和综述文章。

2. Cochrane Library 这是一个专注于系统评价和荟萃分析的数据库,提供了高质量的循证医学证据。Cochrane Library 中的系统评价经过严格的筛选和评估,具有较高的可信度。

3. Global Health 这是一个由 CABI(国际农业和生物科学研究中心)提供的数据库,涵盖了全球公共卫生、健康政策、流行病学和环境卫生等领域的文献和数据。

4. WHO 数据库 WHO 提供了多种公共卫生相关的数据库,如全球疾病负担(GBD)数据库、全球卫生观察(GHO)数据库等,这些数据库提供了丰富的全球健康数据和指标。

通过这些数据库,循证公共卫生的研究人员和实践者可以获取到最新的研究成果和数据,从而更好地指导公共卫生政策和实践。同时,这些数据库也为公共卫生领域的研究和教育提供了重要的资源支持。

首先,循证公共卫生依赖于大规模的流行病学研究。这些研究通过观察和分析人群中的健康现象,揭示疾病的发生、发展和传播规律。例如,全球性的冠状病毒大流行期间,大规模的流行病学研究帮助科学家们迅速了解了病毒的传播途径、易感人群和防控措施的有效性。这些研究成果被广泛地应用于公共卫生政策的制定和调整,从而有效地控制了疫情的蔓延。

知识链接

PubMed 主题词——《医学主题词表》

PubMed 主题词是指用于标引和检索生物医学文献的规范化词汇,这些词汇被称为主题词(叙词),它们是根据《医学主题词表》(Medical Subject Headings,MeSH)编制的。MeSH 是由美国国立医学图书馆邀请专家、学者汇集约 16 000 多个医学主题词并加以整理,使之规范化,附有各种参照和注释,是对生物医学文献进行标引和检索的依据。

使用 PubMed 主题词进行检索时,可以通过以下两种主要方式进行:

1. 通过字面意思选择:直接选择与文献内容相关的词汇。

2. 根据树状结构的上下位隶属关系:确定主题词的学科范围,判断是否是检索所需要的主题词。

其次,循证公共卫生还依赖于高质量的临床试验数据。临床试验是评估医疗干预措施效果的重要手段,其结果为公共卫生政策提供了科学依据。例如,针对某种疫苗的临床试验数据可以揭示其在不同人群中的安全性和有效性,从而为疫苗接种策略的制定提供支持。这些数据通常存储在专门的数据库中,如美国国家医学图书馆维护的临床试验注册系统,为研究人员和政策制定者提供了便捷的查询和分析工具。

再其次,循证公共卫生还依赖于各种健康监测系统。各种系统通过收集和分析健康相关的数据,帮助公共卫生机构及时发现和应对健康问题。例如,美国疾病控制与预防中心(CDC)维护的国家健康与营养调查(NHANES)数据库,提供了关于美国人群健康状况的详细信息,包括营养、身体活动、健康状况等多个方面。这些数据为制定针对性的公共卫生干预措施提供了重要依据。

最后,循证公共卫生还依赖于各种社会经济数据。社会经济因素对人群健康有着深远的影响,因此,了解这些因素与健康之间的关系对于制定有效的公共卫生政策至关重要。例如,通过分析收入水平、教育程度、职业等因素与健康状况之间的关系,研究人员可以更好地识别健康不平等的根源,并制定相应的干预措施。这些数据通常来源于政府统计部门、国际组织以及各种社会科学研究机构。

综上所述,循证公共卫生的证据与数据库涵盖了流行病学研究、临床试验数据、健康监测系统和社会经济数据等多个方面。这些资源为公共卫生决策提供了科学依据,帮助研究人员和政策制定者更好地应对各种健康挑战。随着科技的进步和数据资源的不断丰富,循证公共卫生将在未来发挥更加重要的作用。

知识链接

循证思维的培养

循证思维强调基于证据进行决策,培育学生的循证思维有助于培养学生的科学精神和人文素养。

1. 循证思维倡导遵循科学证据进行决策,这与思政教育中的实事求是、求真务实理念相契合。将循证理念融入思政教育,可以引导学生以科学的态度看待问题,培养其批判性思维和创新能力。

2. 循证思维与理想信念、责任担当、严谨求实和传承发扬等思政元素密不可分,可以引导学生树立正确的价值观,增强其职业使命感和自豪感。

综上所述,循证思维与思政教育的结合有助于培养学生的科学精神和人文素养,为其未来发展奠定坚实基础。

思考题?

1. 循证公共卫生的定义及特征有哪些?
2. 循证公共卫生的实施步骤有哪些?
3. 怎样在数据库中进行证据的检索?

第八章

公共卫生应急管理

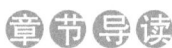

公共卫生应急管理起源于对历史上重大公共卫生事件的反思和总结。随着社会的发展和科技的进步,人类对健康的需求日益增长,公共卫生事件对社会的影响也日益显著。因此,建立一套完善的公共卫生应急管理体系,对于保障人民健康、维护社会稳定具有重要意义。公共卫生应急管理不仅包括对突发公共卫生事件的快速反应和有效处置,还包括对潜在风险的预防和控制,以及公共卫生事件后的恢复和重建工作。通过科学的应急管理,可以最大限度地减少公共卫生事件对社会和经济的负面影响,保障公共安全和人民福祉。

学习目标

知识目标:
1. 掌握公共卫生事件的特点、卫生应急管理的作用和重要性。
2. 熟悉我国公共卫生应急管理体制和应急预案。
3. 了解我国公共卫生应急管理工作面临的挑战及应对。

能力目标:
可以运用所学知识在面临公共卫生事件时做出相应的应急反应。

素质目标:
培养爱伤观念,建立职业道德感,引导学生勇于承担社会责任和历史使命。

导入情景与思考

2008年1月10日到2月2日，中国南方地区先后出现四次大范围低温雨雪冰冻过程，持续低温雨雪冰冻天气造成多种灾害并发，交通运输严重受阻，电煤供应告急，农业林业遭受重创，工业企业大面积停产。雨雪冰冻灾害引发了关于城市灾害防御的深入思考：重要基础设施抗灾能力不足，我国电力、公路、铁路等重要基础设施设计和建设缺乏防灾备灾的合理考虑；市政公用设施规划设计未充分考虑抗灾需要，应急物资储备和保障能力不足；抢险救灾必要装备匮乏，抢险救灾技术力量不足；需加强重特大灾害的综合风险预警能力，对极端灾害性天气可能造成的经济社会影响预评估和相应的准备不充分、不到位；突发事件应急的"一案三制"——预案、体制、机制、法制需要在实践中不断修改和完善。

请思考：
1. 应如何进行公共卫生事件的应急管理？
2. 我国公共卫生应急管理的不足之处有哪些？应如何进行改进与建设？

第一节 公共卫生应急管理的重要性

一、突发公共卫生事件的特点

突发公共卫生事件主要包括重大传染病暴发、群体性预防接种反应和群体性药物反应、群体性不明原因疾病、食物中毒、急性职业中毒、生物恐怖事件，以及自然灾害、事故灾难、社会安全事件引发的严重影响公众健康的事件。尽管突发公共卫生事件种类繁多、特点各异，但仍有一些共同的特点。

1. **突发公共卫生事件发生的不确定性** 从宏观上讲，突发公共卫生事件的发生有其内在的规律，但是，就目前人类的认识水平来看，还很难把握其内在的规律。近年来发生的突发公共卫生事件，发生非常突然，无论是专业技术机构，还是相关的专业技术人员，都无法预测其发生的具体地点和时间。2003年初，中国遭遇了突如其来的SARS暴发。在暴发之初，除了恐慌，还有措手不及。无论是人员队伍及其防控救治技术还是防护、救治设备，都暴露出严重的准备不足甚至毫无准备。SARS之后，不少专家预言，SARS还会呈周期性的出现，成为常见传染病。可时至今日，SARS疫情已经结束12年了，仍然是无影无踪。SARS之后，人们普遍担忧，未来传染病的主要威胁将是经呼吸道传播的病毒性疾病。时隔不到2年，就在人们天天睁大眼睛，监视着每一家医院，担心SARS再次出现的时候，在四川资阳地区却暴发了极为凶险的人感染猪链球菌病事件，在局部地区不到35天的时间，就发病204例，死亡38例。在这个时点和这个地区，发生了由有病猪传给人的细菌性疾病，无论是相关行政管理机构,还是相关专业技术机构,都是没有预料到的。

> **知识链接**

SARS——传染性非典型肺炎

SARS,即严重急性呼吸综合征,又称传染性非典型肺炎,是由SARS冠状病毒引起的一种急性呼吸道传染病。

症状:主要症状包括发热、干咳、胸闷等,严重者可能出现快速进展的呼吸系统衰竭。此外,患者还可能表现出乏力、头痛、肌肉关节酸痛等全身症状,部分病例有腹泻等消化道症状。

传播方式:SARS冠状病毒主要通过近距离飞沫传播、接触患者的分泌物及密切接触传播。

影响:此病病死率在15%左右,主要是冬春季发病,其发病机制与机体免疫系统受损有关。

SARS是一种新的呼吸道传染病,人群普遍易感,且传染性强与病情的快速进展是其主要特点。SARS的疫情曾在2003年暴发,对全球公共卫生造成了严重影响。

2. 突发公共卫生事件发展的不确定性　突发公共卫生事件不仅其发生有高度的不确定性,发生后的发展也有高度的不确定性。尤其是一些新发的传染病,早期不仅确定不了疾病的病原体,也不完全了解疾病的症状和体征,即使检测到了病原体,短时间内也难以全面了解病原体的毒力、传播力和疾病的流行病学特点,所以很难预判疾病传播的速度、范围和走向。SARS早期,疾病表现出极强的传播力和致死力。人们按以往经验研究对策,采取控制措施,以为与过去一样,疫情很快会被扑灭的。可事态发展完全出乎人们的预料,在短短的几个月内,SARS就从广东传到了香港,传到了亚洲、大洋洲、欧洲和美洲的30个国家和地区。

突发公共卫生事件的不确定性主要是由以下几方面因素造成的:首先,突发公共卫生事件本身有不确定性,其产生、发展、演变轨迹受多重因素的影响和驱动。其次,由于信息本身会带来不确定性,一方面由于信息缺乏会加大决策的不确定性,另一方面,高强度的信息需求也会催生信息过量,使混乱而嘈杂的信息充斥于各种信息载体。在缺乏有效信息过滤手段的情况下,会导致决策者无所适从,加大决策难度。最后,有可能因为媒体产生的放大效应、公众迫切的诉求和压力、管理者经验和能力的限制,突发事件演变成危机。

3. 突发公共卫生事件群体性和公开性　无论是传染病疫情暴发还是食品安全事件的发生,都会给公众的生命和健康安全带来威胁。突发公共卫生事件的群体性和公共性通过其造成的群体性危害、群体行为、群体事件、群体社会压力等方式表现出来。事件所引发的媒体和公众的聚焦,又会进一步将其推向政府和公众的议事日程,使之成为整个社会关注的重大公共问题。

目前,我国最主要的突发公共卫生事件是传染病暴发和群体性的食物中毒。2014年,报告突发公共卫生事件961起(不含动物疫情),其中传染病事件738起,食物中毒事件160起。发生甲类或按甲类管理的传染病,即使只有1个患者,也是突发公共卫生事件,也需要立即处置。大多数突发公共卫生事件涉及相当数量的人群,甚至是大量人群。发生甲类传染病,即使只有一个人患病,患者的接触者,参与患者救治、护理、流行病学调查、现场卫生学处置的人数也是众多的。因此,无论突发公共卫生事件的患者有多少,被卷入的人员都是很多的。

同时,无论患者、患者的接触者,还是参与处置事件的医护人员、公共卫生工作者、管理人员,他们都是事件的亲历者。这些亲历者的同事、亲朋好友以及邻居都可能成为知情者。这些事件发生的现场,患者隔离、救治的场所,接触者隔离、观察的场所,由于有上述众多的亲历者和知情者,这些场所实际上也成为难以保密的公共场所,这在客观上形成了突发公共卫生事件的公开性。公开性是突发公共卫生事件的基本属性,无论是突发公共卫生事件的发生还是处置,都无法做到保密。根据我国现行的法律法规以及处置的需要,都没有必要对突发公共卫生事件保密。

4. 突发公共卫生事件的紧迫性和艰巨性　突发公共卫生事件往往不易预测,突如其来,一出现就威胁到群众的生命健康和社会的正常生活。突发公共卫生事件发生、发展变化的不确定性和瞬息万变的特点,迫切要求应对处置的及时性。此外,紧迫性还体现在应对者所面临的时间和心理的巨大压力。首先是快速决策的压力。事发突然、情况紧急、危害严重、信息有限,还要在仓促的时间内快速作出正确的决策。如果不及时作出决策,很可能错失良机,遗患无穷。另外,突发公共卫生事件处置的紧迫性还体现在必须在极短的时间内迅速调动人、财、物、信息资源,实现对各种资源有效的协调与整合。2014年,江苏昆山发生特大爆炸事件,当天造成75人死亡、185人受伤,其中深Ⅲ度烧伤且面积超过90%的极危重病人有120人。江苏省在国家有关部门和部分省市的支持下,卫生应急措施做到了"第一时间指挥调度""第一时间转运伤员""第一时间调集专家""第一时间实施抢救""第一时间保障血液供应""第一时间调配物资""第一时间报送信息"等7个"第一时间",充分体现了卫生应急处置工作的紧迫性。

突发公共卫生事件往往会危及人群的健康甚至生命安全,必须立即组织实施公共卫生措施,控制疾病扩散;立即救治患者,尽量减少死亡及严重的后遗症。在处置突发公共卫生事件早期,时间是最宝贵的。

传染病暴发或发生可疑的烈性传染病时,需要以最快的方式向上级报告。同时需要立即采取防止扩散的控制措施和紧急医学救援的措施。而有些措施是非常规性的,实施起来是很困难和艰巨的。传染病暴发或发生烈性传染病,须立即隔离救治患者;立即隔离观察接触者;甚至划定疫点、疫区,封闭可能造成传染病扩散的场所;封闭或者封存被传染病病原体污染的公共饮用水源、食品以及相关物品;无害化处理被传染病病原体污染的场所、物品以及医疗废物;控制或者扑杀染疫野生动物、家畜家禽,防止疫情扩散。如果发生甲类传染病,还可以根据需要,对交通工具及其乘运的人员、物资实施交通卫生检疫;限制或者停止集市、影剧院演出或者其他人群聚集的活动;甚至停工、停业、停课。倘若这些措施实施不及时,后续不仅可能增加控制措施实施的难度和范围,还可能造成疾病扩散。

如果是食物中毒,需要按照程序以最快的方式向上级报告,同时根据需要立即采取相应的控制措施。譬如,封存造成食物中毒或者可能导致食物中毒的食品及其原料;责令食品生产经营者收回已售出的造成食物中毒的食品或者有证据证明可能导致食物中毒的食品;调查、追索污染食物或可疑食物的来源、流向、范围;对造成食物中毒或者有证据证明可能导致食物中毒的食品生产经营单位、发生食物中毒或者疑似食物中毒事故的单位应立即停止其生产经营活动,以控制食物中毒事故扩散。还需尽快查明引起中毒的毒物,指导使用特异性的解毒药物。

历史上一些群体性中毒事件的早期,不仅不知道肇事东西是食物还是水,还是什么其他东西,也不知道是什么毒物,更不知道其范围和人们食用的情况。事件情况不明,不仅预判未来中毒的人数困难,而且及时、准确作出处置决策和采取特异有效的措施会更加艰巨。2002年,南京市江宁区汤山镇发生多人急性中毒。首例中毒者早餐后仅15分钟就出现头晕、抽搐、人事不省。仅仅3个多小时,镇上2所医院就诊的患者就超过600人,其中16人死亡。无论是公安部门还是医疗卫生专业机构,面临这种突如其来的,不明原因的、凶险的群体性中毒事件,都焦急不安和决策匆忙。由于早期不知道中毒是水的原因还是食物的原因,为防止事态恶化,停止了食品销售,关闭了水厂。事后查明是一起食物投毒的刑事案件。

二、卫生应急工作的重要地位和作用

1. 卫生应急工作事关群众健康和生命安全　　无论发生自然灾害、事故灾难、社会安全事件还是恐怖事件,都可能导致人群伤病,严重的不仅带来伤残,还会出现死亡。卫生应急工作事关群众的健康和生命安全。发生损害健康和危及生命的任何突发事件,都需要及时的卫生应急处置和紧急医学救援。

> **知识链接**
>
> ### 汶川地震
>
> 5·12汶川地震(the Wenchuan earthquake in 2008),又称"汶川大地震",发生于北京时间2008年5月12日14时28分4秒。震中位于四川省阿坝藏族羌族自治州汶川县映秀镇(北纬31.0°、东经103.4°)。
>
> 根据中国地震局修订后的数据,5·12汶川地震的面波震级为8.0级。根据日本气象厅的数据,5·12汶川地震的地震波确认共环绕了地球6圈。地震波及大半个中国以及亚洲多个国家和地区,中国北至内蒙古,东至上海,西至西藏,南至香港、台湾等地均有震感,中国之外的泰国、越南、菲律宾和日本等国均有震感。

5·12汶川地震严重破坏地区约50万km²,其中,极重灾区共10个县(市),较重灾区共41个县(市),一般灾区共186个县(市)。截至2008年9月25日,5·12汶川地震共计造成69 227人遇难、17 923人失踪、374 643人不同程度受伤、1 993.03万人失去住所,受灾总人口达4 625.6万人。截至2008年9月,5·12汶川地震造成直接经济损失8 451.4亿元。

2009年3月2日,经中华人民共和国国务院批准,自2009年起,每年5月12日为全国防灾减灾日。

2. 卫生应急工作事关社会稳定和经济发展　突发公共卫生事件成因复杂,可能由自然因素、人为因素等多种原因造成。在全球化的背景下,各种因素之间相互依赖、交织甚至互动,有时会因为多重连带机制的作用引发多米诺骨牌效应。突发公共卫生事件不仅有事件本身的危害,如造成对公众的健康和生命危害,还可能诱发社会恐慌、生活和工作秩序混乱,严重时会影响社会稳定、破坏经济建设,如处理不当,还会诱发多重社会危害甚至危机事件。

2003年SARS暴发,不仅造成群众健康和生命危害,还严重影响到社会的正常生活、学习、生产、外交、贸易的秩序,并迅速蔓延到中国大部分地区以及30个国家和地区,导致发生SARS 8 422例,死亡916人,部分患者还因疾病损伤和治疗的副作用而导致残疾。在SARS的处置过程中,正常的社会秩序也受到很大影响。SARS流行的城市陷入一片"白色恐怖",人心惶惶,机关不能正常运转,工厂停工,学校停课,商店关门。没有发生SARS的地区,盲目恐慌,无序应对,出现了断路设卡,中断与外界的人员、物资交流,非法隔离人员等过度反应,严重影响了正常交通、贸易、旅游等生产生活秩序。2003年SARS之后,亚洲开发银行(ADB)统计,因受SARS影响,全球在此期间经济总损失额达到590亿美元。

日益现代化的海、陆、空立体交通网络加剧了传染病在世界范围内快速传播。2009年3月,起源于墨西哥的甲型H1N1流感疫情,在不到几个月时间内就播散到全球200多个国家,造成全球上万人的死亡,全球旅客量急跌25%~30%,全球经济损失超过2万亿美元。

3. 卫生应急工作事关国家安全　SARS对中国的政治、经济、贸易、旅游、社会秩序等方面都产生了重大影响。党中央、国务院采取了果断有力的措施,在不到半年的时间内彻底扑灭了那场突如其来的疫情,安定了人心,稳定了大局,很快恢复了正常的秩序,恢复了国际声誉。SARS之后,党中央、国务院把健康安全提到了与国防安全、金融安全、信息安全等具有同等重要性的国家战略安全的高度加以重视和考量。SARS之后,我国无论是应对2008年骤然降临的天灾——汶川特大地震,还是处置突如其来的2009年流感大流行,都做到了依法、科学、有力、有序,把事件的影响控制在一定范围。

第二节 我国公共卫生应急管理

2003年SARS疫情暴发之前,我国卫生应急管理模式是临时性的,没有常设的专门的卫生应急管理部门和技术机构,缺乏相关的法律法规及预案等制度和规范,没有形成管理体系和工作机制。出现突发事件,由临时性领导指挥小组应对指挥,处置过程难免出现不依法、不科学、不专业的问题。既往临时性的卫生应急管理体制模式除了存在前述那些问题之外,还有以下问题。①职责分工不清晰:SARS疫情发生早期,部门间应急管理职权划分不清,职责分工不明,协调困难,配合不到位;属地化管理的责任和授权不明确,实施困难。②部门间信息沟通机制不畅:应急信息报告的标准、程序、时限和责任不明确、不规范,信息系统之间相互分割,缺乏互联互通和信息共享。③社会参与缺乏制度保障:SARS发生以前,我国几乎没有应急教育、培训、演练以及志愿者参与应急救援的法律法规。SARS之后,我国各级政府都非常重视突发事件的管理,以完善"一案三制"(突发公共卫生事件处置的预案体系建设、突发公共卫生事件管理体制、突发公共卫生事件处置运行机制、突发公共卫生事件工作的法治建设)为工作重点,全面加强我国的卫生应急工作,提升管理水平,提高综合实力,做到突发事件管理的"事前、事中、事后"都能科学、规范、有力、有序。

一、我国突发公共卫生事件管理体制

根据我国的基本国情,《中华人民共和国突发事件应对法》规定:"国家建立统一领导、综合协调、分类管理、分级负责、属地管理为主的应急管理体制。"

SARS之后,依据卫生应急管理体制构建原则,组建和明确了全国卫生应急管理组织体系。我国的卫生应急组织体系是由政府、专业机构、企业、非政府组织及社会公众等多元主体组成。2004年3月,卫生部正式设立了卫生应急办公室(国家突发公共卫生事件应急指挥部)。全国陆续建立了省、市、县三级卫生应急日常管理机构组织体系,负责辖区范围内的突发公共卫生事件应急处理的日常管理工作。国家和省级卫生行政部门还组建了突发公共卫生事件专家咨询委员会、专家库等卫生应急的技术咨询和学术机构。突发公共卫生事件应急处理的专业技术机构主要包括疾病预防控制机构、医疗机构、卫生监督机构、出入境检验检疫机构。除了政府和卫生应急相关机构外,企业和非政府组织在应对重大、特大突发公共卫生事件中也发挥了不可替代的作用。2009年应对甲型H1N1流感中,10家疫苗企业的积极参与,使中国成为世界上最早应用甲型H1N1流感疫苗的国家之一。

> **知识链接**
>
> **甲型 H1N1 流感应对历史**
>
> 为有效应对甲型 H1N1 流感疫情,2009 年 6 月初,我国就建立了由发改委、卫生部、工信部、药监局、中国疾控中心、中国药品生物制品检定所和 10 个流感疫苗生产企业组成的甲型 H1N1 流感疫苗研发与联动生产协调机制。中国疾病预防控制中心统一组织实施了甲型 H1N1 流感疫苗的临床试验;国家食品药品监督管理局开辟疫苗快速审核通道,按照"依法依规、程序不变、标准不降"的原则,严格、公平、公正地对疫苗企业的注册申请进行审评审批。
>
> 6 月初,我国各家甲型 H1N1 流感疫苗生产企业从 WHO 获得可直接用于疫苗生产用毒种,按照季节性流感疫苗的生产工艺经过研制、生产出临床试验用疫苗,7 月 22 日开始临床试验,经过现场检查、注册检验、审评审批等各个过程,从 9 月初开始陆续有 8 家企业通过了甲型 H1N1 流感疫苗的生产注册申请。
>
> 2009 年 9 月 2 日,国家食品药品监督管理局批准了北京科兴生物制品有限公司甲型 H1N1 流感疫苗"盼尔来福.1"的注册申请,从而使我国成为全球最早批准生产甲型 H1N1 流感疫苗的国家之一。

随着卫生应急管理机构的逐步建立健全,各级政府和各部门的工作职责进一步明确,尤其是通过处置各种突发公共卫生事件不断地摸索与历练,卫生应急管理职能从过去分散于各部门、各机构转变为集中的体系化管理,大大提升了应急管理水平和应急处置效率,成功应对了一系列重大的新发突发传染病疫情、自然灾害、事故灾难和社会安全事件等突发公共事件,减少了突发事件带来的损失。

二、我国突发公共卫生事件处置运行机制

中国卫生应急机制的建设已深入突发事件应对的各方面及全过程。在部门间、地区间、系统和机构间建立起了有效协调、密切配合的工作机制。主要的机制有:

1. 多部门的协调机制、联防联控机制、社会动员机制(卫生与农业建立了人畜共患病联防联控,卫生与国境检疫、交通、铁路、民航联动机制,卫生与气象部门就灾害性天气的互通信息机制)。

2. 原国家卫生和计划生育委员会与世界卫生组织和周边部分国家建立的信息通报和技术支援机制。

3. 卫生应急人、财、物、信息等各项重要资源有效配置、储存、调配和使用的应急资源保障机制。

4. 应急准备、监测预警、风险评估、应急响应、决策指挥以及风险沟通等机制。

一系列卫生应急工作机制的建立和完善,极大地推动了中国卫生应急管理的程序化、规

范化管理,对实现我国突发公共卫生事件应对的高效、有序、科学、规范等目标提供了重要的保障。

三、 我国突发公共卫生事件工作的法治建设

在应对 SARS 的实践过程中,从疾病的报告、公布、诊治,到患者的善后处理,很多关键环节都暴露出应对工作无法可依的尴尬局面。2003 年 4 月 14 日,国务院第四次常务会议决定制定《突发公共卫生事件应急条例》(简称《条例》)。2003 年 4 月 15 日,成立《条例》起草小组。来自原国务院法制办、原卫生部的管理工作者和中国疾控中心等专业技术机构的专家学者共 15 人,开始了夜以继日的起草工作。仅仅一周的时间,就形成了《条例》的征求意见稿,并发至国家发展和改革委员会、财政部、监察部、劳动和社会保障部、公安部、环保总局、质检总局等 15 个国务院有关部门和军委法制局征求意见。经过反复修改完善,《条例》于 2003 年 5 月 7 日国务院第七次常务会议审议并一致通过。2003 年 5 月 9 日,时任国务院总理温家宝签署第 376 号国务院令,公布《条例》,并宣布《条例》自公布之日起施行。

《突发公共卫生事件应急条例》是我国首部专门针对突发公共卫生事件的法规,着重解决了突发公共卫生事件应急处理工作中存在的信息渠道不畅、信息统计不准、应急反应不快、应急准备不足等问题。明确了我国应对突发公共卫生事件应当遵循的方针和原则,明确规定了各级政府、有关部门尤其是医疗卫生机构以及社会公众在应对突发公共卫生事件中的权力、责任和义务。这对于 SARS 后期的处置工作,尤其是善后工作,乃至于后来应对接踵而至的突发公共卫生事件,都起到了重要的指导和规范作用。

根据在应对 SARS 疫情过程中发现的不足,我国相继对《中华人民共和国传染病防治法》《中华人民共和国国境卫生检疫法》等与突发公共卫生事件相关的法律及其实施细则或者条例进行了修订。

2007 年,我国统揽突发事件应对管理的《中华人民共和国突发事件应对法》正式实施,促进了我国应急法制体系的建设。目前,我国涉及突发事件应对的法律 35 件、行政法规 37 件、部门规章 55 件,有关文件 111 件。已经建成以《中华人民共和国宪法》为根本大法,《中华人民共和国突发事件应对法》等法律为基石,从中央到地方,从行业到部门,以法律法规、行业规章、规范标准和管理操作四个层面的,覆盖突发事件应急全过程的法律法规体系。这些法律法规为依法、科学、有力、有序实施突发事件应急管理提供了更加完备的法律依据和保障。

四、 我国突发公共卫生事件处置预案体系

地震等突发事件的应急预案,受当时实际情况的限制,这些预案内容大多属于技术层面,更像某类事件医疗卫生救援工作的技术指南,而且不同单项预案均各自独立,故有很大的局限性。2003 年颁布的《突发公共卫生事件应急条例》明确规定:"国务院卫生行政主管部门按照分类指导、快速反应的要求,制定全国突发事件应急预案,报请国务院批准。省、自

治区、直辖市人民政府根据全国突发事件应急预案,结合本地实际情况,制定本行政区域的突发事件应急预案。"近年来,随着我国突发公共卫生事件处置实践增加和经验的积累,对突发公共卫生事件发生、发展内在规律认识的不断加深,卫生部门按照国务院的预案编制指南,确定了突发公共事件卫生应急预案体系框架,有计划、有步骤地开展了卫生应急预案的编制工作。形成了涵盖自然灾害、事故灾难、公共卫生事件和社会安全事件等各类突发公共事件即"横向到边",延伸到县(市、区)、乡(镇)、街道及乡村、社区以及各类企事业单位等即"纵向到底"的突发公共卫生事件应急预案体系。这个预案体系是以《国家突发公共卫生事件应急预案》和《国家突发公共事件医疗卫生救援应急预案》两个专项预案为主体,包括22项单项预案、7项部门预案以及1项《突发公共卫生事件社区(乡镇)应急预案编制指南(试行)》构成的预案体系,是国家突发公共事件应急预案体系的重要组成部分。另外,各级人民政府也已经或正在制定本地的突发公共卫生事件应急预案和不同类型突发公共事件的单项卫生应急预案。

国家突发公共卫生事件应急预案体系主要包括:

1. 自然灾害类突发公共事件卫生部门应急预案　目前已制定的预案包括《全国自然灾害卫生应急预案(试行)》和《高温中暑事件卫生应急预案(试行)》等。对自然灾害发生前各项预防、控制措施,灾害发生后的卫生防疫和医学救援,制定了科学、合理、规范的卫生应急程序,保证医疗救护和卫生防疫防病应急工作高效、有序地进行,减少伤残和死亡,预防和控制传染病的暴发、流行,确保大灾之后无大疫。

2. 事故灾难类突发公共事件卫生部门应急预案　目前已制定的单项预案包括《卫生部核事故和辐射事故卫生应急预案》。其目的是提高对事故灾难的应急反应能力和医疗救援水平,规范管理事故灾难的医疗救援工作,最大限度地减少人员伤亡,保障人民群众的身体健康和生命安全。

3. 公共卫生类突发事件卫生部门应急预案

(1) 传染病类卫生部门预案:传染病类突发公共卫生事件部门预案的制定是为了进一步做好重大传染病的预防、控制工作,早期发现疫情,及时、有序、高效地落实应急控制措施,防止疫情蔓延,最大限度地减少疫情对公众和社会造成的危害,保障人民群众的身心健康和生命安全,维护社会稳定和经济发展。目前已制定的部门预案包括《国家鼠疫控制应急预案》《卫生部应对流感大流行准备计划与应急预案》《人感染高致病性禽流感应急预案》《全国肠出血性大肠杆菌 $O_{157}:H_7$ 感染性腹泻应急处理预案》和《青藏铁路鼠疫控制应急预案》等。

(2) 中毒事件类卫生部门预案:中毒事件类突发公共卫生事件部门预案的制定是为了有效控制和减轻突发中毒事件的危害,及时、有效地开展中毒事件的监测和报告,加强中毒事件的应急准备,指导和规范中毒事件的各项医疗卫生应急处理工作,不断提高应急能力,最大限度地保障公众的身心健康和生命安全,维护社会稳定。目前已制定的预案包括《国家重大食品安全事故应急预案》《非职业性一氧化碳中毒事件应急预案》和《卫生部突发中毒事件卫生应急预案》。

（3）其他卫生部门应急预案：其他类突发公共卫生事件包括群体性不明原因疾病事件、群体性心因性反应事件、群体性预防接种不良反应事件、群体性预防服药不良反应事件等，此类事件应急预案的制定均已列入计划。另外，一些特殊的群体性事件应急预案及重大突发事件的医疗卫生保障应急预案也已制定完成或正在制定中，如《红火蚁伤人预防控制技术方案》《重大活动卫生保障应急预案》等。

4. 社会安全类突发公共事件卫生部门应急预案　恐怖事件类突发公共事件卫生部门应急预案是为了提高对恐怖事件的应急反应能力和医疗救援水平，指导和规范恐怖事件的医疗救援工作，最大限度地减少人员伤亡，保障人民群众的身体健康和生命安全，维护社会稳定。目前已制定的预案包括《卫生部核事故和辐射事故卫生应急预案》《卫生部处置生物、化学恐怖袭击事件医学应急预案》《全国炭疽生物恐怖紧急应对与控制预案》和《卫生部处置爆炸恐怖袭击事件医学应急预案》。

5. 其他部门卫生应急预案　其他部门涉及突发公共事件卫生应急的部门预案，是国务院有关部门根据《国家突发公共事件总体应急预案》以及突发公共事件的卫生应急专项预案的要求，为更加有效应对突发公共卫生事件而制定的预案，目前已有《国际医疗卫生救援应急预案》《国家医药储备应急预案》《突发公共卫生事件民用航空应急控制预案》《铁路突发公共卫生事件应急预案》《公路交通突发公共事件应急预案》《水路交通突发公共事件应急预案》及《口岸应对突发公共卫生事件及核与辐射恐怖事件处置预案》7项。

我国突发公共卫生事件的卫生应急预案不断丰富完善，实用性和操作性不断提高，大大促进了我国卫生应急工作的法治化和规范化。

第三节　我国公共卫生应急管理工作面临的挑战及应对

一、突发事件频发，相关危险因素依然存在

自然灾害频发，引发大量突发公共卫生事件；公共安全形势复杂，社会安全事件时有发生；安全生产工作基础薄弱，事故隐患大量存在，生产安全事故总量大、伤亡总量大；突发急性、输入性传染病等突发公共卫生事件频发。尤其在传染病防控方面，环境中多种禽流感亚型病毒共存，H7N9污染面大，短期内难以清除，布鲁氏菌病等人畜共患病在部分地区反弹。食品安全方面，微生物污染、添加剂滥用和掺杂使假等食品风险隐患较多，限用农药滥用、畜禽抗菌药物滥用及水产品中使用硝基呋喃和孔雀石绿等问题仍然存在。药品安全方面，制售假药手段呈现多样性、隐蔽性和高级性，部分企业偷工减料、低限投料、使用假劣原料等违法行为时有发生，极易引发系统性和地区性风险。

要坚持以人为本、预防为主的管理原则,预防和减少突发事件的发生,减少事件对群众健康和生命的威胁,维护社会稳定。

二、卫生应急管理工作还存在薄弱环节

卫生应急与有效应对复杂多变的公共卫生安全形势还不适应,与科学发展、和谐发展的要求还不适应,与最大限度地保障人民群众的生命财产安全还有差距。在管理体制上还存在部门分割、信息不畅、责任不明和主体单一等问题;在运行机制上还存在综合不够、条块分治,临床与预防、农业与卫生部门之间尚有裂痕;法治建设还不够健全,在日常卫生应急工作中,卫生应急决策科学化、程序化还没有成为刚性制度,还存在以个别领导经验进行管理的情况;在综合实力上,卫生应急保障水平低的问题还很突出。

知识链接

我国应急卫生保障体系

- 卫生应急队伍建设:我国已建立包括紧急医学救援、重大疫情医疗应急等多类卫生应急队伍,成员来自医疗卫生等机构,平时承担日常工作,应急时承担处置任务。
- 卫生应急物资储备:为应对突发公共卫生事件,我国加强公共卫生应急物资储备建设,确保在关键时刻能够快速响应。
- 卫生应急管理体系:我国已形成较为完善的卫生应急保障体系,但仍需加强队伍建设与管理,健全物资储备机制,全面提升卫生应急管理能力。

综上所述,我国卫生应急保障在队伍建设、物资储备和管理体系等方面都已取得一定成效,但仍需不断完善和提升,以更好地应对突发公共卫生事件的挑战。

三、卫生应急亟待加强的工作

(一)大力推进管理体制创新

充分运用国务院防治重大疾病工作部际联席会议制度,加强各部委间的合作,互通信息,密切配合,互相支持,形成合力,共同推进卫生应急管理联动机制。同时要进一步加强公安、武警、军队与地方间的应急管理联动机制,建立陆海空立体卫生应急处置网络,协同应对突发公共卫生事件、核生化事件。

(二)继续完善制度和运行机制

强化卫生应急管理社会化的法律和制度基础,从立法和预案设计中明确政府、企业和个人在突发公共卫生事件过程中的权利和义务,从体制上建立民间团体、企业、公众等合法参与卫生应急全过程的介入平台,从机制上保证这些主体的有序、有效参与,从而建立起"政府主导,全社会参与,政府公共应急,社会公益应急和市场化的企业应急相结合的应急体系和机制"。

(三）继续加强监测、风险评估和预警的研究，健全网络，提高能力

继续完善突发公共卫生事件监测、报告体系，完善食品药品安全事件信息直报网络，加强舆情监测和信息分析研判。继续强化突发公共卫生事件应急监测能力建设，完善国家级、省级突发事件公共卫生风险评估工作制度，提高风险评估能力和实效。制定预警制度和相关信息报告规范，进一步规范突发公共卫生事件预警工作，确保问题隐患早发现、早报告和早处置。

（四）着力提高卫生应急指挥协调和保障水平，全面提高卫生应急的综合实力

继续推进各级政府、卫生部门的应急指挥平台建设，促进共建共享、互联互通。继续加强能力建设，全面提高现场调查、现场采样、快速检测、交通运输和通信设备、现场个人防护设备、个人携行装备以及动力、炊事、宿营、清洁等后勤保障设施设备的可靠性和实用性。

知识链接

钟南山院士事迹

钟南山，男，汉族，中共党员，1936年10月出生，福建厦门人，广州医科大学附属第一医院国家呼吸系统疾病临床医学研究中心原主任，中国工程院院士。他1960年参加工作，60多年来一直耕耘在医疗、教学、科研和管理一线。2020年被授予"共和国勋章"。

在2003年非典时期他说"把重症病人都送到我这里来"。2020年，84岁的他再次临危受命，新冠疫情暴发之际挂帅出征，坚持在抗击病毒的第一线。从广州到武汉再到北京，实地了解疫情、研究防控方案、上发布会、连线媒体直播、解读最新情况……钟南山院士的工作和行程安排得满满当当。勇敢无关于年龄，而是责任与担当，他是当之无愧的英雄！

钟南山院士曾经说过："选择医学可能是偶然，但你一旦选择了，就必须用一生的忠诚和热情去对待它。"他自己就是这么做的，将一腔热血洒向医学，用一生精力去研究医学，去创造健康幸福。

从钟南山院士爱岗敬业、心系群众、追求卓越的精神可以看出科学与科学知识的力量，以及科学家、专家、学者的担当和责任。同时，我们要把人民群众放在心中，才能履行好人民公仆的职责。

思考题?

1. 什么是公共卫生应急管理？其特点有哪些？
2. 我国突发公共卫生事件应急管理的"一案三制"分别指的是什么？
3. 我国公共卫生应急管理工作面临的挑战有哪些？应如何应对？

第九章

卫生体系

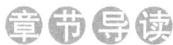

　　卫生体系是一个复杂的系统,它包括多个子系统,如资源供应系统、服务系统、筹资与支付系统、规制与监管系统等。本章节介绍卫生体系学的背景、定义、功能子系统以及卫生体系的绩效评价;探讨影响卫生体系的因素和卫生体系改革的重要性;讨论科学评价的意义和角度,以及宏观和微观卫生体系的评价方法;分析外部环境因素和内部系统因素对卫生体系的影响,以及专业素养与职业精神在卫生体系中的作用;深入探讨物质资源供应、人力资源供应和科技创新在卫生体系中的重要性;介绍卫生服务的特点,包括公共卫生服务和临床医疗服务;讨论筹资方式、支付方式以及对这些制度的评价;探讨规制的作用、有效规制的条件以及卫生体系规制及讨论卫生体系的研究思路、卫生体系协同化和经济发展健康化等趋势。

学习目标

知识目标:

1. 掌握卫生体系、中国卫生体系等概念,以及我国的卫生体系实际情况。
2. 熟悉卫生系统的定义、目标、功能,卫生服务的需要,需求和利用的关系。
3. 了解联合国千年发展目标全球健康策略,《"健康中国2030"规划纲要》,卫生组织机构以及全球健康面临的挑战。

能力目标:

1. 运用所学知识分析不同发展阶段卫生工作方针发生变化的原因。
2. 根据我国城乡服务体系,分析各机构承担的公共卫生职能。

素质目标:

培养大学生大健康、大卫生观念。

> **导入情景与思考**

2024年9月12日,国务院新闻办公室举行"推动高质量发展"系列主题新闻发布会,会议指出,2023年我国居民人均预期寿命已达78.6岁。

国家卫生健康委员会主任雷海潮表示,党的十八大以来,全国卫生健康系统坚持新时代党的卫生与健康工作方针,贯彻落实党中央、国务院决策部署,推动卫生事业高质量发展,取得了一系列重要成就和积极进展。

坚持预防为主,从源头上护佑百姓健康。我国实施了健康中国行动、爱国卫生运动,开展了一系列健康知识宣传活动,以促进公众养成良好的生活方式。目前,国家卫生城市和国家卫生县区达到1 052个,国家卫生乡镇达到2 637个。居民健康素养水平从2018年的17%提高到2023年的29.7%。

请思考:
1. 卫生体系的完善体现在哪些方面?
2. 全球化对中国卫生体系提出了哪些挑战?

第一节 卫生体系的概述

卫生系统对个人、家庭和社会的健康发展至关重要。一个国家拥有健全的卫生服务组织体系、高效的疾病预防控制网络是保障国民健康的基础。从预防医学的视角来说,卫生系统是落实中国预防为主的方针,保护、促进和维护人群健康的重要载体。作为医学工作者,了解和掌握卫生系统的组织机构、功能与目标、公共卫生保障以及医疗服务的要素,对于全面构建我们的专业知识体系、有效地进行医学职业服务、出色地完成保障人民健康的工作具有重要的作用。

一、卫生系统概述

(一)卫生系统的定义

在WHO发布的《2000年世界卫生报告》中,卫生系统被定义为所有致力于进行卫生活动的组织、机构和资源。所谓的卫生活动是指无论是个体的医疗或是公共卫生服务,还是多部门主动发起的健康促进活动,只要是以促进、恢复和维护健康为基本目标的任何努力,均属于卫生活动的范畴。卫生系统是一个复杂、综合、动态的系统。在这个系统内,其参与者包括卫生服务的提供者、消费者、购买者、决策者和监管者这几大类。参与者使用的资源包括资金、人员、设施、技术和信息,这些资源通过提供者、购买者和决策者的配合组织,为消费者提供服务。它是一个在购买者、提供者、消费者和决策者之间存在很多反馈环的动态系统，每一部分相互联系、相互影响而又相互制约，改变系统中的任何一个部分都可能对整个系统有直接或间接的影响，因此，需要共同努力才能实现系统的最终目标。卫生系统的结构和运行同时也受到其所处的政治、经济、社会、人口和技术等外部环境的影响。

（二）卫生系统的目标

卫生系统是受社会驱动而建立的，主要目的在于促进和维护健康，体现社会因素和社会运动在健康中的作用。然而，卫生系统不仅有责任提高人们的健康水平，同时也有责任减少患者的经费开支。一个有效的、运行良好的卫生系统不仅需要提供令人满意的卫生服务，也有责任尽量减少卫生服务利用的不公平。卫生系统的目标主要包括：提高人群总体健康水平和公平获得良好的健康，提高卫生系统对人们的需求和期望的反应性，以及保证卫生资金筹集过程中的资金公平性。

1. 获得良好的健康　卫生工作关注的是人，各个卫生系统的核心领域都是在进行两种人的独特交流：需要服务的人群以及被认可能够提供服务的人群。毋庸置疑，促进健康是卫生系统的重要目标，但并不是唯一的目标。良好健康的目标包括两个方面，即人群健康平均水平较高以及群体或个体之间的健康水平差异较小。健康公平性要求所有社会成员均有公平的机会获得尽可能高的健康水平，这是人类的基本权利。因此，健康公平性又被理解为创造相等的获得健康的机会，并将不同社会人群健康的差别降到最低水平。

2. 加强人们所期望的反应能力　反应性是指卫生系统能够满足人们合理期望的程度。这个期望并非是对医疗方面的期望，而是指患者在享受医疗服务的过程中对非医疗方面的各种期望。反应性强调两点：非卫生技术性服务和普遍的合理性期望。这是因为卫生系统不仅有提高人群健康水平的责任，还应保证患者的尊严不受侵犯。反应性测量分为主观性指标"对人的尊重"和客观性指标"以卫生服务对象为中心"两个部分，主要包括尊严、机密性、自主性、及时性、社会支持、基本设施以及服务者的选择共7个领域。

（1）"对个人的尊重"内容　①尊重个人尊严：医患双方是平等的，都有独立的人格，患者在就诊过程中应受到医务人员的尊重，这体现了患者的基本人权。一般情况下是指不能侮辱、贬低或歧视患者。特殊情况下是指不能消灭具有某种遗传缺陷的个体或禁锢传染性疾病患者。②自主性：患者具有做出自己健康选择的自主权，并参与治疗方案等的选择。③保密性：患者个人的健康资料应受到保密。④交流：该项是WHO结合各方面的意见后于2001年新增的领域。充分的交流是尊重患者的体现，也是患者自主选择、参与决定的基础。医护人员应该认真倾听患者述说，耐心向患者解释，使者能够理解；同时还要让患者有时间提问，医护人员尽量回答。

（2）"以卫生服务对象为中心"内容　①及时性：患者应得到及时的医疗服务，包括看急诊得到尽快处理，非急诊病例候诊的时间要合理等。②基本设施质量：卫生系统应为卫生服务对象提供质量优良的就医环境，如就医环境的清洁、方便与舒适，医院的饮食质量保障等。

③就诊的选择性:卫生服务对象可自由选择提供医疗保健的机构或组织,以及卫生系统工作或服务人员。④社会支持:患者可获得家庭和亲友的关怀和照顾。因此医疗机构应该允许亲友探视,对病情恶化或终末期患者提供支持,在患者出院后对其提供支持等。

3. 确保卫生筹资的公平性　卫生筹资是指为各项卫生活动筹集所用资金,以及合理配置和利用这些资金。卫生筹资的目标是在卫生领域筹集足够的用于卫生服务的资金,不断提升医疗服务的公益性和公平性,确保卫生服务质量,满足人们的服务需求并提供经济风险保护,同时实现可利用卫生资源的最佳使用效率。卫生系统的合理筹资应根据支付能力而非疾病的危险来分散每个家庭因支付卫生服务的花费而面临的风险。一个公平的卫生系统应该能够确保对所有人的经济保护,包括贫困者,而不至于使一些家庭因支付医疗费而陷入贫困之中。因此,在卫生筹资过程中,不同人群的经济负担应该公平,支付额应与其支付能力相一致,支付能力越高,支付的筹资额应越大。具体可表现为水平公平和垂直公平两类。具有相同支付能力的人支付相同的费用为筹资的水平公平;具有不同支付能力的人支付的卫生费用不同,支付能力高的人支付更多的费用,支付能力低的人支付较少的费用为垂直公平。

卫生系统涉及公平性,除了卫生筹资的公平性外,从受益者的角度来讲,还包括卫生保健的公平性。卫生保健的公平性指按照需要公正、平等地分配各种可利用的卫生资源,使整个人群都能有相同的机会从中受益,亦包括水平公平和垂直公平。水平公平指相同的卫生服务需要,应该获得相同的卫生服务利用;垂直公平指具有不同卫生服务需要的人群,应该获得不同的卫生服务利用,或者根据不同健康状况的个体需要提供不同的卫生服务。所有的社会成员所接受的卫生服务质量应该同等。此外公平还有其他的定义:比如对卫生系统的可及性、利用以及结果的公平性,人群健康状况的公平等等。获得公平的卫生保健和服务受到诸如财政资源,卫生系统各部门的组织、人力资源,管理能力和信息系统等多方面的限制。

(三)卫生系统的功能

1. 卫生系统的主要功能　实现卫生系统的目标在很大程度上取决于系统所执行的功能。WHO把卫生系统的功能归纳为四项:提供服务、创建资源、筹措资金和监督管理。

(1) 提供服务:提供服务是卫生系统最常见也是最重要的功能。事实上,通常可能只通过提供服务来鉴定整个卫生系统的功能。在大多数卫生系统中,卫生服务分为个人卫生服务和公共卫生服务。个人卫生服务主要指针对个人的预防、诊断、治疗和康复等,公共卫生服务主要指针对群体的健康教育、环境卫生等。个人卫生服务一般涉及公立/私立卫生服务,而公共卫生服务则更多涉及政府责任。很多国家经验证明,个人卫生服务的提供日趋多元化,应通过有效的服务网络加以协调,并通过竞争提高效率。随着私立卫生服务机构的增加,应进一步促使公共部门加强管理,改善工作绩效。

(2) 创建资源:卫生资源是在一定社会经济条件下,国家、社会和个人对卫生部门综合投资的客观指标,包括卫生人力、卫生费用、卫生设施、卫生装备和药品、卫生信息等。卫生系统的功能之一是确保供给与需求之间的平衡,如卫生人力资源应合理配置,不能因此加剧卫生服务的不公平;同样,卫生机构及技术的投资也应根据国家的重点进行配置,从而提高卫生系统的整体绩效。

(3) 筹措资金:适宜的筹资方式可以促进卫生系统的持续发展。资金筹集意味着通过一定的渠道从家庭、公司、政府和捐资机构筹集资金。这些渠道包括个人付费、商业保险、强制性社会保险、普通税收、非政府机构的捐款以及国际机构的转移支付。资金一旦筹集起来,就需要建立抗风险的统筹资金以及面向个人和卫生服务机构的资金分配方式。卫生筹资的主要挑战在于如何扩大预付制、提高公共筹资的力度、增加对资金的公共管理强度等。

(4) 监督管理:在卫生系统的四个功能中,监督管理处于核心地位,直接影响着其他三个功能及其发展方向。它包括制定公正的运行规则及确定整个卫生系统的战略方向,其核心问题是如何定位政府的作用。在管理方面最主要的挑战就是要强化国家卫生行政部门对卫生系统提供政策指导方向的能力。

有研究提出,构建一个运行良好的卫生系统,关键因素主要包括以下6个方面:①领导和执政能力;②卫生信息系统;③卫生筹资;④卫生人力资源;⑤基本医疗产品和技术;⑥卫生服务提供。

2. 卫生服务需要、需求和利用　为了达到良好健康的目标,有效发挥卫生系统的功能,需要了解和分析卫生服务的需要(求)量和利用量。它也是评价卫生系统工作效率和潜力、合理组织卫生服务、解决服务供需矛盾的有效手段。

(1) 卫生服务需要:主要取决于居民的自身健康状况,是依据人们的实际健康状况与"理想健康状态"之间存在差距而提出的对预防、医疗、保健、康复等卫生服务的客观需要,包括个体觉察到的需要和由医疗卫生专业人员判定的需要,两者有一致性和差异性。一般情况下,只有当一个人觉察到有卫生服务需要时,才有可能去寻求利用卫生服务。另一种情况是,某个人实际存在健康问题或患有疾病,但尚未被察觉,当其进行医学检查被确诊为患有某种疾病或障碍时,才有卫生服务的需要。这种情况会对健康产生不利的影响。发现未察觉的卫生服务需要,最有效的方法是进行人群健康筛检,以确定哪些是已经觉察到的需要,哪些是还未被察觉到的潜在需要。这对于医疗服务和预防保健工作都有积极的作用。

(2) 卫生服务需求:指从经济和价值观念出发,在一定时期内和一定价格水平上,人们愿意而且有能力消费的卫生服务量。卫生服务需求的形成必须具备两个条件:①消费者的购买愿望;②消费者的支付能力。卫生服务需求一般可分为两类。第一类是由需要转化而来的需求:人们的卫生服务需要只有转化为需求,才有可能去利用卫生服务。但在现实生活中,并不是所有的卫生服务需要都能转化为需求。需要能否转化为需求,除了与居民本身是否觉察到有卫生服务需要相关外,还与其收入水平、享有的健康保障制度、交通便利程度、风俗习惯、健康意识,以及卫生机构提供的服务类型和质量等多种因素有关。第二类是没有需要的需求:通常由不良的就医行为和行医行为造成。一方面,有时候居民提出的一些"卫生服务需求",可能经医疗卫生专家按服务规范判定是不必要的,或被认为是过分的要求。例如有些患者就医时要求医生多开药或延长住院时间等而过度利用卫生服务。另一方面,在不规范的卫生服务市场条件下,由于经济利益的驱动使某些医疗卫生人员对就诊者实施一些不必要的检查、治疗、开大处方等,诱导病患过度的服务需求。上述"求非所需"和"供非所求"的情况均可导致没有需要的需求量增加。而这些没有需要的需求者往往会与真正需要卫生服务的人竞争有限的卫生资源,进而造成卫生资源的浪费和短缺。

(3) 卫生服务利用:指需求者实际利用卫生服务的数量(即有效需求量),是人群卫生服务需要量和卫生资源供给量相互制约的结果,直接反映卫生系统为人群健康提供卫生服务的数量和工作效率,间接反映卫生系统通过卫生服务对居民健康状况的影响,但是不能直接用于评价卫生服务的效果。

(4) 卫生服务需要、需求、利用之间的关系:卫生服务需要是卫生服务需求的基础。当人们的卫生服务需要转换成卫生服务需求,且所有的需求都是以来自健康角度的客观需要为基础时,卫生服务的利用就会达到既满足居民健康的合理需要,又没有资源浪费的状态。但现实中,人们可能由于前述的种种主观和客观的原因,没能使卫生服务需要转化成实际的卫生服务需求,而造成卫生服务利用率的降低;反之有些人的卫生服务需求又是在没有需要的基础上发生的,造成卫生资源的浪费。为了改善广大居民卫生服务利用的能力和公平性,需要政府及有关职能部门在发展整个社会经济的同时,通过建立适宜的健康保障制度、合理配置卫生资源、控制医疗卫生服务价格、提高服务效率和质量,同时杜绝不良的就医和行医行为、开展公众健康教育和健康促进活动等措施和方法,使人们合理的卫生服务需要能更多地转化为需求,才能在卫生资源投入不变的前提下最大限度地满足人们的需求。

二、卫生组织机构

卫生组织是指以促进、恢复和维护人群健康为基本目的的机构或团体。卫生组织机构是卫生系统的重要组成部分,其设置的形式和层次,决定了卫生系统运行的效果和效率。卫生组织机构主要包括卫生行政组织、卫生服务组织以及与卫生直接相关的第三方组织,此外,国际卫生组织,如世界卫生组织、联合国儿童基金会等也属于卫生组织机构的范畴。

(一) 卫生行政组织

卫生行政组织是指那些通过制定和执行卫生政策、法规来引导和调控卫生事业的发展,将组织和管理卫生相关事务作为主要职能的政府组织。卫生行政组织是国家公共行政组织的一种,是卫生公共政策的具体执行机构,通过法律手段贯彻和执行国家的健康与卫生工作方针、政策与法规,是具有合法性、强制性、权威性的政府机构。卫生行政组织在内部结构上具有集中统一、系统化和层级分明的特征。中国的卫生行政组织主要包括:国家及地方各级卫生健康委员会(局)、医疗保障组织等。

1. 国家及地方各级卫生健康委员会(局) 为推动实施健康中国战略,树立大卫生、大健康理念,把以治病为中心转变到以人民健康为中心,预防控制重大疾病,积极应对人口老龄化,加快老龄事业和产业发展,为人民群众提供全方位全周期健康服务,国务院机构改革方案提出,将国家卫生和计划生育委员会、国务院深化医药卫生体制改革领导小组办公室、全国老龄工作委员会办公室的职责,工业和信息化部的牵头《烟草控制框架公约》履约工作职责,国家安全生产监督管理总局的职业安全健康监督管理职责整合,组建国家卫生健康委员会,作为国务院组成部门。2018年3月,根据第十三届全国人民代表大会第一次会议批准了国务院机构改革方案,设立中华人民共和国国家卫生健康委员会。国家卫生健康委员会的主要职责是,拟订国民健康政策,协调推进深化医药卫生体制改革,组织制定国家基本药物制度,监督管理公共卫生、医疗服务和卫生应急,负责计划生育管理和服务工作,拟订应对人口老龄化、医养结合政策措施等。

各级卫生健康委员会(局)分别在同级政府和上级卫生行政部门的领导下,管理本辖区的卫生行政工作。

2. 医疗保障组织　医疗保障组织是指从事组织、管理医疗保障等事务的相关组织。为完善统一的城乡居民基本医疗保险制度和大病保险制度,不断提高医疗保障水平,确保医保资金合理使用、安全可控,推进医疗、医保、医药"三医联动"改革,更好地保障病有所医,2018年3月,十三届全国人大一次会议表决通过了关于国务院机构改革方案的决定,组建中华人民共和国国家医疗保障局,将人力资源和社会保障部的城镇职工和城镇居民基本医疗保险、生育保险职责,国家卫生和计划生育委员会的新型农村合作医疗职责,国家发展和改革委员会的药品和医疗服务价格管理职责,民政部的医疗救助职责整合,作为国务院直属机构。其主要职责是,拟订医疗保险、生育保险、医疗救助等医疗保障制度的政策、规划、标准并组织实施,监督管理相关医疗保障基金,完善国家异地就医管理和费用结算平台,组织制定和调整药品、医疗服务价格和收费标准,制定药品和医用耗材的招标采购政策并监督实施,监督管理纳入医保支出范围内的医疗服务行为和医疗费用等。

保护人群健康是全社会的责任,除了直接负责的卫生行政组织以外,其他许多政府机构包括教育、劳动生产、民政、体育、商业、农业等部门也相应地承担着卫生保健的任务。

(二)卫生服务组织

卫生服务组织是以保障居民健康为主要目标,直接或间接向居民提供预防服务、医疗服务、康复服务、健康教育和健康促进等服务的组织。在中国,狭义的卫生服务组织主要包括医疗服务组织及专业公共卫生组织,前者包括医院、疗养院、社区卫生服务中心(站)、卫生院、诊所等;后者包括疾病预防控制中心、妇幼保健院、健康教育所等。广义的卫生服务组织还包括血液及血液制品生产组织、药品和医疗器械生产机构、医学科研组织、医学教育组织等。

(三)卫生第三方组织

第三方组织主要是指与卫生有关的各种非政府组织。第三方组织主要是由各种非政府部门、职业群体或群众自发组建的与健康有关的社会团体。第三方组织具有协助政府组织的职能,其功能与政府组织相辅相成,可以弥补政府组织管理的不足,促进卫生行业管理。中国卫生第三方组织主要包括与卫生相关的学会、协会、基金会等。

1. 学会 学会是由科技工作者自愿组成的科技学术性团体,是科技发展的必然产物。学会的根本任务是科学研究、学术交流、促进学科发展、促进科技成果转化等。学会的成员主要是专业机构、高等院校、科研机构和各界中的广大科技工作者。目前国内卫生领域规模体系较大的学会主要有中华医学会(Chinse Medical Association,CMA)、中华预防医学会(Chinse Preventive Medicine Association,CP-MA)、中国药学会(Chinese Pharmaceutical Association,CPA)、中华中医药学会(Chinse Association of Chinese Medicine,CACM)、中华护理学会(Chinese Nursing Association,CNA)等。

2. 协会 协会是由某行业工作者、行业内组织,为达到某种目标,通过签署协议自愿组成的团体或组织。协会的职能包括制定行业从业规则、统计行业信息、代表职业群体与政府沟通等。目前国内卫生领域的协会主要有中国红十字会(Red Cross Society Of China,RCSC)、中国医师协会(Chinese Medical Doctor Association,CMDA)、中国医院协会(Chinese Hospital Association,CHA)、中国农村卫生协会(China Rural Health Association,CRHA)。

3. 基金会 《基金会管理条例》将基金会界定为:"利用自然人、法人或者其他组织捐赠的财产,以从事公益事业为目的,按照本条例的规定成立的非营利性法人。"基金会的资金具有明确的目的和用途。其宗旨是通过无偿资助,促进社会的科学、文化教育事业和社会福利救助等公益性事业的发展。公益性、非营利性、非政府性和基金信托性是基金会的基本特征。中国基金会的活动领域大多集中在文化教育、救灾济贫、医疗救助、公共服务以及公益支持等方面。与卫生有关的基金会有:中国初级卫生保健基金会(Primary Health Care Foundation of China,PHCFC)、中国医学基金会(China Medical Foundation,CMF)、中国医药卫生事业发展基金会(China Health & Medical Development Foundation)等。

> **知识链接**
>
> **非政府组织的由来**
>
> 非政府组织一词最早出现在1945年联合国成立时的一份重要文件里,当时主要指那些在国际事务中发挥中立作用的非官方机构,如红十字国际委员会、救助儿童会等。
>
> 非政府组织最早产生于西方,特别是英国光荣革命之后,随着资产阶级民主制度的确立,公民被赋予政治权利,自由结社运动兴起,这些组织代表了不同社会阶层的利益与愿望,成为政府的"补充"。

(四)国际卫生组织

随着人类国际交往的加深,相互依存的加强,保障健康成为国际性事业,各种国际组织和国际公约应运而生,为促进人类卫生保健事业做出了重要贡献。主要的国际卫生组织包括世界卫生组织、联合国儿童基金会、红十字国际委员会等。

1. 世界卫生组织　世界卫生组织(World Health Organization,WHO),是联合国系统内指导和协调卫生工作的权威机构,于1948年4月7日成立,总部设置在瑞士日内瓦,是国际上最大的政府间卫生组织。世界卫生组织的宗旨是使全世界人民获得尽可能高水平的健康,其主要职能包括:促进流行病和地方病的防治;提供和改进公共卫生、疾病医疗和有关事项的教学与训练;推动确定生物制品的国际标准。

2. 联合国儿童基金会　联合国儿童基金会(United Nations International Children's EmergencyFund,UNICEF),于1946年12月11日创建,全球总部设在美国纽约,是致力于保护和促进儿童权益的联合国机构。其资金来源主要来自各国政府、个人、企业和基金会的自愿捐款。联合国儿童基金会是一个不代表任何党派的组织,主要通过国别合作方案和国家委员会,在全世界范围内开展工作。它所从事的工作重点关注儿童的卫生与营养、教育、儿童保护、社会政策、艾滋病、水与环境卫生以及灾害应急准备和响应。在全球服务于儿童和青少年的国际机构中,联合国儿童基金会是其中的领先者,在主管青少年事务的国际组织中拥有无法取代的位置。

3. 红十字国际委员会　红十字国际委员会(International Committe of the Red Cross,ICRC)1863年创立于日内瓦,是一个独立的非政府的人道主义团体。其资金主要来自各国政府以及国家红十字会和红新月会的自愿捐赠。红十字国际委员会是一个公正、中立和独立的组织,其特有的人道使命是保护武装冲突和其他暴力局势受难者的生命与尊严,并向他们提供援助。它独立于任何政府以外,是落实国际人道法规的监督者,是全世界组织最庞大,也是最具影响力的救援组织。

第二节　中国卫生服务体系

卫生服务体系是指由卫生服务组织机构构成的系统,按职能可分为公共卫生服务体系和医疗卫生服务体系。卫生服务体系通过提供卫生服务分工协作,由医疗机构提供医疗康复服务,妇幼保健机构提供妇幼卫生保健服务,疾控中心提供疾病预防与控制服务,来促进、恢复和维护区域内居民的健康。卫生服务机构在接受卫生行政组织领导的同时,接受上级卫生服务组织的业务指导,并指导下级卫生服务机构,实现了卫生服务的纵向连续性供给。

一、公共卫生服务体系

(一)公共卫生概述

1. 公共卫生的定义　公共卫生是保障公民的健康长寿、社会前进的必要条件。随着时代的发展，人们对公共卫生的认识也不断深化。1920年，被誉为现代公共卫生创始人的美国耶鲁大学公共卫生教授温斯洛(Charles-Edward A. Winslow)将公共卫生定义为：公共卫生是指通过有组织的社区努力来预防疾病、延长寿命、促进健康和提高效益的科学和艺术。这些努力包括：改善环境卫生，控制传染病，教育人们注意个人卫生，组织医护人员提供疾病早期诊断和预防性治疗的服务，以及建立社会机制来保证每个人都达到足以维护健康的生活标准。以这样的形式来组织这些效益的目的是使每个公民都能实现其与生俱有的健康和长寿权利。这一定义概括了公共卫生的本质、工作范围和目的。此定义在1952年被WHO采纳并沿用至今。在中国，2003年7月28日，作为当时中国公共卫生界的官方领军人物，时任中国副总理兼卫生部部长的吴仪，在全国卫生工作会议上代表政府对公共卫生作了如下诠释："公共卫生就是组织社会共同努力，改善环境卫生条件，预防、控制传染病和其他疾病流行，培养良好卫生习惯和文明生活方式，提供医疗服务，达到预防疾病，促进人民身体健康的目的。"

这是中国第一次明确提出的比较系统全面的公共卫生定义，反映了中国现代公共卫生的共识。

2. 公共卫生的功能　随着公共卫生的发展，对公共卫生的主要功能也有不同的认识。1988年，美国医学会提出，公共卫生要完成"确保人人健康环境，满足社会健康利益"的使命，应该具备三大核心功能：

(1) 评估：即定期系统地收集、整理、分析社区的健康信息，包括反映健康状况的统计学资料、社区卫生需求以及有关健康问题的流行病学和其他研究的资料，做出社区诊断。

(2) 制定政策：即推进公共卫生决策中科学知识的运用和引领公共卫生政策的形成，服务大众的利益。

(3) 保障：即通过委托、管理或直接提供公共卫生服务来确保个人和社区获得必要的卫生服务，达到公众同意预设的目标。

(二) 专业公共卫生服务组织机构

为了有效地保障人群健康，中国建立了一套完整的公共卫生与疾病预防网络。广义的公共卫生机构是指一切能促进健康、预防疾病、保护健康的机构。狭义的公共卫生机构即专业公共卫生机构，是指向辖区内提供专业公共卫生服务(主要包括疾病预防控制、健康教育、妇幼保健、精神卫生、急救、采供血、综合监督执法、食品安全风险监测评估与标准管理、计划生育、出生缺陷防治等)，并承担相应管理工作的机构。专业公共卫生机构主要包括疾病预防控制机构、综合监督执法机构、妇幼保健计划生育服务机构、急救中心(站)、血站等，原则上由政府举办。与医疗机构重在治疗相比，公共卫生机构重在预防，主要通过社会预防疾病，促进健康和延长寿命。

1. 疾病预防控制中心(Center for Disease Prevention and Control, CDC)　疾病预防控制中心是实施政府卫生防病职能的专业机构，集疾病监测和分析、预防与控制、检验与评价、应用科研与指导、技术管理与服务、综合防治与健康促进为一体,以预防和控制危险因素、疾病、伤害和失能,提高所辖区域人群健康水平和生命质量为目标。围绕国家和当地疾病预防控制重点任务,加强对疾病预防控制策略与措施的研究,做好各类疾病预防控制工作规划的组织实施;在继续加强传染病预防和控制的同时,积极开展对慢性非传染性疾病的预防和控制,快速应对突发公共卫生事件,重点加强疾病预防的技术决策、信息综合、防治实施、应用研究和预防服务等功能。

中国国家疾病预防控制中心的具体职责为:

(1) 为拟订与疾病预防控制和公共卫生相关的法律、法规、规章、政策、标准和疾病防治规划等提供科学依据,为卫生行政部门提供政策咨询。

(2) 拟订并实施全国重大疾病预防控制和重点公共卫生服务工作计划和实施方案,并对全国实施情况进行质量检查和效果评价。

(3) 指导建立国家公共卫生监测系统,对影响人群生活、学习、工作等生存环境质量及生命质量的危险因素,进行营养食品、劳动、环境、放射、学校卫生等公共卫生学监测;对传染病、地方病、寄生虫病、慢性非传染性疾病、职业病、公害病、食源性疾病、学生常见病、老年卫生、精神卫生、口腔卫生、伤害、中毒等重大疾病发生、发展和分布的规律进行流行病学监测,并提出预防控制对策。

(4) 参与和指导地方处理重大疫情、突发公共卫生事件,建立国家重大疾病、中毒、卫生污染、救灾防病等重大公共卫生问题的应急反应系统。配合并参与国际组织对重大国际突发公共卫生事件的调查处理。

(5) 参与开展疫苗研究,开展疫苗应用效果评价和免疫规划策略研究,并对全国免疫策略的实施进行技术指导与评价。

(6) 研究开发并推广先进的检测、检验方法,建立质量控制体系,促进全国公共卫生检验工作规范化,提供有关技术仲裁服务,受国家卫健委认定,开展健康相关产品的卫生质量检测、检验,安全性评价和危险性分析。

(7) 建立和完善国家级疾病预防控制和公共卫生信息网络,负责国内外疾病预防控制及相关信息搜集、分析和预测预报,为疾病预防控制决策提供科学依据。

(8) 组织实施全国性重大疾病和公共卫生专题调查,为国家国民经济与社会发展规划公共卫生战略的制定提供科学依据。

(9) 开展对影响国家社会经济发展和国民健康的重大疾病和公共卫生问题防治策略与措施的研究与评价,推广成熟的技术与方案。

(10) 组织实施国家级健康教育与健康促进项目,指导、参与和建立国家级社区卫生服务示范项目,探讨社区卫生服务的工作机制,推广成熟的技术与经验。

(11) 负责农村改水、改厕工作技术指导,研究农村事业发展中与饮用水卫生相关的问题,为有关部门做好饮用水开发利用和管理提供依据。

(12) 组织和承担与疾病预防控制和公共卫生工作相关科学研究,开发和推广先进技术。

(13) 负责对下级疾病预防控制机构人员的培训。

(14) 开展国际合作与技术交流,引进和推广先进技术。

(15) 承担国家卫健委交付的其他工作任务。

各省市和地方的疾病预防控制中心则根据当地人群健康问题的重点确定与国家疾病预防控制中心相应的职责。

2. 妇幼保健机构　妇幼保健是公共卫生的一项重要内容,妇幼保健机构是公共卫生服务体系的重要组成部分。主要提供以群体保健工作为基础,面向基层、预防为主,为妇女儿童提供健康教育、预防保健等公共卫生服务。在切实履行公共卫生职责的同时,开展与妇女儿童健康密切相关的基本医疗服务。因此,妇幼保健机构的专业工作内容兼有临床医疗与卫生保健双重性质,在中国卫生专业组织机构中具有特殊地位。中国妇幼保健机构由政府设置,分省、市(地)、县三级。上级妇幼保健机构承担对下级机构的技术指导、培训和检查等职责,并协助下级机构开展技术服务。

中国妇幼保健机构承担的主要职责为:

(1) 完成各级政府和卫生行政部门下达的指令性任务。

(2) 掌握本辖区妇女儿童健康状况及影响因素,协助卫生行政部门制定本辖区妇幼卫生工作的相关政策、技术规范及各项规章制度。

(3) 受卫生行政部门委托对本辖区各级各类医疗保健机构开展的妇幼卫生服务进行检查、考核与评价。

(4) 负责指导和开展本辖区的妇幼保健健康教育与健康促进工作;组织实施本辖区母婴保健技术培训,对基层医疗保健机构开展业务指导,并提供技术支持。

(5) 负责本辖区孕产妇死亡、婴儿及5岁以下儿童死亡、出生缺陷监测、妇幼卫生服务及技术管理等信息的收集、统计、分析、质量控制和汇总上报。

(6) 开展妇女保健服务,包括青春期保健、婚前和孕前保健、孕产期保健、更年期保健、老年期保健。重点加强心理卫生咨询、营养指导、计划生育技术服务、生殖道感染、性传播疾病等妇女常见病防治。

(7) 开展儿童保健服务,包括胎儿期、新生儿期、婴幼儿期、学龄前期及学龄期保健,受卫生行政部门委托对托幼园(所)卫生保健进行管理和业务指导。重点加强儿童早期综合发展、营养与喂养指导、生长发育监测、心理行为咨询、儿童疾病综合管理等儿童保健服务。

(8) 开展妇幼卫生、生殖健康的应用性科学研究并组织推广适宜技术。

此外,妇幼保健机构还提供基本医疗服务,包括妇女儿童常见疾病诊治、计划生育技术服务、新生儿疾病筛查、助产技术服务等,根据需要和条件,开展产前诊断、产科并发症处理、新生儿危重症抢救和治疗等。

(三) 公共卫生服务体系构成

公共卫生是一项公共事业,属于国家和全体国民所有。公共卫生建设需要国家、社会、团体和民众的广泛参与和共同努力。公共卫生体系是在一定的权限范围内提供必要的公共卫生服务的公共、民营和志愿组织的总体。

公共卫生体系一般包括：

1. 国家和地方的公共卫生服务专业机构　它们是公共卫生体系的支柱，是负责公共卫生实施的业务部门，承担着政府保障人群健康的职责。

2. 医疗服务体系　它们一般作为突发公共卫生事件的第一报告人、疾病监测的前哨以及日常各种个体化预防服务和疾病管理服务的提供者，在保障公众健康中起到积极的作用。临床医生同样也是公共卫生的一员，针对传染病，临床医生须完成监测和报告、患者的隔离控制等工作，在"防"与"治"两个方面均承担重要的作用。

3. 社区　这是人们集聚和生活的地方，它既是公共卫生措施具体实施的场所，同时也作为各种合作部门（如公共安全、环保、救助、社会教育团体等）的共同体，成为公共卫生体系的重要合作伙伴。

4. 企事业单位　主要代表了在职人员工作的场所。它除了需要保护和促进本单位人群的健康外，还负有保护环境、帮助社区等社会责任（即所谓的企业社会责任）。

5. 大众媒体　它是公共卫生信息传播的主要载体，对公众的健康心理和行为产生着重大的影响和引导作用。

6. 学术研究机构　作为公共卫生人才培养的主要机构，也是公共卫生创新性研究的重要部门，它为改善和发展公共卫生事业及服务水平提供基础资料。

由此可见，政府公共卫生机构和医疗保健的提供者应是公共卫生的主体，它们与社会其他的组织及政府其他部门建立和维持伙伴关系，共同保障和促进全人群的健康。

二、医疗服务体系

（一）医疗服务概述

1. 医疗服务的定义　医疗服务是指为满足顾客的需要，在同顾客的接触中，由医疗机构所提供的医疗活动和医疗活动的结果。

2. 医疗服务的功能　医疗服务的功能是通过为居民提供医疗、保健和康复服务，达到以下的目的：①延长寿命；②增进个体的功能；③缓解患者及其家庭因健康问题带来的心理压力；④解释患者及其家庭有关的健康和医学问题；⑤为患者提供有关预后的咨询；⑥为患者及其家庭提供支持和照料。

3. 良好医疗服务的基本要求包括10个方面，又简称为"7A3C"，它也是评价医疗服务质量的重要指标。

（1）可供性（availability）：指当人们需要医疗时所能提供服务的程度。例如某一医疗机构每周工作5天，每天工作时间是从上午8点到下午5点，那么，许多上班的人就很难得到所需服务。

(2) 适量性(adequacy):指拥有的医务人员和医疗设备能满足社区医疗服务需要和需求的能力。

(3) 可及性(accessibility):指在地理、物质和经济上能得到医疗服务。对一个没有适当的交通工具的残疾人,或一个没有适当经济来源又没有医疗保险的患者而言,他/她就可能得不到所需的医疗服务。

(4) 可接受性(acceptability):它包括服务提供者是否能够很好地与患者交流、所提供的服务是否以人为本、患者所提供的信息是否可以得到保密或个人隐私权是否得到保障等。

(5) 适宜性(appropriateness):指所提供的服务中,实施服务的医务人员及场所是否适宜。如在一个不具备条件的农村医务室开展心脏手术就被认为是不合适的。

(6) 可评估性(assessability):指所开展的医疗服务工作是否可以被评估,包括医疗服务实施的记录、财务制度的完整性、与计算机联网的程度等。

(7) 责任性(accountability):即医疗服务的公众责任。如医疗机构的理事会是否有公众代表参加?财务是否定期由公共财会审计?是否有向公众公布财务记录和服务质量的制度等。

(8) 综合性(comprehensiveness):指所提供的服务必须关注该医学问题的所有方面,包括健康促进、疾病预防、早期检查、适当的诊断治疗、随访和康复等。

(9) 完整性(completeness):指所提供的服务应当涵盖所有的健康问题,包括心理和社会方面。如只关注患者的病理变化,而忽视了患者的心理和社会问题,那么这种服务则是不完整的。

(10) 连续性(continuity):指通过对患者在不同服务提供者之间的有效沟通和协调,保证患者在医疗服务过程中得到全程连续性的管理。患者在患病后,可能不止看一个医生,也可能不止在一家医院治疗。这时,如何协调好医生与医生之间,医院与医院之间的关系与责任,做好患者医疗保健的全程管理,直接影响到服务患者的质量、有效性和可接受性。确定好服务过程中的责任医生,往往是得到这种连续性服务的保证。

(二) 医疗服务组织机构

医疗机构以救死扶伤,防病治病,为公民的健康服务为宗旨。医疗机构的主要功能是提供以医疗服务为主,并开展预防、保健、康复等服务,同时承担部分公共卫生服务,如健康教育和健康促进,应对突发事件的紧急医疗救治,支援基层医疗机构等。设置医疗机构应当符合医疗机构设置规划,经卫生行政部门批准,取得《医疗机构执业许可证》方可开业。任何单位和个人未取得《医疗机构执业许可证》,不得行医。

1. **医疗机构分级** 中国医疗机构实行等级管理,共分三级。一级医疗保健机构是直接为社区提供医疗、预防、康复、保健综合服务的基层卫生保健机构。其主要功能是直接对人群提供预防保健服务,在社区管理多发病、常见病现症患者并对疑难重症做好正确转诊,协助高层次医院做好中间或院后服务,合理分流患者。二级医院是为多个社区提供医疗卫生服务的地区性医院,是地区性医疗预防的技术中心。其主要功能是参与指导对高危人群的监测,接受一级转诊,对一级医疗机构进行业务技术指导,并能进行一定程度的教学和科研。三级医院是跨地区、省、市以及向全国范围提供医疗卫生服务的医院,是具有全面医疗、教学、科研能力的医疗预防技术中心。其主要功能是提供专科(包括特殊专科)的医疗服务,解决危重疑难病症,接受二级转诊,对下级医院进行业务技术指导和培训人才;完成培养各种高级医疗专业人才的教学并承担科研项目的任务;参与和指导一、二级预防工作。

2. 医疗机构规模　医院的规模主要指医院开设的床位数。根据医院的规模大小不同,其床位、卫生技术人员数和行政人员数的比例都有相应的标准。根据医院的床位数以及规模大小、人员配备、硬件设施、科研能力,每个等级又分甲、乙、丙三等。医院内部科室的设定根据医院管理的需要而定,一般设行政管理、医务、医疗、护理、科教、财务、设备管理、总务、保卫、病案管理等科室。此外,根据服务内容又分为综合性医院和专科医院。

3. 医疗机构分类　随着中国经济体制的发展,医疗市场进一步开放,医疗机构又可根据其经营性质、社会功能及其承担的任务,分为营利性和非营利性两类。非营利性医疗机构指为公众利益服务而设置、不以营利为目的医疗机构,其收入用于补偿医疗服务成本,实际运营中的收支结余只能用于发展。营利性医疗机构以投资获利为目的,可以更多地从事某些专科服务及特需服务,中外合作合资医疗机构、股份制医院和私营医院都属于营利性医疗机构。

需要提出的是,医疗服务机构并不仅仅是提供医疗服务,临床医务工作者在健康促进和疾病预防中同样起着非常重要的作用。另外,在临床场所提供个体化的预防服务——临床预防服务则是临床医务工作者的优势所在。这在相应的章节已有具体介绍。

三、中国的城乡卫生服务体系

《关于进一步完善医疗卫生服务体系的意见》(国办发〔2023〕)指出,到 2025 年,医疗卫生服务体系进一步健全,资源配置和服务均衡性逐步提高,重大疾病防控、救治和应急处置能力明显增强,中西医发展更加协调,有序就医和诊疗体系建设取得积极成效。到 2035 年,形成与社会主义现代化相适应、体系完整、分工明确、功能互补、连续协同、运行高效、富有韧性的整合型医疗卫生服务体系,使医疗卫生服务公平性、可及性和优质服务供给能力明显增强,人民群众健康水平显著提升。

(一)城市卫生服务体系

中国的城市卫生服务体系是由社区卫生服务机构与区域卫生专业机构组成的两级卫生服务网络。以社区卫生服务机构为基础,社区卫生服务机构与医院和公共卫生机构分工协作,保障城市居民的健康需求。社区卫生服务机构包括社区卫生服务中心和社区卫生服务站,以社区常住居民为服务对象,以妇女、儿童、老人、慢性病患者、残疾人、贫困居民等为服务重点人群,提供基本医疗服务和基本公共卫生服务。区域综合医院和专科医院承担区域内的危急重症和疑难病症的诊疗服务,与社区卫生服务机构开展业务合作以及双向转诊。疾控机构、妇幼保健院及其他专业卫生服务组织对社区卫生服务机构提供业务指导,并与社区卫生服务机构协作,为城市居民提供全方位的公共卫生服务。

（二）农村卫生服务体系

中国的农村卫生服务体系主要是指县及县以下的卫生服务组织,包括县(县级市)、乡、村三级卫生服务机构,组成"农村三级医疗卫生服务网",即以县级卫生服务组织为龙头,乡镇卫生院为骨干,村卫生室为基础的卫生服务组织体系,是落实中国农村医疗、预防、保健功能的组织保障。

县级医院是县域内的医疗和业务技术指导中心,也是连接城市大医院与农村基层医疗卫生机构的桥梁,主要负责基本医疗服务及危重急症患者的抢救,并承担对乡村两级卫生组织的业务指导和卫生人员的进修培训;乡镇卫生院综合提供常见病、多发病的诊疗及公共卫生服务,并承担对村卫生室的业务管理和技术指导;村卫生室承担行政村的公共卫生服务及一般疾病的诊治和转诊工作等。

（三）优化资源配置,加强人才队伍建设

提升卫生健康人才能力,发展壮大医疗卫生队伍,把工作重点放在农村和社区。加大基层、边远地区和紧缺专业人才培养扶持力度,缩小城乡、地区、专业之间人才配置差距。推进农村卫生人才定向培养,落实执业医师服务基层制度,鼓励医师到基层、边远地区、医疗资源稀缺地区和其他有需求的医疗机构多点执业。提高公共卫生服务能力,健全公共卫生体系,加强专业公共卫生机构和医院、基层医疗卫生机构的公共卫生科室标准化建设。完善各类专业公共卫生机构人员配备标准,加强疾病预防控制能力和队伍建设。构建资源联动、统一质控、信息共享的公共卫生实验室检测网络,提升检验检测能力。健全监测预警体系,提高重大疫情早发现能力。

强化城乡基层医疗卫生服务网底。加强乡镇卫生院和社区卫生服务中心规范化建设,发展社区医院,健全临床科室设置和设备配备。强化常见病多发病诊治、公共卫生、健康管理和中医药服务能力,提升传染病筛查、防治水平,加强重大慢性病健康管理,开展居民心理健康指导,增强乡镇卫生院二级及以下常规手术等医疗服务能力。

突出县级医院县域龙头地位。加强县级医院(含中医院,下同)临床专科和管理能力建设,强化县级医院公共卫生服务职能。发展急诊科、妇产科、儿科、重症医学科、中医科、精神科、老年医学科、康复医学科、感染性疾病科等学科,提升肿瘤、心脑血管疾病等重大疾病诊疗能力,鼓励依托现有资源建立相关专科专病中心。

推进医学医疗中心建设。依托高水平医院布局国家医学中心,按规划开展国家和省级区域医疗中心建设,提高医疗服务和重大传染病救治能力,带动全国和区域整体医疗服务水平提升。支持高水平医院建设疑难复杂专病及罕见病临床诊疗中心、人才培养基地和医学科技创新与转化平台,以满足重大疾病临床需求为导向加强临床专科建设,组建专科联盟和远程医疗协作网。鼓励各地在重大健康问题、重点临床学科、紧缺专业、健康产业发展等领域支持建设优秀创新团队。

扩大康复和护理等接续性服务供给。通过支持医疗资源丰富的地区将部分公立医疗机构转型为护理院和康复医院,通过支持社会力量举办等方式,增加康复、护理等专科医疗机构数量,完善接续性服务体系,扩大康复医疗、老年护理、残疾人护理、母婴护理、社区护理、安宁疗护及营养支持等服务供给,规范社会办医发展。

第三节 中国卫生体制改革

卫生体制改革是为改善卫生系统绩效而进行的有目的、可持续、战略性的变革,根本目的是完善卫生服务系统、改善人民健康水平、提供健康风险保护、提高公众满意度。卫生体制改革不仅仅是技术问题,也是政治问题;不仅仅是卫生部门单独的职责,还需要政府相关部门乃至全社会的努力,只有政府领导,多部门协调,全社会共同参与才能有效推进。近年来,世界政治经济格局发生深刻变化,生态环境、生产和生活方式变化对人类健康带来了前所未有的挑战。人口老龄化速度不断加快、新的传染病不断出现、慢性非传染性疾病负担持续增加,医药费用持续上涨、健康不公平性日益加剧,传统卫生体制受到严重冲击。国际社会日益认识到人类健康不仅是经济发展的结果,更是促进经济发展的重要保证。人类健康和卫生事业发展受到前所未有的关注。这也成为各国推进卫生体制改革的主要因素。中国正处于社会经济快速发展时期,改革难度更大,机遇与挑战并存。

一、中国卫生体制改革历程

中国的卫生体制改革始于20世纪80年代末。为了解决计划经济体制下卫生事业发展存在的体制僵化、机制不活、供给短缺、能力不强等问题,引入了经济体制改革的思想,套用企业改革的思路进行卫生改革,将医疗卫生推向市场。改革在扩大医疗卫生服务资源总量、提高服务能力、调动医务人员积极性等方面取得了较好的成效。但也产生了许多负面效应,医疗机构过度追求经济利益、政府投入减少,使公立医院的公益性淡化,公共卫生服务被严重削弱。而受经济体制变革影响,农村合作医疗、劳保医疗、公费医疗等医疗保障制度受到很大冲击,健康公平性问题日益突出。

1997年,面向市场条件下卫生工作中出现的诸多问题,中共中央、国务院出台了《中共中央、国务院关于卫生改革与发展的决定》,着重强调卫生事业的公益属性,并制定了"以农村为重点,预防为主,中西医并重,依靠科技与教育,动员全社会参与,为人民健康服务,为社会主义现代化建设服务"的新时期卫生工作方针。在这一方针的指引下,国家制定了一系列支持农村卫生、公共卫生、中医药事业发展的举措,如建立农村合作医疗制度、把妇幼保健目标纳入国家总体发展规划、大力开展爱国卫生运动等,使卫生事业取得了新发展。2000年,国务院颁布了《关于城镇医药卫生体制改革的指导意见》,提出"用比较低廉的费用提供比较优质的医疗服务,努力满足广大人民群众基本医疗服务的需要"的总体改革目标。在此期间,城镇职工基本医疗保险制度不断发展,新型农村合作医疗制度和医疗救助制度开始启动。但由于相关的重要配套政策未能及时出台,政策执行情况较差,"看病难、看病贵"问题逐步成为群众反映强烈的社会问题。而在这一时期,卫生体制改革开始注重改革的整体设计,开始触动制约卫生改革发展的一些深层次矛盾和体制机制问题,为新一轮的卫生体制改革积累了宝贵的理论和实践基础。

二、中国新一轮卫生体制改革

进入21世纪,中国医药卫生事业发展水平与人民群众健康需求及社会经济发展水平不适应的矛盾仍较为突出。政府卫生投入不足,医药费用上涨过快,居民个人负担过重,而城乡和区域医疗卫生事业发展不均衡,卫生资源配置不合理,农村、社区医疗和公共卫生工作仍较为薄弱,医疗保障制度不健全,药品生产和流通秩序不规范,医院管理体制和运行机制不完善等问题日益严重。同时,工业化、城镇化、人口老龄化、疾病谱转变以及生态环境的变化,中国医疗卫生服务体系面临着新的严峻挑战。深化医药卫生体制改革,成为加快医药卫生事业发展的战略选择。比如《深化医药卫生体制改革2023年下半年重点工作任务》文件的出台,也推动了新一轮的卫生体制改革。

(一)新医改的基本原则

新一轮医改(简称新医改)政策设计的基本思路是保基本、强基层、建机制、全民享有。在此思路下,新医改遵循的基本原则是:

1. 坚持以人为本,把维护人民健康权益放在第一位,强调医药卫生事业的公益性,把基本医疗卫生制度作为公共产品向全民提供,实现人人享有基本医疗卫生服务。

2. 坚持立足国情,建立中国特色医药卫生体制,强调因地制宜,坚持基本医疗卫生服务水平与经济社会发展相协调。

3. 坚持公平与效率统一,政府主导与发挥市场机制作用相结合,强调政府在基本医疗卫生制度中的责任,以维护公共医疗卫生的公益性,促进公平公正。但也注重发挥市场机制作用,动员社会力量参与,以提高医疗卫生运行效率、服务水平和质量。

4. 坚持统筹兼顾,把解决当前突出问题与完善制度体系结合起来,在明确总体改革方向目标和基本框架下,突出重点,分步实施,积极稳妥地推进改革。

(二)新医改的主要内容

《深化医药卫生体制改革2023年下半年重点工作任务》的主要内容被概括为坚持"一个中心",即以人民健康为中心;用好"一个抓手",即促进"三医"协同发展和治理;突出"一个重点",即深化以公益性为导向的公立医院改革,不断将深化医改向纵深推进。

2023年下半年医改工作主要包括6个方面20条具体任务。一是促进优质医疗资源扩容和区域均衡布局。推进国家医学中心和国家区域医疗中心设置建设,持续提升地市和县级医疗水平,加强社区和农村医疗卫生服务能力建设,完善促进分级诊疗的体制机制,促进中医药传承创新发展,推动"大病重病在本省就能解决,一般的病在市县解决,头疼脑热在乡镇、村里解决"。二是深化以公益性为导向的公立医院改革。推进医疗服务价格改革和规范化管理,深化公立医院薪酬制度改革,加快推进公立医院高质量发展,规范民营医院发展,全面加强医药领域综合监管,形成风清气正的行业环境。三是促进多层次医疗保障有序衔接。巩固健全全民基本医保,完善多层次医疗保障制度,深化多元复合式医保支付方式改革,最大化发挥各项制度效应,有效减轻群众看病就医负担。四是推进医药领域改革和创新发展。支持药品研发创新,常态化开展药品和医用耗材集中带量采购,加强药品供应保障和质量监管,确保"供好药""用好药"。五是健全公共卫生体系。促进医防协同、医防融合,推进疾病预防控制体系改革,提升公共卫生服务能力,从制度完善、人才队伍建设、评价考核等多方面共同努力推动公共卫生体系建设和能力提升。深入开展健康中国行动和爱国卫生运动,持续提高群众健康素养。六是发展壮大医疗卫生队伍。加强紧缺专业和高层次人才培养,加强以全科医生为重点的基层队伍建设,实施大学生乡村医生专项计划,深化基层薪酬、岗位设置等方面的改革,提高基层医务人员积极性,提高基层医疗卫生服务能力,切实把工作重点放在社区和农村。

三、中国的分级诊疗制度

国内外学者普遍认同建立分级诊疗制度不仅有利于实现不同级别和类型医疗卫生机构之间的分工协作,提高医疗卫生服务体系的总体效率;同时还有利于引导常见病、多发病患者的合理分流,减轻患者就医经济负担。在国外自1957年WHO正式提出三级医疗卫生服务模式并建议各国实施,以基层医疗卫生服务为主体的分级诊疗在世界各国陆续开展。英国拥有全科医生模式下严格的疾病分级管理体系,美国无严格的医院分级,是依赖于家庭医生制度的疾病分级管理体系,德国是区域性医疗分级管理体系,日本是医疗层级式分级管理体系。与国外系统而较为成熟的分级诊疗制度相比,中国的分级诊疗制度建设还处于起步阶段,各地在国家方针政策的指引下初步开展了相关的试点和实践。

(一)中国分级诊疗的发展历程

自新中国成立以来,中国在城市、乡镇、农村分别建立了三级医疗预防保健网络布局。在城镇以劳保医疗和公费医疗实行"分级就医转诊制度",在农村以村医作为"守门人",为居民提供初级医疗服务,基本解决了当时的主要健康问题,得到世界卫生组织的赞誉。改革开放之后,由于片面强调了市场化,忽视了政府责任,违背了医疗卫生事业的公益性质,形成了"行政型市场化"的行业特征,医疗机构逐利性增强,医疗资源配置严重失衡,呈现"倒三角"结构,患者就医混乱无序,分级诊疗体系逐渐瓦解。最终导致医疗卫生服务效率低下,可及性降低,医疗卫生费用逐年攀升,卫生筹资公平性大幅下降,一度被列为医疗最不公平的国家之一。

新医改以来,建立分级诊疗制度被视为缓解"看病难、看病贵"问题的重要举措而重新提上了日程,并不断向前推进。2013年,党的十八届三中全会审议通过《中共中央关于全面深化改革若干重大问题的决定》,就深化医疗卫生体制改革提出"完善合理分级诊疗模式,建立社区医生和居民契约服务关系"。标志着分级诊疗这一曾经与医疗服务公益性理念相伴相生的制度再一次出现在医疗改革的舞台上,并快速成为备受期待和认可的改革路径。

2014年,国务院出台《深化医药卫生体制改革2014年重点工作任务》,明确提出制定分级诊疗办法。在2014年3月25日召开的国务院常务会议上,部署了医改的5项重点工作,其中提到"继续深入推进医改,就是要合理把控公立大医院规模,优化医疗资源布局,完善分级诊疗、双向诊疗,为患者就近就医创造条件"。

2015年1月,国务院常务会议提出统筹不同区域、类型和层级的医疗资源,优化结构。同年5月,国务院办公厅出台《关于城市公立医院综合改革试点的指导意见》,提出构建分工协作的医疗服务体系和分级诊疗就医格局。9月,国务院办公厅正式出台《关于推进分级诊疗制度建设的指导意见》(国办发〔2015〕70号),指出"到2017年,分级诊疗政策体系逐步完善,医疗卫生机构分工协作机制基本形成,优质医疗资源有序有效下沉,以全科医生为重点的基层医疗卫生人才队伍建设得到加强,医疗资源利用效率和整体效益进一步提高,基层医疗卫生机构诊疗量占总诊疗量比例明显提升,就医秩序更加合理规范。到2020年,分级诊疗服务能力全面提升,保障机制逐步健全,布局合理、规模适当、层级优化、职责明晰、功能完善、富有效率的医疗服务体系基本构建,基层首诊、双向转诊、急慢分治、上下联动的分级诊疗模式逐步形成,基本建立符合国情的分级诊疗制度"。12月1日,国家卫生计生委发布《关于做好高血压、糖尿病分级诊疗试点工作的通知》(国卫办医函〔2015〕1026号),指导综合医改试点省份和公立医院改革国家联系试点城市开展高血压、糖尿病等慢性病分级诊疗试点工作,并组织制定了详细的技术方案。

2016年3月,《中华人民共和国国民经济和社会发展第十三个五年规划纲要》的总目标是个人卫生支出占比下降的前提下,分级诊疗逐步形成,力争在制度建设上取得突破。2016年8月19日,在中国健康与卫生大会上,习近平总书记做了重要讲话,再次强调了分级诊疗的重要作用。2016年10月,中共中央、国务院印发的《"健康中国2030"规划纲要》中提到,要"建立不同层级、不同类别、不同举办主体医疗卫生机构间目标明确、权责清晰的分工协作机制,不断完善服务网络、运行机制和激励机制,基层普遍具备居民健康守门人的能力,完善家庭医生签约服务,全面建立成熟完善的分级诊疗制度,形成基层首诊、双向转诊、上下联动、急慢分治的合理就医秩序,健全治疗-康复-长期护理服务链。引导三级公立医院逐步减少普通门诊,重点发展危急重症、疑难病症诊疗。完善医疗联合体、医院集团等多种分工协作模式,提高服务体系整体绩效。加快医疗卫生领域军民融合,积极发挥军队医疗卫生机构的作用,更好为人民服务"。

由此,中国已经将建立分级诊疗制度作为优化和完善医疗卫生服务体系的重要举措和深化医药卫生体制改革的重点内容,并且迈出了实质性的步伐。截至2016年底,已有26个省份出台了分级诊疗相关政策文件,九成以上的城市启动了分级诊疗试点,多地区已形成一定的疾病分级管理样本模式,主要包括"闵行模式""西安模式""安徽儿科模式""厦门模式""新疆模式""嘉定模式"以及"三明模式"等。

(二) 分级诊疗的概念及内涵

国际上尚没有与中国分级诊疗完全对应的概念和标准。与之相似和相关的概念有三级医疗卫生服务模式、首诊或"守门人"制度、转诊、协同医疗服务、整合型医疗卫生服务体系等。新医改以来,国内学术界对分级诊疗的概念进行了诸多探讨,从不同角度对分级诊疗进行了界定。达成的共识包括:

1. 合理的就医格局　即明确不同医疗机构的功能定位,鼓励常见病、多发病患者首先到基层医疗卫生机构就诊,通过完善转诊程序,实现不同级别和类别医疗机构之间的有序转诊,规范就医秩序。

2. 无缝衔接　结合疾病诊疗特点,围绕患者预防、治疗、康复、护理等不同需求提供科学、适宜、连续、高效的诊疗服务,实现服务的有机"整合"。

3. 协同服务　通过建立医疗机构之间的分工协作机制,促进优质医疗资源纵向流动。

综上,所谓的分级诊疗指按照疾病的轻、重、缓、急及治疗的难易程度进行分级,不同级别的医疗卫生机构应承担不同的职能,从而实现基层首诊、双向转诊、急慢分治和上下联动的服务流程和就医秩序,切实促进基本医疗卫生服务的公平可及。针对分级诊疗,基层首诊和双向转诊是其主要内容。

(1) 基层首诊指坚持群众自愿、政策引导,鼓励并逐步规范常见病、多发病患者首先到基层医疗卫生机构就诊,对于超出基层医疗卫生机构功能定位和服务能力的疾病,由基层医疗卫生机构为患者提供转诊服务。因此,基层首诊包含两个方面的内容:一是由基层医疗卫生机构对患者进行首诊,二是由基层医疗卫生机构承担对患者的转诊。

基层首诊的有效落实,至少需要满足以下条件:①基层医疗卫生机构应具备接受居民首诊所需的诊疗能力、设备设施以及药品供应等;②居民在需要诊疗服务时愿意首选基层医疗卫生机构,这需要居民信任基层医疗卫生机构有能力满足其基本医疗服务需求,并且能维护其健康权益(如及时帮助其转诊并做好相关医疗衔接支持);③各级医疗卫生机构之间分工协作,并完善利益分配机制;④完善相关配套政策及措施。如加大政府对基层卫生机构财政投入,确保机构运行经费和基本公共卫生服务经费的增长,用于保障机构的有效运行;完善不同级别医疗机构的医保差异化支付政策,适当提高基层医疗卫生机构医保支付比例,引导居民基层首诊等。

实施基层首诊可以对患者进行合理地分流,对于建立层次分明、功能合理的卫生服务体系,合理使用卫生资源,控制卫生费用不合理增长至关重要,是开展分级诊疗制度的必要条件。但由于中国现阶段基层医疗卫生服务能力尚很薄弱,居民对基层医疗卫生机构信任感偏低,相关的配套政策及措施不完善,落实基层首诊制度仍任重道远。

(2) 双向转诊是根据病情需要而进行的上下级医院间、专科医院间或综合医院与专科医院间的转院诊治的过程。它有纵向转诊、横向转诊两种形式。纵向转诊,即下级医院对于超出本院诊治范围的患者,或在本院确诊但治疗有困难的患者,可将其转至上级医院就医;反之,上级医院对病情得到控制后相对稳定的患者,亦可转至下级医院继续治疗,从而形成有效的双向转诊。横向转诊,即综合医院可将患者转至同级专科医院治疗,专科医院亦可将出现其他症状的患者转至同级综合医院处置。同样,不同的专科医院之间也可进行上述转诊活动。

双向转诊制度的建立应具备以下3个基本条件:①合理的区域卫生规划和卫生机构设置规划,组成结构适宜的卫生服务体系;②对不同卫生机构的功能进行定位,分工分级医疗;③完善的标准体系和程序,制定出各级各类医疗机构的诊治范围、诊疗程序、诊治标准,如抢救成功标准、急性病出院标准等。

双向转诊制度是今后中国卫生改革与发展的方向性问题,它可以有效地引导患者合理流动,促进卫生资源合理利用,是分级诊疗实施的重要内容。目前中国建立双向转诊制度仍要做许多工作,关键是做好区域卫生规划。双向转诊制度必须与医疗保障制度改革相衔接、配套,在政策上要鼓励、引导患者按照规定合理就诊,经济上对不同级别医院拉开收费标准,技术上规定病种分级诊断、治疗和转诊标准,指导医疗服务供需双方的行为,以保证双向转诊制度的建立和实施。

(三) 中国实施分级诊疗的重点路径

1. 明确各层级医疗机构功能定位　层级思维是分级诊疗的核心所在,无论是"医联体",还是区域协同医疗,这一切有关医疗资源优化配置的实施路径背后都需要有效的分层定位系统给予支持和引导。在总结国外分级诊疗经验、结合中国国情和实践的基础上,中国分级诊疗制度中各级医疗机构目前的功能定位如下:在构建的分级诊疗体系中,城市三级医院应主要提供危急重症和疑难复杂疾病的诊疗服务;城市二级医院主要接受三级医院转诊的急性病恢复期患者、术后恢复期患者及危急重症稳定期患者;县级医院则主要提供县域内常见病、多发病诊疗,危急重症患者抢救和疑难复杂病例向上转诊服务;慢性病医疗机构,主要包括基层医疗卫生机构、康复医院、护理院等,为诊断明确、病情稳定的慢性病患者、康复期患者、老年病患者、晚期肿瘤患者提供治疗、康复、护理服务;此外,个体诊所也承担就地就近为基层群众提供医疗服务的职责。这也是国务院办公厅《关于推进分级诊疗制度建设的指导意见》中为各等级医疗机构的功能进行的明确界定和区分。

2. 建立多种形式医疗联合体　医疗联合体简称医联体,是指不同层级医疗卫生机构通过纵向或横向的资源整合而形成的医疗组织。中国的医联体主要是以不同层级医疗卫生机构之间的纵向整合为主,即以三级医院、二级医院以及基层医疗卫生机构的"3+2+1"模式组建而成的联合体。

患者在医联体内,可以享受到基层医疗机构与区域医疗中心之间的双向转诊、化验检验结果互认、专家社区坐诊、远程会诊等便捷的优质诊疗服务。根据医联体内医疗机构关系的紧密程度,可以将当前中国的医联体划分为3种类型:松散型的技术协作联盟、紧密型的医疗服务集团以及兼有两种类型特征的混合型医疗联合体。各地在试点医联体的过程中,根据当地的实际情况将其中一类作为主要的医联体类型,松散型如南京鼓楼医院集团、北京世纪坛医院医疗联合体;紧密型如大庆油田总医院集团、郑州人民医疗集团;混合型如上海瑞金医院集团等。无论采用哪种类型,最终要达到的效果和目标是一致的,即建立不同层级医疗机构之间的分工协作机制,优化医疗资源结构和布局,提高基层的医疗服务能力和质量,控制医疗费用,从而更好地实现进一步深化医改的目标。

组建医联体有利于分级诊疗服务体系的构建。医联体的建设有利于医疗资源整合,提高优势医疗资源的利用效率。医联体可以改变区域内不同层级医疗机构之间相互割裂的局面,实现基层医疗机构与三级医院之间的合作与沟通。一方面,医联体内的基层医院可以在大医院的带领下提升服务质量和水平,达到"强基层"的目标;另一方面,医联体内部"双向转诊"的渠道更加顺畅,能使康复期或普通病患者及时转到二级及以下医院诊治,使大医院能够集中更多力量救治急症、重症患者,减轻大医院的人流和病床压力,以节省患者的就医时间、缓解错位就医问题。

3. 推进家庭医生签约服务 分级诊疗已成为中国改善医疗资源配置和利用效率、理顺全民就医秩序、控制医疗费用过快上涨、减少医患矛盾的重要途径,但同时也对基层卫生机构是否"接得住"的能力提出了挑战,其突破口便是实施符合中国国情的家庭医生签约服务。2016年6月,国务院七部委联合发布《关于推进家庭医生签约服务的指导意见》。主要目标是到2017年,家庭医生签约服务覆盖率达到30%以上,重点人群签约服务覆盖率达到60%以上。到2020年,力争将签约服务扩大到全人群,形成长期稳定的契约服务关系,基本实现家庭医生签约服务制度的全覆盖。

> **知识链接**

中国家庭医生由来

20世纪60年代,家庭医生服务在西欧、北美等国家和地区相继开展,80年代末,"家庭医生"概念引入中国。进入21世纪后,中国人口老龄化开始严重、慢性病患者增多、医疗费用居高不下、医疗资源分布失衡等一系列难题凸显,开展家庭医生服务并寻找更优的服务运行模式成为新时期卫生体制改革的必然趋势。推进家庭医生签约服务有助于降低医疗费用、优化卫生资源利用和提升全民健康状况。作为基层医疗卫生服务的重要组成部分,家庭医生制度对我国建立分级诊疗、合理就医秩序和完善医疗服务等具有重要作用。

家庭医生是为群众提供签约服务的第一责任人。家庭医生或称全科医生,美国的家庭医疗学会(AASP)对其的定义为"家庭医生是经过家庭医疗这种范围宽广的医学专业教育训练的医生。家庭医生具有独特的态度、技能和知识,使其具有资格向家庭的每个成员提供连续性和综合性的医疗照顾、健康维护和预防服务,并作为所有健康相关事务的组织者,包括适当的利用专科医生、卫生服务以及社区资源。"由此可见,家庭医生是在基层承担预防保健、常见病多发病诊疗和转诊、患者康复和慢性病管理、健康管理等一体化服务的综合程度较高的医学人才,被称为社区居民健康的"守门人"。中国现阶段家庭医生主要由以下人员承担:一是基层医疗卫生机构注册全科医生(含助理全科医生和中医类别全科医生);二是具备能力的乡镇卫生院医师和乡村医生;三是符合条件的公立医院医师和中级以上职称的退休临床医师,特别是内科、妇科、儿科、中医医师。同时还鼓励符合条件的非政府办医疗卫生机构(含个体诊所)提供签约服务,并享受同样的收付费政策。未来随着全科医生人才队伍的发展,逐步形成以全科医生为核心的签约服务队伍。

家庭医生签约服务原则上应当采取团队服务形式,主要由家庭医生、社区护士、公卫医师(含助理公卫医师)等组成。服务的内容主要包括基本医疗服务、公共卫生服务和健康管理服务,具体而言,基本医疗服务涵盖常见病、多发病的中西医诊治,合理用药,就医路径指导和转诊预约等;公共卫生服务涵盖国家基本公共卫生服务项目和规定的其他公共卫生服务;健康管理服务主要是针对居民健康状况和需求,制定不同类型的个性化签约服务内容,可包括健康评估、康复指导、家庭病床、家庭护理、中医药治未病服务、远程健康监测等。家庭医生团队为居民提供约定的签约服务,根据签约人数按年收取签约服务费,由医保基金、基本公共卫生服务经费和签约居民付费等方式共同分担。

知识链接

钱信忠——百年卫生 红色传承 | 新中国卫生事业奠基人

钱信忠(1911—2009),出生于江苏省宝山县(今上海市宝山区),是一位杰出的中国军事将领和医学专家。1935年加入中国共产党,1955年被授予少将军衔。钱信忠将军在医学和军事领域都有卓越的贡献,他历任多个重要职务,包括原中国卫生部部长、原国家计划生育委员会主任、中国红十字会会长等。

在战争年代,钱信忠将军跟随刘邓大军转战南北,作为军医救治了无数伤员。在和平时期,他致力于构建覆盖城乡的医疗保障网络,并在短时间内基本消灭了血吸虫、疟疾及鼠疫等疫情,为无数人的健康做出了巨大贡献。

钱信忠将军还主编了《中国医学百科全书》,并著有《人口新作》等作品,是中国现代医学和人口科学领域的重要人物。他于2009年12月31日在北京逝世,享年98岁。

第四节 公共卫生立法与监督

一、卫生立法概念与原则

（一）卫生立法的概念

卫生立法是指有权国家机关依照法定职权和法定程序制定、修改、补充或废止卫生法律和其他规范性卫生法律文件的一种专门性活动。卫生立法在法理学上有广义和狭义两种理解。广义的卫生立法是指有权国家机关依法创制卫生法律规范的活动，既包括国家权力机关制定卫生法律，也包括国家行政机关、地方有权机关等制定卫生法规、规章和其他规范性文件的活动。狭义的卫生立法仅指最高国家权力机关，即全国人民代表大会及其常务委员会，制定、修改或废止卫生法律的专门活动。

（二）卫生立法的原则

卫生立法的原则是指卫生法制定中必须遵循的指导思想和准则。卫生立法除遵循宪法的基本原则、维护国家法制统一、从实际和国情出发、发扬民主、严格依照法定权限和程序、稳定性和连续性相结合、原则性与灵活性相结合等我国社会主义立法基本原则外，其特有原则主要有以下几方面：

1. **以保障公民健康权益为宗旨**　保障和促进公民健康权益的实现是卫生工作的基本目标，既是卫生法制定的出发点和落脚点，也是落实宪法保护人民健康基本要求的具体体现。因此，紧紧抓住保障和维护健康这一原则不仅是建立和完善卫生法律制度的关键所在，也是将党和国家卫生工作方针具体化、规范化的直接反映。

2. **遵循医学科学发展客观规律**　卫生工作具有社会科学和自然科学双重属性，法律是一门社会科学，因此将医学和法学相结合的卫生立法中应当遵循和适应医学科学发展的客观规律，借鉴医学科学的最新成果，符合医学科学的技术要求，遵循人与自然环境、社会环境、生理心理环境的协调一致，以达到医学自然属性和法学社会属性的紧密联系、完美结合，使制定的卫生法律、法规更具有科学性，从而促进医学发展和维护生命健康。

3. **多种利益关系相互协调**　我国幅员辽阔，人口众多，地区经济和社会发展极不平衡。同时，医疗卫生保健涉及多个政府部门，涉及社会方方面面，涉及每一个公民的生命和健康，加上我国仍存在着社会卫生资源不足和人们不断增长的医疗卫生需求之间的矛盾，仍存在着优质卫生资源缺乏与分布不均和地区卫生发展不平衡的矛盾。因此，卫生立法必须着眼于科学合理地规范国家机关、公民、法人和其他组织的卫生权利与义务，协调多种利益关系，才能确保卫生法律、法规具有较好的执行力。

4. 遵循我国国情与借鉴国外先进经验相结合　无论是卫生立法理论研究还是立法实践，都需要借鉴国外先进成熟的卫生立法经验。20世纪90年代以来，在全球化的时代背景下，我国迎来了法律移植的新阶段，出现了借鉴国外立法和参照国际标准的新模式，既节约了立法成本，又能较好地实现立法与国际接轨。但是，在借鉴国外经验实现我国卫生立法与国际接轨的同时，必须注意国外法（供体）与本国法（受体）之间的同构性和兼容性，进行必要的调适。必须建立在尊重国情的基础上，认真对国外卫生法律加以优选、鉴别和评价，以实现外来卫生法律本土化，防止脱离实际、生搬硬套。只有将国外的先进经验和我国卫生事业发展的实际相结合，卫生立法才能体现中国特色，具有更强的生命力。

二、卫生立法体制

立法体制，是指关于立法权限的划分、立法机关的设置和立法权的行使等方面的体系和制度所构成的有机整体，其核心是立法权限的划分。立法权是一定的国家机关依法享有的制定、修改或废止法律等规范性文件的权力。

（一）国家立法

国家立法是由最高国家立法机关以国家名义行使立法权，主要用来制定调整最基本的、带有全局性的社会关系的法律规范。

1. 卫生法律及其制定机关　全国人民代表大会及其常务委员会行使国家立法权，制定和修改卫生法律，在立法权体系中居于最高地位。现行的卫生单行法全部由全国人大常委会制定，其效力仅次于宪法和基本法律，在卫生法律体系中占有非常重要的位置。

2. 卫生行政法规及其制定机关　全国人大及其常委会有权作出决定，授权国务院根据实际需要，制定卫生行政法规。授权制定卫生行政法规的立法事项，经过实践检验，国务院还应及时提请全国人大及其常委会制定卫生法律。此外，国务院有权向全国人大常委会提出医疗卫生立法议案；依法制定卫生法律实施细则等执行性卫生行政法规。

3. 卫生规章及其制定机关　卫生规章即部门卫生规章，国务院各部、委员会及具有行政管理职能的直属机构，可以根据卫生法律和国务院的卫生行政法规、决定、命令，在本部门权限范围内制定部门卫生规章。部门卫生规章规定的应当属于执行卫生法律或国务院卫生行政法规、决定、命令的事项。涉及两个以上国务院部门职权范围的事项，应当提请国务院制定卫生行政法规或者由国务院有关部门联合制定卫生规章。目前发布的部门卫生规章主要由国家卫生健康委员会、国家中医药管理局等制定。

（二）地方立法

地方立法是省、自治区、直辖市人民代表大会及其常务委员会根据本行政区域的具体情况和实际需要，在不与宪法、卫生法律、卫生行政法规相抵触的前提下，可以制定卫生法律文件。

1. 地方性卫生法规及其制定机关　省、自治区、直辖市人民代表大会及其常务委员会，较大的市人民代表大会及其常务委员会，根据具体情况和实际需要，在不与宪法、卫生法律、卫生行政法规相抵触的前提下,制定地方性卫生法规。民族自治地方人民代表大会有权在其职权范围内制定有关卫生方面的自治条例和单行条例。

2. 地方性卫生规章及其制定机关　省、自治区、直辖市和较大的市人民政府,可以根据卫生法律、卫生行政法规和省、自治区、直辖市的地方性卫生法规,制定地方卫生规章,其规定的主要是执行法律、卫生行政法规、地方性卫生法规和属于本行政区域具体卫生行政管理的事项。

三、卫生法体系

卫生法体系是指由国家现行保护人体生命健康权益的法律规范按照其自身的性质、调整的社会关系和调整方式,分类组合而形成的一个体系化、有机联系的统一整体。卫生法涉及医疗卫生、预防保健工作的各方面。随着医学科学技术的飞速发展,卫生法的外延也在不断扩大。

四、卫生法的作用

(一) 维护社会卫生秩序

卫生社会关系是丰富的、复杂的,也经常是矛盾的、冲突的,所以,它需要不断被调节、整理,使之条理化、秩序化。卫生法在维护社会卫生秩序上通过两方面实现:①卫生法通过建立市场的卫生秩序,约束市场的卫生主体,规范市场的卫生行为,维护市场的卫生安全;②卫生法通过界定政府干预卫生的范围与程度,使政府对卫生既干预又不窒息市场的活力,实现国家对卫生的宏观目标。卫生法中的禁止性规范、强制性规范、授权性规范在调整卫生社会关系上的角度、力度不同,但目的是一致的,就是要把各种卫生社会关系纳入符合公平、正义要求的秩序中去。

(二) 保障公共卫生利益

国家发展卫生事业的目的是满足社会卫生需求,实现公共卫生利益,而要实现这样的目标,需要整合社会卫生资源,组织卫生管理活动。然而,卫生法作为一种手段承担着这样的使命,通过调整卫生社会关系来保障这一目标的实现。

公共卫生利益在卫生法上表现出来的则是公共卫生权利,体现在公共卫生领域和医疗保健领域。卫生法上除了授予公民、法人和其他组织依法可以取得各种行为资格,赋予他们依法可以取得包括民事权利在内的各种权利外,还规定了他们在行使自己的权利或者履行他们的义务时,不能侵害公共卫生利益。同时,卫生法为保护公共卫生利益以及关系人的权利,还建立了完善的权利救济制度。

(三) 规范人们的卫生行为

法律是社会关系的调节器,卫生法是通过禁止性规范(是指要求行为人不为一定行为或抑制一定行为)、命令性规范(是指规定人们必须做出一定的行为,承担一定义务)和授权性规范(是指法律赋予行为人可以做出某种行为或要求他人做出或不做出某种行为的权利)这三种基本的规范形式来规范人们的卫生行为。

五、 卫生监督的概念、意义及依据

(一) 卫生监督的概念

卫生监督是政府有关部门或机构依据卫生法律法规的授权,对公民、法人和其他组织贯彻执行卫生法律法规的情况进行督促检查,对违反卫生法律法规、危害人体健康的行为追究法律责任的一种卫生行政执法行为。卫生监督是国家行政监督的一部分,同时也是政府卫生行政管理的重要环节。在我国,随着法治建设和社会经济的发展,卫生监督作为一种行政执法行为业已成为一种制度。

(二) 卫生监督的意义

卫生监督是行使政府卫生职能,执行国家卫生法律法规,维护公共卫生秩序和医疗服务秩序,实现对社会卫生事务的行政管理,保护人民群众的健康,维护国家卫生法制的尊严,保证法律贯彻实施。我国是社会主义国家,人民是国家的主人,卫生监督既体现了党和国家对人民健康的高度重视和关怀,又保障了人民卫生安全的正当权益和要求,是促进和保障社会经济发展的重要手段。无论是现在还是将来,其意义无疑都是十分深远的。

(三) 卫生监督法律依据

1. 概念　卫生监督的法律依据是指卫生监督主体的卫生监督行为成立的法律根据。依法行政是行政行为应遵循的基本原则,卫生监督主体在卫生监督过程中,应当遵循我国颁布的所有法律、法规。

2. 卫生监督法律依据的表现形式

(1) 宪法:宪法是我国的根本大法,它是由我国最高国家权力机关全国人民代表大会依照法定程序制定、颁布的,它规定了我国国家和社会生活中最基本、最重要的问题。在我国法律体系中,宪法具有最高的法律效力,是其他一切法律、法规制定的依据。宪法明确了公民的健康权益,为医疗卫生事业发展指明了方向,不仅是我国卫生法的立法依据,宪法中有关卫生的规定同样也是我国卫生监督的法律依据。

(2) 卫生法律:卫生法律是由全国人民代表大会常务委员会制定的有关卫生方面的规范性法律文件。到目前为止,我国卫生法律已有11部,即《传染病防治法》《职业病防治法》《国境卫生检疫法》《食品安全法》《药品管理法》《执业医师法》《母婴保健法》《献血法》《人口与计划生育法》《红十字会法》以及《精神卫生法》。此外,我国其他法律,如《刑法》等中有关卫生方面的条款,都是我国卫生监督的依据。

(3) 卫生行政法规:卫生行政法规是指以宪法和卫生法律为依据,由国务院制定颁布的有关卫生方面的规范性法律文件,其法律效力低于法律。至今,国务院已颁布了近40部卫生行政法规,如《医疗机构管理条例》《公共场所卫生管理条例》《突发公共卫生事件应急条例》《护士条例》《乡村医生从业管理条例》《人体器官移植条例》等。

(4) 卫生行政规章：卫生行政规章是由国家卫生健康委员会、中医药管理局、国家市场监督管理总局等机关在其权限内制定发布的有关卫生方面的规范性法律文件，它们是卫生法律和法规的补充。到目前为止，仅原卫生部就已发布了200多个部门规章，如《中华人民共和国药品管理法实施办法》《卫生行政执法处罚文书规范》等。

除了上述卫生法律、法规、行政规章以外，还有地方性卫生法规、规章及国际卫生条约，都是我国卫生监督的依据。

（四）卫生监督技术依据

1. 概念　卫生监督技术依据是指卫生监督主体在实施卫生监督中遵照执行的技术法规。我国加入世界贸易组织以后，技术法规这个概念开始被逐渐接受。

2. 分类

(1) 技术法规：依据WTO/TBT协定附件1中界定，技术法规指规定强制执行的产品特性或其相关工艺和生产方法（包括适用的管理规定）的文件，以及规定适用于产品、工艺或生产方法的专门术语、符号、包装、标志或标签要求的文件。这些文件可以是国家法律、法规、规章，也可以是其他的规范性文件，以及经政府授权由非政府组织制定的技术规范、指南、准则等。通常包括国内技术法规和国外技术法规两种类别。我国技术法规的最主要表现形式：一是法律体系中与产品有关的法律、法规和规章；二是与产品有关的强制性标准、规程和规范。

(2) 卫生标准：根据《标准化基本术语》的定义，标准是指"对重复性事物和概念所做的统一规定。它以科学、技术和实践经验的综合成果为基础，经有关方面协商一致，由主管机关批准，以特定的形式发布，作为共同遵守的准则和依据"。

（五）卫生监督事实依据

卫生监督事实依据即卫生监督证据，在卫生监督中对卫生违法案件查处的目的是要查明案件事实以便正确适用法律，而查明案件事实离不开证据。证据不单纯是材料和事实，这些材料和事实是用来揭示案件事实真相的，是卫生监督的重要依据。

1. 卫生监督证据的概念　卫生监督证据，是指用于证明卫生违法案件真实情况的一切材料和事实。

2. 证据的种类　我国《中华人民共和国行政诉讼法》（2015年）将证据分为书证、物证、视听资料、电子数据、证人证言、当事人的陈述、鉴定意见、勘验笔录及现场笔录8类。

六、卫生监督行为

（一）卫生监督行为概念与构成要件

1. 概念　卫生监督行为是指卫生监督主体在其法定职权范围内实施卫生监督活动、管理社会卫生事务、行使卫生监督职权的过程中，做出的具有法律意义或法律效力的行为。

2. 构成要件　根据卫生监督的性质和特点，卫生监督行为实质上是一种行政行为，该行为应具备以下要件。

(1) 必须是行使行政权的行为:运用行政权是以享有行政权能为前提的。因此,只有享有行政权能并实际上运用行政权所做出的行为才是行政行为;而没有运用行政权所做出的行为,即使实施者是享有行政权的组织或个人,也不是行政行为。

(2) 具有法律效果的存在:行政行为是一种法律行为,必须具有法律效果或法律意义。所谓法律效果,是指行政主体通过行政管理意志所设定、变更或消灭的某种权利义务关系及所期待取得的法律保护。

(3) 具有表示行为的存在:行政行为是行政主体的一种意志,是表现于外部的、客观化了的意志,即意思表示。行政主体只有将自己的意志通过语言、文字、符号或行动等行为形式表示出来,并告知行政相对人后,才能成为一个行政行为。否则,就应视为行政行为不存在或不成立。

(二) 具体卫生监督行政行为

1. 卫生行政许可行为

(1) 卫生行政许可概念:卫生行政许可是政府相关行政部门根据公民、法人或者其他组织的申请,按照卫生法律、法规、规章和卫生标准、规范进行审查,准予其从事与卫生管理有关的特定活动的行为。卫生行政许可作为卫生监督的重要手段,在我国已成为一项独立的法律制度,即许可制度。

(2) 卫生行政许可设定:根据《中华人民共和国行政许可法》第十二条的规定,下列事项可以设定行政许可:①直接涉及国家安全、公共安全、经济宏观调控、生态环境保护以及直接关系人身健康、生命财产安全等特定活动,需要按照法定条件予以批准的事项;②有限自然资源开发利用、公共资源配置以及直接关系公共利益的特定行业的市场准入等,需要赋予特定权利的事项;③提供公众服务并且直接关系公共利益的职业、行业,需要确定具备特殊信誉、特殊条件或者特殊技能等资格、资质的事项;④直接关系公共安全、人身健康、生命财产安全的重要设备、设施、产品、物品,需要按照技术标准、技术规范,通过检验、检测、检疫等方式进行审定的事项;⑤企业或者其他组织的设立等,需要确定主体资格的事项;⑥法律、行政法规规定可以设定行政许可的其他事项。

(3) 卫生行政许可的形式:根据《中华人民共和国行政许可法》的规定,行政许可证件包括以下几类:①许可证,是指有关行政许可机关根据行政相对人的申请而依法核发的批准书。我国现行的卫生许可证包括:生产或经营许可证,如药品生产许可证、药品经营许可证和制剂许可证等。②资格证、资质证或者其他合格证书,是指经过考试、考核等审核程序合格后,颁发给申请人的证明其能力、资格的许可证件。包括:执业证书,如医师执业证书、护士执业证书等。产品证书,如新药证书、保健食品证书等。健康合格证明,如食品生产经营人员健康证明、公共场所直接为顾客服务人员健康合格证等。③国家相关行政机关的批准文件或者证明文件,国家相关行政机关的批准文件是指国家相关行政机关批准有关主体从事一定活动的书面意见。④法律、法规规定的其他行政许可证件,对于国家相关行政机关实施卫生行政许可,采取对设备、设施、产品、物品进行检验、检测、检疫的,行政机关经检验、检测、检疫合格的,可以直接在设备、设施、产品、物品上加贴表示其合格的标签或者加盖印章。

2. 卫生监督检查行为

(1) 卫生监督检查的概念:卫生监督检查是指卫生监督主体依法对管理相对人遵守卫生法律规范和具体行政决定所进行的了解和调查,并依法处理的卫生行政执法活动。卫生监督检查主要是针对两种情况的监督检查:①对相对人是否遵守卫生法律规范进行监督检查;②对相对人是否履行卫生监督主体依法作出的卫生行政决定进行监督检查。

(2) 卫生监督检查的方式:卫生监督检查通常分为以下几种方式:①实地检查,是指卫生监督主体直接深入现场进行的监督检查。这是一种常用的监督检查的方式。实地检查的形式多样,包括全面检查、抽样检查、定期检查、临时检查、综合检查和专项检查。②查验,是卫生监督主体对管理相对人的某种证件或物品进行检查、核对,如卫生监督员对公共场所从业人员的健康证和卫生知识培训合格证的查验。通过查验以发现问题、消除隐患。③查阅资料,是指卫生监督主体通过查阅书面材料对管理相对人进行的一种书面监督检查的方式。通过对相对人生产经营活动中有关记录、档案及相关资料的审查检查,了解有关情况,是卫生监督检查的一种常用方式。④采样送检,是指对相对人生产的产品、提供的服务物品及其环境场所与卫生有关的条件进行科学采样并送有资质的检验机构进行检验,通过检验结果判断特定相对人是否遵守卫生法规从事相关活动的监督行为。⑤统计分析,是指卫生监督主体通过统计数据了解相对人守法情况的一种监督检查方法。凡是负有统计义务的相对人必须按期上报统计资料。

3. 卫生行政处罚行为

(1) 卫生行政处罚的概念:卫生行政处罚是指卫生监督主体为维护公民健康,保护公民、法人或其他组织的合法权益,依法对相对人违反卫生行政法律规范、尚未构成犯罪的行为给予的惩戒或制裁。它是卫生监督的重要手段。

(2) 卫生行政处罚原则:为了保证卫生行政处罚的正确实施,必须遵守以下原则:①处罚法定原则,是指实施处罚必须依照卫生法律、法规、规章的明文规定。②处罚公正、公开原则,要求卫生监督主体行使卫生行政处罚的自由裁量权时做到合理、适当、公平、没有偏私。对违法行为给予卫生行政处罚的规定必须公布,未经公布的,不得作为卫生行政处罚的依据;执法人员身份公开,处罚程序公开。③处罚与教育相结合原则,是指实施卫生行政处罚必须责令当事人纠正违法行为,并教育当事人今后不再违法。同时,通过处罚纠正违法行为,进行宣传,教育其他公民、法人和其他组织自觉守法。④作出罚款决定的机构与收缴罚款的机构相分离原则,除依法当场收缴的罚款外,作出罚款决定的卫生监督主体及其执法人员不得自行收缴罚款。卫生监督主体应告知当事人到指定的银行缴纳罚款,银行应当收受罚款,并将罚款直接上缴国库。⑤一事不再罚原则,是指卫生监督主体不能对已受处罚的行为依据同一卫生法律规范再实施处罚。⑥处罚救济原则,由于卫生行政处罚是一种以制裁违法行为为目的、具有惩罚性的具体行政行为,给相对人带来的是不利的法律后果。因此,在实施卫生行政处罚时,要听取相对人意见,允许相对人申辩,作出处罚决定后,要告知相对人有寻求救济权利,并明确告知救济期限和途径,以保障相对人合法权益。

(3) 卫生行政处罚的种类和方式:主要包括以下3种:①申诫罚,也称精神罚或声誉罚,是影响相对人声誉或名誉的卫生行政处罚,即卫生监督主体以一定的方式对违反卫生法律规范的相对人,在声誉上或名誉上惩戒,可以通过警告、通报批评的方式进行。②财产罚,是影响相对人财产权利的处罚,即强制违反卫生行政法律规范的相对人缴纳一定数额的金钱或剥夺其一定的财产权利。可以通过罚款、没收违法所得、没收非法财物的方式进行。③行为罚,也称能力罚,它是影响相对人卫生行政法上的权利能力和行为能力的处罚,即卫生监督主体限制或剥夺相对人卫生行政权力能力和行为能力的处罚。可以通过责令停产停业、暂扣许可证、吊销许可证的方式进行。

4. 行政强制行为

(1) 概念:行政强制是指行政主体为实现行政目的,对相对人的财产、身体及自由等予以强制而采取的措施。

(2) 特点:行政强制具有如下特点:①行政强制的主体是行政机关或法律法规授权的组织,行政机关或法律法规授权的组织在其本身没有直接采取强制措施权力的情况下,可以申请人民法院实施强制执行;②行政强制的对象是拒不履行行政法义务的行政相对人,或对社会秩序及他人人身健康和安全可能构成危害或其本身正处在或将处在某种危险状态下的相对人;③行政强制的目的是保证法定义务的彻底实现,维护正常的社会秩序,保障社会安全;④行政强制行为的法律性质是一种具有可诉性的具体行政行为,行政强制属于单方行政行为,由行政主体单方面做出,无需相对人同意,但相对人不服行政强制,可以依法向人民法院提起诉讼。

(3) 类型:可分为以下两方面:①行政强制措施,是指行政机关在行政管理过程中,为制止违法行为、防止证据损毁、避免危害发生、控制危险扩大等情形,依法对公民的人身自由实施暂时性限制,或者对公民、法人或者其他组织的财物实施暂时性控制的行为。②行政强制执行,是指行政机关或者行政机关申请人民法院,对不履行行政决定的公民、法人或者其他组织,依法强制履行义务的行为。

> **思考题?**
>
> 1. 简述卫生立法概念及立法需要遵循的原则。
> 2. 卫生法的作用有哪些?
> 3. 卫生监督有哪些具体行政行为?

第十章

环境与健康

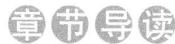

环境与健康有着密不可分的关系。环境是指人类所生存的自然界,也是人类及其行为和生存空间的总和。因此,一个有利于人类健康的环境需要我们来维持和保护它。它涉及空气质量、水质、土壤污染、废物处理等问题。

学习目标

知识目标:

1. 掌握本章专业术语,人类与环境的辩证统一关系,环境污染的健康危害,环境污染对健康损害的影响因素。

2. 熟悉污染物在人体的吸收、分布与代谢,环境污染对人类健康影响的特点,环境污染对机体健康的间接危害。

3. 了解生态系统的基本组成,以及环境污染的控制措施。

能力目标:

1. 能够运用环境的观点理解环境与健康的关系。

2. 充分认识到环境因素在疾病发生发展中的重要作用。

素质目标:

1. 树立敬畏自然、人与自然和谐共生的辩证论,具备环境保护、节约资源意识。

2. 勇担使命,为健康中国、美丽中国建设贡献智慧。

导入情景与思考

某化工厂主要生产硫酸锌,排放的"三废"、原料、产品运输与堆存造成环境镉污染。建厂不久,厂区周围树林大片枯死,农作物大幅减产,部分村民相继出现全身无力、头晕、关节疼痛等症状。后来,工厂周边村两名儿童出现全身关节疼痛、食欲减退等症状,住院检查发现体内镉超标,诊断为慢性镉中毒。一部分出现类似症状的村民体内镉亦超标。工厂周边 500 m 内土壤监测点位镉含量均超标,500~1 200 m 范围内监测点位镉含量轻度超标,1 200 m 以外个别监测点位镉含量超标。所有监测的井水、灌溉水镉含量均未超标。

请思考:

1. 工厂周边村民体内镉的吸收途径有哪些?
2. 影响环境镉污染对居民产生健康危害的因素有哪些?
3. 如何预防控制环境镉污染?

第一节 环境健康问题

在地球几十亿年的漫长发展进程中,逐渐形成了适合人类生存的环境,从而形成了生命。人类的生存环境非常复杂,包括了一切客观存在的,与人类生存有关的自然以及各种社会条件。世界卫生组织给环境的定义是:在特定时刻由物理、化学、生物及社会的各种因素构成的整体状态,这些因素可能对生命机体或人类活动直接或间接地产生现实的或远期的作用。人类存在的环境包括自然环境和生活环境,其组成和质量的优劣都与健康密切相关。

一、环境

(一) 自然环境与生活环境

1. 自然环境　自然环境是人类赖以生存的物质基础。根据其组成特点,可划分为大气圈、水圈、岩石圈和生物圈。

(1) 大气圈:大气圈是指地球外面包围的气体层,按物理性质的不同通常分为对流层、平流层、中间层、热层和外大气层。随着距离地面的高度不同,大气层的物理和化学性质会发生很大的差异。

(2) 水圈:地球上的水以气态、液态和固态的形式分布于空气中、地表和地下。它们共同构成了水圈。

(3) 岩石圈:又称地壳,主要由岩浆岩和沉积岩组成,平均厚度 30 km 左右。

(4) 生物圈:是地球上全部生物及其生活领域的总称,是由生物生存的大气圈、水圈、岩石圈所构成。

2. 生活环境　生活环境指人类为从事生活活动而建立的居住、工作和娱乐环境,包括城乡居民点、居住区中的住宅以及各种公共场所。

(二) 原生环境与次生环境

按照环境是否受过人类活动的影响,可分为原生环境和次生环境。

原生环境是指自然形成的、未受或少受人为因素影响的环境。

在人类活动影响下形成的环境称为次生环境。人类在改造自然的过程中,虽然为人类的生存提供了良好的物质条件,但同时也对原生环境施加了影响,全世界一百多年来,尽管社会发展、经济增长和人类进步,但同时也引发了全球性资源枯竭、环境污染等一系列难以克服的问题。

二、人类与环境的关系

人类的生存和延续与其生存环境关系密切。在漫长的生物进化和征服自然的进程中,人类不断地适应和改造外界环境,与外界环境形成了一种长期的相互联系、相互制约、相互作用的对立统一关系。这种对立统一关系主要表现在以下两个方面。

1. 人与环境物质的统一性　人与环境都是由物质组成。两者之间尽管存在一定的差异,但在某些方面却又表现出较好的一致性。

2. 人对环境的适应性　人体各种组织器官的结构和功能的建立,也是生物体在适应环境变化的长期过程中形成的。环境因素在一定范围内变化时,人体可通过自身的机能调节来适应。环境中的很多自然因素,如紫外线、多种微量元素等,常常对人体呈现"有利"与"有害"的双重作用。在一定的数量范围内,这些因素往往为机体生命活动所需要,或对机体不产生有害影响,但超过一定范围,则对机体的健康带来影响甚至威胁生命。当有害因素作用于机体时,如果通过生理生化的调节功能使机体的防御系统与有害因素的刺激保持平衡状态,那么人类在适应环境的同时,就能发挥改造环境的高度能动性,使环境更有利于人类的生存。但是,人类活动中产生的大量有害物质,又足以破坏环境,最终不可避免地影响人类自身健康。环境养育了人类,却又可以因受人类的破坏而危及人类。人类必须与环境保持密切、协调的关系,互利共存。

人与环境之间呈现出较为复杂的关系,两者之间处在一种动态平衡的辩证统一整体中。只有辩证地认识和研究人类与环境的关系,不断掌握环境中各种因素的特点,才能有针对性地采取有效措施,达到保护人群健康的目的。

三、环境污染对健康的影响

环境污染是指由于各种人为的或自然的原因,使环境组成发生不可逆的变化,造成环境质量的下降和恶化,破坏了生态平衡,并对人类健康造成直接的、间接的或潜在的有害影响的现象。环境污染不仅破坏了人类的生存环境,带来了严重的健康危害,而且引发了资源短缺问题,并造成了巨大经济损失。严重的环境污染叫作公害。

(一)环境污染对健康的危害

1. 特异性损害

(1)急性危害:环境污染物在短时间内大量进入环境中,可导致暴露人群在短时间内出现不良反应、急性中毒甚至死亡。

(2)慢性危害:当环境污染物或环境有害因素低剂量、长期反复作用于机体时,可产生一系列的慢性危害。

2. 非特异性损害　环境污染物或有害因素对健康的危害除上述特异性作用外,还可出现一些非特异性损害。其主要表现为机体抵抗力下降、劳动力降低,人群中一般常见病、多发病的发病率增加等。

3. 环境污染引起的疾病

(1)公害病:因严重的环境污染而引起的区域性的中毒性疾病称之为公害病。公害病是环境污染所造成的最严重后果。公害病具有明显的地区性、共同的病因和症状体征等特征。一旦环境污染得到控制,病因得以消除,疾病即得到控制。

(2)职业病:职业病是生产环境中存在的各种有害因素所引起的一类疾病。如特殊职业暴露引起的苯中毒、硅肺等。

(3)传染病:含有病原微生物的污水未经净化消毒处理排入水体时,有可能引起伤寒、霍乱、痢疾等介水传染病的暴发流行。

(4)食物中毒:由于摄入含有毒有害物质或被有害物质污染的食品而引起的以急性中毒过程为主的一类疾病。

(二)人体对环境有害因素的反应

环境因素的改变会不同程度地影响人体的正常生理活动,当环境的改变不超过人体的适应范围时,人体可通过自身调节适应。但如果环境变化超出了人体正常生理调节的范围,则可能引起人体功能和结构发生异常改变,甚至导致病理性的改变。

知识链接

生　物　圈

生物圈是指地球上凡是出现并感受到生命活动影响的地区,是地表有机体包括微生物及其生存环境的总称,是行星地球特有的圈层。生物圈是地球上最大的生态系统,也是人类诞生和生存的空间。

生物圈的范围包括大气圈的底部、水圈大部和岩石圈表面。具体来说,生物圈的范围大约在海平面以上 10 km 的高度,向下延伸至 10 km 的深度,总厚度约为 20 km。

生物圈的概念是由奥地利地质学家休斯在 1375 年首次提出的,指地球上有生命活动的领域及其居住环境的整体。生物圈是一个复杂的、全球性的开放系统,由生命物质、生物生成性物质和生物惰性物质三部分组成。

生物圈在地球上的存在和发展,依赖于充足的太阳能、大量的液态水、适宜的温度条件以及各种生命所需的营养元素。生物的生命活动促进了能量流动和物质循环,同时也推动了生物对环境的适应和变化。

第二节 环境健康因素的识别、监测与评估

一、环境因素的分类

人类赖以生存的自然环境和生活环境,是由各种环境因素组成的综合体。按环境因素的属性可分为以下四类。

1. 物理因素 气温、气湿、风速、热辐射等气象条件,对人体的热平衡有较大影响。

2. 化学因素 自然环境中许多化学成分含量适宜对保护人类生存十分重要。但是人类的生产生活活动,可使空气、水、土壤等化学组成在一定范围内发生变化,产生大量的化学性污染物质,不仅影响环境,而且可以通过空气、水、食物等环境介质进入体内,对人体健康造成各种有害影响。

3. 生物因素 生物因素主要指环境中的细菌、真菌、病毒、寄生虫和生物变应原(如真菌孢子、植物花粉等)。

4. 社会心理因素 良好的社会经济条件、适宜的工作条件和居住条件、必要的社会保障、良好的生活方式等有利于人体健康;社会动乱,经济负担过重,劳动和居住条件差,吸烟、酗酒等不良生活习惯,都会妨碍人们身心健康的发展。

二、环境污染物的来源及其转归

1. 生产性污染 工业生产过程中会排放大量"三废",即废气、废水、废渣,如果这些排放物不经过适当处理大量排放到环境中,就有可能造成环境污染。另外,由于农业生产中农药的普遍应用,造成农作物、畜产品及野生生物体中农药残留,空气、水、土壤等也可能受到不同程度的影响。

2. 生活性污染 生活污水、粪尿、垃圾等生活废弃物可因处理不当成为重要污染来源。随着人口的增长及人们生活水平的提高,生活污水及垃圾产量剧增,而相应的处理措施却远远没有跟上。因此,生活废弃物造成的环境污染问题不容忽视。

3. 交通性污染 交通运输产生的噪声、振动、废气等都可造成不同程度的环境污染。

4. 其他　无线电广播、电视、通信电磁波等,长期作用可引起神经衰弱综合征,甚至对心血管等系统的功能产生影响。医用、军用、工业用原子能等排放的放射性废弃物也可造成环境的污染。

> **知识链接**
>
> **工业"三废"**
>
> "三废"一般是指工业污染源产生的废水、废气和固体废弃物(废渣)的总称。我国已成为世界制革大国,废水、废渣和废气与日俱增。制革废物如果不加治理,就会危害动物、植物和人类的生命健康。特别是制革三废中的铬污染、硫污染、盐污染等是制革行业的致命污染源。尽管已经有了较好的治污系统,但是这些系统还存在一些问题,如治污不彻底、造成二次污染等。所以,必须引起高度重视,必须运用高科技手段,综合治理和回收利用三废,净化生存环境,保护生态平衡。
>
> "三废"又可称为"放在错误地点的原料",将其回收利用,还可改善环境卫生。

第三节　环境危害因素的防控策略

环境是人类生存和发展的基础,是经济、社会发展的重要前提。环境污染的问题不仅备受关注而且综合防治刻不容缓。长期以来,我国政府已逐步认识到这个问题的重要性。早在 20 世纪 70 年代初,我国就提出"全面规划,合理布局,综合利用,化害为利,依靠群众,大家动手,保护环境,造福人民"的 32 字方针。到了 80 年代,环境保护被确定为我国的一项基本国策。在此期间,相继出台了《中华人民共和国环境保护法》等相关的法律。进入 21 世纪,党中央、国务院高度重视环境保护工作和环境污染防治工作。而对环境污染的新形式、新内容,提出要努力实现三个方面的转变:一是从重经济增长、轻环境保护转变为保护环境与经济增长并驱;二是从环境保护滞后于经济发展转变为环境保护和经济发展同步;三是从主要用行政手段保护环境转变为综合运用法律、经济、技术和行政必要的手段解决环境问题。尽管如此,环境污染的问题在现阶段依然十分突出,形势还相当严峻。因此,环境污染的防治工作应综合考虑多方面因素,从根本上消除造成环境污染的原因。

一、预防工业性污染

工业企业排放的"三废"是环境污染物的主要来源,因此,工业"三废"的治理也成为防止环境污染的重要环节。首先,应根据当地具体情况做好整体规划,使工业企业合理布局。一切新建、扩建和改建的企业,都应将防治"三废"的项目和主体工程同时设计、同时施工、同时投产("三同时")。另外,要加强生产工艺的改革,大搞综合利用,从根本上减少和消除污染物质的排放。应采取积极有效的措施对"三废"加以净化处理,避免排放后对环境造成的污染。

1990年联合国环境规划署从全面系统的预防环境污染这一角度出发,从战略高度上提出了"清洁生产"的概念,主张从生产过程到产品的本身应做到废弃物的最少化,以减少对人和环境的危害。清洁生产理念的建立,有助于实现节能、降耗、节水、节地的资源节约型经济,实现生产方式变革,以尽可能小的环境代价和最小的能源、资源消耗,获得最大的经济发展效益,对环境保护具有深远的意义。

二、预防农业性污染

农药已广泛应用于农、林业等病虫害的防治,对农业增产丰收起了重要作用。但是,大量不合理地滥用农药而造成的环境污染问题已相当突出。化肥、农药使用的不合理影响和破坏了生态系统的结构和功能,减少了生物种类,使千百万年来形成的生态系统的平衡和稳定被打破,应提倡化学农药、生物防治和物理防治等方法配合起来的综合防治。

污水灌溉带来的危害不容忽视。有的污水含病原体;工业废水中含有多种有毒、有害物质,特别是重金属和一些性质稳定的有机化学物质,生物不易降解。未经适当处理,直接用工业废水或城市污水灌溉农田会造成严重后果,如造成环境卫生恶化、传染病和寄生虫病传播等。因此,在引灌前对污水要进行预处理,使水质达到灌溉标准后才能使用。

三、预防生活性污染

2024年全国水资源总量为30 010亿 m^3,总用水量5 925亿 m^3,生活用水量同比增长1.9%。生活污水处理能力显著提升:地级及以上城市污水集中收集率达73%(2024年),较2023年增长12个百分点。江苏省太湖流域已实现"污水应收尽收"。太湖2024年总磷浓度降至0.05 mg/L(Ⅲ类标准),总氮1.29 mg/L,蓝藻暴发频次减少,但北部湖区仍需巩固治理。垃圾分类与资源化加速推进:2024年全国新增水土流失治理面积6.4万 km^2,生态修复工程(如湿地保护)减少污染。部分城市(如无锡)已实现垃圾精细化分类。固体废物回收率提升(如电子废物、塑料),但整体回收体系仍需完善。2024年生态环境部加强新污染物(抗生素、消毒剂等)治理,部分省市(如湖北)建成危险废物集中处置中心。放射性废水纳入特殊监管,但具体处理数据未公开。太湖模式:通过"磷账本"管理、生态清淤(累计6 000万 m^3)、沉水植物修复(约193.3万 m^2)等措施改善水质。

无锡运用"数字孪生系统"实时监控水质。2025年江苏两会提出构建太湖生态补偿机制,推动"世界级生态湖区"建设。

我国水环境治理(如太湖)成效显著,污水收集率、垃圾处理能力提升,但医疗废水和新污染物治理仍需加强。未来需深化"无废城市"建设,优化回收体系,并加强跨区域生态协同治理。

四、预防交通性污染

汽车尾气的排放是造成大中型城市大气污染的主要原因之一。

环境污染的防治要与有效的管理措施相结合。尤其是在我国目前技术比较落后、财力有限的情况下,加强管理对环境污染的防治工作显得尤为重要。因此,各级政府和相关部门应加强环境保护的行政管理,采取合理的规划措施和工艺防护措施进行综合治理。

> **知识链接**
>
> **水体富营养化**
>
> 水体富营养化是指在人类活动的影响下,生物所需的氮、磷等营养物质大量进入湖泊、河湖、海湾等缓流水体,引起藻类及其他浮游生物迅速繁殖,水体溶解氧量下降,水质恶化,鱼类及其他生物大量死亡的现象。在自然条件下,湖泊也会从贫营养状态过渡到富营养状态,不过这种自然过程非常缓慢。而人为排放含营养物质的工业废水和生活污水所引起的水体富营养化则可以在短时间内出现。水体出现富营养化现象时,浮游藻类大量繁殖,形成水华(淡水水体中藻类大量繁殖的一种自然生态现象)。因占优势的浮游藻类的颜色不同,水面往往呈现蓝色、红色、棕色、乳白色等。这种现象在海洋中则叫做赤潮或红潮。

> **知识链接**
>
> **拒绝一次性塑料制品**
>
> 近年来,一次性塑料制品大量使用,成为环境污染的罪魁祸首之一。而在日常生活中,人们对于一次性塑料的消费却并不自觉。因此,有些环保机构通过宣传和行动来提醒人们拒绝一次性塑料制品,从而达到减少污染的目的。
>
> 在这个案例中,保护环境,人与环境和谐共生的思想得到了很好的践行。人们从生活习惯的角度出发,改变了过去对一次性塑料制品的使用习惯,转而选择环保的替代品,以减少对环境的破坏。这同时也体现了人与环境和谐共处在生活中的重要作用,宣传和倡导人们养成良好的生活方式,对于环境保护至关重要。

思考题?

1. 环境因素的分类包括什么?
2. 人类与环境的关系是什么样的?
3. 环境污染问题应如何防控?

第十一章

生活环境与健康

章节导读

生活环境中有很多因素会影响人类健康,包括空气、水、地质环境等,这些介质中都存在细菌、病毒、寄生虫等可能会危害健康的问题。清洁的生活环境可以减少疾病的传播。在一个干净的环境中,细菌和病毒的传播会受到限制,从而降低感染疾病的风险。而肮脏、拥挤的环境则可能带来健康问题。

学习目标

知识目标:

1. 掌握大气的结构和特点、大气中常见污染物及其危害,水资源种类及其卫生学特征、饮用水污染与健康,我国常见的生物地球化学性疾病的病因、特点和防治措施。

2. 熟悉大气的组成和物理性状、室内空气污染的主要来源及其危害,饮用水种类与特点,土壤污染的来源及其健康危害,煤烟型烟雾事件、光化学烟雾事件的成因及危害,军团菌病发生的原因及防护措施。

3. 了解大气污染的来源,集中式供水水处理工艺、饮用水氯化消毒副产物的成因,土壤的特征与卫生学意义,空气污染、饮用水污染和土壤污染的卫生防护。

能力目标:

能够运用辩证的观点理解环境与健康的关系,充分认识到环境因素在疾病发生发展中的重要作用。

素质目标:

树立大健康、人与自然和谐共生的理念,具有环境保护、绿色低碳生活意识,养成节约资源的习惯。

> **导入情景与思考**

长沙的谢先生,家中空调一直未进行过清洗,这几天贪凉的他吹了空调后,出现了畏寒、寒战、发热,测体温竟然高达 40.2 ℃。起初他以为只是普通感冒,自行服用消炎退热药物后未见好转,仍反复发热,全身酸痛,头痛,精神萎靡,甚至出现了呼吸困难的情况,于是前往省脑科医院呼吸与危重症医学科就诊。检查发现,谢先生高热且肺部大片炎症,白细胞升高却不明显,随后经支气管肺泡灌洗液送检后,确诊为军团菌肺炎。

> **请思考:**
> 1. 什么是军团菌肺炎?
> 2. 军团菌主要通过什么途径传播?
> 3. 如何预防医院获得性军团菌肺炎感染?

第一节 空气与健康

一、大气的组成及其卫生学意义

(一) 大气的垂直分层

地球表面包围着受引力作用而随地球同步旋转的大气,称为大气圈(也叫大气层)。随着距地面高度的不同,大气圈的物理和化学性状发生着极大的变化,根据这些理化性状垂直变化的特点,一般将大气划分为五层。

1. 对流层　是大气圈中最靠近地球表面且密度最大的一层,平均厚度约为 12 km。该层的厚度随地球纬度不同而有差异,赤道处为 16 km,两极处为 8 km。在同一地点不同的季节也会产生差异,夏季较厚。对流层集中了整个大气质量的 75% 和几乎全部的水汽及固体杂质,各种复杂的天气现象(如雷电、雨雪、风等)都是发生在该层中,排入大气的污染物也绝大多数在此层。对流层对人类生活和人体健康关系最为密切。

2. 平流层　位于对流层顶部到距地面约 50 km 的高度范围。该层大气以平流运动为主,没有垂直对流,空气稀薄水汽很少,层内温度通常随高度的增加而递增。在 20~30 km 高处,氧分子在紫外线作用下,形成臭氧层。臭氧层能吸收太阳射向地球的紫外线及其他高能粒子,使地球上的生物免受这些射线的危害。

3. 中间层　位于平流层顶部到距地面约 85 km 的高度范围。空气更稀薄,气温随高度增加而迅速降低,该层顶部的温度可降至 -92 ℃,因此该层的空气也存在明显的垂直对流运动。

4. 热层　位于中间层顶部到距地面约 250 km（太阳平静时）或 500 km，该层的气温随高度的增加而增加，顶部的温度可达 1 200 ℃，昼夜温差大。该层的气体在宇宙射线作用下处于电离状态，能反射无线电波，对于无线电通信有重要意义。

5. 外大气层　是指热层顶往上，没有明显上界，是大气圈的最外层。该层温度很高，可达数千摄氏度；大气已极其稀薄。其外大气层空气的主要成分是氢离子，在外大气层的远端，每立方厘米中可能只含有一个氢原子。

（二）大气的化学组成及其卫生学意义

自然状态下的大气或空气是无色、无臭、无味的混合气体。

一般情况下，空气的组成成分可分为恒定的和可变的两类。恒定组分包括氮、氧、氩及氪、氖、氦、氙、氡等稀有气体，氮、氧、氩约占空气总量的 99.97%。二氧化碳、甲烷、臭氧等为空气中的可变组分。空气中还存在一定的水蒸气，正常在 4% 以下。

空气中的氧是维持生物呼吸作用和物质代谢不可缺少的物质。空气中氧约占 21%，当氧降低至 12% 时，人体可发生呼吸困难；人体安静状态下，降至 10% 时，可发生恶心、呕吐、智力活动减退；降至 7%～8% 以下时可危及生命。人们在通常生活活动中，不会因为空气中缺氧而影响健康。只有在特殊条件下，如在密闭的环境中（深矿井、下水道、潜艇内、坑道等）或升至高空（飞行员、宇航员、登山运动员等），由于空气稀薄、氧分压降低，才会发生空气中氧含量降低的情况。

二、大气污染物的来源

由于自然或人为因素使空气的构成和性状发生改变，并超过大气本身的自净能力，从而对人类生活和健康，对其他动植物的生长和寿命产生直接和间接危害的现象称为大气污染。大气污染物来源可分为自然和人为两大类。前者是由于自然界自身所引起的，如火山爆发、地震、森林火灾等；后者是由于人们工业生产和生活活动而产生的污染。这里所要讨论的主要是人类活动引起的大气污染。

（一）大气污染物的来源

1. 工业企业　是大气污染的主要来源，也是大气卫生防护工作的难点，如电力、冶金、化工、轻工、机械和建材等的生产以及农业生产均可排放出有害物质污染大气。

2. 交通运输　主要指汽车、飞机、火车、拖拉机和摩托车等机动交通运输工具。这些交通运输工具主要是使用汽油、柴油等石油制品，燃烧后能产生大气污染物。

3. 生活炉灶和采暖锅炉　生活炉灶主要使用煤，其次是煤气、液化石油气和天然气。采暖锅炉一般也用煤作燃料。燃料燃烧后产生的主要污染物有烟尘、SO_2、多环芳烃等。

4. 其他　地面尘土飞扬、垃圾被风刮起，都可将铅、农药等化学性污染物以及结核分枝杆菌、粪链球菌等生物性污染物转入大气中。水体和土壤中的挥发性化合物也易进入大气。车辆轮胎与地面摩擦也可以扬起多环芳烃和石棉。某些意外性事故，例如工厂爆炸、火灾、核战争、化学战争,虽然这类事件少见,但危害严重。垃圾焚烧炉、火葬场、各种污物焚烧炉燃烧排放出的废气也可影响大气环境。

(二)大气污染物的种类

大气污染物按其属性,一般可分为物理性(噪声、光污染、电离辐射、电磁辐射等)、化学性和生物性(经空气传播的病原微生物和植物花粉等)三类,其中以化学性污染物种类最多、污染范围最广。

三、大气污染对健康的危害

大气污染物主要通过呼吸道进入人体,少部分污染物也可以降落在食物、水体或土壤中,通过消化道进入人体,有的污染物还可通过直接接触皮肤、黏膜进入机体。

(一)大气污染对健康的直接危害

1. 急性中毒　当大气污染物的浓度在短期内急剧增高,使周围人群大量吸入污染物可造成急性中毒。

2. 慢性危害及远期影响　在大气污染物低浓度长期反复刺激作用下,会造成人体慢性危害及远期影响。

(1) 导致眼和呼吸系统慢性炎症:如结膜炎、咽喉炎、气管炎等,严重的会引起慢性阻塞性肺疾病,进而可导致肺心病。

(2) 降低机体免疫力:在大气污染严重的地区,居民体内唾液溶菌酶和分泌型免疫球蛋白均明显下降,说明机体的免疫力下降,非特异性疾病多发。

(3) 诱发变态反应:如甲醛、某些石油制品的分解产物等具有致敏作用。

(4) 致癌作用:空气中有些污染物经药理学实验或流行病学研究已证实具有致癌作用。

(二)大气污染对健康的间接危害

1. 温室效应　大气层中的某些气体如 CO_2 等能吸收地表发射的热辐射,使大气温度升高,称为温室效应。这些气体统称为温室气体,气候变暖对人体健康会产生多种有害影响,如虫媒疾病和暑热疾病的发病率会显著升高。

2. 臭氧层破坏　平流层中的臭氧层虽然平均厚度只有 0.3 cm,但能吸收几乎全部来自太阳的短波紫外线,使人类和其他生物免受紫外线的损害。20世纪50年代科学家发现臭氧层中的臭氧开始减少,到70年代后,臭氧减少加剧,到1985年首次观察到臭氧空洞。人类活动排入大气的氧化氮和卤化代烃类被认为是臭氧减少的主要原因。臭氧空洞形成后,导致人群皮肤癌发病率增加。

3. 酸雨　在没有大气污染物存在的情况下,降水的 pH 值在 5.6~6.0。当降水 pH 值小于 5.6 时,称为酸雨。对植物生长、水生生态系统和人体健康都会造成危害。

4. 其他方面　大气污染物中的烟尘能促使云雾形成,吸收太阳的直射光和散射光,减弱太阳辐射强度和紫外辐射,降低能见度。

四、大气污染的防护措施

大气污染的程度受到如能源的质量和结构、工业布局、交通工具的数量及管理、人口密度、地形、气象、植被面积等自然因素和社会因素的影响。因此大气污染控制必须采取综合防治的原则。为了从根本上解决大气污染问题,必须从源头开始控制并实行全过程控制,推行清洁生产。在制订大气卫生防护措施时应坚持合理利用大气自净能力与人为措施相结合的原则,这样既可保护环境,又可以节约污染治理的费用。此外,大气污染的防治一定要保证技术措施和管理措施相结合。在我国目前财力有限、技术条件落后的情况下,加强环境管理显得尤为重要。在城市或区域性大气污染防治中,采取合理的规划措施、工艺和防护措施是十分关键的。

（一）规划措施

1. 合理安排工业布局和城镇功能分区　应结合城镇规划,全面考虑工业布局。工业建设应多设在小城镇和工矿区,较大的工业城市最好不再新建大型工业企业,特别是污染重的冶炼、石油和化工等企业。

2. 完善城市绿化系统　在建设城市绿化系统时,应注意各类绿地的合理比例。增加绿化面积可减轻城市的空气污染。

3. 加强对居住区内局部污染源的管理　饭店、公共浴室等的抽油烟机、烟囱以及废品堆放处、垃圾箱等均可散发有害气体污染大气,并影响室内空气,卫生部门应与有关部门配合,加强管理。

（二）工艺和防护措施

1. 加强对工业企业排放污染物的控制和管理

(1) 改善能源结构,逐步降低煤在燃料结构中的比重。

(2) 控制燃烧污染,降低对空气的污染。

(3) 改进生产工艺,改革工艺过程,以无毒或低毒原料代替毒性大的原料。

2. 加强对机动车尾气排放的控制和管理　制定严格的机动车尾气排放标准,对未达标的车辆不准制造、进口、销售和使用;执行车辆报废制度,淘汰不合格旧车;安装尾气净化装置,减少污染物的排放;要大力研制开发用液化气、甲醇为燃料的"绿色汽车"和无空气污染的电力驱动汽车;城市优先发展公共交通,使用大型公共汽车、地铁等。

> **知识链接**
>
> ### 酸 雨
>
> 酸雨是指pH值小于5.6的雨雪或其他形式的降水,主要是人为地向大气中排放大量酸性物质所造成的。酸雨为酸性沉降中的湿沉降,酸性沉降可分为"湿沉降"与"干沉降"两大类,前者指的是所有气状污染物或粒状污染物,随着雨、雪、雾或雹等降水形态而落到地面者,后者则是指在不下雨的日子,从空中降下来的落尘所带的酸性物质。酸雨又分硝酸型酸

雨和硫酸型酸雨。这取决于大气中酸性物质的主要来源。硝酸型酸雨主要是由于燃烧化石燃料产生的氮氧化物,而硫酸型酸雨主要是由于燃烧含硫煤矿产生的二氧化硫。酸雨对环境和生态系统具有重大影响。它可以导致土壤酸化,影响植物生长,甚至导致农作物死亡。酸雨还会腐蚀建筑物和雕像,特别是那些由石灰石和大理石制成的建筑物和雕像。此外,酸雨还会影响水体的酸碱度,对水生生物造成伤害。

第二节 水环境与健康

水是生命的源泉,是自然环境的重要组成部分,是自然界生态系统中物质和能量流动的重要介质,一切生命的新陈代谢过程都需要在水的参与下进行,水是机体的重要组成成分,是生命七大营养素之一。成年人体内水分含量占体重的 55%~60%,儿童可达 80% 左右,发育 7 天的胎儿 95% 由水所组成。如果摄水不足或因出汗过多、疾病失水等,导致体内水分减少或脱水达体重 15% 以上时,如不给予及时补水,将危及生命。

水也是自然界最丰富的自然资源之一,地球总面积的 70% 由水覆盖,总储量约 13.86 亿 km^3,其中海水占 97.3%,淡水不到 3%,在这少量的淡水中,77.2% 以冰山、冰川的形式存在,22.4% 在土壤和地下,0.35% 存在于沼泽和湖泊中,河水占 0.001%,大气水占 0.004%,人们真正能够直接利用的水只有江河水、淡水湖和部分浅层地下水,占总水量的 0.26%,且分布极不均匀。我国水资源总量为 28 124 亿 m^3,位居世界第 6 位;人均水资源仅 2 220 m^3,约为世界人均水资源的 1/4,位于世界第 88 位。由于人们不注意环境保护,工业废水和生活污水造成的水体污染日益加重,严重威胁水资源的质量,影响了工农业产品的产量和质量,制约经济的发展,影响人们的生存。

一、水源的种类及其卫生学特征

自然界的水源根据所在的位置不同分为三种,即降水、地面水和地下水。

(一)降水

降水是大气中水蒸气受冷空气作用,凝聚成雨、雪、冰雹降落的水。卫生特点:水质纯净;矿物盐少;在降落的过程中,随着空气污染程度的不同水质也发生变化。我国的降水分布极不平衡,年降水一般由东南沿海向西北内陆呈递减趋势。

(二)地面水

地面水是由降水降落到地面,通过地表径流在地面汇集而成,包括海水、江河水、湖泊水、水库水、池塘。受季节、降水等因素的影响而有较大的变动,年变化有丰水期和枯水期之分。

（三）地下水

地下水是指潜藏在地表层以下的水。主要来源是由降水和地面水通过土壤、河床、底湖渗入地下逐渐聚集而成。

土壤透水层由颗粒疏松空隙较大的砂、砾石、砂质土壤等构成，透水层能渗水并不能储水。不透水层由颗粒细密的黏土层及岩石等组成，不能透水。透水层与不透水层互相交错，相互承托。根据所处的位置和水流的方向，将地下水分为浅层地下水、深层地下水和泉水。

将从地层断裂的缝隙中自行涌出的水称为压力泉或自流井，是来自深层地下承压水，水质好，且比较稳定，是很好的饮用水水源。

二、水体污染对健康的危害

（一）水体污染的概念、污染物的主要来源及污染物种类

1. **水体污染** 是指自然的或人为的原因使污染物进入水体，超过了水体的自净能力，使水质和水底质的理化特性及水中生物的组成等发生改变，造成水质恶化，影响了水的使用价值和使用功能的现象称为水体污染。

2. **水体污染物的来源** 可概括为工业污染、农业污染、生活污染、医院污染、废弃物处理不当所致的污染和意外事故的污染等。根据污染进入水体的方式将污染来源分为点源污染（有固定的排污口）和面源污染（雨水的径流等）。

3. **水体污染物种类** 根据污染物的性质，将水体污染物分为三类。

（1）生物性污染物：主要是大量病原体和其他微生物，此外，由于磷、氮等污染物引起水体富营养化而导致藻类污染也属于生物性污染。

（2）化学性污染物：无机污染物，如铅、汞、镉、铅、砷、氮、硫、碳、氧化物及酸、碱、盐等；有机污染物，如苯、酚、石油及其制品等。

（3）物理性污染物：是指由物理因素引起的环境污染，如热污染和放射性辐射污染。

（二）水体污染对健康的危害

1. **生物性污染及其危害** 水体的生物性污染一般是指细菌、病毒、寄生虫和水中藻类及其群落的污染。所导致的危害主要有以下两方面。

（1）介水传染病：是通过饮用或接触疫水而传播的疾病。介水传染病一般以肠道传染病多见。

（2）水体富营养化：是指含大量氮、磷等营养物质的污水进入湖泊、河口、海湾等缓流水体，引起藻类及其他浮游生物迅速繁殖，水体溶解氧量下降，水质恶化，鱼类及其他生物大量死亡的现象。这种现象在河流湖泊中出现称为"水华"，因占优势的浮游藻类的颜色不同，水面往往呈现蓝色、红色、棕色、乳白色等，这种现象在海洋中则叫作"赤潮或红潮"。

2. **化学性污染及其危害** 水体受工业废弃物污染后，水体中各种化学物质通过饮用水或食物链使人发生急、慢性中毒和癌症。

3. 物理性污染及其危害　水的物理性污染主要有放射性污染和热污染。工业冷却水是水体热污染的主要来源。含热废水排入水体可使水温升高,导致水体中化学反应加快,水中溶解氧减少,影响水中鱼类等生物的生存和繁殖,导致水中生物的种类和数量发生改变。

水中放射性污染物主要来源于自然界土壤中放射性元素及其衰变产物和人为放射性物质的排放,如核动力工厂排放的冷却水、核试验、核战争、向海洋投弃的放射性废物、核动力船舶事故泄漏的核燃料等。通过饮用水或食品进入机体,造成辐射危害。

三、生活饮用水卫生学意义及水质卫生标准

水是六大营养素之一,饮用不卫生的水会对健康产生一系列的危害。为减少和控制水体污染的危害,我国制定了一系列有关水质的卫生标准,如废水排放标准、地面水卫生标准、饮用水卫生标准、矿泉水标准等。这里主要介绍饮用水卫生要求和饮用水卫生标准及其卫生学意义。

为限制水中有害物质的量,确保饮用水的安全性,中华人民共和国原卫生部国家标准化管理委员会有关专家对我国原有生活饮用水卫生标准进行了修订。2007年7月1日起执行的 GB 5749—2006《生活饮用水卫生标准》主要包括"水质常规指标及限值"等共42项,"水质非常规指标及限值"64项,以及"农村小型集中式供水和分散式供水部分水指标及限值"14项,并附有"生活饮用水水质参考指标及限值",该标准经历了多次修订,最新版本为 GB 5749—2022,于2023年4月1日正式实施,取代了之前的 GB 5749—2006 版本。

1. 现行饮用水标准(GB 5749—2022)的主要指标

(1) 溶解性总固体(TDS):$\leqslant$1 000 mg/L。

(2) 总硬度:$\leqslant$450 mg/L(以 $CaCO_3$ 计)。

(3) 浊度:$\leqslant$1 NTU。

(4) pH 值:6.5～8.5。

(5) 微生物指标:如大肠菌群不得检出。

(6) 重金属及化学污染物:如铅$\leqslant$0.01 mg/L、砷$\leqslant$0.01 mg/L 等。

2. 与旧标准(GB 5749—2006)的主要区别

(1) 更严格的限值:部分重金属、有机污染物限值收严。

(2) 新增指标:如微塑料、抗生素等新污染物的监测要求。

(3) 强化全过程监管:从水源到末梢水的全流程水质管理。

四、水源的选择与防护

1. 水源的选择原则　充足,水质良好,感官性状指标和一般化学性指标经过现有的处理技术能够达到饮用水卫生要求;水源水的毒理学指标和放射性指标,必须符合生活饮用水水质标准的要求。

2. 水源的卫生防护　地表水水源卫生防护取水点周围 100 m 范围内不得有任何污染源;

取水点上游1 000 m至下游1 000 m的水域不得排入工业废水和生活污水,两岸卫生防护范围内不得从事有污染水的任何行为活动,并严加控制取水口上游1 000 m外的水质污染。

五、水质的净化、消毒和特殊处理

水质净化是指除去水中的悬浮物、胶体物质和病原体等,使水质及其感官性状达到饮用水要求的过程。如果选择水质良好的地下水,可直接进行消毒。如水有臭味时,还必须进行特殊处理后才可作为饮用水。现以地表水为例,介绍饮用水质的净化原理及其影响效果的因素。

1. 混凝沉淀 天然水中常含有多种悬浮颗粒和胶体物质,特别是胶体颗粒难以自然下沉,因此需加混凝剂进行混凝沉淀。

2. 过滤 是水通过石英砂等滤料层以截留和吸附水中悬浮杂质和微生物的过程。过滤的功效分为两方面:一是使滤后水质的浑浊度达到生活饮用水水质要求;二是除去水中大部分病原体,如致病菌、病毒以及寄生原虫和蠕虫等。

3. 消毒 是杀灭水中病原体,保证水质生物安全的重要过程。某些地下水可不经净化处理,但通常仍需消毒。饮用水消毒方法可分为两类:即物理消毒和化学消毒。前者如煮沸、紫外线、超声波等方法;后者如用臭氧、过氧化物等进行消毒。目前,应用最广的是氯化消毒。

氯化消毒:氯化消毒是指应用液氯或氯制剂进行饮用水消毒。起杀菌作用的氯称为有效氯。刚出厂的漂白粉和漂白粉精含有效氯分别是25%~30%和60%~70%,随着储存时间的延长,有效氯会逐渐降低,当有效氯下降到15%以下时便失去效用。

4. 水质的特殊处理

(1) 活性氧化铝法:活性氧化铝是白色颗粒状多孔吸附剂,有较大的比表面积,是两性物质,等电点约9.5,当水的pH值小于9.5时可吸附阴离子,大于9.5时可去除阳离子,因此在天然水正常pH情况下,有极大的选择吸附性。

(2) 除藻和除臭:水中藻类繁殖可以产生臭味,可利用水网藻除藻,臭味用活性炭吸附处理。

(3) 海水与苦咸水淡化:淡化的主要方法有蒸馏法、电渗析法、反渗透法和离子交换法等。

> **知识链接**

微 生 物

微生物是一类生物的统称,包括细菌、病毒、真菌等在内,涵盖了有益跟有害的众多种类,广泛涉及食品、医药、工农业、环保、体育等诸多领域,与人类关系密切。

在中国教科书中,将微生物划分为以下8大类:细菌、病毒、真菌、放线菌、立克次氏体、支原体、衣原体、螺旋体。有些微生物是肉眼可以看见的,像属于真菌的蘑菇等。有些微生物是一类由核酸和蛋白质等少数几种成分组成的"非细胞生物"。

第三节 地质环境与健康

一、土壤的构成及其卫生学意义

土壤是陆地表面生长植物的疏松层,由地壳表层的岩石经过长期的风化和生物学的作用形成的。它和空气、水一样,是自然界环境的重要组成部分,也是人类赖以生存和发展的物质基础;是联系有机界和无机界的中心环节;是陆地生态系统的核心及其食物链的首端;是许多有害废弃物的处理场所和容纳场所。土壤是由于岩石的风化和生物的作用而发展形成的。由于各地的地形地貌和成土母岩性质以及气候条件的不同,从而导致土壤形成过程中的各种化学成分的蓄积、迁移和转化规律不同,与人类生命健康关系密切的各种化学元素的含量过多或过少,都会对人体健康造成不良影响。土壤的结构和物理组成对居住条件有长远影响,土壤污染的程度直接或间接地影响人体健康。

二、土壤污染对健康的危害

土壤污染是指在人类生产和生活中排出的有害物质进入土壤,并且达到一定的程度,直接或间接危害人畜健康的现象。据不完全调查,目前全国受污染的耕地约有1.5亿亩(1亩=666.67 m^2),污水灌溉污染耕地3 250万亩,固体废弃物堆存占地和毁田200万亩,合计约占耕地总面积的1/10以上。其中多数集中在经济较发达的地区。截至2024年,全国受污染耕地面积较以往有所下降,但仍维持在较高水平。生态环境部数据显示,全国受污染耕地安全利用率稳步提升,部分重点地区(如江苏、云南)已实现93%以上的安全利用率目标。

1. 土壤污染的来源

(1) 水型污染:主要是应用不符合要求的工业废水和生活污水灌溉农田所致。有害物质的浓度与水流的走向有关,表现在进水口附近的土壤中污染物浓度高于出水处。污染物多分布于表层,但随污水灌溉时间的延长和量的增加,某些污染物可由上而下地扩散、迁移到土壤深层,以致污染地下水,也可以经生物富集和迁移到食物中。

(2) 气型污染:大气中的污染物自然沉降或随水而降落进入土壤。

(3) 固体废弃物型污染:因工业废渣的堆放、生活垃圾及粪便无害化处理不当以及化肥、农药的使用等对土壤的污染。特点是污染范围比较局限和固定,但也可通过风吹和雨水径流而污染较大范围的土壤。

2. 土壤性污染的危害

土壤污染直接影响土壤生态系统的结构和功能,造成有害物质在农作物中积累,并通过食物链进入人体,引发各种疾病。据估计,全国每年因重金属污染的粮食达1 200万吨,造成的直接经济损失超过200亿元。土壤污染最终将对生态安全构成威胁。

(1) 生物性污染的危害：人体可通过直接接触或食用污染的蔬菜、瓜果等食物或饮水等途径使病原体进入机体，而导致肠道传染病与寄生虫病的发生。

(2) 化学性污染的危害：化学性污染中包括各种有机有害物质，其中最重要的是一些重金属和农药的污染。

①重金属污染：土壤受重金属或类金属化合物污染后，常常通过农作物和水进入人体，造成多种伤害，常见的有铅。对居民健康造成的危害以镉污染土壤引起的痛痛病最为典型。

②农药污染的危害：农业生产中反复使用多种农药，可使土壤受到污染。

3. 地方病

(1) 地方病的概念、分类和流行特征　地方病是指局限于某些特定地区内相对稳定并经常发生的一类疾病。全国不同地区有不同的地方病发生，有的地区可多达五六种。地方病主要发生于农村、山区、牧区等偏僻地区，发病病例常呈地域性分布。

(2) 地方病(疫)区的基本特征

①病(疫)区内地方病发病率和患病率都显著高于非病(疫)区，或在非病(疫)区内无该病发生。

②病(疫)区内自然环境中存在着引起该种病的致病因子。如地方病的发病与病区环境中人体必需元素的过剩、缺乏或失调密切相关，或在病(疫)区内存在病原微生物、寄生虫及其昆虫媒介和动物宿主的生长繁殖条件。

③健康人进入病(疫)区同样有患病的可能，且属于危险人群。

④从病(疫)区迁出的健康者，除处于潜伏期者以外，不会再患该病。迁出的患者，其症状可不再加重，并逐渐减轻甚至痊愈。

⑤病(疫)区内的某些易感动物也可罹患地方病。

⑥根除某种病(疫)区的致病因子后，病(疫)区可转变为健康化地区。

4. 防止土壤污染的基本措施

(1) 工业废渣治理：工业废渣的产量大，种类繁多，化学成分复杂，常含有难以降解的有害重金属。应采取综合性措施对工业废渣进行处理，如回收利用和集中处理。对无法降解的废渣，一定要保护好，避免污染空气、水和土壤。

(2) 粪便、垃圾无害化处理：粪便的无害化处理，是控制肠道传染病，改良土壤的重要措施。可采用粪尿混合密封发酵法、堆肥法和沼气发酵法等。生活垃圾也要经过有效的无害化处理后才能排放或利用。

(3) 污水处理：含有毒污染物的工业废水，必须进行有效的净化处理、回收，达标后才可排放；医院污水要化学消毒，底泥也必须进行无害化处理，达标后才可排放。

(4) 合理使用农药和化肥：根据农药不同种类和特性，针对性制定安全浓度和使用方法，同时根据农药的半衰期，制定出最后一次施药到收获之间的天数。同时研制高效低毒、低残留的新品种农药和化肥，提倡生物防治和人工捕捉等物理防治方法，降低农药的使用率。

> **知识链接**

重 金 属

重金属指比重大于5的金属（一般指密度大于 4.5 g/cm^3 的金属）。重金属指的是相对原子质量大于55的金属。如铁的相对原子质量为56，大于55，故也是重金属。重金属约有45种，一般都是属于过渡元素，如铜、铅、锌、铁、钴、镍、锰、镉、汞、钨、钼、金、银等。尽管锰、铜、锌等重金属是生命活动所需要的微量元素，但是大部分重金属如汞、铅、镉等并非生命活动所必需，而且所有重金属超过一定浓度都对人体有毒。

重金属元素是指在标准状况下单质密度大于 $4\ 500 \text{ kg/m}^3$ 的金属元素，区别于轻金属元素（如铝、镁）。主要是指汞、镉、铅、铬以及类金属砷等毒性大的元素，它可以来自矿床开采，使含有重金属元素的矿物从地下深处暴露出地表，或者通过工业加工过程排放到土壤、大气或水中。污染的危害程度十分显著，表现为对生物明显的毒性效应。

> **知识链接**

绿水青山就是金山银山

"绿水青山就是金山银山，改善生态环境就是发展生产力。良好生态本身蕴含着无穷的经济价值，能够源源不断创造综合效益，实现经济社会可持续发展。"

这段话出自2019年4月28日习近平主席在中国北京世界园艺博览会开幕式上的讲话。

绿水青山就是金山银山，这句富含哲理的话如今已广为人知、深入人心，更在生动实践中开花结果、惠及民生。"绿水青山"指的是生态环境，"金山银山"说的是经济发展。两者间有何关系？这句话给出了答案：生态环境是人类生存发展的根基，保护好生态环境，走绿色发展之路，人类社会发展才能高效、永续。也就是说，新时代中国发展追求的是人与自然和谐共生。

余村的蝶变是将"两山"理论转化为实践的开始和缩影。党的十八大以来，我国生态文明建设进入快车道，"两山"理论在中华大地上书写了更多绿色发展新篇章。污染防治攻坚战持续推进，中央生态环保督察全面开展，长江、黄河大保护深入实施，对山水林田湖草沙实施一体化保护和系统治理，自然保护地体系加快建设……全国节约资源和保护环境的空间格局、产业结构、生产方式、生活方式正在逐步形成。山更青，水更秀，天更蓝，良好的生态环境不仅推动经济社会高质量发展，还成为最公平的公共产品和最普惠的民生福祉。

从余村到全国，从中国到世界，"绿水青山就是金山银山"的生动实践让人们看到生态环境保护与经济社会发展的和谐关系，给全球生态文明建设带来了希望和经验。对这一科学论断，我们仍要坚定坚持，深入实践，不断迈向人与自然和谐共生的现代化。

> **思考题？**

1. 大气划分为五层，分别是哪些？
2. 防止土壤污染的基本措施是什么？
3. 饮用水的卫生标准是什么？

第十二章

职业环境与健康

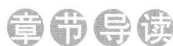

在职业环境中,仍然有不少因素会影响健康,特定的职业往往面临着特殊的职业环境,职业环境中的射线、金属元素或特定的病原菌等可能会对在其中工作的人员产生危害,从而造成健康问题。

学习目标

知识目标:
掌握职业病的概念、职业病的发病特点及诊断原则。
能力目标:
熟悉职业性有害因素的概念及分类、职业性损害的种类。
素质目标:
能够在职业环境中识别健康相关因素并进行相应的预防。

> **导入情景与思考**

张某,男,43岁,在有色金属矿从事风钻工作4年有余。职业健康检查疑似职业性噪声聋,因感听力下降、头晕、耳鸣2年余,遂向职业病防治院申请职业病诊断。经查,张某从事风钻工作累计48个月,每天工作8小时,工作场所噪声声级水平88.5~109.9 dB,无个人防护。纯音听力检查结果平均听阈加权值左耳28 dB,右耳27 dB,双耳高频平均听阈50 dB。否认耳毒性药物及外伤史,其他相关检查未见异常。

? **问题与解析:**

该患者可否诊断为职业性噪声聋?

第一节 职业性有害因素与健康危害

劳动是人类维持自我生存和自我发展的根本手段。人们在从事各种劳动的过程中,良好的劳动条件有利于劳动者的健康,而不良的劳动条件则可损害劳动者的健康,甚至危及生命。劳动条件包括生产工艺过程、劳动过程和生产环境三个方面。生产工艺过程随生产技术、机器设备、使用材料和工艺流程变化而改变;劳动过程是针对生产工艺流程的劳动组织形式、劳动方式、作业者的操作体位以及脑力和体力劳动比例等;生产环境指作业场所或车间内的自然或人为环境,如按工艺过程建立的室内作业环境,以及户外作业时所接触的大自然环境。

我国是发展中国家,长期处于社会主义初级阶段,经济体制改革之后,企业模式发生了较大改变,私有企业和外资企业迅速发展。工业生产装备水平不高和工艺技术相对落后的状况长期存在,在煤炭、冶金、化工等职业病危害较严重的行业,改善工作环境需要一个过程。在城镇化、工业化过程中,大量农民进城就业,他们的流动性大、健康保护意识不强、职业病防护技能缺乏,加大了职业病防治监管的难度。随着经济和科技的发展,新技术、新工艺、新材料广泛应用,新的职业危害风险以及职业病不断出现,防治工作面临新的挑战。我国接触职业危害人数、职业病患者累计数量、死亡数量及新发病人数量,都居世界首位。我国虽然已经初步形成职业卫生监督与技术服务网络,但依然存在队伍数量少、质量不高、文化素质偏低、现场技术服务人员比例较低以及后备力量不足等问题,使得职业卫生监督与技术服务得不到保证。职业性有害因素对劳动者健康造成的不良影响是当前比较严重的公共卫生问题之一。

职业卫生与职业医学是研究工作环境对劳动者健康的影响,提出改善环境的措施,提高职业人群生活质量的一门学科。主要任务是识别、评价、预测和控制不良劳动条件对职业人群健康的影响,并对职业性病损的受害者进行早期检测、诊断和处理,促使其康复。

一、职业性有害因素

不良劳动条件下存在的各种可能危害劳动者身体健康和劳动能力的因素统称为职业性有害因素。职业性有害因素的种类繁多,包括化学、物理、生物以及社会心理因素等,按其来源可分为下列三类:生产过程中存在的有害因素、劳动过程中的有害因素、生产环境中的有害因素。

二、职业性损害的种类

职业性有害因素所致的各种职业性损害包括三大类,即职业病、工作有关疾病和职业性外伤。

根据《中华人民共和国职业病防治法》规定:职业病是指企业、事业单位和个体经济组织等用人单位的劳动者在职业活动中,因接触粉尘、放射性物质和其他有毒、有害物质等因素而引起的疾病。各国法律都有对于职业病预防方面的规定,一般来说,凡是符合法律规定的疾病才能称为职业病。

在生产劳动中,接触生产中使用或产生的有毒化学物质、粉尘气雾、异常的气象条件、高低气压、噪声、振动、微波、X射线、γ射线、细菌、霉菌;长期强迫体位操作,局部组织器官持续受压等,均可引起职业病,一般将这类职业病称为广义的职业病。对其中某些危害性较大,诊断标准明确,结合国情,由政府有关部门审定公布的职业病,称为狭义的职业病,或称法定(规定)职业病。

中国政府规定诊断为法定(规定)职业病的,需由诊断部门向卫生主管部门报告;规定职业病患者在治疗休息期间,以及确定为伤残或治疗无效而死亡时,按照国家有关规定,享受工伤保险待遇或职业病待遇。有的国家对职业病患者给予经济赔偿,因此,也有称这类疾病为需赔偿的疾病。《中华人民共和国职业病防治法》规定职业病的诊断应当由省级卫生行政部门批准的医疗卫生机构承担。

第二节 职业性有害因素的识别、监测与评价

一、职业病的识别

职业病的临床表现形式多样,但具有五个共同特点。

1. 病因明确。病因即职业性有害因素,在控制或消除相应的职业性有害因素后,发病可减少或消除。

2. 病因大多数可被检测和识别,且存在接触水平(或剂量)-反应(效应)关系。

3. 发病具有聚集性。接触同样职业性有害因素的劳动者中,常有一定的发病率,很少只出现个别患者。

4. 如能早期发现并及时合理处理,易恢复,预后较好。

5. 大多数职业病目前尚无特效治疗办法,发现愈晚,疗效愈差。但从病因学上来看,职业病是完全可以预防的,关键在于抓好一级和二级预防。

二、职业病的诊断原则

职业病诊断是一项政策性和科学性很强的工作,与一般临床疾病的诊断有很大区别,正确的诊断关系到职工的健康和切身利益,以及国家劳动保护政策的贯彻执行。职业病诊断应当按照《中华人民共和国职业病防治法》《职业病诊断与鉴定管理办法》有关规定和国家职业病诊断标准,由省、自治区、直辖市人民政府卫生行政部门批准的医疗卫生机构承担,由三名以上取得省级卫生行政部门颁发的职业病诊断资格证书的单数诊断医师进行集体诊断。诊断时应依据劳动者的职业史、职业病危害接触史和工作场所职业病危害因素情况、临床表现以及辅助检查结果等,进行综合分析,作出诊断结论。诊断机构独立行使诊断权,并对诊断结论负责。

1. **职业史**　是职业病诊断的首要条件,应详细了解职业史。职业史询问的主要内容包括:工种和工龄,接触有害因素的种类、生产工艺、操作方法、防护措施等。

2. **职业卫生现场调查**　是职业病诊断的重要参考依据。现场了解生产环境中存在哪些职业性有害因素及其污染的特点,查阅历年来环境监测的档案资料。必要时需进行现场模拟采样。

3. **临床表现**　在临床资料收集与分析时既要注意不同职业病的共同点又要考虑各种特殊和非典型的临床表现。不仅要排除其他职业性有害因素所致的类似疾病,还要考虑职业病和非职业病的鉴别诊断。根据患者的症状和体征,分析判断是否与接触的有害因素引起的毒作用相符,职业病的程度与接触职业性有害因素的强度是否相符,特别要了解症状发生与接触有害因素之间的时序关系。

4. **实验室检查**　对职业病的诊断具有重要意义。检查的内容主要有两方面的指标:反映毒物接触的指标,称为接触性生物标志,包括测定生物材料中的毒物及其代谢产物,如尿铅、血铅、血苯、尿酚等;反映接触毒物后的机体效应指标,称为效应性生物标志,如有机磷农药中毒时血中胆碱酯酶的活性变化。

诊断时要注意与可能出现相同症状和体征的非职业性疾病进行鉴别。

对于急性职业病,首诊医疗机构应在24小时内向当地卫生监督机构报告,并填写《职业病报告卡》。对于慢性职业病(如尘肺病、慢性职业中毒),职业病诊疗机构应在确诊后15日内上报。对于死亡病例用人单位或医疗机构应在15日内上报。

> **知识链接**
>
> **实验室检查**
>
> 实验室检查,外文名 Laboratory Examinations,是通过在实验室进行物理的或化学的检查来确定送检的物质的内容、性质、浓度、数量等特性。医学上主要检查血常规,尿常规,便常规,血气分析,血电解质(钾、钠、氯、钙等),肝功能,肾功能,血脂,心肌酶,甲状腺功能,血糖等。用于检查相关疾病,如血液病、感染、糖尿病、肝炎、肾病等,指导临床治疗。如粪便检验可以了解消化系统有无炎症、出血、寄生虫感染、恶性肿瘤等疾病;根据粪便的性状和组成了解消化状况,借以间接地判断胃肠、胰腺、肝胆的功能状况;检查有无病原菌,以协助诊断肠道传染病。总胆固醇增高见于:①长期高胆固醇和高脂肪饮食。②严重胆道梗阻,如胆结石、肝脏肿瘤、胰头癌等。③高脂血症、冠心病、动脉粥样硬化。④其他,如糖尿病晚期、肾病综合征、甲状腺功能减退症、脂肪肝等。

第三节 常见职业性有害因素及职业性损害

一、常见职业性有害因素

不良劳动条件下存在的各种可能危害劳动者身体健康和劳动能力的因素统称为职业性有害因素。职业性有害因素的种类繁多,包括化学、物理、生物以及社会心理因素等,按其来源可分为下列三类。

(一)生产过程中存在的有害因素

1. 化学因素

(1)生产性毒物:又称职业性毒物,可以多种形态(固体、半固体、液体、气体、蒸汽、烟、雾、粉尘)及各种形式(原料、中间产物、辅助材料、产品、副产品及废弃物等)存在。

(2)生产性粉尘:生产过程中常见的生产性粉尘有无机粉尘、有机粉尘、混合性粉尘(无机粉尘和有机粉尘同时存在)。

2. 物理因素

(1)异常气象条件:如高温、高湿、低温等。

(2)异常气压:包括高气压、低气压等。如高气压下的潜水或潜涵作业,在转向正常气压时,减压速度过快或降压幅度过大;高空或高原作业时的低气压。

(3)噪声、振动。

(4)非电离辐射:如紫外线、红外线、可见光、频射辐射、激光等。

(5) 电离辐射：如 X 射线、γ 射线等。

3. 生物因素

(1) 细菌：如炭疽杆菌、布氏杆菌等。

(2) 病毒：如森林脑炎病毒等。

(3) 霉菌：如曲霉菌、青霉菌等。

(二) 劳动过程中的有害因素

1. 劳动组织和制度的不合理　如劳动作息制度不健全或不合理、任务冲突、工作进度不合理等。

2. 职业性精神（心理）过度紧张　如驾驶员驾驶车辆时高度紧张。

3. 劳动强度过大或劳动安排不当　如安排的作业与劳动者的生理状况不相适应，或生产定额过高。

4. 个别器官或系统过度紧张　如由于光线不足而引起的视力紧张等。

5. 长时间处于某种不良体位或使用不合理的工具等　如劳动过程中的强迫体位可引起下背痛、扁平足、下肢静脉曲张、脊柱变形等。

(三) 生产环境中的有害因素

1. 自然环境中的有害因素　如炎热季节的太阳辐射和冬季的低温等。

2. 厂房建筑或车间内布局不合理　如将有害和无害工段安排在同一个车间，车间内自然通风不合理等。

3. 由不合理生产过程所致的环境污染。

在实际生产场所中，上述职业性有害因素并非单一存在，往往是多种有害因素同时存在，对劳动者的健康产生联合作用。

二、职业性损害

职业性有害因素所致的各种职业性损害包括三大类，即职业病、工作有关疾病和职业性外伤。

1. 职业病　当职业性有害因素作用于人体的强度与时间超过一定限度，造成的损害超出了机体的代偿能力，从而导致一系列的功能性或器质性改变，出现相应的临床征象，影响劳动或生活能力，这类疾病广义上均可称为职业病。职业病与职业性有害因素有明确的因果关系。

广义的职业病泛指职业性有害因素所引起的特定疾病。不过，在立法意义上，职业病却有一定范围，即指政府行政部门规定的职业病，称之为法定职业病。有的国家规定对患法定职业病的患者给予经济补偿，故又称为经济赔偿性疾病。我国卫生部于 1957 年 2 月首次公布了《职业病范围和职业病患者处理办法的规定》，之后进行过 3 次修订和增补。

目前，国家卫生健康委员会等四部门联合印发了《职业病分类和目录（2024 年版）》，该版本将于 2025 年 8 月 1 日正式实施,取代原有的 2013 年版目录。由原 10 大类 132 种调整为 12 大类 135 种。完整职业病分类(2024 年版)包括:

(1) 职业性尘肺病及其他呼吸系统疾病(13 种尘肺＋6 种其他呼吸病),如 矽肺、煤工尘肺、石棉肺等。

(2) 职业性皮肤病(9 种),如 接触性皮炎、化学性皮肤灼伤等。

(3) 职业性眼病(3 种),如 化学性眼部灼伤、电光性眼炎等。

(4) 职业性耳鼻喉口腔疾病(4 种),如噪声聋、铬鼻病等。

(5) 职业性化学中毒(59 种),如铅中毒、苯中毒等。

(6) 物理因素所致职业病(7 种),如中暑、手臂振动病等。

(7) 职业性放射性疾病(13 种),如放射性肿瘤、放射性白内障等。

(8) 职业性传染病(5 种),如炭疽、艾滋病(限医务人员)等。

(9) 职业性肿瘤(11 种),如石棉所致肺癌、苯所致白血病等。

(10) 职业性肌肉骨骼疾病(2 种),如腕管综合征、滑囊炎。

(11) 职业性精神和行为障碍(1 种),如创伤后应激障碍。

(12) 其他职业病(2 种),如金属烟热、股静脉血栓综合征等。

2. **工作有关疾病** 又称职业性多发病,是由于生产工艺过程、劳动过程和生产环境中某些不良因素和其他健康危险因素共同造成职业人群中某些常见病发病率增高、潜在疾病发作或现患疾病的病情加重等,这些疾病统称为工作有关疾病。工作有关疾病与职业病有区别。广义上讲,职业病也是与工作有关疾病,但这种有关指的是其发生与职业性有害因素有明确的因果关系。

3. **职业性外伤** 又称工伤,是指劳动者在生产劳动过程中,由于外部因素直接作用,而引起机体组织的突发性意外损伤。职业性外伤轻则造成误工、缺勤,重则致伤、致残,甚至死亡。

此外,有的职业性有害因素虽不至于引起病理性损害,但可引起体表的某些改变,如肿胀、皮肤色素沉着等。由于这些改变尚在生理范围内,故被视为机体的一种代偿或适应性变化,通常称为职业特征。

> **知识链接**

电离辐射

电离辐射,是指携带足以使物质原子或分子中的电子成为自由态,从而使这些原子或分子发生电离现象的能量的辐射,波长小于 100 nm,包括宇宙射线、X 射线和来自放射性物质的辐射。

电离辐射的特点是波长短、频率高、能量高。电离辐射可以从原子、分子或其他束缚状态中放出一个或几个电子。电离辐射是一切能引起物质电离的辐射的总称,其种类很多,高速带电粒子有 α 粒子、β 粒子、质子,不带电粒子有中子以及 X 射线、γ 射线。

2017年10月27日,世界卫生组织国际癌症研究机构公布了致癌物清单初步整理参考,电离辐射(所有类型)在一类致癌物清单中。

非电离辐射是指能量比较低,并不能使物质原子或分子产生电离的辐射。非电离辐射包括低能量的电磁辐射,有紫外线、红外线、微波及无线电波等。它们的能量不高,只会令物质内的粒子振动,温度上升。

第四节 职业性有害因素的控制策略与措施

为达到有效地预防、控制或消除职业性有害因素,改善不良劳动条件,防止或减少职业危害的发生,必须采取切实可行的措施,对职业性有害因素造成的职业损害进行预防和控制,从源头上消除职业病危害因素。根据《中华人民共和国职业病防治法》(2025年修订),职业病防治工作应坚持四个原则:①预防为主,防治结合。强调从源头控制职业病危害,包括工作场所的卫生条件改善、防护设施配备、劳动者健康监护等。在预防的同时,加强职业病的诊断、治疗和康复管理,确保劳动者健康权益。②分类管理,综合治理。根据不同行业、不同职业病危害因素的特点,采取针对性的防治措施。政府、用人单位、劳动者和社会多方参与,形成监管、自律、监督相结合的防治体系。③用人单位负责,政府监管。用人单位是职业病防治的第一责任人,必须落实职业卫生管理措施,提供符合标准的工作环境。各级卫生健康、应急管理等部门依法监督,确保防治措施落实。④劳动者参与,社会监督。劳动者有权了解职业危害,参与职业健康培训,并监督用人单位的防治工作。工会、社会组织可依法对职业病防治进行监督,维护劳动者权益。

一、法律措施

控制职业性有害因素的措施有很多,但首先要靠立法和行之有效的执法保证。新中国成立七十多年来,我国政府有关部门在职业卫生和职业病防治方面发布了一系列法律性的文件。1995年我国实施了《中华人民共和国劳动法》,其中专列"劳动安全卫生"一章,2001年颁布了《中华人民共和国职业病防治法》,并于2011年进行了修订,2002年又通过了《中华人民共和国安全生产法》。制定这些具有强大约束力的法律的目的是保护各种职业人群的健康,为劳动者提供安全舒适的劳动条件,提高职业生命质量,控制职业危害,防治职业病。

职业卫生标准是实施职业卫生监督的基本依据。对劳动条件各方面的卫生要求所制定的标准称为职业卫生标准,其目的是保护劳动者的身体健康。职业卫生标准种类很多,主要包括体力劳动负荷限量,生产环境气象条件,工业噪声,振动,高频电磁场与微波,作业场所空气中的毒物、粉尘容许浓度等。有害物质的职业接触限值在不同国家(或机构、行业部门)

所用的名称不尽相同,反映在其具体的保护水平上也不尽相同。我国自 1979 年颁布执行《工业企业设计卫生标准》(TJ36—79)以来,迄今发布有关化学毒物、粉尘及物理因素的国家职业卫生标准达 200 余个,职业病的诊断标准 110 余种,逐步形成了我国特有的职业卫生标准系列。

目前我国生产场所空气中工业毒物卫生标准中规定的容许浓度有三种类型:①最高容许浓度,是指作业场所空气中任何一次有代表性的采样均不得超过的浓度;②时间加权平均容许浓度,是指以时间为权数规定的 8 小时工作日的平均容许接触限值;③短时间接触容许浓度,指一个工作日内,任何一次接触不得超过 15 分钟的时间加权平均接触限值。三种不同类型的容许浓度适用于不同化学物质和不同的接触情况。

职业卫生监督是依法对职业卫生和职业病防治进行管理的重要手段之一,按监督实施的阶段,可分为预防性卫生监督和经常性卫生监督。

1. 预防性卫生监督　属于预测和控制职业危害的前瞻性监督。它是以职业卫生法规为依据,运用预防医学和相关学科技术,审核职业病危害预评价报告,审查防护设施设计,以及对厂矿企业新建、改建、扩建和续建的建设项目和技术改造、技术引进项目(统称建设项目)中劳动卫生防护设施是否与主体工程同时设计、同时施工、同时竣工投产及其职业病危害控制效果评价等方面进行卫生监督,保证投产后的劳动环境符合工业企业设计卫生标准的要求,保护劳动者的身心健康。因此,预防性卫生监督贯穿于生产场所的厂址选择、设计审查、施工监督、竣工验收的全过程,充分考虑到可能对作业人员产生危害因素的各个环节,并依此制定控制方案,保证作业场所和劳动过程中潜在的职业性有害因素达到职业卫生标准。不过,由于技术或经济条件的限制,目前尚无法完全消除职业性有害因素,在一些发达国家和地区同样也存在这种情况。为了尽可能地控制、减弱职业危害的强度,我国应根据国内的经济发展水平,不仅对国有企业,而且对"三资"和个体民营企业的投资和引进项目,也应该加强实施预防性卫生监督,防止违反有关法规和职业病危害的转嫁。

2. 经常性卫生监督　是行政部门依据职业卫生法规,运用现代预防医学和相关学科的知识和技术,对现有用人单位生产过程、劳动过程、生产环境的卫生条件及执行职业卫生法规情况实施定期或不定期的卫生监督检查,内容包括职业卫生法规与制度的执行与建立情况、作业场所有毒有害因素的超标情况、有无劳动防护措施及完好情况、健康检查情况等,并对查出的职业卫生问题作出相应的处理。目的是为促使用人单位控制职业性危害因素,使其不超过卫生标准,确保劳动者在良好的劳动条件下进行生产作业,避免对工人的身心健康造成损害。

二、组织措施

职业性有害因素的防治涉及行政执法部门监督执法行为和用人单位的职业卫生自律管理,需要行政部门和用人单位的领导、工人、工程技术人员等共同努力,采取综合性措施,控制和消除职业性有害因素。

1. **加强行政部门专业人员的培训** 我国安全生产监督部门、卫生行政部门和人力资源社会保障部门主要负责职业病防治的监督管理工作。目前,安全生产监督部门的观念、知识技能和管理水平都亟待提高。应充实人员,加强培训,更新观念和知识,提高业务能力和管理水平,加强职业卫生监督执法能力,从而提高职业病防治队伍的职业素质,以满足防治职业危害的需要。

2. **发展职业卫生服务机构** 职业病防治法颁布实施以来,职业卫生服务机构正逐步走向法治化、市场化管理的轨道。但是,目前职业卫生服务机构的数量远远满足不了职业卫生的需要,且服务质量有待提高。

3. **明确用人单位的职责** 用人单位应建立、健全职业病防治责任制,坚持按相应的法律法规组织生产,履行控制职业危害的义务,为劳动者创造符合国家卫生标准的工作环境,并采取措施保障劳动者获得劳动保护,保障职工"人人享有职业安全与卫生"的合法权益。

4. **加强对劳动者的卫生宣教** 《中华人民共和国职业病防治法》明确规定,劳动者依法享有职业卫生保护的权利。通过职业健康教育和健康促进,给广大劳动者以"知情权",让大家知道有关职业性有害因素可能对健康产生的影响和应采取的相应防护对策,以增强自我防护意识,学会用法律武器保护自己的合法权益。

5. **建立健全合理的职业卫生制度** 为防治劳动过程中的职业危害,在组织生产劳动时,用人单位应根据有关的法律法规和单位的实际情况,建立合理的职业卫生制度。

三、技术措施

技术措施是通过改革工艺流程和生产设备,减少或完全消除生产过程中的有害因素,从根本上改善劳动条件,这是控制职业性有害因素的第一道防线,也是一项最重要的对策。主要包括:①改革生产工艺过程,消除或减少职业性有害因素;②生产过程尽可能机械化、自动化和密闭化,减少工人接触机会;③加强工作场所的通风排毒,加强厂房建筑和生产过程的合理配置等。

四、卫生保健措施

职业健康监护、个体防护是卫生保健措施的重要内容。

1. **职业健康监护** 职业健康监护是以预防为目的,通过对职业人群的健康状况进行系统的检查和分析,获得其基础健康资料并积累连续的健康状况动态变化资料,掌握职业人群的健康状况,以便及时发现职业禁忌证,尽早发现职业有害因素所致的健康损害早期征象,发现职业病病例;或可通过对长期积累资料的分析评价,发现职业危害重点人群;或发现新的职业危害,以便采取针对性预防措施,防止职业损害的发生和发展;还可评价防护和干预措施效果,为制订、修订卫生标准及采取进一步控制措施提供科学依据。

《中华人民共和国职业病防治法》规定,对从事接触职业病危害的作业者,用人单位应当组织上岗前、在岗期间和离岗时的职业健康检查,并将检查结果如实告知劳动者。职业健康检查费用由用人单位承担。

职业健康监护包括就业前健康检查和定期健康检查、健康档案的建立、健康状况分析和劳动能力鉴定等内容。

(1) 就业前健康检查和定期健康检查：就业前健康检查是指对即将从事某种职业的人员进行的一种劳动前健康检查。目的是了解劳动者的基础健康状况,以获取各项健康指标的基础数据,筛检并排除职业禁忌证患者。例如,从事铅、苯作业的劳动者进行神经系统和血常规检查,粉尘作业人员进行胸部X线检查,以确定该劳动者的健康状况能否从事该种作业。与发达国家相比,以往我国对该项工作的监视力度不够。因为就业前健康检查的基础数据对就业后可能发生的职业病的诊断具有重要意义,关系到劳资双方的切身利益,因此随着我国劳动法和职业病防治法的陆续颁布实施,今后该项工作将会受到越来越多的重视。

定期健康检查是指按一定时间间隔,对已经接触某种职业性有害因素的职业人群进行常规及某些特殊项目的检查,目的是及时发现职业性损害的早期征象,并尽早处理,筛检出高危人群作为重点监护对象。定期检查的时间间隔可根据有害因素的性质和危害程度、工人的接触水平以及生产环境中是否存在其他有害因素而定。例如,《职业健康监护管理办法》对体检周期的规定为毒物作业(除极个别种类外)均为一年一次,粉尘作业中无机粉尘大多为两年一次,但砂尘和石棉尘为一年一次。

(2) 建立健全健康档案：为搞好职业病防治工作,应建立健康档案,对长期积累的资料进行整理、分析,目的是为劳动者的健康追踪、职业病诊断、有关健康损害责任划分以及职业病危害评价提供依据。健康档案应实行一人一档,用人单位按规定妥善保存。主要内容包括：

①就业前检查所获得的基础健康资料。②职业史和既往病史。③家族史,尤其要注意遗传性疾病史。④接触职业性有害因素的种类及接触水平。⑤定期检查的病历资料及处理记录。⑥其他,包括个人嗜好及卫生习惯等。

2. 加强个体防护　个体防护虽然不是预防职业病的根本性措施,但在许多情况下起着重要作用。个体防护措施包括防护服、防护眼镜、防护面罩、防护口罩、皮肤防护油等。用人单位按规定应给劳动者提供足够有效的个人防护用品。

知识链接

健康档案

健康档案,指居民身心健康(正常的健康状况、亚健康的疾病预防健康保护促进、非健康的疾病治疗等)过程的规范、科学记录,是贯穿整个生命过程、涵盖各种健康相关因素、实现信息多渠道动态收集,满足居民自身需要和健康管理的信息资源。以问题为导向的健康档案记录方式(Problem Oriented Medical Record,POMR)是1968年由美国的威德(Weed)等首先提出来的,要求医生在医疗服务中采用以个体健康问题为导向的记录方式。优点是：个体的健康问题简明、重点突出、条理清楚、便于计算机数据处理和管理等,已成为世界上许多国家和地区建立居民健康档案的基本方法。健康档案是记录每个人从出生到死亡的所有生命体征的变化,以及自身所从事过的与健康相关的一切行为与事件的档案。具体的内容主要包括每个人的生活习惯、既往病史、诊治情况、家族病史、现病史、体检结果及疾病的发生、发展、治疗和转归的过程等。

知识链接

2006年,张丽走出校园成为市中医院的一名护士。在16年的从业生涯中,她始终坚守初心、心系患者,爱岗敬业、无私奉献。疫情暴发后,她两次投身抗疫前线,多个核酸检测采样点留下了她忙碌的身影,她是群众心中当之无愧的"钢铁卫士"! 2022年,在国际护士节到来之际,张女士荣获"最美护士"的称号。

坚守:从未想过放弃护士这个职业

作为市中医院骨伤一科副主任护师,张女士常年负责患者的快速康复护理,并辅助护士长进行科室管理、带教等工作。在刚刚成为护士的那两年里,繁重的工作也让张女士对自己的选择产生过质疑,但每当看到经过自己悉心护理的患者能正常行走、康复出院,张女士总有满满的成就感。"虽然有时候很苦很累,但从未后悔过。"张女士说,"工作的时间越久,康复的患者越多,就越能感受到护士这个职业的神圣。"

护士的工作烦琐又冗杂,这让张女士常常无法兼顾家庭和工作,在这两者之间,张女士将心中的天平倾向了工作。疫情让张女士和家人本就不多的团聚时间变得更少,但她从未退缩,毅然前往抗疫一线。谈起这段经历,张女士表示:"家人的理解和支持给了我很大的动力,让我安心地为防疫工作做贡献。"

战疫:脚踏荆棘奔赴抗疫前线

2020年,了解到武汉医护人员紧缺的现状后,张女士瞒着家里人递交了援鄂请战书,随后她参加了境外返鲁人员隔离点的工作。张女士说:"虽然有太多担心和不舍,但当国家和人民需要时,再大的困难、再多的险阻我也要克服!"

某日晚,张女士突然接到支援威海的电话通知,她没有犹豫:"行!我去!"3月的威海寒风凛冽,上午,张女士和队友们完成了小区内数千人集中采样后,还要继续为居家隔离的人员上门采集。为节约时间与物资,张女士经常7小时以上不间断在户外采样,每次出任务前都要减少水分摄入并穿上尿不湿,一天工作下来,尽管头发和衣服早已被汗水打湿,双眼前也充满了水雾,但她和同事们都咬牙坚持着。

作为队长,张女士不仅要完成自己的采样任务,每天还负责队员们的任务分工、任务传达、物资调配、工作总结、生活起居、心理疏导等工作。由于采样量庞大,检测点经常会出现试管支架不够用的情况,张女士拿起用完的拭子盒,在上面扎好足以支撑试管的小洞,加以利用,不仅提升了核酸检测采样的效率,更是将废弃的药盒变废为宝,同时也收获了同事们连连的夸赞。通过13天连续作战,张女士和队友参加了12轮的核酸检测,完成采样近9万人次,入户600余次,顺利、安全地完成了驰援威海任务。

谈及获得"2022年最美护士"的称号,张女士说:"奖项是对我的肯定和激励,日后我会更加努力工作,继续在自己的岗位上发光发热!"

思考题?

1. 职业病的常见类型包括什么?
2. 职业病产生的原因是什么?
3. 职业病的预防措施是什么?

第十三章

食物与健康

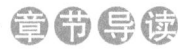

食物是人类赖以生存的物质基础。合理的营养对维持机体的正常生理功能、生长发育，以及预防疾病、促进健康至关重要。随着我国经济的持续快速发展，一些地区出现了膳食结构失衡及相关慢性疾病发病率升高的现象，同时也出现了一些食品安全问题，因此，需要研究合理营养及影响食品安全的因素和控制措施，以便为人民提供安全和健康的食物。

学习目标

知识目标：

1. 掌握膳食结构和合理营养的概念，食品污染的分类及常见污染物，食物中毒的分类及特点。

2. 熟悉各类食物的营养价值，食品安全的概念及风险管理。

3. 了解营养调查与评价的内容及方法，转基因食品和食品添加剂，食物中毒调查与处理原则。

能力目标：

能够将临床营养知识应用到日常护理工作中，并传播健康饮食知识和技能。

素质目标：

具备食品安全意识，养成健康饮食行为，树立大健康理念，认识到自己在提高全民健康素养中的责任。

> **导入情景与思考**

张女士,35 岁,到临床营养门诊进行营养咨询。张女士自述近期体检未发现异常指标,身高 160 cm,体重 55 kg,自身非常关注饮食,想了解自己目前的膳食摄入和营养状况。

请思考:
1. 可采用哪些方法对张女士的膳食进行调查?
2. 如何评价膳食调查结果?
3. 要评价其营养状况,除了膳食调查外,还需要进行哪些方面的检查?

第一节 食物、营养与健康

每类食物具备不同的营养特点,应合理搭配。进行营养状况调查和评估,有助于判断人群营养和健康状况,分析食物、营养与健康之间的关系。

一、各类食物的营养

食物指能够满足机体正常生理和生化能量需求,并能延续正常寿命的物质。

(一) 食物分类

人类摄取的食物种类繁多,按其来源和性质一般分为五类。①谷薯类。②豆类和坚果类。③蔬菜水果类,包括鲜豆、根茎、叶菜、茄果等。④动物性食物,包括畜、禽、鱼、蛋、乳等。⑤纯能量食物,包括动植物油、食用糖、淀粉和酒类。

(二) 各类食物的营养价值

食物的营养价值指某种食物所含营养素和能量满足人体营养需要的程度。食物营养价值的高低不仅取决于其所含营养素的种类是否齐全、数量是否足够,也取决于各营养素间的相互比例是否适宜,以及是否易被人体消化吸收和利用。食物的产地、品种、气候、加工工艺和烹调方法等很多因素均影响食物的营养价值。

1. **谷类的营养价值** 谷类主要包括大米、小米、小麦、玉米和高粱等。谷类作为主食,主要提供碳水化合物、蛋白质、一些无机盐及 B 族维生素。

谷类蛋白质的含量一般为 7.5%~15%,因气候条件、土壤环境、谷类品种及加工方法等不同而有所差异。谷类蛋白质属于不完全蛋白质,其第一限制氨基酸是赖氨酸,其次是蛋氨酸和苯丙氨酸,因此营养价值低于动物性蛋白质。谷类富含碳水化合物,含量为 70%~75%,主要为淀粉。通常稻米的碳水化合物的含量较高,小麦粉的含量次之,玉米中含量较低。

谷类是人体能量最理想、最经济的食物来源之一。谷皮含丰富的膳食纤维,但加工越精细膳食纤维丢失越多,因此全谷类食物是膳食纤维的重要来源。谷类的脂肪含量低,以不饱和脂肪酸为主。谷类无机盐含量因加工程度不同而有较大的差异,为1%~4%,主要分布在谷皮和糊粉层中。其所含无机盐主要为磷和钙,但多以植酸盐的形式存在,人体消化吸收差。谷类含有丰富的B族维生素,主要分布在胚芽和糊粉层,加工精度越高,其含量越少。其中以维生素B_1和烟酸含量较高,但玉米中的烟酸主要为结合型,必须经过加工处理后将其转变为游离型,才能被人体吸收利用。谷类含有多种植物化学物质,主要存在于谷皮,含量因品种不同而有较大差异。

2. 豆类的营养价值　豆类的品种很多,根据其营养特点可分为大豆类(黄豆、黑豆、青豆)和其他豆类(豌豆、蚕豆、绿豆等)。

大豆蛋白质含量高达35%~40%,其氨基酸组成接近人体氨基酸模式,属优质蛋白质。大豆蛋白质富含赖氨酸,因此与谷类食物混合食用可发挥蛋白质互补作用。大豆中碳水化合物含量为25%~30%,其中约50%可为人体所利用,其余部分为人体不能消化吸收的大豆低聚糖(棉子糖、水苏糖),后者在肠道细菌作用下可产酸产气,引起胀气,过去称为"胀气因子"。但近年发现其具有维持肠道生态平衡、提高免疫力、降血脂、降血压等作用,故被称为益生元。大豆含有15%~20%的脂肪,其中不饱和脂肪酸占85%,且富含亚油酸和α-亚麻酸两种必需脂肪酸,以亚油酸最多,高达52%~57%。此外,大豆还含有较多大豆卵磷脂及植物固醇。大豆含有丰富的B族维生素,其维生素B_1、维生素B_2和叶酸的含量在植物性食物中相对较高。大豆中钙含量较高。综上所述,大豆营养价值很高,但也含有多种植物化学物质及抗营养因子。如大豆中的蛋白酶抑制剂能降低大豆的营养价值,植物红细胞凝集素能引起头晕、头痛、恶心、呕吐、腹痛、腹泻等症状,故食用大豆前需加热煮熟将其破坏。

其他豆类的碳水化合物占50%~60%,主要是淀粉。蛋白质含量仅20%左右,脂肪含量为1%~2%,其营养素含量与谷类更接近,但其蛋白质的氨基酸模式比谷类好。

3. 蔬菜和水果的营养价值　蔬菜和水果是膳食的重要组成部分,富含无机盐(钙、钾、钠、镁)、维生素(维生素C、胡萝卜素),含有一定量的碳水化合物,膳食纤维丰富。

蔬菜中蛋白质含量一般都很少,仅占1%~2%。蔬菜、水果中所含碳水化合物主要包括糖、淀粉和膳食纤维等,是膳食纤维的重要来源。蔬菜、水果中含有丰富的无机盐,如钾、钠、钙、镁和铁等,是人体无机盐的重要来源之一。蔬菜、水果中所含的维生素C和胡萝卜素十分丰富。蔬菜中维生素C的分布以代谢比较旺盛的组织如叶、菜、花内含量最为丰富。绿叶菜维生素C含量均在30 mg/100 g以上,一般叶菜类比瓜茄类、根茎类维生素C含量高。胡萝卜素的含量与蔬菜、水果的颜色密切相关,各种红、黄、绿色蔬菜中含胡萝卜素较多。

4. 动物性食物的营养价值　动物性食物包括畜禽肉类、鱼类、蛋类和乳类,是人类优质蛋白质、脂肪、脂溶性维生素和无机盐的重要来源。

畜肉和禽肉的营养成分比较接近,其蛋白质含量为10%~20%,且肉类蛋白质为优质蛋白,生物学价值在80%以上。禽畜肉的碳水化合物含量较少,一般为1%~3%。脂肪含量因动物种类、部位的不同而有较大差异。肥肉中脂肪可高达90%,瘦肉中为2%~6%。畜肉脂肪以饱和脂肪酸为主。禽肉的脂肪含量相对较少,并含有20%亚油酸,易于消化吸收。禽畜肉中无机盐的含量为0.8%~1.2%,瘦肉中的含量高于肥肉,内脏高于瘦肉。动物肝、血含铁较多,主要以血红素铁的形式存在,消化吸收率高。禽畜肉可提供多种维生素,以B族维生素和维生素A为主。

鱼类可分为淡水鱼和海水鱼两大类,营养价值高。鱼肉中的蛋白质含量为15%~25%,其氨基酸组成接近畜肉,且比畜肉更易消化。鱼类脂肪含量低,一般为1%~10%,以不饱和脂肪酸为主。鱼类碳水化合物含量低,约为1.5%。鱼类无机盐含量为1%~2%,磷、硒、锌含量丰富,钙的含量也较畜禽肉高,海水鱼还含有丰富的碘。鱼类含有多种维生素,其中鱼类肝是维生素A和维生素D的重要来源。

蛋类的蛋白质含量一般大于10%,其氨基酸模式与人体接近,是蛋白质生物学价值最高的食物,常被作为参考蛋白质。蛋类脂肪和无机盐主要存在于蛋黄中。鸡蛋脂肪含量为10%~15%,以甘油三酯为主,还含有较多的磷脂和胆固醇。蛋类的无机盐以磷、钙、钾、钠含量较多。此外蛋黄中还含有较多的维生素A、维生素D、维生素B_1和维生素B_2。

乳类营养素齐全。乳类蛋白质含量为1.3%~3.5%,主要由酪蛋白和乳清蛋白组成。乳类脂肪含量为3.0%~5.0%,脂肪颗粒很小,容易消化吸收。乳类中碳水化合物含量为3.4%~7.4%,以乳糖为主。部分人群由于缺乏乳糖酶,容易发生乳糖不耐受。乳类中富含钙、磷、钾、镁等无机盐,其中钙的吸收率高,是钙的良好来源。乳类中的维生素种类比较齐全,其含量易受到饲养方式和季节影响。

二、膳食结构与合理营养

(一)膳食结构

膳食结构指膳食中各类食物的种类、数量及其所占的比重。按照膳食中动、植物性食物所占的比重,世界各国的膳食结构可分为四种类型。

1. 东方膳食结构　以植物性食物为主,动物性食物为辅,大部分发展中国家属于此类。其特点是谷类食物消费量大,动物性食物消费量小。这种膳食结构容易引起营养不良,但心血管疾病等慢性病的发病率较低。

2. 经济发达国家膳食结构　以动物性食物为主,多数欧美发达国家属于此类。其特点是谷类食物消费量小,动物性食物及食用糖消费量大。这种膳食结构由于高能量、高脂肪、高蛋白质、低膳食纤维,容易导致肥胖、高血压、冠心病、糖尿病等慢性病发病率增加。

3. 日本膳食结构　膳食模式中动植物食物比例比较平衡,以日本为代表。其特点是谷类和动物性食物消费适量,其中海产品占动物性食物的50%。其融合了东西方膳食结构的优点,少油、少盐、多海产品。这种膳食结构有利于避免营养缺乏病和营养过剩性疾病的发生。

4. 地中海膳食结构　为地中海地区居民所特有的,以意大利、希腊为代表。其特点是富含植物性食物,主要食用油为橄榄油,并且该地居民有饮葡萄酒的习惯。膳食结构中饱和脂肪摄入量低,蔬菜水果类摄入量高,且含有大量复合碳水化合物。因此该地区的心脑血管疾病发病率较低。

> **知识链接**
>
> **地中海膳食结构**
>
> 1990年,WHO号召人们接受地中海式饮食。报告推荐的地中海式饮食是含高碳水化合物和低脂肪的食品,并有丰富的蔬菜和水果。另配有开胃食品,其中有味道浓厚的草药调料,如当地西红柿酱和鱼子酱,但是肉类则很少。概言之,淀粉类食品、菜糊做的调料,加上大量绿叶蔬菜和新鲜水果是典型的地中海式饮食。
>
> 研究表明,地中海周围国家的饮食是有利于机体健康的,意大利人冠心病发病率明显较低,这可能与其喜食含高质量蛋白质的硬小麦制作的面包和通心粉,并总是与鸡蛋、干酪、火腿、水果外加西红柿酱和绿叶蔬菜等同时进食有关。
>
> 随着我国经济的高速发展,食物供应充足,居民生活水平不断提高,我国城乡居民的膳食结构发生了显著变化。当前我国居民存在东方膳食结构、经济发达国家膳食结构,以及处于两种膳食结构的变迁过渡时期的膳食结构。目前我国居民营养不良和营养过剩并存,但营养过剩引起的慢性病迅速增加更应受关注。因此,改善和调整我国膳食结构已成为提高全民身体素质的当务之急。在改善和调整食物结构中,必须考虑我国的国情,遵循营养、卫生、科学、合理的原则,并与我国食物生产能力和人民的消费习惯相结合。

(二)中国居民膳食指南

中国居民膳食指南是根据营养学原则,借鉴国外经验并结合我国国情制订的,目的是帮助我国居民合理选择食物,并进行适量的身体活动,以改善人们的营养和健康状况,减少或预防慢性病的发生,提高国民的健康素质。我国于1989年首次发布了《我国的膳食指南》;1997年发布《中国居民膳食指南》,此后于2007年、2016年和2022年对《中国居民膳食指南》进行了修订。

《中国居民膳食指南(2022)》由一般人群膳食指南、特定人群膳食指南、平衡膳食模式和膳食指南编写三部分组成。

一般人群膳食指南适合于2岁以上的健康人群,共有8条指导准则。①食物多样,合理搭配。②吃动平衡,健康体重。③多吃蔬果、奶类、全谷、大豆。④适量吃鱼、禽、蛋、瘦肉。⑤少盐少油,控糖限酒。⑥规律进餐,足量饮水。⑦会烹会选,会看标签。⑧公筷分餐,杜绝浪费。

特定人群膳食指南包括孕期妇女、哺乳期妇女、6月龄内婴儿、7~24月龄婴幼儿、学龄前儿童、学龄儿童、一般老年人、高龄老人及素食人群等特定人群膳食指南。

为了方便记忆和理解,在以上研究的基础上,《中国居民膳食指南(2022)》制作了膳食指南的宣传图形,包括中国居民平衡膳食宝塔、中国居民平衡膳食餐盘和中国儿童平衡膳食算盘,以阐释平衡膳食的主旨思想和食物组成结构。

中国居民平衡膳食宝塔共分五层,各层面积大小不同,体现了在营养上比较理想的基本食物构成。谷类和薯类食物位居第一层,谷类和薯类每日分别应吃200～300 g(其中全谷物和杂豆50～150 g)和50～100 g。蔬菜类和水果类位居第二层,每日分别应吃300～500 g和200～350 g。鱼、禽、肉、蛋等动物性食物位于第三层,每日应吃120～200 g,其中每周至少摄入2次水产品,每日1个鸡蛋。奶及奶制品、大豆及坚果类位于第四层,每日应吃奶及奶制品300～500 g,大豆及坚果类25～35 g。第五层塔尖是油和盐,油摄入每日25～30 g,盐摄入每日不超过5 g。

2022年版膳食宝塔保留了水和身体活动的形象,强调增加身体活动和足够饮水的重要性。低身体活动水平的成年人每日至少饮水1 500～1 700 ml(7～8杯)。在高温或高身体活动水平的条件下,适当增加饮水量。鼓励养成每日运动的习惯,坚持每日多做一些消耗能量的活动,推荐成年人每日进行至少相当于快步走6 000步以上的身体活动。

三、营养调查与评价

营养调查是运用各种手段准确地了解某人群或特定个体的各种营养指标水平,以判断其营养和健康状况。营养状况评价是根据营养调查的结果,对被调查者的营养状况作出综合分析和评价。

(一)营养调查

营养调查包括四个部分,即膳食调查、人体测量、人体营养水平的生化检验和营养相关疾病的临床检查。

1. **膳食调查** 常用的膳食调查方法有称重法、记账法、回顾法、化学分析法、食物频数法。这些方法各有优缺点,在实际工作中应根据研究目的和调查对象选择适宜的调查方法(表13-1)。

表13-1 常用膳食调查方法对比

方法	适用对象	优缺点	调查时间	关键参数
称重法	个人、家庭、集体单位、小范围研究	细致准确,资料可靠,耗费人力、物力和时间,不适合大规模调查	连续3～7天	①称重:每餐主副食的生重、熟重和剩余食物;②食物消耗量;③生熟比值;④用餐人数和标准人
记账法	有详细账目的集体单位、较大范围	过程简单,省人力、物力,资料粗略	1个月,四季各一次	①查账得出食物消耗总量;②用餐人数登记;③用餐人数和标准人研究

续表

方法	适用对象	优缺点	调查时间	关键参数
回顾法	个人、特定人群、大范围研究	简单易行,资料比较粗略	连续3天	①回顾得出食物摄入情况;②食物模具和图谱
化学分析法	个人、小样本研究	收集样品时间短、结果准确,分析过程复杂	1天	①全日膳食主副食品;②营养素含量分析;③双份饭菜法
食物频数法	个人、家庭较大规模调查	过程简单,省时省力,资料粗略	数周、数月或数年	①问卷得到食物消耗频率及消费量;②食物摄入的种类和数量;③膳食习惯;④营养相关慢性病

2. 人体测量指标 可以较好地反映机体的营养状况与健康状况,是评价个体或群体营养状况的灵敏指标。常用的指标有身高(身长)、体重、上臂围、腰围、臀围和皮褶厚度,可根据调查对象的年龄、性别选用适当的指标。

(1) 身高和体重

①标准体重(理想体重):用于成人体格测量的指标。国内标准体重的计算主要有两种。

Broca 改良公式:标准体重(kg)=身高(cm)-105

平田公式:标准体重(kg)=[身高(cm)-100]×0.9

评价标准:实际体重位于理想体重的±10%为正常范围,±10%~20%为超重/瘦弱,±20%以上为肥胖/极瘦弱,+20%~30%为轻度肥胖,+30%~50%为中度肥胖,+50%以上为重度肥胖。

②体质指数(Body Mass Index,BMI):是目前评价18岁以上人群营养状况最常用的方法之一。它不仅较敏感地反映体型的胖瘦,而且与皮褶厚度、上臂围等营养状况指标的相关性也较高。

$$BMI=体重(kg)/[身高(m)]^2$$

WHO 建议:BMI<18.5 kg/m^2 为消瘦,18.5~24.9 kg/m^2 为正常,25~29.9 kg/m^2 为超重,≥30 kg/m^2 为肥胖。

亚洲标准:BMI 18.5~22.9 kg/m^2 为正常,23.0~24.9 kg/m^2 为超重,≥25.0 kg/m^2 为肥胖。

我国成人标准:BMI<18.5 kg/m^2 为消瘦,18.5~23.9 kg/m^2 为正常,24.0~27.9 kg/m^2 为超重,≥28.0 kg/m^2 为肥胖。

(2) 皮褶厚度:通过测量皮下脂肪厚度来估计体脂含量的方法,常用测量点为上臂(肱三头肌)、背部(肩胛下角部)和腹部(脐旁)。WHO 推荐脐旁、肩胛下角及肱三头肌三个测量点之和为评价指标,并根据相应的年龄、性别标准来判断。皮褶厚度一般不单独作为判断肥胖的标准,通常与身高标准体重结合起来判定。

(3) 年龄、性别、体重:这组指标主要适用于儿童的生长发育与营养状况评价。年龄别体重主要适用于婴幼儿,年龄别身高反映儿童的长期营养状况及其所致影响,身高别体重反映近期营养状况。常用的评价方法有中位数百分比评价法、标准差评价法及百分位法等。

3. **人体营养水平的生化检验** 检测项目包括血液、尿液、毛发和指甲等组织中的营养素及其代谢产物的含量、排出速率、某些营养素相关酶活力等。由于营养素在组织及体液中浓度的下降,组织功能的降低及营养素依赖酶活力的下降等变化的出现均早于临床或亚临床症状的出现,故生化检验对早期发现营养素缺乏或过剩有重要意义(表13-2)。

表13-2 人体营养水平的生化检验常用指标

营养素	检测指标
蛋白质	血清总蛋白、血清白蛋白(A)、血清球蛋白(G)、白蛋白/球蛋白(A/G)、空腹血中氨基酸总量/必需氨基酸、尿羟脯氨酸系数、游离氨基酸、必要氮损失等
血脂	总脂、甘油三酯、α-脂蛋白、β-脂蛋白、胆固醇(包括胆固醇酯)、游离脂肪酸、红细胞膜脂肪酸、血酮等
钙、磷及维生素D	血清钙、血清无机磷、血清钙磷乘积、血清碱性磷酸酶、血浆25-羟维生素D_3[25(OH)D_3]及1,25-二羟维生素D_3[1,25-(OH)$_2D_3$]等
锌	发锌、血浆锌、红细胞锌、血清碱性磷酸酶活性等
铁	全血血红蛋白浓度、血清运铁蛋白饱和度、血清铁、血清铁蛋白、血细胞比容(HCT)、红细胞游离原卟啉、平均红细胞体积(MCV)、平均红细胞血红蛋白量(MCH)、平均红细胞血红蛋白浓度(MCHC)等
维生素A	血清视黄醇、血清胡萝卜素
维生素B_1	红细胞转酮醇酶活性系数、5 mg负荷尿试验
维生素B_2	红细胞谷胱甘肽还原酶活性系数、5 mg负荷尿试验
烟酸B_3	50 mg负荷尿试验
维生素C	血浆维生素C含量、500 mg负荷尿试验

4. **营养相关疾病的临床检查**

目的是根据症状和体征判断营养不足或过剩所导致的营养相关疾病的发生和进展。常见临床体征与可能缺乏的营养素关系见表13-3。

表13-3 常见临床体征和可能缺乏的营养素

部位	体征	可能缺乏的营养素
全身	消瘦或浮肿,发育不良	能量、蛋白质、锌
	贫血	蛋白质、铁、叶酸、维生素B_{12}、维生素B_6、维生素B_2和维生素C
皮肤	干燥,毛囊角化	维生素A
	毛囊四周出血点	维生素C
	癞皮病皮炎	烟酸、色氨酸
	阴囊炎、脂溢性皮炎	维生素B_2

续表

部位	体征	可能缺乏的营养素
头发	稀少、失去光泽	蛋白质、维生素A
眼睛	毕脱氏斑,角膜干燥,夜盲症	维生素A
唇	口角炎,唇炎	维生素B_2
口腔	齿龈炎、齿龈出血、齿龈松肿	维生素C
	舌炎、舌猩红、舌肉红	维生素B_2、烟酸
	地图舌	维生素B_2、烟酸、锌
指甲	舟状甲	铁
骨骼	颅骨软化、方颅、鸡胸、串珠肋、O型腿或X型腿	钙、维生素D
	骨膜下出血	维生素C
神经	肌肉无力、四肢末端蚁行感、下肢肌肉疼痛	维生素B_1
	精神病	维生素B_1、烟酸
	中枢神经系统失调	维生素B_{12}、维生素B_6
甲状腺	肿大	碘

(二) 营养状况评价

营养状况评价主要从居民膳食结构、能量及营养素摄入量、食物来源及分类、三餐供能比,以及饮食行为、就餐方式及环境等方面进行。

1. 居民膳食结构　膳食结构评价只适用于具有人群代表性和时间代表性的大样本或大规模的膳食调查。在实际应用中,常以中国居民平衡膳食宝塔为依据,评价膳食中包含的食物种类是否齐全和各类食物之间的比例是否合适。

2. 能量及营养素摄入量　应用中国居民膳食营养素参考摄入量(DRIs)对个体和群体的能量和营养素摄入量进行评价。值得注意的是,对个体的营养状况评价,实际摄入量和参考摄入量只是一个估算值,全面评价个体的营养状况还需要结合人体测量、生化检测及临床检查的结果。

3. 食物来源及分类　主要评价三大产能营养素的供能比,来源于动物性食物、豆类的优质蛋白质占总摄入蛋白质的比例,饱和脂肪酸与不饱和脂肪酸的比例,高升糖指数的碳水化合物食物来源的比例等。

4. 三餐供能比　对一般人群而言,三餐适宜的供能比为早餐25%～30%、午餐35%～45%、晚餐25%～35%。提倡每日早餐吃得好且保证营养充分,午餐要吃饱且注意荤素搭配,晚餐要适量且清淡少油。

5. 其他　判断被调查者是否患有营养相关疾病,以及营养不良与营养相关疾病的因果关系,分析是否存在过多摄取方便食品、快餐食品等,评价食物来源、储藏条件、烹调加工方法、就餐方式等饮食习惯与营养状况的关系。

第二节 食品安全与风险管理

自然界中多种有毒有害物质会造成食品污染。各类食物的生产加工等环节不同,因此面临的卫生问题也各有不同。我国对食品安全问题的管理和规定非常严格,建立了食品安全风险监测和评估制度。

一、食品安全概述

食品从种植、养殖到生产、加工、储藏、运输、销售和消费的各环节都可能受到某些有毒有害物质污染,导致食品卫生质量下降,并对人体造成不同程度的危害。近年来,食品安全问题一直是人们所关注的重大公共卫生问题。为了保障人民群众的身体健康和生命安全,规范食品生产经营活动,我国于 2009 年发布了《中华人民共和国食品安全法》,并于 2015 年进行了修订、2018 年和 2021 年进行了修正。

《中华人民共和国食品安全法》指出,食品安全指食品无毒、无害,符合应当有的营养要求,对人体健康不造成任何急性、亚急性或慢性危害。WHO 在《加强国家级食品安全性计划指南》中指出"食品安全是对食品按其原定用途进行制作和食用时不会使消费者健康受到损害的一种担保",即食品的种植、养殖、加工、包装、储藏、运输、销售、消费等活动不存在可能损害或威胁人体健康的有毒有害物质致消费者病亡或者危及消费者及其后代的隐患。食品安全包括食品卫生、食品质量、食品营养等相关内容。

二、食品污染及各类食品的卫生问题

(一)食品污染的概念

食品污染指在各种条件下,导致外源性有毒有害物质进入食品,或者食物成分本身发生化学反应而产生有毒有害物质,从而造成食品安全性、营养性和/或感官性状发生改变的过程。按有害物质的性质,食品污染可分为生物性污染、化学性污染和物理性污染三大类。

食品污染的影响:①影响食品的感官性状和营养价值,影响食品质量。②对机体健康产生不良影响,如引起急性中毒、慢性危害,以及致癌、致畸和致突变等作用。

(二)生物性污染

食品的生物性污染主要来自微生物、寄生虫和昆虫等的污染,其中细菌、真菌及其毒素对食品的污染最常见,近年来病毒污染食品事件也渐受关注。污染食品的微生物按照致病

能力,分为致病性微生物、相对致病性微生物和非致病性微生物。

1. 细菌与细菌毒素　污染食品中存在的细菌只是自然界细菌的一部分,在食品卫生学中被称为食品细菌。其中,绝大多数是非致病菌。非致病菌多数与食品腐败有密切关系,所以是评价食品卫生质量的重要指标,也是食品腐败原因、过程和控制方法的主要研究对象。

(1) 常见的食品细菌

①假单胞菌属:革兰氏阴性无芽孢杆菌,需氧、嗜冷,是主要的食品腐败性细菌,在食品(尤其是水产品、蔬菜、肉和家禽类)中广泛存在。

②微球菌属和葡萄球菌属:食品中极为常见的革兰氏阳性菌属,嗜中温,营养要求较低,常存在于肉、水产品、蛋类等食品中。

③芽孢杆菌属和梭状芽孢杆菌属:革兰氏阳性嗜中温菌,兼或有嗜热菌。前者需氧或兼性厌氧,后者厌氧,是肉类及罐头食品中常见的腐败菌。

④肠杆菌科:除志贺氏菌属及沙门氏菌属外,皆为常见的食品腐败菌。该菌属革兰氏阴性,需氧或兼性厌氧,多与水产品、肉及蛋类腐败有关。

⑤弧菌属和黄杆菌属:革兰氏阴性菌,兼性厌氧,在海水或淡水的水产品中多见。

⑥嗜盐杆菌属和嗜盐球菌属:革兰氏阴性需氧菌,在高浓度食盐(食盐12%以上,甚至28%～32%)中仍能生长,可产生橙红色素,多见于咸鱼、咸肉等盐腌制食品中。

⑦乳杆菌属:革兰氏阳性杆菌,厌氧或微需氧,多见于乳品中,能使乳品产酸而发生腐败变质。

(2) 反映食品卫生质量的细菌污染指标:菌落总数和大肠菌群。

①菌落总数:在一定条件下(如培养基、培养温度和培养时间等)培养后,所得每克(毫升)检样中形成的微生物菌落总数,以菌落形成单位(Colony Forming Unit,CFU)表示。其卫生学意义有两方面:a. 可作为食品被细菌污染程度即清洁状态的标志;b. 可用来预测食品的耐保藏性。食品细菌在繁殖过程中可以分解食品成分,一般来说,食品中的细菌数量越多,食品腐败的速度越快。

②大肠菌群:在一定培养条件下能发酵乳糖、产酸产气的需氧和兼性厌氧革兰氏阴性无芽孢杆菌。这些菌属的细菌均来自人和温血动物的肠道。食品中的大肠菌群数量可用两种方式表示:当食品中大肠菌群含量较低时,采用相当于每克(毫升)食品中大肠菌群的最可能数(Most Probable Number,MPN)来表示;当食品中大肠菌群含量较高时,采用平板计数培养后大肠菌群的菌落数,结果表示为每克(毫升)样品中大肠菌群的菌落数,即 CFU/g (CFU/ml)。

③大肠菌群的卫生学意义:a. 作为食品受到人与温血动物粪便污染的指示菌,因为大肠菌群都直接来自人与温血动物的粪便;b. 作为肠道致病菌污染食品的指示菌,因为大肠菌群与肠道致病菌来源相同,且在一般条件下大肠菌群在外界生存时间与主要肠道致病菌是一致的。菌落总数和大肠菌群均为评价食品的卫生程度和安全性卫生指标菌,因其本身不具致病作用,在不超过国标规定的限量情况下,允许在食品中存在。而致病菌与疾病有直接关

系,因此食品安全国家标准规定在任何食品中均不得检出。

2. 真菌与真菌毒素的污染　真菌广泛分布于自然界中。真菌毒素是真菌在其所污染的食品中产生的有毒代谢产物。真菌产生毒素的特点:①真菌产毒只限于少数的产毒真菌,而产毒菌种中也只有一部分菌株产毒。②同一产毒菌株的产毒能力有可变性和易变性。③产毒菌种产生真菌毒素不具有严格的专一性,即其产生毒素的特征是一种菌种或菌株可以产生多种不同的毒素,而同一真菌毒素可由多种真菌产生。④产毒真菌产生毒素需要一定的条件。真菌毒素通常具有耐高温、无抗原性和主要侵害实质器官的特性。真菌及其毒素的食品卫生学意义:①引起食品变质,使食品的食用价值降低或完全不能食用。②引起人兽中毒,表现为急、慢性中毒及"三致"作用(包括致癌、致畸和致突变)。几种重要的真菌毒素的主要毒性见表13-4。

表13-4　几种重要的真菌毒素

真菌毒素	产毒真菌	主要理化特性	主要毒性	易污染食品
黄曲霉毒素 B_1	黄曲霉和寄生曲霉	耐热,对酸稳定,易被碱破坏,紫外线下产生荧光	对灵长类、家畜禽等动物产生急慢性肝脏毒性并有致癌作用	粮油及其制品,如花生、玉米、棉籽油
杂色曲霉毒素	杂色曲霉、构巢曲霉等	不溶于水,微溶于多数有机溶剂,易溶于氯仿等	动物的急性毒性作用主要为肝、肾的坏死,致癌性	杂粮及饲料、小麦、稻谷、玉米、面粉和大米
赭曲霉毒素	赭曲霉、洋葱曲霉、鲜绿青霉等	耐热,性质稳定,紫外线下产生微绿色荧光	对动物有强烈的肝、肾急性毒性,胚胎毒性,致畸、致突变和致癌性	玉米、大豆、大麦、花生、火腿等
展青霉素	扩展青霉、荨麻青霉等	溶于水和乙醇,对酸稳定,对碱不稳定	中毒动物的主要病变为肺水肿,肝、肾和脾淤血,中枢神经系统水肿,并有致畸作用等	面包、香肠、水果等
T-2毒素	三线镰刀孢菌、拟枝头镰刀孢菌	耐热,难溶于水,紫外线下不产生荧光	中毒性白细胞缺乏症,免疫损伤,动物胚胎毒性和致癌性	各种谷类如玉米、小麦或作物,饲料等
玉米赤霉烯酮	禾谷镰刀菌、黄色镰刀菌、木贼镰刀菌等	不溶于水,其甲醇溶液在紫外线下呈明亮的绿—蓝色荧光	类雌激素样作用,呈现生殖系统毒性作用,猪尤为敏感	玉米、小麦、大麦、大米等粮食作物

3. 病毒污染　长期以来,由于食品中的病毒数量少,检测方法复杂,生长繁殖要求严格,人们对食品中的病毒污染不甚重视。污染食品的常见病毒类型有肝炎病毒、朊病毒、禽流感病毒和轮状病毒等。

牛海绵状脑病是由朊粒引起的一种对人和动物感染性强、诊断困难、危害极大的传染病。朊粒又称为朊病毒,不含有一般病毒所含有的核酸,也没有病毒形态,主要成分是一种蛋白酶抗性蛋白,因此对杀灭病毒的一般物理化学方法均有抵抗力。该病毒已波及世界多个国家。食用被朊病毒污染的牛肉和牛脑髓的人,可能患克—雅病(Creutzfeldt-Jakob Disease,CJD)和人类的库鲁病(Kuru Dis-ease)。

禽流感是禽流行性感冒的简称,是一种由禽流感病毒引起的传染性疾病。按病原体类型不同,禽流感可分为高致病性、低致病性和非致病性禽流感三大类。非致病性禽流感不会引起明显症状,仅使染病的禽类体内产生病毒抗体。低致病性禽流感可使禽类出现轻度呼吸道症状,食量减少,产蛋量下降,出现零星死亡。高致病性禽流感最为严重,发病率和死亡率均较高。其中高致病性H5N1病毒和低致病性H7N9病毒所致的病情较重,病死率高。禽流感病毒可经呼吸道飞沫与空气传播;另外人也可经过消化道感染。方式主要是由于进食病禽的肉及其制品、禽蛋,病禽污染的水、食物,使用病禽污染的食具、饮具,或者用被污染的手进食而受到传染而发病。

4. 食品腐败　指食品在以微生物为主的各种因素作用下,其原有化学性质或物理性质发生变化,降低或失去其营养价值的过程。

食品发生腐败的过程中,蛋白质分解成多肽,经断链形成氨基酸,最后被相应酶分解成更小的分子。脂肪经过水解与氧化发生酸败,最后被分解为甘油和脂肪酸。碳水化合物最终被分解成二氧化碳和水。

(1) 食品腐败的原因和条件

①微生物的作用:引起食品腐败的重要原因。微生物包括细菌、酵母菌和真菌。

②食品本身的组成和性质:食品中的酶、食品的营养成分和水分、食品的物理性质、食物的状态。

③环境因素:食品所处环境的温度、湿度、氧气和阳光(紫外线)照射等。

(2) 防止食品腐败的措施:食品保藏的基本原理是改变食品的温度、水分、氢离子浓度、渗透压,以及采用其他抑菌杀菌的措施,杀灭食品中的微生物或减弱其生长繁殖的能力,以达到防止食品腐败变质的目的。常用的方法有化学保藏(如盐腌法、糖渍法、酸渍法和防腐剂保藏)、低温保藏(包括冷藏和冷冻)、加热杀菌保藏(如常压杀菌、加压杀菌、超高温瞬时杀菌和微波杀菌)、干燥脱水保藏(如冷冻干燥等)和辐照保藏。

(三) 化学性污染

食品的化学性污染指由各种有毒有害的有机和无机化学物质对食品造成的污染。化学性污染物种类繁多,来源广泛,主要包括:①农药、兽药不合理使用;②工业三废排放,造成有毒金属和有机物污染环境后进入食品;③食品接触材料、运输工具等接触食品时溶入食品中的有害物质;④滥用食品添加剂;⑤食品加工、储藏过程中产生的物质;⑥掺假、制假时加入的物质。

1. 农药　指用于预防、消灭或者控制危害农业、林业的病、虫、草、鼠和其他有害生物,以及有目的地调节植物、昆虫生长的化学合成制剂,或来源于生物、其他天然物质的一种物质或者几种物质的混合物及其制剂。由于使用农药而对食品造成的污染(包括农药本身及其有毒衍生物的污染)称为食品农药残留。农药可通过食物和水的摄入、空气吸入和皮肤接触途径对生活环境和人体造成危害,如农药可引起生态环境失衡、机体的急慢性中毒,以及远期危害(包括致癌、致畸和致突变作用等)。食品中常见的农药残留与毒性见表13-5。

表13-5 食品中常见的农药残留与毒性

名称	常见的品种	特性	残留特性	毒性
有机氯农药	DDT、六六六和林丹	脂溶性,稳定不易降解;如DDT在土壤中	高残留农药,半衰期较长,慢性中毒表现为肝、血液半衰期长达3～10年,降解95%需16～33年	神经系统、肝和肾的急性损害,部分品种有一定的致畸性和致癌性
有机磷农药	敌百虫、敌敌畏、乐果等	较不稳定,易降解而失去毒性	生物半衰期短,在土壤中仅存数日,且蓄积性较低	主要引起神经、血液系统,以及视觉的急、慢性中毒,毒性较低
氨基甲酸酯类农药	杀虫剂,除草剂	溶于水,对光、氧较稳定,遇碱易分解	较低	对温血动物、鱼类和人的毒性较低
拟除虫菊酯类农药	溴氰菊酯、氯氰菊酯、联苯菊酯等	蓄积性、残留量低	半衰期短、低残留	神经系统的急性中毒导致肌肉痉挛等。个别品种(如氰戊菊酯)大剂量使用有致突变和胚胎毒性
有机汞	氯化乙基汞、醋酸苯汞	强蓄积、亲脂性	人体内生物半衰期平均为70天,脑内可达180～250天	蓄积性强,急性中毒与慢性中毒主要表现为神经系统损害的症状,有三致作用
有机砷	甲基砷酸锌、含砷制剂、砷铁胺	排泄慢,易蓄积	稻谷和土壤残留	急性中毒与慢性中毒和肿瘤,有"三致"的报道
除草剂	2,4-D、除草醚、氟乐灵	易被微生物分解	生长早期使用,残留量较低	部分品种(如二噁英)急性毒性较强,有不同程度的"三致"作用

2. N-亚硝基化合物(N-nitrosocompound,NOC) 是一类具 R_1R_2=N—N=O 结构的有机化合物。按其分子结构,N-亚硝基化合物可分成N-亚硝胺和N-亚硝酰胺两大类。在已报道的300多种亚硝基化合物中,90%以上化合物对动物有不同程度的致癌性。食物中的N-亚硝基化合物主要来源于鱼、肉制品及不新鲜的蔬菜和水果等。N-亚硝基化合物的前体物硝酸盐、亚硝酸盐和胺类物质广泛存在于环境和食物中,在适宜的条件下,它们可通过化学或生物学途径合成各种形式的N-亚硝基化合物。N-亚硝基化合物可产生急性毒性,肝是主要靶器官。N-亚硝基化合物可通过多种途径对多种实验动物的多种组织器官致癌,也是引起人类某些肿瘤(如胃癌、食管癌与肝癌等)的重要致病因素之一。同时,N-亚硝

基化合物还对动物有一定的致畸、致突变作用,其致畸作用存在一定的剂量-反应关系。

3. 多环芳烃化合物(Polycyclic Aromatic Hydrocarbons,PAH) 是一类具有较强致癌作用的化合物,主要来源于有机物不完全燃烧时产生的挥发性碳氢化合物。苯并(a)芘是由5个苯环构成的多环芳烃,广泛存在于烘烤和熏制食品中。研究表明,苯并(a)芘急性毒性为中等或低毒性。对多种动物有致癌性,可引起多种肿瘤如胃肿瘤、肺肿瘤和白血病,并可经胎盘使子代发生肿瘤,可致胚胎死亡或仔鼠免疫功能下降。另外,苯并(a)芘为间接致突变物。人组织培养试验研究发现,苯并(a)芘有组织和细胞毒性作用,可导致上皮分化不良、细胞损伤、柱状上皮细胞变形等。人群流行病学研究也显示,食品中苯并(a)芘含量与胃癌等多种肿瘤的发生有一定的相关性。

4. 有毒重金属 主要包括汞、镉、铅、砷、铬等。农药使用和工业三废的排放,食品的加工、储藏、运输和销售过程中污染,以及自然环境的高本底值含量,均会造成有毒重金属污染食品。一次性摄入大剂量被有毒重金属污染的食品可能会产生急性毒性,但大多数表现为低剂量长期摄入引起的慢性危害和远期效应(如"三致"作用)。

铅主要损害造血系统、神经系统和肝,食品中铅污染导致的中毒主要是慢性铅中毒,临床表现为贫血、神经衰弱、肌肉关节疼痛和消化系统症状。儿童对铅比成人更敏感,过量的铅摄入会影响其生长发育,导致智力低下。汞有单质汞、无机汞和有机汞三种存在形式,单质汞和无机汞的吸收率低、毒性小,而有机汞的吸收率高、毒性大。无机汞在环境中微生物的作用下可转化为甲基汞等有机汞。甲基汞中毒的主要表现是神经系统损害的症状,此外还有致畸和胚胎毒性作用。镉是一种半衰期很长的重金属,除了能引起人和动物急、慢性中毒以外,还具有致畸、致突变和致癌作用。镉中毒主要损害肾、骨骼和消化系统。

(四) 物理性污染

食品的物理性污染指由于食品受到外来杂物或放射性污染物的污染,影响了食品应有的感观性状与营养价值,导致食品质量下降的过程。按照污染物的性质可将其分为杂物和放射性污染物,其中最受人们关注的是放射性污染物对食品的污染。食品中的放射性污染物可能是天然存在的,也可能是因环境污染所致。

食品中的杂物污染物可能并不直接威胁人体健康,却严重影响食品的感官性状和营养价值。食品放射性污染对人体的危害主要表现为对血液系统、生殖系统等的损伤和致癌、致畸、致突变作用。食品中的天然放射性核素主要是 ^{40}K(钾)和少量的 ^{226}Ra(镭)、^{228}Ra、^{210}Po(钋)及 ^{232}Th(钍)和 ^{228}U(铀)等。核爆炸、核废物的排放和意外事故泄漏造成的放射性核素的污染主要为 ^{131}I(碘)、^{129}I、^{90}Sr(锶)、^{89}Sr 和 ^{137}Cs(铯)等。

(五) 各类食品的卫生问题

1. 粮豆类食品的主要卫生问题

(1) 真菌及其毒素的污染:粮豆类食品中常见的污染菌有曲霉、青霉、毛霉、根霉和镰刀菌等。当储存的环境温度增高,湿度较大时,真菌易在粮豆中生长繁殖,并可能产生真菌毒素,降低粮豆的营养和食用价值,甚至造成人体毒性损伤。

(2) 农药残留:粮豆中的农药残留来自防治病虫害和除草时使用的农药,或者通过水、空气及土壤等途径从环境中吸收,也可能在储藏、运输及销售过程中受到污染。

(3) 其他有毒有害物质的污染:用未经处理的工业废水和生活污水灌溉农作物,自然环境中有害物质本底含量过高,或者加工过程中食品接触材料污染,均可造成农作物的污染。有害重金属等不易降解,生物半衰期长,因此可通过富集作用污染农作物。

(4) 仓储害虫:常见的仓储害虫有甲虫、螨虫及蛾类等五十余种,当仓库内温度、湿度较高时可在粮豆上孵化虫卵、生长繁殖,使粮豆发生变质或降低食用价值。

(5) 其他污染:主要包括无机夹杂物(砂石、泥土和金属等)和有毒植物种子的污染。此外粮豆的自然陈化和人为掺假亦可导致其品质下降,甚至对人体健康造成危害。

2. 蔬菜、水果的主要卫生问题

(1) 农药污染:农药残留是蔬菜和水果最严重的污染问题。残留量超过标准会对人体产生危害,甚至造成中毒。

(2) 细菌及寄生虫污染:蔬菜、水果在运输、储藏或销售过程中若出现表皮破损或卫生管理不当,可能被肠道致病菌污染。在栽培过程中,若使用人兽粪便或生活污水灌溉,则会造成较为严重的肠道致病菌和寄生虫卵污染。

(3) 工业废水污染:工业废水中常含有镉、铅、汞、酚等多种有害物质,如用其灌溉作物,会影响蔬菜的生长,并造成蔬菜水果铅、镉等有害物质含量超标。

(4) 其他污染:蔬菜水果存放、储藏或腌制不恰当,种植土壤长期过量施用氮肥,会致其中的硝酸盐和亚硝酸盐含量增加。蔬菜和水果因含有大量的水分,组织较脆弱,当储藏条件不恰当时,极易腐败变质,造成大量硝酸盐转变为亚硝酸盐,人兽食用后可引起中毒。

3. 禽畜肉的主要卫生问题

(1) 腐败变质:禽畜肉在加工和保藏过程中,如卫生管理不当(如温度过高或时间过长),肉质会发生腐败变质,主要表现是肉质发黏、发绿和发臭,若食用可引起中毒。

(2) 人畜共患寄生虫病:可致人畜共患寄生虫病的常见寄生虫有囊虫、旋毛虫、蛔虫、姜片虫和猪弓形虫等。牛的囊虫病病原体为无钩绦虫,猪为有钩绦虫,家禽是绦虫中间宿主。

(3) 人畜共患传染病:常见的人兽共患传染病主要有炭疽、鼻疽、口蹄疫、猪水疱病、猪瘟、结核病和布鲁氏菌病等。

(4) 原因不明死畜肉:死畜肉可来自病死、中毒或外伤死亡牲畜。死畜肉因未经放血或放血不全,外观呈暗红色,肌肉间毛细血管淤血,切开后按压可见暗紫色淤血溢出,切面呈豆腐状,含水分较多。死因不明的畜肉一律禁止食用。

(5) 兽药残留:为防治牲畜疫病及提高畜产品的生产效率,时常使用各种药物,如抗生素、抗寄生虫药等。这些药物不论是大剂量短时间治疗还是小剂量在饲料中长期添加,都可能在禽畜肉中残留,残留过量会危害人体健康。

4．鱼类的主要卫生问题

（1）重金属污染：鱼类对重金属（如汞、镉、铅等）有较强的耐受性且可在体内蓄积。

（2）农药污染：农田施用农药和农药厂排放的废水污染水体，使生活在污染水域的鱼类不可避免地摄入农药并在体内蓄积。相对而言，淡水鱼受污染的程度高于海水鱼。

（3）病原微生物的污染：该污染通常来自污染水域或在运输、销售、加工等生产过程接触病原微生物污染的容器工具。常见污染鱼类的致病菌有副溶血性弧菌、沙门氏菌、志贺氏菌、大肠埃希氏菌、霍乱弧菌，以及肠道病毒等。

（4）寄生虫感染：自然环境中，许多寄生虫是以淡水鱼、螺、虾、蟹等作为中间宿主，以人作为终宿主或另一中间宿主。华支睾吸虫、肺吸虫等是我国常见的鱼类寄生虫，当生食或烹调加工温度和时间不足时，食用后极易感染这类寄生虫病。

（5）腐败变质：鱼类营养丰富，水分含量高，污染的微生物多，且酶的活性高，因此比肉类更易发生腐败变质。一般能引起鱼体腐败变质的细菌有假单胞菌属、无色杆菌属、黄杆菌属和摩根氏菌属等。

5．蛋类的主要卫生问题

（1）产蛋前污染：禽类感染传染病后，病原微生物通过血液进入卵巢卵黄部，使蛋黄带有致病菌，如鸡伤寒沙门氏菌等。

（2）产蛋后污染：蛋壳在泄殖腔、不洁的产蛋场所及运输、储藏过程中受到细菌的污染。在适宜条件下，微生物通过蛋壳气孔进入蛋内并迅速生长繁殖，使其腐败变质。

6．乳类的主要卫生问题

（1）微生物污染：按污染途径可分为一次污染和二次污染。一次污染指鲜奶在挤出之前受到了微生物污染。一般健康奶畜的乳房中常有细菌存在，当奶牛患乳腺炎和传染病时，导致病原菌污染。二次污染指在挤奶过程中或挤出后发生的污染，微生物主要来源于奶畜体表、环境、容器、加工设备等。污染乳类的微生物：①腐败菌，导致乳类的腐败变质。②致病菌，食用后引起食物中毒、消化道传染病和人畜共患病。③真菌，可引起干酪、奶油等乳制品的霉变和真菌毒素残留。

（2）化学性污染：奶类中残留的有毒有害化学物质主要包括来自工农业生产中的有害金属、农药、放射性物质及其他有害物质，此外，还有抗生素、驱虫药和激素等兽药。

（3）掺伪：在奶类中除掺水外，还可能掺入三聚氰胺、防腐剂等其他化合物，以提升其蛋白质检测含量，或者延长其保质期等。

7．食用油脂的主要卫生问题

（1）油脂酸败：油脂和含油脂高的食品在不当条件下存放过久会呈现出变色、变味等不良感官性状，这种现象称为油脂酸败。油脂酸败的原因包括生物学和化学两个方面的因素。由微生物引起的酸败是一种酶解过程，与微生物的酯解酶有关。油脂酸败的化学过程主要是水解和自动氧化，其中自动氧化是主要原因。

（2）油脂污染：油脂的原料受到污染，或者在生产、加工和运输过程中，常受到真菌和真菌毒素、多环芳烃类化合物，以及有毒重金属等的污染。

（3）天然有害物质：棉酚、芥子油苷、芥酸、反式脂肪酸等。棉酚存在于棉籽的色素腺体中，游离棉酚是一种细胞原浆毒素和血液毒素，对机体的神经、血管、生殖系统、消化系统等多个系统均有毒害作用。芥子油苷普遍存在于十字花科植物中，油菜籽中含量较多，它的分解产物腈和硫氰化物具有抑制动物生长、致甲状腺肿的作用。反式脂肪酸主要来源于氢化植物油，可能会增加患冠心病、糖尿病等的风险。

知识链接

婴幼儿配方奶粉污染事件

2008年，中国爆发了一起震惊国内外的婴幼儿配方奶粉污染事件，主要污染物为三聚氰胺。这种化学物质原本用于塑料和黏合剂等工业生产，因其能够虚增食品蛋白质含量而被非法添加至奶制品中。事件曝光后，全国范围内至少有6名婴儿因此死亡，近30万名儿童受到不同程度的影响，其中包括肾结石和肾功能衰竭等症状。这一悲剧的发生，直接源于部分企业为了追求经济利益而忽视产品质量安全，甚至采取非法手段欺骗消费者。

面对如此严重的食品安全危机，中国政府迅速作出反应，启动了一系列紧急措施来控制事态发展，并对涉事企业进行了严厉查处。同时，加强了对食品生产和流通环节的监管力度，提高了行业准入门槛，完善了相关法律法规体系。此外，还加大了对消费者的科普宣传力度，提高公众自我保护意识。

三、食品添加剂

（一）食品添加剂的定义与功能

1. **食品添加剂的定义**　世界各国对食品添加剂的定义不尽相同。《食品安全国家标准 食品添加剂使用标准》(GB 2760—2024)对食品添加剂的定义：为改善食品品质和色、香、味，以及为防腐、保鲜和加工工艺的需要而加入食品中的人工合成或者天然物质。食品用香料、胶基糖果中基础剂物质、食品工业用加工助剂、营养强化剂也包括在内。

2. **食品添加剂的功能**　食品添加剂促进了食品工业的发展，这主要是由于它给食品工业带来诸多好处，包括：①改善食品的品质，提高食品的质量和保藏性，满足人们对食品风味、色泽、口感的要求；②使食品加工和制造工艺更合理、更卫生、更便捷，有利于食品工业的机械化、自动化和规范化；③使食品工业节约资源，降低成本，在极大地提升食品品质和档次的同时增加其附加值，产生明显的社会效益和经济效益。

（二）食品添加剂的分类及安全性评价

1. **分类**　食品添加剂可按其生产方式、来源、功能和安全性评价的不同来划分。食品添加剂按生产方法可分为三类。第一类是应用生物技术获得的产品，如柠檬酸等。第二类是利用物理方法从天然动植物中提取的物质，如甜菜红等。第三类是用化学合成方法得到的纯化学合成物,如苯甲酸钠。其按照来源可分为天然食品添加剂和人工合成食品添加剂两类。天然食品添加剂品种较少,价格偏高,许多价格低廉的合成食品添加剂,仍占据着食品添加应用的主流。按功能用途食品添加剂可分为许多类别,目前,《食品安全国家标准 食品添加剂使用标准》(GB 2760—2024)将其分为22个功能类别(表13-6)。

2. 食品添加剂的安全性评价 只有经过联合国粮食及农业组织(FAO)/WHO设立的食品添加剂联合专家委员会(JECFA)的安全性评估,并赋予其每日允许摄入量值或给予其他标准认为安全的,而且具有法典制订国际标码系统编码的食品添加剂方可列入允许使用的名单。每日允许摄入量(Acceptable Daily Intake,ADI)指人类终生每日摄入正常使用的某化学物质(如食品添加剂),不产生可检测到的对健康产生危害的量。

表13-6 《食品安全国家标准 食品添加剂使用标准》(GB 2760—2024)

注:每种食品添加剂在食品中常具有一种或多种功能,在本标准每种食品添加剂的具体规定中仅列出了该食品添加剂常用的功能,并未详尽列举
D.1 酸度调节剂:用以维持或改变食品酸碱度的物质
D.2 抗结剂:用于防止颗粒或粉状食品聚集结块,保持其松散或自由流动的物质
D.3 消泡剂:在食品加工过程中降低表面张力,消除泡沫的物质
D.4 抗氧化剂:能防止或延缓油脂或食品成分氧化分解、变质,提高食品稳定性的物质
D.5 漂白剂:能够破坏、抑制食品的发色因素,使其褪色或使食品免于褐变的物质
D.6 膨松剂:在食品加工过程中加入的,能使产品发起形成致密多孔组织,从而使制品具有膨松、柔软或酥脆的物质
D.7 胶基糖果中基础剂物质:赋予胶基糖果起泡、增塑、耐咀嚼等作用的物质
D.8 着色剂:使食品赋予色泽和改善食品色泽的物质
D.9 护色剂:能与肉及肉制品中呈色物质作用,使之在食品加工、保藏等过程中不致被分解、破坏,呈现良好色泽的物质
D.10 乳化剂:能改善乳化体中各种构成相之间的表面张力,形成均匀分散体或乳化体的物质
D.11 酶制剂:由动物或植物的可食或非可食部分直接提取,或由传统或通过基因修饰的微生物(包括但不限于细菌、放线菌、真菌菌种)发酵、提取制得,用于食品加工,具有特殊催化功能的生物制品
D.12 增味剂:补充或增强食品原有风味的物质
D.13 面粉处理剂:促进面粉的熟化和提高制品质量的物质
D.14 被膜剂:涂抹于食品外表,起保质、保鲜、上光、防止水分蒸发等作用的物质
D.15 水分保持剂:有助于保持食品中水分而加入的物质
D.16 营养强化剂:其定义符合《食品安全国家标准 食品营养强化剂使用标准》(GB 14880—2012)中的规定
D.17 防腐剂:防止食品腐败变质、延长食品储存期的物质
D.18 稳定剂和凝固剂:使食品结构稳定或使食品组织结构不变,增强黏性固形物的物质
D.19 甜味剂:赋予食品甜味的物质

续表

D.20	增稠剂：可以提高食品的黏稠度或形成凝胶，从而改变食品的物理性状，赋予食品黏润、适宜的口感，并兼有乳化、稳定或使呈悬浮状态作用的物质
D.21	食品用香料：添加到食品产品中以产生香味、修饰香味或提高香味的物质
D.22	食品工业用加工助剂：有助于食品加工能顺利进行的各种物质，与食品本身无关，如助滤、澄清、吸附、脱模、脱色、脱皮、提取溶剂等
D.23	其他：上述功能类别中不能涵盖的其他功能

JECFA建议将食品添加剂分为四类：第一类为GRAS(General Recognized As Safe,GRAS)物质，即一般认为是安全的物质，可以按照正常需要使用，不需建立ADI。第二类为A类，包括已经制订出正式ADI值者和制订暂时ADI值者。第三类为B类，即毒理学资料不足未建立ADI值者或尚未进行过安全性评价者。第四类为C类，即原则上禁止使用的食品添加剂。

（三）食品添加剂的使用原则与卫生管理

1. 使用原则

（1）食品添加剂使用时应符合基本要求

①不应对人体产生任何健康危害。

②不应掩盖食品腐败。

③不应掩盖食品本身或加工过程中的质量缺陷或以掺杂、掺假、伪造为目的而使用食品添加剂。

④不应降低食品本身的营养价值。

⑤在达到预期效果的前提下尽可能降低在食品中的使用量。

（2）在下列情况下可使用食品添加剂

①保持或提高食品本身的营养价值。

②作为某些特殊膳食用食品的必要配料或成分。

③提高食品的质量和稳定性，改进其感官性状。

④便于食品的生产、加工、包装、运输或者储藏。

（3）食品添加剂质量标准：按照GB 2760—2024的规定，允许使用的食品添加剂应当符合相应的质量规格要求。

（4）食品添加剂带入原则：在下列情况下食品添加剂可以通过食品配料（含食品添加剂）带入食品中。

①根据GB 2760—2024，食品配料中允许使用该食品添加剂。

②食品配料中该添加剂的用量不应超过允许的最大使用量。

③应在正常生产工艺条件下使用这些配料，并且食品中该添加剂的含量不应超过由配料带入的水平。

④由配料带入食品中的该添加剂的含量应明显低于直接将其添加到该食品中通常所需

要的水平。

当某食品配料作为特定终产品的原料时,批准用于上述特定终产品的添加剂允许添加到这些食品配料中,同时该添加剂在终产品中的量应符合《食品安全国家标准 食品添加剂使用标准》(GB 2760—2024)的要求。在所述特定食品配料的标签上应明确标示该食品配料用于上述特定食品的生产。

2. 卫生管理

我国对食品添加剂的使用和生产进行严格的管理,在安全性评价和标准方面、生产环节、流通环节,以及餐饮服务环节又先后制定和颁布了一系列法律法规。1981年我国正式颁布《食品添加剂使用卫生标准》(GB2760—1981),对食品添加剂的种类、名称、使用范围、最大使用量等进行了规定,此后该标准先后经过多次修订。现行的《中华人民共和国食品安全法》和《食品生产许可管理办法》对食品添加剂的生产经营和使用进行了严格的规定。为了加强食品添加剂新品种的管理,我国制定了《食品添加剂新品种管理办法》和《食品添加剂新品种申报与受理规定》,对食品添加剂新品种规定了严格的审批程序。

四、转基因食品

近年,随着现代生物技术的发展,转基因食品作为现代生物技术的必然产物已走进了国民的生活。随着转基因食品消费的日益增多,在赋予传统食品以新特性的同时,转基因食品的安全性及其对生态环境的影响也逐渐引起了各国政府和国际组织的广泛关注。

(一) 定义

转基因食品(Genetically Modified Food,GMF)指以利用转基因技术使基因组构成发生改变的生物直接生产的食品或以其为原料加工制成的食品。转基因食品分类:①转基因动植物、微生物产品。②转基因动植物、微生物直接加工品。③以转基因动植物、微生物或以其直接加工品为原料生产的食品和食品添加剂。

(二) 安全性评价

对转基因食品的安全性进行正确的评估和科学的管理,是生物技术发展的必然趋势。任何一种转基因食品在上市之前,都由研究人员进行包括实质等同对比在内的大量科学试验。依据《农业转基因生物安全管理条例》和《农业转基因生物安全评价管理办法》,我国对农业转基因生物安全评价以科学为依据,以个案审查为原则,实行分级分阶段管理,按照其对人类、动植物、微生物和生态环境的危险程度,分为Ⅰ(尚不存在危险)、Ⅱ(具有低度危险)、Ⅲ(具有中度危险)、Ⅳ(具有高度危险)四个等级。转基因生物在实验研究的基础上需要完成中间试验、环境释放、生产性试验三个阶段的试验,才可以申请农业转基因生物安全证书。除此之外,《农业转基因生物安全评价指南》也规定了对转基因植物、转基因动物和动物用转基因微生物进行安全性评价的内容。

(三)转基因食品的安全管理

目前有关转基因食品安全的管理,欧盟国家、美国、日本与加拿大等先后出台了相应的法律和管理办法,主要包括食用安全性评价和实行强制标识或自愿标识,让消费者自己选择是否使用转基因食品。

我国在开始转基因技术研究的同时,就非常重视转基因技术的安全问题。1993年12月,《基因工程安全管理办法》发布,提出了转基因技术的申报、审批和安全控制。1996年7月,《农业生物基因工程安全管理实施办法》发布,强调登记审查制度。2001年5月,国务院公布了《农业转基因生物安全管理条例》,规定了转基因生物的研究、试验和生产,要有转基因生物安全证书、生产许可证和经营许可证等。2002年3月《农业转基因生物标识管理办法》《农业转基因生物安全评价管理办法》《农业转基因生物进口安全管理办法》发布,并且此后又进行了修订。2007年12月1日《新资源食品管理办法》正式实施。2022年《农业转基因生物安全评价管理法》修订,要求对用于农业生产或农产品加工的植物、动物、微生物三大类农业转基因生物及其产品,要以科学为依据,以个案审查为原则,开展其对人类、动植物、微生物和生态环境构成的危险或者潜在风险的安全评价工作。

2016年施行的《农业转基因生物安全管理通用要求实验室》,规定了农业转基因生物的实验室条件和检验方法等内容。

关于转基因食品的标识管理,我国也有一系列的规定。《中华人民共和国食品安全法》提到,生产经营转基因食品要按规定显著标示。此外,《农业转基因生物安全标识管理办法》明确规定,国家对农业转基因生物实行标识制度,必须进行标示。

五、食品安全风险管理

按照《中华人民共和国食品安全法》的规定,国务院食品安全监督管理部门对食品生产经营活动实施监督管理。国务院卫生行政部门组织开展食品安全风险监测和风险评估。

(一)食品安全风险评估

食品安全风险评估是对有害事件发生的可能性和不确定性进行评估,由危害识别、危害特征描述、暴露评估、风险特征描述四个步骤组成。

《中华人民共和国食品安全法》规定,国家建立食品安全风险评估制度,运用科学方法,根据食品安全风险监测信息、科学数据,以及有关信息,对食品、食品添加剂、食品相关产品中生物性、化学性和物理性危害因素进行风险评估。国务院卫生行政部门负责组织食品安全风险评估工作,成立由医学、农业、食品、营养、生物、环境等方面的专家组成的食品安全风险评估专家委员会进行食品安全风险评估。食品安全风险评估结果由国务院卫生行政部门公布。我国成立了国家食品安全风险评估中心(China National Center for Food Safety Risk Assessment,CFSA),作为负责食品安全风险评估的国家级技术机构,承担从农田到餐桌全过程食品安全风险管理的技术支撑工作。

1. 危害识别　是对某种食品中可能产生不良健康影响的生物、化学和物理因素的确定,根据流行病学、动物试验、体外试验、结构-活性关系等科学数据和文献信息,确定人体暴露于某种危害后是否会对其健康造成不良影响、造成不良影响的可能性,以及可能处于风险中的人群和范围。

危害识别是根据现有数据进行定性描述的过程。对大多数有权威数据的危害因素,可以直接在综合分析 WHO、FAO/WHO、JECFA、美国食品药品监督管理局、美国环保署、欧洲食品安全局等国际权威机构最新的技术报告或述评的基础上进行描述。对缺乏上述权威技术资料的危害因素,可根据在严格实验条件下所获得的科学数据进行描述。对资料严重缺乏的少数危害因素,可以视需要根据国际组织推荐的指南或我国相应标准开展毒理学研究工作。

2. 危害特征描述　指对食品中生物、化学和物理因素所产生的不良健康影响进行定性和/或定量分析。可以利用动物试验、临床研究、流行病学研究确定危害与各种不良健康作用之间的剂量-反应关系、作用机制等。如果可能,对毒性作用有阈值的危害应建立人体安全摄入量水平。对大多数危害因素,通过直接采用国内外权威评估报告及数据,可以确定化学物的膳食健康指导值或微生物的剂量-反应关系。

3. 暴露评估　指对食用时可能摄入生物、化学、物理因素和其他来源的暴露所作的定性和/或定量评估。根据危害在膳食中的水平和人群膳食消费量,初步估算危害的膳食总摄入量,同时考虑其他非膳食进入人体的途径,估算人体总摄入量,并与安全摄入量进行比较。膳食暴露评估以食物消费量和/或频率与食物中危害因素含量(或污染率)等有效数据为基础,根据所关注的目标人群,选择能满足评估目的的最佳统计值计算膳食暴露量,同时可根据需要对不同暴露情境进行合理的假设。由于各国食品生产、消费习惯,以及有害因素污染水平不同,因此膳食暴露评估原则上应当使用本国的膳食消费和有害因素污染水平数据。

4. 风险特征描述　指根据危害识别、危害特征描述和暴露评估,对产生健康影响的可能性与特定人群中已发生或可能发生不良健康影响的严重性进行定性和/或定量评估,以及不确定性等综合性描述。

风险特征描述有定性和(半)定量两种。定性描述通常将风险表示为高、中、低等不同程度。(半)定量描述以数值形式表示风险和不确定性的大小。化学物的风险特征描述通常是将膳食暴露水平与健康指导值[如每日容许摄入量(ADI)、每日耐受摄入量(TDI)、急性参考剂量(ARfD)等]相比较,并对结果进行解释。微生物的风险特征描述通常是根据膳食暴露水平估计风险发生的人群概率,并根据剂量-反应关系估计危害对健康的影响程度。风险特征描述的对象一般包括个体和人群。对个体的风险描述,可分别根据高端(或低端)估计和集中趋势估计结果,描述处于高风险的个体,以及大部分个体的平均风险。人群的风险特征描述依评估目的和现有数据不同而异,可描述危害对总人群、亚人群(如将人群按地区、性别或年龄分层)、特殊人群(如高暴露人群和潜在易感人群)或风险管理所针对的特定目标人群可能造成某种健康损害的人数或处于风险的人群比例。

(二)食品安全风险监测

食品安全风险监测是食品安全监督管理的基础工作。食品安全风险监测是通过系统和持续地收集食源性疾病、食品污染,以及食品中有害因素的监测数据及相关信息,并进行综合分析和及时通报的活动。《中华人民共和国食品安全法》规定,国家建立食品安全风险监测制度,对食源性疾病、食品污染,以及食品中的有害因素进行监测。

为做好食品安全风险监测工作,2010年卫生部印发了《食品安全风险监测管理规定(试行)》,2021年国家卫生健康委员会修订。规定中指出,国家食品安全风险监测应遵循优先选择原则,兼顾常规监测范围和年度重点,将以下情况作为优先监测的内容:

1. 健康危害较大、风险程度较高以及风险水平呈上升趋势的。
2. 易对婴幼儿、孕产妇等重点人群造成健康影响的。
3. 流通范围广、消费量大的。
4. 在国内发生过食品安全事故或社会关注度较高的。
5. 已列入《食品中可能违法添加的非食用物质和易滥用的食品添加剂品种名单》的。
6. 已在国外发生的食品安全问题并有证据表明可能在国内存在的。

第三节 食源性疾病

食源性疾病是当今世界上分布最广泛、最常见的疾病之一。实际工作中,要通过相应措施预防食源性疾病的发生。一旦发现有食源性疾病,要按规定及时报告并作出相应的处理。

一、食源性疾病与食物中毒

(一)食源性疾病与食物中毒

WHO对食源性疾病的定义:通过摄食进入人体内的各种致病因子引起的、通常具有感染或中毒性质的一类疾病。《中华人民共和国食品安全法》对食源性疾病的定义为"食品中致病因素进入人体引起的感染性、中毒性等疾病,包括食物中毒"。食源性疾病的三个基本要素:①食物是携带和传播病原物质的媒介。②导致人体罹患疾病的病原物质是食物中所含有的各种致病因子。③临床特征为急性、亚急性中毒或感染。食源性疾病是随着人们对疾病认识的不断深入,在食物中毒的基础上逐渐发展而来的。因此,食源性疾病除包括食物中毒外,还包括食源性肠道传染病、食源性寄生虫病、人畜共患传染病、食物过敏,以及由食物中有毒、有害污染物所引起的慢性中毒性疾病。

食物中毒指摄入含有生物性、化学性有毒有害物质的食品或把有毒有害物质当作食品摄入后所出现的非传染性的急性、亚急性疾病。食物中毒是最常见的食源性疾病。

（二）食物中毒的特点

食物中毒发生的原因各不相同,但发病具有以下共同特点:

1. 发病潜伏期短,来势急剧,呈暴发性,短期内可能有多数人发病。

2. 发病与特定的食物有关,病人有食用同一食物史,流行波及范围与有毒食物供应范围相一致,停止该食物供应后,流行即终止。

3. 中毒病人临床表现基本相似,以恶心、呕吐、腹痛、腹泻等胃肠道症状为主。

4. 一般情况下,人与人之间无直接传染。发病曲线呈突然上升之后又迅速下降的趋势,无传染病流行时的余波。

（三）食物中毒的分类

根据致病因子,食物中毒一般分为以下四类:

1. **细菌性食物中毒** 指因摄入被致病性细菌或其毒素污染的食物而引起的中毒。其发病率高,病死率一般较低,常发生于夏秋季。

2. **真菌及其毒素食物中毒** 指食用被真菌及其毒素污染的食物而引起的食物中毒。其发病率较高,死亡率也较高,有明显的地区性和季节性的特点。

3. **有毒动植物中毒** 指一些动植物本身含有某种天然有毒成分或由于储藏条件不当形成某种有毒物质,被人食用后所引起的中毒。其发病率较高,病死率因动植物种类而异。

4. **化学性食物中毒** 指由于食用了含有化学性有毒有害物质的食品或化学物质引起的食物中毒。其发病的季节性和地区性不明显,发病率和死亡率均较高,包括农药、有毒金属化合物、亚硝酸盐等。

二、细菌性食物中毒

细菌性食物中毒是最常见的食物中毒,按照病原和发病机制不同,可分为感染型、毒素型和混合型。

感染型食物中毒指病原菌随食物进入肠道,在肠道内繁殖、附于肠黏膜或侵入黏膜及黏膜下层引起肠黏膜的充血、白细胞浸润、水肿、渗出等炎性病理变化。某些病原菌进入黏膜固有层后可被吞噬细胞吞噬或杀灭,死亡的病原菌可释放内毒素。内毒素作为致热原可刺激体温调节中枢引起体温升高。典型的感染型食物中毒有沙门氏菌食物中毒、变形杆菌食物中毒等。

毒素型食物中毒则是食品中的病原菌大量生长繁殖并产生肠毒素（外毒素）,这些外毒素激活肠壁上皮细胞的腺苷酸环化酶或鸟苷酸环化酶。该酶催化细胞内 ATP 和 GTP 转变成 cAMP 和 cGMP 使小肠细胞的分泌功能亢进和吸收能力降低而致腹泻。常见的毒素型食物中毒有金黄色葡萄球菌食物中毒等。

某些病原菌（如副溶血性弧菌）进入肠道后,除可侵入黏膜引起肠黏膜的炎性反应外,还可产生引起急性胃肠道症状的肠毒素。这类病原菌引起的食物中毒是致病菌对肠道的侵袭力及其产生的肠毒素的协同作用,因此,其发病机制为混合型。

(一)沙门氏菌食物中毒

1. 病原 沙门氏菌为肠杆菌科,菌种繁多、分布广泛,已发现约2 500个血清型。据统计,我国发现有200余种,主要是A～F群的各菌型。常引起食物中毒的有猪霍乱沙门氏菌、鼠伤寒沙门氏菌和肠炎沙门氏菌等。沙门氏菌为需氧或兼性厌氧的革兰氏阴性杆菌,不耐热。该菌不分解蛋白质、不产生靛基质,食物被污染后无感官性状变化,常常没有可察觉的腐败现象,易被忽视。

2. 流行病学

(1) 发病率高,占食物中毒的40%～60%。

(2) 季节性明显,多发于夏秋季,以5～10月份发生最多。

(3) 引起沙门氏菌食物中毒的食品主要是动物性食品,特别是畜肉类及其制品,其次为禽肉、蛋类、乳类及其制品。

3. 发病机制 沙门氏菌食物中毒属于感染型,其发病主要是由大量细菌侵袭肠道及释放内毒素引起的。此外,肠炎沙门氏菌、鼠伤寒沙门氏菌可产生肠毒素,后者激活小肠黏膜细胞膜上腺苷酸环化酶,改变小肠黏膜细胞对水及电解质的吸收,使Na^+、C和水在肠腔潴留而致腹泻。

4. 临床表现 潜伏期短,一般为4～48小时,最长72小时。潜伏期越短,病情越重。中毒开始为头痛、恶心、倦怠、全身酸痛和面色苍白。之后出现腹泻、腹痛和呕吐,严重者可产生脱水症状。腹泻主要为水样便,少数带有黏液或血。腹痛多在上腹部,伴有压痛。体温升高,一般在38～40 ℃。重症者可出现烦躁不安、昏迷谵妄、抽搐等中枢神经症状,也可出现尿少、尿闭、呼吸困难、发绀、血压下降等循环衰竭症状,甚至休克,如不及时救治可致死亡。

沙门氏菌食物中毒按其临床特点分为胃肠炎型、类伤寒型、类霍乱型、类感冒型和败血症型。一般仍以胃肠炎型为主并伴随程度不同的各类型掺杂发病为最常见。

5. 诊断与治疗 沙门氏菌食物中毒一般根据流行病学特点、临床表现和实验室检验结果进行诊断。其中,实验室细菌学检验结果阳性是确诊最有利的依据。轻症者以补充水分和电解质等对症处理为主,对重症、患菌血症和有并发症的病人,需用抗生素治疗。

6. 预防措施

(1) 防止污染:加强对肉类食品生产企业的卫生监督及家畜、家禽屠宰前的兽医卫生检验,防止肉尸和熟肉类制品被带菌生食物、带菌容器及食品从业人员带菌者污染。

(2) 控制繁殖:低温储藏食品,加工后的熟肉制品应尽快出售。

(3) 彻底杀灭:加热杀死病原菌是防止食物中毒的关键措施。60 ℃加热10分钟沙门氏菌可被杀死。加热肉块重量应不超过1 kg,并持续煮沸2.5～3小时,蛋类应煮沸8～10分钟。

(二) 副溶血性弧菌食物中毒

1. 病原　副溶血性弧菌为革兰氏阴性杆菌,需氧或兼性厌氧,为嗜盐菌,在3%～4% NaCl溶液培养基和食物中生长良好,最适生长温度30～37 ℃,pH 7.4～8.2。本菌对酸及温热敏感,用1%醋酸处理5分钟,或者56 ℃加热5分钟,或者90 ℃加热1分钟均可将其杀死。在各种天然淡水中生存一般不超过2天,在海水中则可存活47天以上。副溶血性弧菌的致病力可用神奈川试验来区分,其产生的耐热性溶血素能使血琼脂培养基上出现β溶血带,即神奈川试验阳性。神奈川试验阳性菌的感染能力强。

2. 流行病学

(1) 地区性:多发于沿海地区。

(2) 季节性及易感性:大多发生于5～11月,高峰在7～9月。男女均可发病,以青壮年居多。

(3) 中毒食品:主要是海产品,其中以各种海鱼和贝蛤类如黄花鱼、带鱼、墨鱼、海蟹、海蜇等最为多见,其次为盐渍食品,如咸菜等。

(4) 中毒的原因:海产品受到污染带菌,加工时受到从业人员或食品容器的污染,烹调时未烧熟煮透,烹调后又被污染且存放不当或食前加热不充分,均可引起副溶血性弧菌食物中毒。沿海地区饮食从业人员、健康人群及渔民带菌率为11.7%左右,有肠道病史者可达31.6%～88.8%,构成了人群带菌者对食品的直接污染。

3. 发病机制　副溶血性弧菌食物中毒主要为大量活菌侵入肠道及其所产生的耐热性溶血毒素对肠道的共同作用。

4. 临床表现　潜伏期一般为2～40小时,与摄入食物的含菌量密切相关,含菌量多则潜伏期短。发病急骤,主要表现为上腹部阵发性绞痛,继而出现恶心、呕吐、腹泻等症状。发病5～6小时后,腹痛加剧,以脐部阵发性绞痛为特点。粪便为水样或糊状,少数有黏液或黏血样便,约15%的病人出现洗肉水样血水便,里急后重不明显。体温一般37.7～39.5 ℃。回盲部有明显压痛。病程一般1～3天。

5. 诊断与治疗　符合本菌的流行病学特点与临床表现,经细菌学检验确定为副溶血性弧菌的即可作出诊断,有条件时可进行血清学检验或动物试验。临床上以补充水分和纠正电解质紊乱等对症治疗为主。

6. 预防措施

(1) 防止污染:接触过海产品的厨具、容器以及水池等使用后均应洗刷冲净及消毒,避免造成交叉污染。

(2) 控制繁殖:低温冷藏各种食品,尤其是海产品和各种熟制品。

(3) 杀灭病原菌:对蟹贝等海产品要煮透,需加热至100 ℃持续30分钟。凉拌海产品应在沸水中烫浸后先加醋拌渍,放置10～30分钟,然后再调拌。

(三) 变形杆菌食物中毒

1. 病原　变形杆菌为革兰氏阴性、需氧或兼性厌氧腐败菌,对营养要求不高,普通培养基上生长良好,4～7 ℃即可繁殖,属低温菌。本菌广泛分布于自然界中,在土壤、污水和垃圾中均可检出。对热抵抗力较弱,55 ℃经1小时或煮沸数分钟即死亡,在1‰石炭酸中30分钟可被杀死。引起食物中毒的变形杆菌主要是普通变形杆菌和奇异变形杆菌,两者分别有100多个血清型。

2. 流行病学

(1) 季节性:多发生于夏秋季节,以7～9月最多见。

(2) 中毒食品:主要是动物性食品,特别是熟肉和内脏制品冷盘。此外,豆制品、凉拌菜和剩饭等亦有发生。变形杆菌与其他腐败菌共同污染生食品,会使生食品发生感官上的改变,但熟制品被污染后通常无感官上的变化,易被食用者忽视。

(3) 食物被污染的原因:①人类带菌者对食品的污染。正常人带菌率为1.3%～10.4%,以奇异变形杆菌最常见。腹泻病人带菌率较高,为13%～52%。②生熟交叉污染。处理生熟食品的工具、容器未严格分开,使熟食品受到重复污染,在较高温度下长时间存放,食用前未回锅加热或加热不彻底。

3. 发病机制 主要是随食物食入大量活菌引起,属于感染型食物中毒。此外,摩氏摩根菌等使组氨酸脱羧酶活跃,可引起组胺过敏样中毒。

4. 临床表现 潜伏期一般为12～16小时,最短为1～3小时。症状主要为恶心、呕吐、腹痛、腹泻、发热、头痛、头晕等。以上腹部(脐周围)阵发性刀绞样痛和急性腹泻为主,腹泻物常伴有黏液和恶臭,腹泻一般在数次至10余次,体温一般在37.8～40 ℃。发病率较高,病程较短,为1～3天,多数病人在24小时内恢复,一般预后良好。

5. 诊断与治疗 依据流行病学特点与临床表现,以及实验室检验的各项指标进行诊断。变形杆菌食物中毒以对症治疗为主,轻症病人无须治疗,过敏型组胺中毒采用抗过敏治疗。

6. 预防措施 主要是从防止污染、控制繁殖和杀灭病原菌三个主要环节进行预防。

(四) 金黄色葡萄球菌食物中毒

1. 病原

(1) 病原菌:葡萄球菌为革兰氏阳性兼性厌氧菌,最适温度为30～37 ℃,最适 pH 为6.0～7.0,耐盐性强,在7.5%的 NaCl 溶液培养基上亦可生长。能产生肠毒素的葡萄球菌主要是金黄色葡萄球菌。

(2) 肠毒素:是一种可溶性蛋白质,耐热,经100 ℃煮沸30分钟不破坏,也不受胰蛋白酶的影响,根据抗原性可分为 A、B、C_1、C_2、C_3、D、E、F 型共8个血清型,其中以 A、D 型引起的食物中毒较多见,其次为 B、C 型,F 型为引起毒性休克综合征的毒素。食物中肠毒素需煮沸120分钟方能被完全破坏,故一般烹调方法不能将其破坏。

2. 流行病学

(1) 季节性:全年均有发生,一般以夏秋季多见。

(2) 中毒食品:一般以剩饭、凉糕、奶油糕点、乳类及其制品、鱼虾与熟肉等较为常见,其他食品亦有发生。

(3) 食物中葡萄球菌的来源及肠毒素形成的条件：①人类带菌者对各种食物的污染。健康人带菌率为20%～30%；上呼吸道金黄色葡萄球菌感染的病人，鼻咽带菌率可高达83.3%；医院病人和医护人员带菌率可高达60%～80%。②奶牛患化脓性乳腺炎时，其乳汁中可能带有葡萄球菌；畜、禽患其他化脓性感染时，感染部位的葡萄球菌对其肉尸污染。肠毒素的形成与温度、食品受污染的程度、食品的种类及形状有密切关系。食物受葡萄球菌污染的程度高，温度适宜，在含蛋白质丰富且含水分较多，同时含一定淀粉的食物（如奶油糕点、冰激凌、剩米饭、凉糕等）或含油脂较多的食物（如油炸鱼罐头、油煎荷包蛋）易形成毒素。

3. 发病机制　中毒剂量的肠毒素作用于胃肠道黏膜引起充血、水肿与糜烂等炎症变化及水电解质代谢紊乱，引起腹泻。此外，其可以完整的分子经消化道吸收入血，刺激迷走神经和交感神经腹腔丛到达呕吐中枢从而引起反射性呕吐。

4. 临床表现　发病急骤，潜伏期短，一般2～5小时，极少超过6小时。主要症状为恶心、剧烈而频繁的呕吐，并伴有上腹部剧烈的疼痛。约有80%病人发生腹泻，多为水样便或黏液便。体温正常或稍有微热。病程一般较短，多在1～2天内恢复正常，预后一般良好。儿童对肠毒素比成人敏感，故发病率高，病情重。

5. 诊断与治疗　符合该菌的流行病学特点及临床表现。实验室从中毒食品、病人吐泻物中经培养检出金黄色葡萄球菌，菌株经肠毒素检测证实在不同样品中检出同一型别肠毒素，或者从不同病人吐泻物中检出金黄色葡萄球菌，其肠毒素为同一型别，即可诊断。轻者一般无须治疗，重症病人严重失水者可补充水和电解质，一般不需要用抗生素。

6. 预防措施

(1) 防止污染：禁止患有疖疗、化脓性创伤或皮肤病，以及上呼吸道炎症、口腔疾病等病人从事直接的食品加工和食品供应工作，患乳腺炎奶牛的奶不得供饮用或制造乳制品。

(2) 防止肠毒素形成：剩余饭菜应及时低温（5 ℃以下）冷藏或放阴凉通风处，尽量缩短存放时间，不要超过6小时，食用前必须充分加热。

三、有毒动植物中毒

动物性中毒食品可分为2类：天然含有有毒成分的动物或动物的某一部分当作食品（如河豚）；在一定条件下，产生了大量的有毒成分的动物性食品（如鲐鱼等）。

植物性中毒食品可分为3类：将天然含有有毒成分的植物或其加工制品当作食品（如大麻油、桐油等）；将加工过程中未能破坏或除去有毒成分的植物当作食品（如木薯、苦杏仁等）；在一定条件下，产生了大量的有毒成分的植物性食品（如发芽马铃薯等）。

自然界有毒的动植物种类很多，所含有毒成分也较复杂，现介绍一些常见的动植物食物中毒。

(一) 河豚中毒

河豚是一种味道鲜美又含剧毒的鱼类。引起中毒的种类主要是东方鲀，我国中毒多发区为沿海各地及长江下游,均系误食引起。

河豚体内的有毒成分为河豚毒素,是一种毒性极强的非蛋白质神经毒素,对热稳定,煮沸、盐腌、日晒均不能将其破坏。其次为 B、C 型,F 型为引起毒性休克综合征的毒素。食物中肠毒素需煮沸 120 分钟方能被完全破坏,故一般烹调方法不能将其破坏。

> **知识链接**
>
> **日本食用河豚的传统**
>
> 食用河豚易引起食物中毒,但日本却是河豚消费大国。历史上日本因误食河豚而致死的案例多发,因此日本江户幕府曾颁布了河豚禁食令。1988 年日本下令对河豚解禁。此后,日本学者认真研究了各种河豚,并将河鲀毒素的强度、属性、解毒方法等进行科学验证。为了确保河豚食用安全,日本颁布了一系列管理法规,包括《食品卫生法》《确保河豚卫生》《河豚销售营业管理条例》等,规定了可食用的河豚种类及部位、河豚处理师和河豚处理设施及场所的要求、有毒部位的销毁方法等,从事河豚餐饮业必须通过日本的国家考试,并持日本政府批准的营养执照方可上岗开业。

(二) 毒蕈中毒

蕈类又称为蘑菇,属真菌植物,种类繁多,资源丰富。蕈类又分为可食蕈、条件可食蕈和毒蕈三类。我国有可食蕈 300 余种,毒蕈则有 80 余种,其中含有剧毒能使人致死的有 10 多种,常见的有黑伞蕈属、乳菇属、毒肽和毒伞肽、光盖伞属、橘黄裸伞与鹿花菌等。

1. **有毒成分** 毒蕈所含毒素种类,可因地区、季节、品种、生长条件和形态大小不同而异。毒蕈的有毒成分十分复杂,一种毒蕈可含有几种毒素,一种毒素又可能存在于多种毒蕈中。引起胃肠炎型毒素主要为黑伞蕈属和乳菇属的某些蕈种,毒性成分可能为类树脂物质、苯酚、类甲酚等。神经、精神型毒素主要包括毒蝇碱、蜡了树酸及其衍生物、光盖伞素及脱磷酸光盖伞素和致幻剂。溶血型毒素主要为鹿花菌素。脏器损害型毒素主要是毒伞肽类和毒肽类。

2. **中毒表现**

(1) 胃肠炎型:潜伏期较短,一般为 0.5~6 小时,主要为胃肠炎症状,恶心、呕吐、剧烈腹泻,每日可达 10 余次,多为水样便,上腹部或脐部阵发性疼痛,体温不高。病程较短,一般持续 2~3 小时,预后良好,死亡率低。

(2) 神经、精神型:潜伏期为 1~6 小时,主要表现为副交感神经兴奋的症状,如流涎、大汗、流泪、瞳孔缩小、对光反射消失、脉缓、呼吸急促等,有部分病人出现胃肠道症状。重症病人表现出谵妄、幻视、幻听、狂笑、行动不稳、意识障碍、精神错乱,有些出现特有的小人国幻视症。病程一般 1~2 天,死亡率低。

(3) 溶血型:潜伏期一般为 6~12 小时。开始表现为胃肠道症状,恶心、呕吐、腹泻与腹痛。发病 3~4 天后出现溶血性黄疸、血红蛋白尿、急性贫血、肝大、脾大等。严重者可昏迷、肾衰竭。一般病程 2~6 天,死亡率不高。

(4) 脏器损害型:潜伏期多为 10~24 小时,短者 6~7 小时,进入恶心、呕吐、腹痛、水样便腹泻等胃肠炎症状期,继而转入无明显症状的假愈期,轻者由此进入恢复期,而重者则进入肝肾损害期,表现为肝、肾、心、脑等实质性器官的损害。以急性中毒性肝炎为主要症状,严重者出现肝坏死。肾受损时,肾水肿变性、坏死。有的可因肝性脑病引起烦躁不安、抽搐、惊厥、昏迷、休克甚至死亡,死亡率高达 60%~80%。经过积极治疗的病人,一般在 2~3 周后进入恢复期,各项症状和体征逐渐消失并痊愈。

3. 急救与治疗原则

(1) 应及时采用催吐、洗胃和灌肠等方法,迅速排出未吸收的毒素。

(2) 及时应用特效解毒剂和对症治疗:胃肠炎型可按一般食物中毒对症处理。神经、精神型用阿托品拮抗。溶血型可用肾上腺皮质激素,贫血严重者应及时输血,一般情况差或出现黄疸者应使用较大量的氢化可的松,同时注意保护肝、肾。肝、肾损害型用二巯基丙磺酸钠或二巯丁二钠。

4. 预防措施　广泛宣传有关毒蕈知识,提高对毒蕈的鉴别能力,防止误食中毒。

四、化学性食物中毒

化学性食物中毒食品:①被有毒有害化学物质污染的食品。②误以为是食品、食品添加剂、营养强化剂的有毒有害的化学物质。③添加非食品级的或伪造的或禁止使用的食品添加剂和营养强化剂的食品。④超量使用食品添加剂的食品。⑤食物营养素发生化学变化的食品。常见的化学性食物中毒有亚硝酸盐中毒、毒鼠强中毒、砷中毒、农药中毒等,其具有潜伏期短、中毒症状严重、预后不良与病死率高的特点。

(一) 亚硝酸盐中毒

1. 中毒的原因

(1) 误将外观与食盐相似的亚硝酸钠和亚硝酸铵等用作调料。

(2) 大量进食了保存不当、腐烂变质、煮后放置过久的蔬菜及腌制菜。

(3) 食用加工肉制品时,过多添加亚硝酸盐。

(4) 苦井水作为饮用水。

2. 中毒机制　亚硝酸盐对血管运动中枢和血液呈现毒性作用。它使血液中正常的低铁(二价)血红蛋白氧化成高铁(三价)血红蛋白,因而失去携带氧的作用,致使组织缺氧,出现青紫症状而中毒。

3. 中毒表现　主要特点是组织缺氧所致的发绀现象,潜伏期短,如直接性亚硝酸盐引起的中毒为 10~30 分钟。腐烂蔬菜性亚硝酸盐中毒,一般为 1~3 小时。主要中毒特征为口唇、指甲、全身皮肤出现青紫等组织缺氧表现,伴有头昏、头痛、乏力、呼吸困难、昏迷不醒,并出现痉挛、血压下降、心律不齐、大小便失禁等症状,亦可发生循环衰竭及肺水肿,最后因呼吸麻痹而死亡。

4. 诊断与急救　有进食亚硝酸盐或含亚硝酸盐蔬菜史。流行病学特点及临床表现符合亚硝酸盐中毒,从中毒剩余食品或呕吐物中检出超过限量的亚硝酸盐。测定血液中高铁血红蛋白含量超过10%。临床治疗可采取及时洗胃、催吐和导泻,结合特效药亚甲蓝和维生素C等。

5. 预防措施　①防止误食亚硝酸盐。②不吃腐烂蔬菜。③腌制要腌透,至少15天以上再食用。

(二) 毒鼠强中毒

毒鼠强化学名为四亚甲基二砜四胺,化学性质稳定,可经口腔和咽部黏膜迅速吸收。毒鼠强对所有温血动物都有剧毒,没有选择性毒力,且可滞留体内,易造成二次药害。此外还有内吸作用,可长期滞留在植物体内。

1. 中毒机制及临床表现　毒鼠强可阻断中枢神经系统的γ-氨基丁酸受体,尤其是对脑干有强烈刺激作用,主要引起抽搐。

急性中毒潜伏期短,误食后数分钟即可发病。主要症状:进食后即感上腹不适;轻者头晕,恶心、呕吐,四肢无力;重者在数分钟内出现阵发性强直性抽搐,双目上吊,口吐白沫,颈项强直,四肢抽动,意识障碍,小便失禁(癫痫样大发作)。发作持续数分钟后自然缓解,意识可完全恢复,但反复发作。

2. 诊断及治疗　对本症尚无特效解毒药,临床可作对症处理。

3. 预防措施

(1) 配制毒饵时要戴手套,遵守规程,工作完毕后要洗手洗脸,同时,工作时严禁吸烟及饮食。

(2) 加强毒饵的管理,存放的容器不用时要用肥皂水清洗,洗后禁装食品。

(3) 不能食用中毒死亡的畜禽。

五、 食物中毒报告与处理

(一) 食物中毒的报告

1. 目的和意义　目的是掌握食物中毒发生的情况,及时控制食物中毒的蔓延和事态的扩大,尽快明确中毒的原因,分析发生的规律,为有效地减少和控制食物中毒的发生,采取预防措施。此外,为追究肇事者的法律责任、履行法律职责、保障人民群众身体健康,进行现场调查取证。

2. 报告流程　依据《中华人民共和国食品安全法》,发生食品安全事故的单位应当立即采取措施,防止事故扩大。事故单位和接收病人进行治疗的单位应当及时向事故发生地县级人民政府食品安全监督管理、卫生行政部门报告。接到报告的县级人民政府食品安全监督管理部门应当按照应急预案的规定向本级人民政府和上级人民政府食品安全监督管理部门报告。县级人民政府和上级人民政府食品安全监督管理部门应当按照应急预案的规定上报。医疗机构发现其接收的病人属于食源性疾病病人或者疑似病人的,应当按照规定及时将相关信息向所在地县级人民政府卫生行政部门报告。县级人民政府卫生行政部门认为与食品安全有关的,应当及时通报同级食品安全监督管理部门。

3. 报告内容　食品安全监督管理部门应当采用书面形式报告食品安全事件,情况紧急时可以先行口头报告。初次报告后,应根据调查处理情况及时续报。报告主要包括下列内容:

(1) 事件发生单位、时间、地点,事件简要经过。

(2) 事件造成的发病和死亡人数、主要症状、救治情况。

(3) 可疑食品基本情况。

(4) 已采取的措施。

(5) 其他已经掌握的情况。

(二) 食物中毒的诊断

食物中毒的诊断主要以流行病学调查资料、病人的潜伏期和中毒的特有表现为依据,中毒的病因诊断则应根据实验室检查结果进行确定。食物中毒的确定应尽可能有实验室诊断资料,但由于采样不及时或已用药或其他技术、学术上的原因而未能取得实验室诊断资料时,可判定为原因不明食物中毒。但一般应由三名副主任医师以上的食品卫生专家进行评定。

(三) 食物中毒的技术处理

对食物中毒事故的处理可分为技术处理和行政处理。前者如救治中毒病人,对中毒场所的清洁、消毒;后者如行政控制措施(强制措施)和行政处罚。处理对象可包括中毒病人、中毒食品和造成中毒的责任人等,关于食物中毒的技术处理和行政处理,按有关规定执行。

1. 对病人采取紧急处理并及时报告专门负责机构

(1) 停止食用中毒食品。

(2) 采集病人标本,以备送检。

(3) 对病人进行急救治疗:①急救,催吐、洗胃、清肠。②对症治疗,如纠正水电解质紊乱,防止各脏器损伤等。③特殊治疗,如使用特效解毒剂等。

2. 对中毒食品控制处理

(1) 保护现场,封存中毒食品和疑似中毒食品。

(2) 追回售出的中毒食品或疑似中毒食品。

(3) 对中毒食品进行无害化处理或销毁。

3. 对中毒场所消毒处理　根据不同的中毒食品,对中毒场所采取相应的消毒处理。

4. 做好信息发布工作　依法对食品中毒事故及其处理情况进行发布,并对可能产生的危害加以解释、说明。

> **知识链接**

李开复：健康饮食与癌症康复

李开复是著名的人工智能专家和企业家，曾在微软、谷歌等担任重要职务。然而，2013年，他被诊断出患有淋巴癌，这一消息震惊了整个科技界。面对突如其来的打击，李开复没有放弃，而是以积极的态度投入治疗和康复中。在这个过程中，他深刻体会到了健康饮食对康复的重要性。

在接受化疗和放疗的同时，李开复开始调整自己的饮食习惯。他意识到，过去的工作压力和不规律的生活方式导致了他的身体状况恶化。为了更好地配合治疗，他遵循医生的建议，制定了一份科学的饮食计划。这份计划包括以下几个方面：

（1）高蛋白食物：为了帮助身体修复受损的细胞，李开复增加了蛋白质的摄入量。他每天会吃一些瘦肉、鱼、蛋和豆制品，如鸡胸肉、三文鱼、鸡蛋和豆腐。

（2）新鲜蔬菜和水果：为了提高免疫力，他每天至少吃五份不同颜色的蔬菜和水果。这些食物富含维生素和矿物质，有助于身体抵抗疾病。常见的选择包括菠菜、西兰花、胡萝卜、苹果和蓝莓。

（3）全谷物和复合碳水化合物：为了提供持久的能量，李开复增加了全谷物和复合碳水化合物的摄入，如糙米、燕麦和全麦面包。这些食物有助于维持血糖水平的稳定。

（4）低脂饮食：为了减少身体负担，他减少了高脂肪食物的摄入，特别是饱和脂肪和反式脂肪。他选择低脂肉类，避免油炸食品和高脂零食。

（5）充足的水分：保持充足的水分摄入对维持身体机能和促进新陈代谢非常重要。李开复每天都会喝足够的水，并在必要时补充运动饮料以补充电解质。

通过这些科学的饮食调整，李开复的身体逐渐恢复了活力。他不仅成功战胜了癌症，还重新找回了健康的生活方式。他的经历告诉我们，即使在面对重大疾病的挑战时，科学合理的饮食习惯也能为康复提供强大的支持。

> **思考题？**

1. 我国目前膳食营养状况与慢性病发病率上升之间有什么关系？
2. 食品污染的来源有哪些，如何进行防控？
3. 常见食物中毒的原因及预防措施有哪些？

第十四章

社会因素与健康

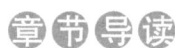

健康是人类的基本需求,拥有公平的卫生资源、享有公平的健康是人类的共同追求。随着社会经济的发展和医疗技术的进步,人类疾病谱和死因谱发生了显著改变,影响人们健康的主要疾病已由传染性疾病转变为慢性非传染性疾病,恶性肿瘤、心脑血管疾病、糖尿病和一些神经退行性疾病发病率逐渐增加,给家庭、社会带来沉重的经济负担。慢性非传染性疾病的病因复杂,与社会-心理行为因素关系密切。因此,慢性非传染病的防治应遵循生物-心理-社会医学模式,不仅要关注导致健康结局差异的生物学因素、环境因素,同时也要重视导致健康差异的社会-心理行为因素,并采取有效的综合措施改善健康公平。

学习目标

知识目标:

1. 掌握经济发展与人群健康的相互作用,不良行为生活方式对健康的影响,心身疾病的概念及诊断。

2. 熟悉社会制度、文化、社会支持、家庭、性格等因素对健康的影响,行为的分类,不良行为生活方式的特点,心身疾病的治疗原则及三级预防。

3. 了解社会人口、卫生系统、社会-心理应激等因素对健康的影响,心身疾病的流行病学分布。

能力目标:

能够正确理解健康观与现代医学模式,充分认识到社会因素在疾病发生发展中的重要作用。

素质目标:

树立大健康观和大卫生观,养成健康行为生活方式,增强自我保健意识。

> **导入情景与思考**

原发性高血压是最常见的慢性病,是心脏病、脑血管病、肾脏疾病发生和死亡的最主要危险因素。原发性高血压是目前医学界公认的心身疾病。研究显示,长期、反复的精神刺激或强烈的负性情绪,会引起大脑皮质、下丘脑及交感-肾上腺髓质系统的激活,导致血管系统的神经调节功能紊乱,出现阵发性的血压暂时性升高,血压长期反复波动,最终引起血压持续性升高。原发性高血压病人又易产生不良情绪,导致原发性高血压和负性心理因素互相影响,形成恶性循环,加重病情。

❓请思考:
1. 社会-心理因素在原发性高血压发病中有何作用?
2. 作为一种心身疾病,原发性高血压的治疗和预防原则有哪些?

第一节 社会因素概述

人具有的生物与社会双重属性决定了人的健康既受到生物遗传因素和自然环境因素的影响,也受其所生存的社会环境中多种社会因素的影响。当前,威胁人群健康的慢性非传染性疾病及社会卫生问题更是多种社会因素共同作用的结果。因此,研究社会、心理因素与健康的关系,可以更加全面地认识健康决定因素,为疾病预防和控制提供决策依据。

一、社会因素的内涵

社会因素是指人类社会生活环境中的各项构成要素,内容非常广泛,涉及人们生活的各个环节。社会环境因素包括以生产力发展水平为基础的经济状况、社会保障、教育、人口、科学技术和以生产关系为基础的社会制度、法律、文化、社会关系等。社会因素与人的健康密切相关,甚至是健康的决定因素。

世界卫生组织于 2005 年设立健康社会决定因素委员会(Commission on Social Determinants of Health,CSDH),旨在推动全球健康公平运动,并于 2009 年发布了《用一代人时间弥合差距:针对健康社会决定因素采取行动以实现健康公平》委员会报告。该报告从分析决定健康的社会因素出发,阐明了不同地域和人群健康差异的根本性原因,提出了改善健康公平的行动策略。

健康社会决定因素框架见第二章图 2-2,由内环到外环分别是影响疾病和健康的主要因素,以及这些因素产生的诱因。从图中可以看出,影响人群健康的因素除了生物学因素外,更多的是各种社会因素,并且影响健康的社会因素内容十分丰富,对健康的影响呈多路径、多方式和多层次。处于不同社会经济、文化、阶层状态下的人群,具有不同的物质环境

（工作、生活环境）、社会支持、行为方式和卫生服务条件，这些因素共同作用，决定和影响人的健康及相关的福利水平。该框架尤为强调贫困和不公平是健康和疾病的主要影响因素，因为贫困和不公平会直接影响到人们获取生活资源，诸如水、工作及居住场所，以及相关的食品安全、环境卫生及气候变化等因素。按照世界卫生组织的观点，影响人类健康的社会因素是人们工作和生活环境中引发疾病的"原因的根源"。这一章将重点介绍社会经济、文化、社会关系等社会因素对健康的影响。

二、经济发展

经济发展是社会发展的基础，更是人类赖以生存和保护健康的物质条件。经济发展包含四个方面的含义：一是经济增长，即一个地区在一定时期内的产品和服务实际量的增加，一般用国内生产总值来衡量；二是经济结构的变化；三是经济成果的分配，即是否将经济成果用于改善民生、提高社会成员的生活水平及健康状况，包括全体社会成员平均生活水平、健康状况的提高和成员间差异的缩减；四是环境与经济可持续发展，即经济发展不能以危害环境为代价。

文化是一种人类特有的社会现象，是一个国家或民族长期生存过程中的物质文明和精神文明的积淀和传承。从广义的文化来看，人类生产活动产生的一切事物，包括发明、产品以及基于人类相互交流的语言、文字、观念，在人类活动基础上发展派生出来的理论、文学与艺术、思想、习俗、宗教信仰、道德规范、教育和科技知识等都可以归属于文化的范畴。因此文化与人类的发展密切相关，存在于人类的一切活动中，并对人的健康产生重要影响。

人是一种社会动物，在社会生活中，人与人之间需要交往、联系、沟通、需要共同参与一些活动，在这些活动中人与人之间必然会形成各种各样的关系。因此，所谓社会关系可以认为是人们在社会的共同活动中所形成的各种各样的相互联系的总称。从关系的双方来讲，社会关系包括个人与个人之间的关系、个人与组织之间的关系、个人与社会之间的关系、组织与组织之间的关系、组织与社会之间的关系等。从关系的领域来看，社会关系涉及面众多，包括经济关系、政治关系、法律关系。此外，宗教、军事等也是社会关系体现的重要领域。

人类社会生活环境中的各项构成要素内容丰富，各个要素之间相互关联，相互作用，共同对人的健康及疾病产生影响，与生物因素与健康的关系相比，社会因素与健康的关系更加复杂、多样，具有一些自身的特点。

（一）社会因素与健康多因多果的关系

社会因素对健康的影响具有非特异性，即某种健康状况的成因很难用某种单一的社会因素作出完全的解释。比如贫困人口中有较高的婴儿死亡率，可能是营养不良、母亲缺乏相关知识、卫生服务条件较差等多种因素综合作用的结果。同时，社会因素的作用又是发散性的，即某种社会因素可能对多种疾病产生影响，比如贫困、吸烟等因素是许多健康问题的原因。社会因素与健康多因多果的关系说明了对疾病"原因的根源"予以重视的重要性。

（二）社会因素对健康的影响呈交互作用

社会因素既可以直接影响健康，如吸烟（危险行为因素）可以直接导致许多疾病的发生，也可以相互作为中介对健康产生影响，例如经济状况可以影响营养状况，而营养是健康的重要决定因素；经济状况还可以通过影响教育水平影响健康；教育水平可以影响人们健康知识水平，从而影响健康行为，而健康行为是影响健康的重要因素；经济因素及教育状况自身也可以作为其他社会因素的中介影响健康，因素间互相影响并最终产生健康结果。社会因素间的交互作用表明了对主要健康社会决定因素进行干预的重要性。

（三）社会因素对健康的作用具有持久性

人具有的社会属性决定了其必然生活在一定的社会环境中，其生存的社会环境中各要素也就会对其健康持续产生影响。而与健康相关的各种社会因素，主要来源于社会的生产力和生产关系，因此只要人类社会存在，社会因素的作用就持久存在。社会因素对健康作用的持久性提醒人们对健康的社会决定因素干预必须注重可持续性。

（四）社会因素与健康互为因果的关系

许多社会因素与健康的关系是互为因果的双向关系。经济是影响健康的重要因素，而健康状况也决定着经济水平。比如贫困是结核病患病的重要因素，而结核患者在个人卫生服务付费体制下其经济状况会进一步恶化，从而出现贫困—疾病—贫困的恶性循环。再比如，社会阶层与健康有着非常密切的联系，较低社会阶层的人群健康状况往往较差，而不良的健康状况也阻碍着他们社会阶层的转化。社会因素与健康的双向关系使我们能够明确健康本身在社会发展中的作用。

> **知识链接**
>
> ### 贫困与结核病的恶性循环：以印度为例
>
> 贫困—疾病—贫困的恶性循环在印度等发展中国家尤为明显。贫困家庭的居住条件差、营养不良和医疗资源匮乏，使得家庭成员更容易感染结核病。结核病患者因高额医疗费用和丧失劳动能力，家庭经济状况进一步恶化。家庭成员为了照顾病人，无法外出工作，家庭收入进一步减少。经济状况恶化使得家庭无法提供足够的营养和医疗支持，患者病情可能反复，甚至发展为耐药性结核病。耐药性结核病的治疗更加复杂和昂贵，进一步加重家庭的经济负担。
>
> 要打破这一恶性循环，需要多方面的努力。政府应提供免费或低成本的结核病诊断和治疗服务，减轻患者的经济负担；建立完善的社会保障体系，为贫困家庭提供经济援助和生活支持。通过社区健康教育，提高居民的健康意识和预防知识。成立社区互助组织，为结核病患者提供心理支持和生活帮助。国际组织和发达国家应提供资金和技术支持，帮助发展中国家改善医疗卫生条件。

三、社会因素影响健康的作用机制

社会因素对健康的影响包括直接作用和间接作用。生活方式、风俗习惯等因素可以直接作用于机体影响健康。间接作用可以通过以心理因素为中介，心理与躯体之间产生相互作用而影响健康，也可以通过影响人的社会适应产生作用。社会因素首先被人的感知系统纳入，经过中枢神经系统的判断、调节和控制，形成心理折射，使机体处于应激状态，启动神经、内分泌、免疫系统调节功能，产生一系列的心理-生理反应。当应激过度或应激失败，可能导致强烈而持久的生理反应，从而产生一系列的躯体症状。

社会适应是人的成长过程中不断的社会化过程。一个人在出生后的整个生理成长过程中会不断地接受到来自家庭、同龄人、学校、社区、单位或团体、大众传媒等各方的社会教化，通过社会化获得基本的生活技能，接受所生存社会环境的社会文化观念、行为准则，并逐步形成该社会绝大多数人共同遵循的行为模式。如果社会化的过程受到阻碍，导致社会适应不良，就可能产生生理、心理健康的损害。

此外，社会因素亦可以间接地影响和改变人体对自然因素的躯体感受。因此，自然、社会和人是一个统一体。人类要保持健康必须使躯体和心理适应自然和社会环境。这种适应不只是被动地适应，更需主动地适应，包括能动地改造自然、改造社会和改造自身，以创造更高水平的和谐与统一。

第二节 社会环境因素与健康

社会环境因素涵盖的内容非常广泛，主要包括宏观社会环境因素和社会生活环境因素，前者如社会制度、经济、文化、人口等，后者如社会阶层、社会支持、家庭和卫生系统等，这些因素均能对健康造成影响。

一、社会制度因素与健康

（一）社会制度与健康

社会制度指在一定历史条件下形成的社会关系和社会活动的规范体系，是社会经济、政治、法律、文化制度的总和，包括观念、规范、组织等。社会制度的内涵有三个层次。一是社会形态，如资本主义制度、社会主义制度等；二是各种社会管理制度，如政治制度、经济制度、法律制度等；三是指导人们具体行动的行为规则，如考勤制度、奖惩制度等。在制度的三个层次中，第一个层次是广义的，以整个社会作为实体，常用于区别人类社会的不同发展阶段和不同性质；第二个层次指一个社会的具体制度，是社会制度最基本的内容；第三个层次是狭义的社会制度,代表着某种行为模式和办事程序,由各个部门制定。研究社会制度与健康的关系,主要是从宏观上分析社会制度对人群健康的影响。

（二）社会制度影响人群健康的特性

社会制度对人群健康的影响具有四个特性。①双向性:不平等的分配制度导致人群间贫富差距拉大,不利于人群的整体健康。公平性高的社会制度更能够体现人人享有卫生保健的宗旨,促进人群健康水平的提高。②普遍性和稳定性:在各个国家、民族、地区都普遍存在着各种社会制度,这些制度直接或间接影响生存在该社会环境中的每个人的健康。社会制度一经建立,就要持续一定的时间,对人群健康将产生缓慢、持久而稳定的影响。③变异性:社会制度在具有稳定性的同时,随着社会发展,又处在不断的动态变化之中,体现在不同时期卫生工作的重点、政策、投入等方面的不同。④强制性:社会制度建立后,不同程度地对社会成员具有一定的约束性,要求社会成员共同遵守,如国家计划免疫、计划生育政策和强制性戒毒等。

（三）社会制度影响健康的途径

社会制度对人群健康的影响十分明显。世界各国在政治制度、法律制度,以及相关的公共政策、社会政策的差异被认为是造成居民健康水平差别的重要原因之一。社会制度影响健康的途径主要有以下几个方面:

1. 社会分配制度对居民健康的影响　经济发展创造的财富能否合理分配依赖于社会制度。社会财富如果掌握在少数人手中,贫富分化必然会影响到人群健康。卫生资源分配不合理已成为全球普遍存在的问题,这也是WHO发起人人享有卫生保健全球战略的重要原因之一。

2. 社会制度对卫生政策的决定作用　人群健康水平的提高,经济是基础条件,而政策导向是决定因素。社会制度中对卫生政策及人群健康影响最广泛、最深远的是政治制度。政治制度的核心是社会各阶层在政治生活中的地位及其管理国家的原则,是经济、法律、卫生等一切制度和政策实施、发展和巩固的保证。卫生保健应该是面向大众的,卫生政策和方针必须坚持这个基本原则,才能有效地提高国民的健康水平。

3. 社会规范对健康行为的影响　社会制度实质上是一种社会规范体系,对人的行为具有广泛的导向和调适作用。社会规范通过提倡或禁止某些行为,保持和促进社会的协调发展,对人群健康具有深远的意义,如禁止吸毒、禁烟、禁止酒后驾车等。

> 知识链接

基尼系数

基尼系数(Ginico efficient)指在全部居民收入中,用于进行不平均分配的那部分收入占总收入的百分比,其数值介于0~1。基尼系数是反映居民之间贫富差异程度的常用统计指标,通常判定标准如下:低于0.2表示收入绝对平均,0.2~0.3表示比较平均,0.3~0.4表示相对合理,0.4~0.5表示收入差距较大,0.5以上表示收入差距悬殊。常把0.4作为收入分配差距的警戒线。

二、社会经济因素与健康

(一) 经济发展对健康的促进作用

经济发展是保障健康的物质基础,可通过多渠道综合作用影响人群健康水平。首先,经济发展是提高居民物质生活水平的前提,经济发展可为人们提供充足的食物、良好的生活与劳动条件、安全的饮用水,从而有利于居民健康水平的提高。其次,经济发展有利于卫生投资,促进医疗卫生事业发展,卫生事业发展对居民健康状况产生重要影响。

(二) 经济发展带来的健康问题

社会经济发展在促进人类健康水平提高的同时,也带来了新的健康问题。主要表现在以下几方面:

1. 环境污染和生态环境破坏　随着工业化和现代化进程不断加快,自然生态环境遭到严重破坏,人类生存的环境受到严重污染,大量合成的化学物质被排放到大气、水体和土壤中,直接或间接地危害人类健康。

2. 不良行为和心理压力突出　随着经济和社会的发展,社会竞争越来越激烈,不良行为和生活方式如吸烟、酗酒、不良饮食、熬夜,以及紧张、工作压力对身心健康产生的不良影响已成为现代社会突出的健康问题。

3. 社会负性事件增多　交通事故、暴力犯罪事件、家庭关系紧张、教育功能失调引发的家庭暴力、青少年犯罪等社会负性事件增多,对健康造成直接或间接危害。

4. 现代病的产生　近年来,高血压病、糖尿病、冠心病、肥胖等发病率增加。电子电器产品的广泛应用,产生了如空调综合征、电脑综合征、电子游戏机癫痫症等机体功能失调疾病。

5. 社会流动人口增加　经济发展必然伴随流动人口的增加,导致城市生活设施、治安和卫生保健等负担加大,同时也加大计划免疫和传染病预防控制等工作的难度。

(三) 健康水平的提高对经济的促进作用

在经济对健康产生巨大影响的同时,健康也促进经济发展。人的健康与智慧对生产力的发展起着决定性作用。人群健康水平的提高有利于保护社会劳动力,延长劳动力工作时间,创造更多的社会财富,促进社会经济的发展。分析人群健康水平提高对经济发展的促进作用,不仅可以加深对经济发展与健康关系的认识,而且有利于全社会认识健康投资的重要性。

三、社会文化因素与健康

广义的文化指人类创造出来的物质财富和精神财富的总和。人类生产活动的一切产物,如新的发明、产品等都属于物质文化的范畴。语言、文字、观念、理论及艺术等是人类创造的精神产品,称为精神文化。狭义的文化即指精神文化,包括思想意识、宗教信仰、文学艺术、道德规范、习俗、教育、科学技术和知识等。人们主要从狭义的文化概念出发,研究教育、风俗、宗教、道德等文化因素对健康的影响。

(一)教育对健康的影响

教育是文化的一个方面,是传播文化的一种方式。教育是人的社会化的过程和手段,不仅包括学校教育,还包括社会、家庭和自我教育。教育具有两种职能,一是按社会需要传授知识,即对人的智能规范;二是传播社会准则,即对人的行为规范。成功的教育是使人能承担一定的社会角色并有能力执行角色功能。教育可以从多方面影响人们的健康。

1. 教育影响着人们的生活方式　不同文化程度的人群生活方式不同,首先表现在消费结构对人群健康的影响。在收入一定的条件下,文化程度不同的人,生活资料的支配方式不同,从而产生不同的健康效果。教育能够引导人们进行有利于健康的合理消费,其次表现为闲暇时间安排对人群健康的影响,闲暇时间的度过方式与人群健康有密切的关系。从病因的时间分布看,人类的病因绝大多数暴露在闲暇时间,并且人的不良行为和意外损伤也常发生在闲暇时间。不同文化程度的人对闲暇时间的度过方式不同,因而接触致病因素的机会也不同,最终带来健康结果的差异。

2. 教育影响着人们的自我保健意识　教育程度较高的人群容易接受和正确掌握维护健康、防治疾病的知识,主动预防并合理利用卫生服务,而且文化知识水平的提高使人们更加关注自身的生活环境和生活质量,保持良好的家庭环境和心理状态,积极维护健康。此外,教育程度较高的人群更注重自我保健,选择有益于健康的行为和生活方式。

(二)风俗习惯对健康的影响

风俗也称为习俗,是逐渐形成的社会习惯。风俗习惯与人的日常生活联系极为密切,对人们健康的影响也非常广泛,且这种影响常表现为一定的地区性和民族性。

1. 民族习俗与健康　不同民族人群有着不同的身体素质和生活习惯。各民族之间疾病的分布差异除了与身体特质有关外,还与生活习惯(即民族习俗)密切相关。

2. 地区习俗与健康　地区习俗是人们自发的习惯性行为模式,涉及面广。各个国家和地区都有其本身固有的习惯,从而形成了人群特殊的健康状况。如围桌共餐方式可增加疾病在人群之间的传播风险,应大力提倡公筷公勺、分餐进食,降低病从口入的风险;饮用开水的习惯避免了由于饮水条件较差可能带来的危害等。

四、社会人口因素与健康

人口不仅是社会存在和发展最基本的要素,而且与人类健康息息相关。人口因素包括数量、质量、构成、分布、迁移和发展等方面。

(一)人口规模与健康

人口问题已成为一个重大的全球性问题。人口增长过快、人口数量过多,或者人口增长率的逐渐下降对人类健康均会产生影响。

1. 人口增长过快、人口数量过多　①加重社会负担,影响人群生活质量。一些地区,由于人口增长速度超过了经济增长速度,致使大批居民营养不良,社会卫生状况恶化。人口数量过多,使劳动力人口超出了现有经济发展的需要,从而造成大量人员失业,居民收入下降,最终对人们身心健康造成严重损害。②加重教育及卫生事业的负担,影响人口质量。人口增长过快,使社会财富主要用于维持人们的温饱需要,而对教育和医疗保健的投入减少,最终必然影响到人的身体健康及人口质量。研究表明,一个国家的人口增长1%,资产投资必须增加3%才能维持整个人群生活及卫生教育标准的原有水平。③加重环境污染和破坏。人口的快速增长已经导致生态环境破坏和环境污染,严重威胁着人类健康。

2. 人口增长率的逐渐下降　我国从2010—2020年,人口年平均增长率为0.53%,与2000—2010年0.57%的人口年平均增长率相比,增速有所放缓。人口增长率的逐渐下降将对经济社会产生全面和长远的影响。人口生育率降低影响人口年龄结构,将会加快老龄化进程,给经济发展、社会基础保障、公共养老制度、福利政策带来巨大压力,从而影响人群健康。

(二) 人口结构与健康

人口结构主要指人口的性别、年龄、婚姻、职业、文化等构成,其中年龄及性别结构与人群健康密切相关。

1. 年龄结构与健康　年龄结构指群体中各年龄层人口所占比例,是反映人群健康的重要指标。目前,人类所面临的重大人口问题之一就是人口老龄化。联合国规定,60岁及以上人口超过10%或65岁及以上人口超过7%为老年型社会。我国已进入老年型社会,老龄化程度越来越高,老龄化速度越来越快。

老年人群患病率高,卫生资源消耗量大,做好老年保健工作不仅对提高整个人群的健康水平有重要意义,而且是合理使用卫生资源的主要方面。

2. 性别结构与健康　性别比指男性人口数量对女性人口数量的比率,常用来评价人口性别结构是否平衡的指标。正常情况下,出生性别比是由生物学规律决定的,一般在103~107。我国的人口性别比逐渐趋于合理,2021年公布的第七次全国人口普查结果显示性别比为105.07,与2010年的第六次全国人口普查结果105.20相比下降了0.13%,与2000年第五次全国人口普查结果106.74相比下降了1.67%。性别比例不平衡是滋生社会问题的根源之一。从人类生殖学及生物学特点分析,人口性别比例能保持自然平衡,但性别比例失调是社会因素作用的结果,如战争、社会生产及不适当医疗措施等。

(三) 人口素质与健康

人口素质是身体素质、文化素质和思想道德素质的综合体现。

身体素质指人体的身体器官和生理系统的发育、成长、功能的状况。随着生活、卫生医疗条件的改善,人口身体素质逐渐提高。

文化素质指人们在生产实践和社会实践中积累的劳动生产经验,以及在教育培训中学到的文化科技知识。一个国家的人口文化素质的高低由社会经济发展状况决定,人口文化素质的提高又能促进社会经济的迅速发展。

思想道德素质包括世界观、社会观、道德观、法纪观等,具有明显的社会性。

人口综合素质的提高对健康促进的正效应是不容忽视的,公民素质已经日益成为综合国力和国际竞争力的核心组成部分。

(四)人口流动与健康

人口流动指人口在地理空间位置上的变动和阶层职业上的变动。人口流动对居民健康的影响程度及性质取决于社会环境、自然条件及人口特点。人口流动可促进经济繁荣及社会发展,并给居民健康带来有利影响。但是,人口流动也会导致一些特殊的卫生问题的出现,如流动人口的健康及医疗保障、传染病的控制、妇女的计划生育和儿童的计划免疫工作等。

> **知识链接**
>
> **我国流动人口现况**
>
> 改革开放以来,我国流动人口规模持续增长,流动人口增速加快。根据历年人口普查数据,流动人口规模从1982年的660万人增长到2015年的2.47亿人。第七次全国人口普查数据显示,2020年流动人口规模近3.8亿人,比2010年大幅增加1.5亿人,与上一个10年流动人口增长1亿人相比,我国流动人口增长速度加快。经济和产业结构布局调整和户籍政策的改革影响了流动人口规模的变化。
>
> 随着区域经济一体化的推进,区域间经济联系的加强,城镇之间人口流动将日趋活跃。人口流动影响着千千万万流动家庭、流动儿童、留守儿童,影响着城乡统筹发展,对完善经济结构调整、完善公共政策提出了迫切的需求。

五、卫生系统与健康

WHO将卫生系统定义为所有致力于产生卫生行动的组织、机构和资源的总和。WHO在《人人有责:加强卫生系统,改善健康结果》报告中明确了卫生系统的4个总体目标:①改善健康水平和健康公平性;②卫生系统要响应人的期望与需要;③提供卫生支出的社会及资金保障;④提高效率,即从健康结果来看,资金投入要物有所值。

(一)卫生系统的功能

WHO要求卫生系统应实现4个重要功能。①监督管理:政府在监控卫生体系的过程中如何行使它的权利,如政府如何实施政策任务、规划、管制和立法,其中监督管理是最重要的功能。②筹资:筹集经费、建立统筹及分配资金,为卫生系统提供重要的资金保障。③服务提供:提供什么样的服务、谁来提供服务。卫生系统的一个重要功能就是提供高质量的个人卫生服务及公共卫生服务。④资源筹措:卫生服务提供系统所需的医务人员、设备、药品、医疗卫生技术和知识的生产和筹集。

（二）卫生系统与健康的关系

卫生系统对人群健康的作用主要表现为人们对卫生服务的可及性和公平性。在WHO提出的综合模型中，卫生系统被认为是社会决定因素中的中介因素，与卫生服务提供的组织密切相关。卫生系统可直接解决人们对卫生保健服务的公平性和可及性的需求，同时通过部门间共同行动，如通过卫生系统的食物补贴，以及交通政策和干预来克服人们对卫生服务地理可及性的障碍，由此来改善人群的健康状况。其更重要的作用是调节疾病结局对人们生活的影响。卫生系统应保证健康问题不会导致人们社会状况的进一步恶化，帮助人们重新融入社会。如许多慢性病项目帮助人们恢复劳动能力，通过适宜的筹资方式避免人们由于医疗费用而陷入贫困。另外，卫生系统还可通过社会参与和民众赋权，使人们更多地参与到公平导向的卫生政策制订和卫生系统优先领域确定、资源投入的监督、评价和决策中。

六、社会支持与健康

社会支持是个人在其社会网络中获得的物质和情感帮助。一定的社会支持可减少个体的负面情绪并能提供应对压力的策略，降低压力事件对个体身心健康的危害。社会网络、社会关系或社会联系等属于社会支持的来源。社会支持的最主要来源是配偶和其他家庭成员，其次是邻里、朋友、同事、同学等；此外，还有各种社会组织和团体的支持，包括宗教团体、政治团体和职业团体等。

（一）社会支持的内容

目前一般认为社会支持有4个维度：①物质支持，指个人从社会网络中获得的实际的、具体的帮助，既包括物质帮助，如金钱、食物，也包括其他的帮助形式，如帮助做家务和生病时获得的照顾等；②情感支持，指从社会网络中获得友谊、爱护、关心、温暖等非物质的支持和体验，主要来自社会网络中关系较为密切的成员，如家人和密友，但在某些特定情况下也可能来自其他社会关系，如恶性肿瘤病人相互情感支持；③信息支持，指从社会网络中获得知识和个人需要的信息；④评价性支持，指从社会网络中获得对自己的价值观、信念、选择、行为等肯定性的看法和反馈。

（二）社会支持与健康

人生活在由一定社会关系构成的社会群体之中，包括家庭、邻里、朋友群、工作团体等，这些基本社会群体编织成社会关系网络。人在社会网络中的相互关系是否协调，是否相互支持，不仅是健康的影响因素，也是健康的基础。大多数研究已证实社会支持有益于健康。社会支持对健康的保护作用方式有两种不同的理论假设模型，一个称为直接效应假设，另一个称为缓冲效应假设。前者认为不管是否存在较强的社会-心理应激，社会支持都对健康有益。后者则认为当存在较强社会-心理应激时，社会支持才表现出明显的保护作用，而没有应激的时候,作用可能不明显。社会支持影响健康的作用机制:①影响神经免疫内分泌系统;②满足情感上的需要;③影响自尊水平和应对方式;④影响健康相关行为。

七、家庭与健康

家庭是基于婚姻关系、血缘关系或收养关系而形成的社会生活单元。家庭的社会功能包括生育功能、生产和消费功能、赡养功能、休息和娱乐功能。家庭环境是个体所处社会生活环境中最为具体的综合体现,对个体的健康影响至关重要。家庭的结构、功能和家庭关系是影响健康的重要因素,完整的家庭结构、功能及和谐的家庭关系有利于增进家庭成员的健康。反之,则可能危害家庭成员的健康。

(一)家庭结构与健康

家庭结构主要指家庭的人口构成情况。家庭结构的建立以婚姻和血缘关系的确定为标志。最常见最基本的家庭类型是由父母和未成年子女所组成的核心家庭。由三代以上或两个以上的核心家庭构成的家庭称为扩大家庭。常见的家庭结构破坏及缺陷有离婚、丧偶、子女死亡等,这些因素可对家庭成员造成很大的心理压力和精神损害,使得他们感到孤独、焦虑,降低抵抗力而诱发各种健康问题。

(二)家庭功能与健康

家庭功能对健康的影响非常广泛。在生育方面,优生优育有利于提高人口质量;家庭经济状况良好、消费方式正确,可保障儿童健康生长发育,有利于防止营养不良、传染病及慢性病等。儿童及老年人在缺乏家庭支持的情况下,易出现诸多健康问题,关怀照料他们是其身心健康的保障。家庭成员往往具有相似的生活习惯和行为方式,一些不良的生活习惯和行为方式明显影响家庭成员的健康,如高脂饮食、缺乏运动等。

(三)家庭关系与健康

家庭中每个成员通常承担多种不同角色,形成错综复杂的家庭关系。在家庭发展周期的不同时期,具有不同的特点,需要不同的保健。协调家庭中各种关系,维持家庭的和谐气氛有利于家庭成员生理和心理调节控制处于稳定状态,促进身心健康。家庭关系失调主要表现为夫妻关系失调、父母与子女关系失调等。家庭关系失调可导致各类家庭暴力问题发生,直接或间接影响家庭成员的身心健康。

(四)家庭物质条件与健康

物质生活条件是影响健康最为重要的中介因素。家庭的物质生活条件包括住房、消费能力、所处社区环境等。住房条件是物质条件的重要指标,房屋的结构、内部条件(如潮湿、寒冷、室内污染)等,以及房屋所处的邻里环境等对健康的影响越来越被人们重视。房屋内设施,如冷热水供给、抽油烟机、空调、浴室和卫生间、照明等是重要的物质条件,直接影响着家庭成员的健康。邻里关系、社区的卫生环境和服务水平等都会影响家庭成员的身心健康。

> **知识链接**
>
> **我国流动人口现况**
>
> 改革开放以来,我国流动人口规模持续增长,流动人口增速加快。根据历年人口普查数据,流动人口规模从1982年的660万人增长到2015年的2.47亿人。第七次全国人口普查数据显示,2020年流动人口规模近3.8亿人,比2010年大幅增加1.5亿人,与上一个10年流动人口增长1亿人相比,我国流动人口增长速度加快。经济和产业结构布局调整和户籍政策的改革影响了流动人口规模的变化。
>
> 随着区域经济一体化的推进,区域间经济联系的加强,城镇之间人口流动将日趋活跃。人口流动影响着千千万万流动家庭、流动儿童、留守儿童,影响着城乡统筹发展,对完善经济结构调整、完善公共政策提出了迫切的需求。

第三节 心理行为因素与健康

心理和行为因素指社会环境中普遍存在的、能导致人的心理应激从而影响健康的各种因素,其致病机制是通过刺激中枢神经、内分泌和免疫系统对机体产生作用。近50年来,精神医学形成了由心理、社会因素应激源作用于机体从而导致躯体疾病的模式。重大生活事件造成的心情紧张、精神压力,成为应激源,从而对疾病的发生起到直接或间接的作用。促进健康行为和危害健康行为都可以影响人类健康,前者包括讲究卫生、平衡膳食、运动等行为,后者常见的包括吸烟、饮酒、不洁性行为等。心身医学是当代研究精神和躯体间相互关系的医学科学的一个分支,分为狭义和广义的心身医学。狭义的心身医学主要是研究心身疾病的病因、病理、临床表现、诊治和预防的学科;广义的心身医学是研究人类和疾病斗争中一切心身相关的现象,涉及医学、生物学、心理学、教育学和社会学等多种学科。

心身疾病是主要表现为生理功能障碍与心理因素有关,但无明显精神活动或行为障碍的一组疾病,凡有形态学变化者均列入其中。常见的心身疾病包括原发性高血压、支气管哮喘、消化性溃疡、溃疡性结肠炎、甲状腺功能亢进、神经性皮炎、类风湿性关节炎、进食障碍、睡眠与觉醒障碍、性功能障碍。诊断步骤包括采集病史、体格检查和精神检查,治疗采取心身相结合的原则。

一、心理与健康概述

心理和行为因素对健康影响的研究始于20世纪20年代前后,它是研究心理和行为因素对健康和疾病的作用,以及它们之间相互联系的科学。心理和行为因素较为复杂,人是生活在社会环境中的有各种心理活动和行为的高级动物,社会环境中的各种因素必然要影响人的一切心理活动,导致情绪变化,行为改变,对健康产生影响。心理和行为因素是社会环境中普遍存在的、能导致人的心理应激从而影响健康的各种因素。目前认为,心理和行为因素的致病机制是心理和行为因素刺激,主要通过中枢神经、内分泌和免疫系统对机体产生作用,从而影响健康。心理和行为因素刺激会引起人的情绪反应,作用于大脑皮层、边缘系统、下丘脑等中枢神经,引起自主神经系统调节紊乱,神经递质(去甲肾上腺素、5-羟色胺)释放,可直接作用于器官、内分泌腺体,导致内分泌紊乱,免疫功能下降。心理现象是心理活动过程的表现形式,分为心理过程和个性(人格)两个方面。社会心理现象是在一定的社会情境或影响因素下产生的各种心理和行为。心理和行为因素对健康的影响主要是通过人们日常生活中经常遇到的生活事件对人体产生应激,如果应激状态强烈而持久,超过机体的调节能力就会影响健康,甚至导致精神和躯体疾病。

二、应激

（一）定义

应激的概念是随着医学模式的转变而发展的。20 世纪 30 年代卡农(Cannon)引用于人类生理学研究,将应激定义为超过一定临界阈值后,破坏机体内环境平衡的一切物理、化学和情感刺激。50 年代泽尔格(Selge)提出机体对上述一切刺激的非特异性反应统称为应激。70 年代社会精神病学家提出了由心理社会因素应激源作用于机体,从而导致躯体疾病的模式,认为应激反应取决于个体的遗传素质、早年环境的影响、获得的知识和经验等诸因素与应激源的相互作用。因此,应激的研究广泛地涉及生物学、医学、心理学、社会学、人类学等多门学科。

（二）应激因素

1. 工作或学习环境因素　工作负担过重、兼职过多形成角色冲突、事业上成就很少、升学竞争、学习负担过重、各种考试压力、人际关系不融洽等。

2. 社会环境因素　水灾、火灾、地震、交通事故、工业噪声、环境污染等。

3. 家庭内部因素　离异、亲子关系恶劣、家庭成员之间关系紧张、子女远离父母形成"空巢"状态、家中重大经济困难、家庭成员死亡等。

（三）应激对健康的作用

应激对健康的有利方面是动员机体非特异性适应系统,产生对疾病的抵抗,增强体质与适应能力,这可以给人带来激励和振奋,使人心情愉快、精力充沛,心身健康。应激对健康的不利方面是由于适应机制失效而导致不同程度的心理、行为和躯体障碍,使人产生焦虑、恐惧、抑郁等情绪。情绪不稳、易激惹、易疲劳等会造成注意力分散、记忆力下降、工作效率降低等不良后果。

三、生活事件

(一) 定义

生活事件指在童年期家庭教养和境遇、青年期学校教育和社会活动、成年期社会环境和生活环境中受到的各种事件。重大生活事件造成的心情紧张、精神压力,成为应激源,从而对疾病的发生起到直接或间接的作用。紧张性生活事件作为客观精神刺激,有其性质、强度和频率的特点,由此引起的心理紧张在一定时间范围内具有叠加作用,即各种紧张性生活事件引起的心理紧张的总和与个体心理和躯体健康状况有一定的联系,不同性质、强度、频度的紧张性生活事件对健康会产生不同的作用。

(二) 生活事件的测量

霍尔姆斯等人开创了对生活事件的定量研究方法。他们把生活过程中对人们情绪产生不同影响的事件称为生活事件,并按它们影响人们情绪的轻重程度划分等级,用生活变化单位(Life Change Unit,LCU)进行定量评定,制订了"社会再适应评定量表"(Social Readjustment Rating Scale,SRRS)。霍尔姆斯他们对 5 000 人进行的调查结果显示,若一年内经历的生活事件为 150 LCU 以内,则未来一年基本健康;若为 150~300 LCU,则未来一年患病概率为 50%;若为 300 LCU 以上,则来年患病的概率为 70%。SRRS 在日本、美国、法国、比利时、瑞士及北欧等国家进行了跨文化研究,相关系数在 0.65~0.98 之间,目前已被广泛应用。萨森(Sarason)等在霍尔姆斯工作的基础上,编制了"生活经历调查表"(Life Experiences Survey,LES)。与 SRRS 的不同点是评分分成阳性分和阴性分,并由受试者本人评定事件对情绪影响的程度及性质。该评定方法更接近人们生活的实际情况。

我国张明园等在上海、郑延平在湖南分别组织了国内协作组,参考国外经验,结合我国文化背景制订了生活事件量表,将生活事件归纳为:学习问题、婚姻恋爱问题、健康问题、家庭问题、工作与经济问题、人际关系问题、环境问题、法律与政治八类,共 47 项。研究发现,我国正常人群中最严重的刺激因素是丧偶和家庭主要成员死亡;最轻微的刺激因素是生活琐事、与人争吵、违章罚款或扣发奖金,该结果与国外研究结果一致。

(三) 生活事件对健康的作用

1. **学习问题** 学习是当代社会应对激烈竞争的必要过程,来自社会和家庭的压力给不同层次的学生群体带来较大的精神压力。在学习过程中成绩不理想或考试失败是较大的精神刺激,可造成应激状态,严重时则可能诱发精神和躯体疾病。

2. **恋爱婚姻问题** 恋爱和婚姻是人生中的重大生活事件,若恋爱成功,婚姻美满,则由此类正性生活事件引起的心理活动张力增高,产生愉快的体验。相反,若恋爱失意、婚姻破裂,则在此过程中遇到的各种挫折都是负性生活事件,若不能维持精神活动的平衡,就会诱发各种精神和躯体疾病。

3. **健康问题** 个人、家庭成员、亲戚好友罹患急性病、重病或遭受意外事故都是负性的紧张性生活事件,这些刺激因素发生的频率虽然不太高,但心理刺激的强度却非常高,若不能及时进行心理支持和心理治疗,加之心理和性格上的缺陷,很容易造成大脑精神活动的紊乱,发展为认知功能和情感活动的异常,最终罹患精神和躯体疾病。

4. **家庭问题** 在家庭中子女管教困难、夫妻分居或感情不和、婆媳和翁婿之间关系不和睦、家庭成员发生意外或因病死亡等负性生活事件都可引起心理紧张,若其发生的频度较高,在一定时间范围内发生了叠加作用,则可影响心理健康,从而诱发各种疾病。

5. **工作与经济问题** 失业、工作中遇到矛盾和困难等是发生频度较高的紧张性生活事件。家庭经济困难,失窃、罚款或扣发奖金等强度低而频度高的紧张性生活事件造成的应激状态长时间持续存在,通过多种心理社会因素综合作用,就有可能发生精神和躯体疾病。

6. **人际关系问题** 上下级关系不和或工作学习中受到批评、当众丢面子或名誉受损、受人歧视或冷遇、被人误会和错怪等不良人际关系,都会造成心理压力;与邻居关系紧张、与好朋友关系破裂,也是应激因素。郑延平通过研究表明,在我国正常人群中最常见的低强度心理紧张性刺激因素中,人际关系问题发生的频率最高,是日常生活中常见的心理紧张刺激源。如果这些刺激源持续存在,超过了人的心理压力承受限度,就会影响到心理健康的水平。

7. **环境问题** 在现代社会中,各种噪声的干扰会使脑神经处于持续性紧张状态;生活环境受到了有害物质的污染会使人情绪不稳;本人受到严重惊吓和生活习惯的重大改变可使人焦虑、抑郁、易激惹;遭受严重的自然灾害更是急骤的、强烈的精神刺激,若不能得到及时有效的心理支持和物质援助,则可能使人体内环境活动失去平衡,发展严重就会罹患各种疾病。

8. **法律与政治问题** 介入到法律纠纷中、在重大的政治运动中受牵累而使前途受到不可挽回的影响等都是令人难以承受的精神创伤。这类紧张性生活事件引起的超强心理紧张在一段时间持续叠加,有很大可能诱发各种精神障碍和躯体疾病。

四、行为与健康概述

影响人类健康的行为有多种,通常把人所表现出来的与健康和疾病有关的行为称为健康相关行为。根据行为对健康的作用性质,健康相关行为可以分为两类:促进健康行为和危害健康行为。促进健康行为指客观上有利于自身和他人健康的行为,主要有合理营养、适度睡眠、积极锻炼、缓解心理压力和保持心态平稳、定期体检、不吸烟、不酗酒、不滥用药物、平衡膳食、适度运动、积极应对突发事件、正确看待疾病和死亡等。危害健康行为也称不良行为,指偏离自身、他人和社会期望方向的行为。主要特点是该行为对己、对人、对整个社会的健康有直接或间接的、明显或潜在的危害作用;该行为对健康的危害有相对稳定性,即对健康的影响具有一定作用强度和持续时间;该行为是个体在后天生活经历中习得的,表现多种多样,常见的、研究较多的、危害较大的危害健康行为有吸烟、饮酒、膳食不平衡、不运动、不洁性行为等。

五、吸烟与健康

(一) 吸烟对健康的危害

吸烟不仅危害吸烟者本人的健康,还可能影响他人及后代的健康。国内外对吸烟的危害均有大量的研究,其中对于吸烟与癌症关系的研究资料最为丰富。吸烟增加人群患多种癌的危险性,特别是肺癌。德国、荷兰、英国和美国的研究表明,重度吸烟者患肺癌的危险性比非吸烟者大 3～30 倍。多尔(Doll)等人于 1976 年对一组美国医生进行了研究,作了前瞻性调查,发现这些医生的肺癌死亡率降低与吸烟的数量相对减少相吻合。国外学者的研究也指出,吸烟与肺癌存在着一定的量效关系。每天吸烟在 10 支以下者,其肺癌死亡率为非吸烟者的 4.4～5.8 倍;而每天吸烟 21～39 支者其肺癌死亡率则增至 15.9～43.7 倍。此外,在长期吸烟的人群中,卵巢癌、膀胱癌、口腔癌等发病率也很高。除此之外,咳嗽、咳痰等症状以及慢性支气管炎、肺气肿、支气管扩张、肺功能损害等也均与吸烟有关。

吸烟可通过污染环境造成不吸烟者的被动吸烟而危害不吸烟人群。据研究显示,在曾有吸烟者吸了 20 支烟的房间中,不吸烟者会吸入相当于一支烟的烟气。美国报道,成年人在充满烟气的办公室内被动吸烟,与那些 20 多年来每天平均吸 10 支烟的人肺部受害程度相等。家庭里有人吸烟,子女支气管炎的患病率比不吸烟家庭高 2～3 倍。如果孕妇吸烟还可能影响胎儿的发育。调查表明,妇女在怀孕期间重度吸烟,其新生儿体重小于 2 500 g 的人数增加。根据母亲吸烟量的多少,可使早产率增加 20%～50%,自然流产率增加 10%～70%。

(二) 吸烟危害健康的机制

烟雾本身及其中的有害物质可能对机体的局部产生强烈刺激作用,这种刺激作用使上皮细胞纤毛受损,破坏呼吸道上皮的自我清洁功能,而不能排出呼吸时吸入的一些有害物质及机体中的废物。烟草中的一些有害成分,如烟碱、3,4-苯并芘、亚硝胺、砷、钋、一氧化碳等,可能干扰人的正常生理生化反应和代谢功能,从而对人体的心血管、胃肠道、神经系统以及肝、肾等器官造成不同程度的损害,并引起激素分泌紊乱,免疫功能受损,抗体产生受到抑制,IgM、IgG 减少,巨噬细胞功能受限等。有人用吸烟者的尿提取物做致突变实验,发现比不吸烟者尿提取物的致突变性强。

(三) 吸烟人群的特征及动机

吸烟的危害相当大,吸烟曾被世界卫生组织称为"20 世纪的瘟疫"。吸烟对人体的危害已经被越来越多的人所了解。但迄今为止,尽管宣传机构和卫生人员做了大量的工作,吸烟却仍然屡禁不止。所以,要真正做好这一工作,必须了解吸烟者的社会特征及行为动机,从而使戒烟工作的针对性更强。国外资料表明,吸烟者主要集中在男性人群、中青年人群及文化水平较低的人群。我国研究结果也基本如此。

吸烟人群根据各自的特征又具有不同的吸烟行为的心理动机。青少年吸烟的主要动机是觉得吸烟神气,有男子汉的阳刚风采,或者是没事做,心里烦闷,吸烟解心烦。而有的人则把吸烟作为结识朋友、交际联络的手段。此外,青少年开始吸烟还有与以下原因有关:①朋友或家庭成员中有吸烟者;②对朋友吸烟评价较高;③具有冒险或叛逆个性;④社会支持较低;⑤喜欢烟草带来的药理效应。中年人吸烟动机主要有:①认为吸烟能提神,能提高工作效率;②心情郁闷时借烟解愁;③以烟作为社会交际的一种方式等。而文化水平较低的人群,吸烟动机除了上述数种外,不能充分正确地认识吸烟的危害性也是其中之一。

(四)戒烟和控烟措施

为帮助吸烟者戒烟,国内外研究使用了很多技术和方法,如药物戒烟、针刺戒烟、心理封闭戒烟、自我帮助戒烟等。当然,这些技术和方法应用的前提条件是吸烟者要认识到烟草的危害,树立戒烟的决心,克服环境的影响,以坚强的意志为后盾,运用科学的方法,提高戒烟的成功率。对吸烟应该采取综合性的控制措施,减小环境的许可性和烟草的可得性,包括对大众的健康教育、控烟立法、提高香烟税收和价格等,而健康教育是这一综合措施中的重要环节。

知识链接

世界无烟日

1987年11月,WHO在日本东京举行的第六届吸烟与健康国际会议上建议把每年的4月7日定为世界无烟日(World No Tobacco Day),从1988年开始执行,规定这一日世界各地既不吸烟也不售烟,并要求各国广泛宣传戒烟的意义。为了避免下一代受到烟草危害,从1989年开始,世界无烟日改为每年的5月31日,因为第二日是国际儿童节。每一年的世界无烟日都有不同的主题,2022年世界无烟日的主题是"烟草威胁环境"。

六、饮酒与健康

(一)概述

酒是用高粱、大麦、米、葡萄或其他水果酿制而成的含乙醇的饮料。适量饮酒能够疏通血脉,调节精神,驱除疲劳,舒筋健骨。但是,长期大量饮酒对健康有极大的危害。近年来,全球由于酗酒带来的健康问题和社会问题,已越来越引起人们的注意,酒依赖及其相关问题是仅次于心血管疾病、肿瘤的第三大公共卫生问题。在法国、美国和其他许多国家,酒精中毒已达到流行的程度。据估计,美国有酒徒800万~900万,而法国在西方国家中酒精中毒比例最高。我国酒依赖比例也逐年上升,1982年为0.02%,1994年为4.56%。据世界卫生组织报道,全世界每年有4万人因饮酒而丧生。

(二)酗酒的危害

研究表明,酗酒对肝脏的损害最大。由于酒精要在肝脏分解,长期饮酒会造成脂肪肝和肝硬化。据报道，饮酒者肝硬化的发病率比不饮酒者高 7 倍。在法国，因饮酒而引起肝硬化造成的死亡人数占总死亡人数的 35%。约翰·希金森（John Higginson）指出，在工业化国家里，过多的饮酒是引起肝癌增多的重要原因。苏联学者亦从流行病学研究中发现，食管癌发病状况和酒的消耗之间有明显的相关性。据研究，在酿酒过程中会产生诸如亚硝胺之类的致癌物。此外，由于酒对其他致癌物如苯并芘等具有增加溶解的作用，故认为过度饮酒加吸烟对促癌有协同作用。慢性酒精中毒也可以从多方面损坏心脏的健康。长期饮酒者容易得酒精性心肌病和心脏病，心脏可发生脂肪性变，心脏的弹性和收缩力减退，血管可出现硬化。如果孕妇酗酒，酒精会通过胎盘侵入损害胚胎。据报道，酗酒母亲生下的婴儿体重较轻和身长较小，新生儿的死亡率也比较高，32% 的胎儿具有中枢神经系统异常、心血管系统及外观发育异常等胎儿性酒精综合征。

酗酒除了可引起健康损害外，也会造成广泛的"社会损害"，包括四类：①公共场合的无序与暴力行为；②无法行使个人惯常承担的职责和角色；③工作中的问题，包括生产能力下降直至完全失去劳动能力；④事故，尤其酒后驾车发生的事故。因此，酗酒相关问题不仅仅是一个生物学问题，更是一个社会问题。

（三）饮酒人群特征及动机

美国的一项调查表明，男性饮酒百分率比女性高，成人各年龄组的饮酒百分率随年龄增高而下降。每个饮酒者的平均饮酒量与性别、年龄无关。美国另一项研究指出，饮酒者所占百分比随收入和文化程度增高而增高，但平均饮酒量与收入和文化程度之间都没有明显的关系。

酗酒者的心理动机多种多样，体力劳动者酗酒一般是为了松弛肌肉，消除疲劳。有的人酗酒是心中常有抑郁不快之事，试图以酒解愁。酗酒者常具有成瘾性人格特征，爱自我显示，好胜心切。

（四）限酒措施

目前，世界各国对酒的限制大都采取综合措施，包括对酒类征收附加消费税；进行健康教育，尤其是针对青少年；通过立法禁止酒后驾车、禁止在工作场所饮酒、禁止向 18 岁以下未成年人出售含酒精饮料、规定最低合法饮酒年龄；颁发酒类销售执照；实行酒类的国家专卖；对宣传戒酒和帮助酗酒者的志愿组织予以支持等。

七、膳食与健康

（一）膳食对健康的作用

膳食是人们通常所吃的食物和饮料。所有的食物都来自植物和动物。人们通过饮食获得所需要的各种营养素和热量，维护自身健康。合理的饮食，充足的营养能提高人群的健康水平，预防多种疾病的发生发展，延长寿命，提高民族素质。不合理的饮食，营养过度或不足，会给健康带来不同程度的危害。饮食过度会因为营养过剩导致肥胖症、糖尿病、胆石症、高脂血症、高血压等多种疾病,甚至诱发肿瘤,如乳腺癌、结肠癌等,不仅严重影响健康,而且会缩短寿命。饮食中长期营养素不足,可导致营养不良、贫血,多种元素和维生素缺乏,影响儿童智力生长发育,人体免疫功能和抗病能力下降,劳动、工作、学习能力均下降。怀孕期营养不良可引起流产、早产,甚至胎儿畸形。饮食的卫生状况与人体健康更是密切相关,食物上带有的细菌、霉菌及毒素和有毒化学物质,随食物进入人体,可引起急性和慢性中毒、感染性疾病,甚至可引起恶性肿瘤。

(二)合理膳食

饮食不仅对自身的健康和寿命影响很大,而且影响后代的健康。因此,只有合理的饮食,才能从营养和卫生两方面为健康把关。从营养的角度要提倡合理膳食,重在合理搭配,即主食与副食搭配、粗粮与细粮搭配、荤菜与素菜搭配。合理膳食在于平衡,即热量平衡、味道平衡、颜色平衡、酸碱平衡。合理膳食还在于合理,即科学合理地安排三餐,所谓早餐吃好、午餐吃饱、晚餐吃少。从卫生的角度要提倡吃新鲜卫生的食物,防止食源性疾病,保证食品安全。正确采购食物是保证食物新鲜卫生的第一关,烟熏食品及有些加色食品可能含有苯并芘或亚硝酸盐等有害成分,不宜多吃。食物合理储藏可以保持新鲜,避免受到污染。高温加热能杀灭食物中大部分微生物,延长保存时间;冷藏温度常为 4~8 ℃,只适于短期贮藏;而冻藏温度低达 -23~-12 ℃,可保持食物新鲜,适于长期贮藏。烹调加工过程是保证食物卫生安全的一个重要环节。需要注意保持良好的个人卫生、食物加工环境和用具的洁净,避免食物烹调时的交叉污染。食物腌制要注意加足食盐,避免高温环境。有一些动物或植物性食物含有天然毒素,为了避免误食中毒需要学会鉴别这些食物,并了解对不同食物去除毒素的具体方法。

八、运动与健康

(一)运动对健康的作用

运动不仅锻炼肌肉、骨骼、内脏,还可以提高智力,陶冶心境。各种烦恼和困惑可以在运动中摆脱,各种愉快和激情可以在运动中获得。提倡生命在于运动,主要是提倡运动要讲科学,只有科学地运动才有利于健康,包括有量有度、有规有律、有节有禁、适合自己、量力而行、循序渐进、适应气候、适应环境、安全有序。现代生活中,由于电气化、机械化、自动化已进入了人们的工作环境和家庭,与上几代人相比,当今人们大约少消耗三分之一的体力,加之休闲时光和娱乐方式已经被电子游戏机、电脑、电视、多媒体、网上生活所占据,人们就更缺乏应有的运动了。随着现代化程度的提高,缺乏体力劳动和体育运动的现象会更加严重。生活方式和工作方式的改变使人们的健康受到很大威胁。缺乏运动可使人体新陈代谢功能下降,此类人患肥胖症、糖尿病、高血压、脑卒中、心脏病的可能性要比坚持合理运动的人高出 5~8 倍;心脏功能要早衰 10 年以上;动脉硬化、肾病、胆石症、骨质疏松症、癌症、抑郁症的发病率也明显升高。经常锻炼身体可以增强心肺功能,使心脏收缩力升高,心脏搏出量增多,心脏跳动次数减少;增大肺活量,增加肺和组织中的气体交换,促进二氧化碳的排出。运动可以降低血液中胆固醇含量,升高血液中的高密度脂蛋白胆固醇含量,这种物质能够清除血管中沉积的脂肪和胆固醇,从而起到预防动脉硬化、冠心病、高血压、脑卒中等作用,延缓心血管系统的衰老。运动可以改善神经系统的功能,增强记忆力,提高机体反应的灵活性,使人保持充沛的精神,提高生活自理能力和工作效率。运动可以增强人体的免疫力功能,增强机体对寒冷、高温等不良环境因素的适应性,提高机体对各种疾病的抵抗力。运动可以改善人体的消化功能,增加胃肠道的供血,促进胃肠蠕动,升高各种消化液的分泌,加速各种营养素的消化、吸收和利用。运动可以增强肌肉、韧带和骨骼力量,防止肌肉萎缩、关节僵硬和骨质疏松,从而保持健壮的体魄,保持肌肉、皮肤的弹性以及全身运动的灵活性。总之,适当的运动锻炼和体力劳动能够促进人体新陈代谢,改善人体生理功能,提高精力,增强体力,防止早衰。

(二)合理运动

为了健康,要提倡适度运动。运动健身贵在坚持,并要根据个人体质选择适当的运动项目和运动量。提倡有氧运动和无氧运动相结合。有氧运动属于耐久性运动项目,在整个运动过程中,人体吸入的氧气大体与机体所需相等,其运动特点是强度低、有节奏、不中断、持续时间长,并且方便易行,容易坚持,有氧运动包括步行、慢跑、骑车、越野滑雪、打网球等。在健美运动中,韵律健美操以及在跑步机、登山机、划船器、滑雪机等器械上的运动也都属有氧代谢运动。从生理生化这个角度来看,在氧气供应充足的状态下,机体运动所需的能量ATP主要靠糖、脂肪完全氧化来供给,相同重量的糖、脂肪所提供的能量较无氧或缺氧状态下多许多,而理论上也不产生代谢中间产物乳酸。又因为有氧运动能动用机体的能源库脂肪,所以它是目前健身强体和减肥的最有效运动方法。无氧运动属于力量性的运动项目,在整个运动过程中,人体吸入的氧气少于机体所需要的氧气,运动强度较高,持续时间短,爆发力强。而机体运动所需的能量ATP主要靠糖酵解来提供,提供的能量只是有氧化的几十分之一,而且还产生大量能使人感到疲劳的中间物质乳酸。这类运动包括举重、拳击、短跑以及田径项目中的竞技运动。在日常运动中,还有很大一部分运动既不属于有氧运动,也不属于无氧运动,而是两者兼而有之,如足球、篮球、排球、体操、中距离跑步、游泳及摔跤等,是耐力和力量的综合体现,这种运动同样有健身减肥的作用。

九、不洁性行为与健康

(一)性行为对健康的作用

性行为是人和动物都具有的一种本能行为,关于人类性行为的定义目前尚有争论,有的学者认为,从广义上来说,所有以达到性满足为目的的行为或者说任何能够引起性高潮的行为都是性行为,但严格意义的性行为仅指男女两性生殖器之间的接触,即性交。正常的、适当的性行为是人的生活中所必需的,是通过婚姻缔约得到保证和保护,能够维持人类的繁衍,并且有利于人的身心健康的。但异常的、过度的性紊乱为社会道德规范所不容,并且可能导致健康危害,这一类的性行为称为不洁性行为。

不洁性行为的危害最主要的也是被人们认识最多的是性传播疾病。不洁性行为是导致性传播疾病发生的主要途径,并且也是近年严重危害人类健康的艾滋病的重要传播途径。美国有调查发现,男性艾滋病病毒携带者中,78%是由同性或异性性接触所引起的。2024年国家疾控局数据显示,在中国,性传播已成为艾滋病传播的主要途径,占比超过98%,其中异性性传播的比例超过70%。性传播疾病可通过母婴传播,可祸及胎儿,孩子一出生就可能染上性病或艾滋病。性行为与婚姻、家庭、子女教育等问题之间有着直接的联系,不洁性行为包括卖淫嫖娼、多性伴、婚外性行为等,都有可能导致婚姻破裂、家庭解体,进而使夫妻中无错的一方身心受到伤害。更重要的是,家庭一旦破裂,未成年子女失去依托,无法接受家庭的突然变故,从而严重损害他们的身心健康,甚至导致心理变态,直至离家出走,发生青少年犯罪、性放纵等。

(二) 综合防控

对不洁性行为的控制措施应该是综合性的,包括社会措施、道德教育、健康教育及必要的自我保护方法宣传。进行恋爱、婚姻及性、性道德等正确观念的教育,让群众尤其是青少年树立起正确严肃的恋爱婚姻观。加强法律意识教育和法治建设,严厉打击卖淫嫖娼等社会丑恶现象和违法犯罪行为,从社会生活中铲除滋生不洁性行为的温床,是控制不洁性行为发生不可缺少并且行之有效的社会措施。

第四节 心身疾病

一、心身医学

(一) 定义

心身医学是当代新兴的医学科学体系的重要组成部分,是研究精神和躯体间相互关系的医学科学的一个分支。关于心身医学的基本概念有狭义和广义两种。狭义的心身医学是主要研究心身疾病的病因、病理、临床表现、诊治和预防的学科;广义的心身医学是研究人类和疾病斗争中一切心身相关的现象,涉及医学、生物学、心理学、教育学和社会学等多个学科。

(二) 发展简史

最早提出"心身医学"这一专业术语是在1918年,其后各国的学者对心身医学问题进行了许多研究。随着人类社会的发展和生活、生产及行为方式的变化,生物医学模式发展为新的生物-心理-社会医学模式。心身医学的产生和发展对新医学模式的提出具有启迪作用，新医学模式的发展又对心身医学的发展具有指导意义。

心身医学的科学体系是20世纪30年代才正式确立的，但受自然哲学医学模式的影响，东西方的原始医学都具有心身医学的性质。祖国医学经典著作《黄帝内经》和古希腊的希波克拉底均阐述过情绪和性格对人类疾病和健康的重大影响，提出了朴素的整体论思想。随着第一次工业革命的兴起和自然科学的发展，确立了生物医学模式。20世纪以来，由于高科技突飞猛进的发展，特别是系统论、控制论、信息论的影响，许多医学家越来越看到生物医学模式的缺点和弊病，提出了全面、综合、整体地看待人类健康和疾病的心身医学理论。将心身医学真正作为一门科学来研究，是受弗洛伊德（Freud）的精神分析学说的影响而萌芽的。弗洛伊德重视情绪的研究，又将精神与躯体重新联系在一起，并证明了情绪在产生精神障碍及躯体疾患中的重要性。弗洛伊德的心理发展、内部冲突和无意识动机的理论给心身医学以新的推动力，成为心身医学的理论支柱之一。

自20世纪30年代起，美国、德国、英国、苏联、日本等发达国家均开展了心身医学的研究，并不断取得进展。我国自80年代开始广泛开展了心身医学的研究，1986年中国心理卫生协会成立心身医学专业委员会，1987年创办了《中国心理卫生杂志》，并举办了多次全国性心身医学学术研讨会，推动了我国心身医学的发展。

（三）基本理论

1. 心理动力学与心理生理学　心身医学的基本理论最初是根据弗洛伊德的心理分析理论和巴甫洛夫的条件反射理论建立的。后经过人们的补充发展，又成为心身医学两大学派——心理动力学派和心理生理学派。

亚历山大（Alexander）是将心理动力学作为心身疾病理论基础的代表者。心理动力学派认为，未解决的潜意识的冲突是导致心身疾病的主要原因。特殊的无意识的矛盾冲突情境可以引起患者焦虑及一系列无意识的防御性和退行性的心理反应，导致相应的自主神经活动变化，一旦作用在相应的特殊器官和具有易患素质的患者身上，最终将产生器质性病理变化或心身疾病。如生活环境中对爱情的强烈而矛盾的渴望，可伴随胃的过度活动，就可能导致易患素质者罹患溃疡病。心理动力学派强调心理因素对身体的影响，通过大量的观察研究，阐明了心理因素在心身疾病中的重要作用，无疑对克服机械唯物论纯生物学的片面观点和推动心身医学的发展具有积极意义。但是，该学派片面夸大无意识作用，把躯体疾病的许多症状都解释为潜意识中情绪反应的象征，影响了对其他病因的研究和全面治疗。因此，该学派的发展目前已受到很大的限制。

心理生理学派主要是由沃尔夫（Wollf）和霍尔姆斯（Holmes）等人经过30年的研究发展起来的。他们以生理学家坎农（Cannon）的情绪生理学说和巴甫洛夫高级神经活动类型学说为基础，采用精心设计的科学实验来研究心理因素在疾病中的作用，并用数量来表示研究中的变量，研究有意识的心理因素，如情绪与可测量到的生理生化变化之间的关系。他们认为情绪对一些躯体疾病影响很大,对自主神经系统支配的某一器官和某一系统影响更为明显。此外,他们还探索了由心理社会刺激引起的情绪是通过何种途径引起生理生化变化而导致疾病的。在进行心理生理学的研究中,他们不仅重视对心理生理障碍的发生发展机制的研究,而且把心理因素扩大为心理社会因素对人体健康和疾病的影响,强调了人们对环境刺激的心理生理反应,即强调了心理社会的紧张刺激对人体的影响以及机体对疾病的易感性、适应性和对抗性等概念在致病过程中的作用。该理论对现代心身医学的发展起着决定性作用。

2. **情绪与躯体功能** 心理因素之所以能影响躯体内脏器官功能,一般认为是通过情绪活动作为中介而实现的。情绪可分为愉快的或积极的情绪和不愉快的或消极的情绪两大类。积极的情绪对人体的生命活动起着良好的促进作用,可以提高体力和脑力劳动的强度和效率,使人保持健康;消极的情绪如愤怒、怨恨、焦虑、忧郁和痛苦等的产生是一种适应环境的必要反应,但如果强度过度或持续过久,便可导致神经活动功能失调,对机体器官功能产生不利的影响,最后会使某些器官或系统发生疾病。近代动物实验及模拟心理压力的研究发现,心理压力可使实验动物和受试者产生各种其他功能的改变,使机体对许多致病源的抵抗力降低。由于反复或持续地引起内脏功能性改变,最后可导致器官产生不可逆的组织形态上的变化。但是心理因素与疾病的关系不能简单地理解为直接的因果关系,这也是早期心身观念得不到支持的主要原因。近代研究证明,心身疾病是多种因素相互作用所致,既不可忽视心理社会因素方面的影响,也不可忽视遗传生物学因素的重要性,必须从整体观念上来看待。

3. **性格与心身疾病** 人类的性格类型与躯体疾病的关系,在医学发展史上有过许多研究,结论莫衷一是。1935年,邓巴(Dunbar)提出了某些疾病与性格特点和生活方式密切相关的理论。她认为至少有八种疾病是和性格特征有联系的,如冠状动脉梗死、心律失常、风湿性关节炎、糖尿病和骨折等。其后,弗里德曼(Freedman)等在对患者进行前瞻性和回顾性研究的基础上,提出了一种A型行为模式的理论,认为这种性格与冠心病有密切联系。有此性格的人具有雄心勃勃、竞争性强、爱显示其才能、比较急躁和难于克制等特点。实验室检查还发现这类人如果胆固醇、甘油三酯、去甲肾上腺素等都高,则患冠心病的概率很高,与此相反的B型行为模式的人则无此特点。对其他疾病的临床心理学研究,发现消化性溃疡的患者大多比较被动、依赖、不好与人交往、缺乏创造性等;类风湿性关节炎的患者常表现为宁静、敏感、内向,并有洁癖、求全及刻板等特点;癌症患者则往往具有自我克制和不善于宣泄,并长期处于孤独、矛盾、忧郁和失望中,有的称之为C型行为模式。但这些个性特征与各种心身疾病关系的研究,大部分是回顾性的,尚需进一步研究加以检验。

> **知识链接**

主要性格类型与心身疾病

性格是个体在长期的生活和环境中形成的相对稳定的心理特征和行为模式。性格类型与心身疾病之间存在密切的联系,某些性格特征可能会增加个体患心身疾病的风险。

A型性格:竞争性强、急躁、好胜、时间紧迫感强、容易焦虑和紧张。A型性格的人更容易患心血管疾病,如高血压和冠心病。长期的心理压力和紧张会导致交感神经兴奋,心率加快、血压升高,从而增加心血管疾病的风险。

B型性格:轻松、平和、耐心、不急于求成。B型性格的人相对较少患心身疾病,因为他们通常能够更好地应对压力,保持心理平衡。

C型性格:压抑情感、忍耐、顺从、避免冲突。C型性格的人更容易患癌症和自身免疫性疾病。长期的情感压抑和心理压力会影响免疫系统的功能,增加患病风险。

D型性格:消极、悲观、孤独、社交回避。D型性格的人更容易患心血管疾病和抑郁症。消极的情绪和社交回避会导致心理压力累积,影响身体健康。

4. 生活事件与心身疾病　霍尔姆斯等为了调查人们在生活中遭受变故而重新适应所需付出的努力程度,制订了SRRS量表。量表共列出43项常见的生活变化事件,但其主要缺点是没有把个体的主观态度考虑在内。为此,布朗(Brown)等专门设计了生活事件和困难量表(Life Event and Difficulty Scale,LEDS)来加以弥补,这种方法有助于医生在诊治患者时了解患者发病前的生活环境。其他学者也进行了广泛研究,如格林纳(Greene)研究发现淋巴肉瘤、白血病与帕金森病的患者不仅有类似的病前性格特征,同时在起病前都遭到心理创伤,且病情的恶化与患者的失落感有密切联系,特别是亲人丧亡、人际关系破裂等。施马勒(Schmale)重点研究了亲人分离和忧郁与各种疾病起病的关系,发现住院的大部分患者中都有失落感的主诉,并在疾病的症状出现以前就已感到失望和无助。还有研究指出,配偶死亡后,存活一方的死亡率和冠心病患病率都有增高。

5. 个体易感性与心身疾病　在相同的心理社会刺激条件下,只有其中一部分人罹患心身疾病。对于造成这种差别的原因,不少学者作了大量临床和实验室的研究。一般认为该现象可能与患病前病人的生理特点不同有关,但现有结果有的是矛盾的。当由遗传因素所带来的素质上的易感性倾向,以及过去经历中所造成的生理或心理的反应模式,再遇到社会心理因素的刺激,就有可能在某一器官首先出现病态反应。

6. 心身疾病的中介作用　近代心身医学的研究发现,一切心理应激主要通过中枢神经系统再影响到自主神经系统、内分泌系统和免疫功能,作为中介机制来影响内脏器官。心理应激引起的情绪变化,可通过边缘系统、下丘脑使自主神经功能发生明显改变,并引起有关脏器的功能活动过度或使之受到抑制。自主神经反应一般具有防止机体受损而起保护作用的特点,但若这种变化过于持久或强烈,不能适应,就有可能导致这些脏器产生器质性的损害。

内分泌系统在维持机体内环境的稳定方面起着重要作用。各种内分泌腺参与机体的各种代谢过程,它们本身的功能又受到下丘脑所分泌的相应激素的调节和控制。同时,各种内分泌的活动还可通过反馈作用影响上一层的调节系统,形成了相互制约和不断平衡的复杂联系。所以在心理应激的作用下,也可通过内分泌系统引起机体的各种变化。20 世纪 60 年代以来,神经生物化学的重大进展之一就是对神经递质的研究。目前研究表明,各种情绪状态的改变,除了伴有自主神经功能和内分泌腺活动的变化外,同时也伴有神经递质和肽类物质的改变。

在心理应激下,机体的免疫功能也可能发生变化。实验证明,动物处于应激状态下,其免疫功能可能下降。在血液循环中,肾上腺皮质激素水平升高的同时,抗体和免疫球蛋白的水平却下降,巨噬细胞的活力减弱,T 细胞成熟的速度延缓,致使机体对疾病的抵抗能力削弱。在发病过程中,上述各种因素是互相交织在一起的,共同影响着机体内环境的稳定,若防御机制遭受破坏则可导致疾病。

二、心身疾病

(一) 定义

关于心身疾病的概念曾有过较多的变化。早期一般沿用心身疾病的名称。自 20 世纪后期,美国采用"心理因素影响的医学状态"的名称;在国际疾病分类第 10 版中称为"与心理或行为因素有关的生理功能障碍";我国也曾采用心理生理障碍这一概念,但不包括心身疾病。目前,我国为与国际分类保持一致以具有可比性,采用心理生理障碍与心身疾病的术语两者合并在一起来描述这类疾病。这类疾病是主要表现为生理功能障碍与心理因素有关,但无明显精神活动或行为障碍的一组疾病。把有无形态学变化作为区分这两者的标准。凡有形态学变化者均列入心身疾病中。

正常的机体一般都有一定的耐受及调节能力,但是社会心理因素的刺激如果过强过久,超过机体的耐受能力,就会发生疾病,这一类由于社会心理因素的刺激引起的持久生理功能紊乱并导致的器质性疾病称为心身疾病。

(二) 心身疾病的分类

心身疾病是累及人体的各个器官和系统的一类疾病,随着心身医学的发展,心身疾病的概念被广泛接受,范围扩大到几乎包括人类的所有疾病,大致可分为 10 种类型:

1. 心血管系统　原发性高血压、冠心病、胸痛、心律失常、神经性心绞痛等功能性心脏病。
2. 呼吸系统　支气管哮喘、过度呼吸综合征、神经质呼吸综合征、慢性心理性咳嗽、呃逆、失声等。
3. 消化系统　消化性溃疡、溃疡性结肠炎、肠易激综合征、结肠过敏、消化不良等。
4. 内分泌系统　甲状腺功能亢进、肾上腺皮质功能不全、糖尿病、低血糖等。
5. 泌尿生殖系统　阳痿、阴道痉挛、男女性功能障碍、月经失调、月经前期紧张症等。
6. 神经系统　头痛综合征、偏头痛、肌紧张性头痛、痉挛性斜颈、自主神经功能性失调、自主性神经综合征等。

7. 皮肤系统　荨麻疹、瘙痒刺激、内源性湿疹、肛门瘙痒、银屑病(牛皮癣)、神经性皮炎、斑秃等。

8. 肌肉骨骼系统　类风湿性关节炎、心身假性脊椎综合征、慢性关节炎、慢性脊背疼痛等。

9. 心理生理疾病　过度进食和肥胖症、神经性厌食和神经性贪食症、神经性呕吐、原发性失眠症、醒觉不全综合征、嗜睡症、睡行症等。

10. 其他　恶性肿瘤、系统性红斑狼疮等。

(三) 心身疾病的判断依据

1. 疾病特征　所患疾病是已被公认的心身疾病,或是受自主神经支配器官的器质性疾病,或已具有某种肯定的病理生理过程的病理状态等。

2. 心理特征　在疾病的发生发展过程中,由相关的生活事件所引起或使之恶化,但患者本人并未意识到。患者通常具有特殊的个性特点或行为模式,而这方面常是某种心身疾病的易患素质。

3. 躯体症状　患者都具有自主神经功能的不稳定性,如手指震颤、掌心出汗、皮肤划痕试验阳性、腱反射亢进、感觉过敏等。

4. 鉴别　不包括以躯体症状为主要表现的精神障碍(如由心理矛盾所致的癔症性转换障碍、疑病症等)。

三、常见的心身疾病

(一) 原发性高血压

凡以高血压为主要临床表现和病因不明者称为原发性高血压或高血压病。在高血压的病因和危险因素中,社会心理因素占重要地位。强烈的紧张、痛苦、愤怒、焦虑和压抑,常是高血压的诱发因素。在愤怒时,外周动脉阻力增加,舒张压明显上升;在恐惧时,心排血量增加,使收缩压明显上升。当有高血压遗传素质的人暴露在负性情绪反应中,如愤怒、焦虑、抑郁、恐惧,就会发生血压调节机制障碍,使肾上腺髓质释放肾上腺素增加,作用于心脏β受体,增加心排血量和外周动脉的阻力,导致高血压的发生。近年通过一些研究发现,原发性高血压患者有一定的心理特征。发生了原发性高血压后,患者则常常出现心情烦躁、易怒、记忆力减退等心理症状,还可能合并头痛、头晕、耳鸣、眼花、心悸、倦怠等躯体不适,少数患者会出现精神症状和智力减退。

(二) 支气管哮喘

支气管哮喘是一种常见的心身疾病,心理社会因素对此症有不同程度的影响。呼吸功能与情绪关系十分密切,处在各种情绪状态时,会有其特殊的呼吸节律和深度变化。例如,当人们处于哭泣、叹息、欢笑、气愤等情绪状态时,均会伴有相应的呼吸改变。由于遗传素质或早年环境的影响,造成气管系统的不稳定性和高度反应性。在多种因素的条件下,容易引起气管痉挛,包括吸入致敏原、炎症感染、过度劳累以及环境刺激所引起的愤怒、恐惧等。虽然多种因素都可影响哮喘的发作,但其中常有一种是主要的。经过强化作用,形成条件反射式的哮喘发作。例如,若首次哮喘发作是由于过敏因素所致,以后在同样的环境中,即使没有过敏源也可引起发作。例如,由于花粉过敏而发作哮喘的患儿,当看到或接触到无花粉的塑料假花时,也可引起哮喘发作。患者本人的性格特点也有影响,一般认为他们具有依赖性强、较被动、懦弱而敏感、情绪不稳和以自我为中心等。患者在发作时的情绪反应可激发病理生理机制而促使病情加重。心理情绪因素引起哮喘发作的发病机制可有两条途径:其一,情绪通过边缘系统影响下丘脑功能,直接刺激副交感神经引起兴奋,反射性地使支气管平滑肌收缩、痉挛、黏膜水肿、分泌物增加而导致哮喘发作;其二,情绪也可改变内分泌或免疫功能,引起应激激素(促皮质激素、去甲肾上腺素、生长激素、内啡肽等)分泌的变化,促使生物活性物质释放,抑制免疫功能,容易引起哮喘发作。

(三) 消化性溃疡

由于不少学者认为,胃肠道是最能表现情绪的器官之一,所以早期有关精神生理学的研究都集中在胃肠功能上。沃尔夫于1941年报告了对胃瘘患者的观察情况,认为情绪可引起胃肠运动、血管充盈和黏膜分泌的不同变化。此后又有不少学者证实了情绪对胃液分泌的影响。亚历山大与邓巴等报告了溃疡病患者的性格特征,他们通常表现为沉着自负、认真固执、善于控制自己和富有强迫色彩等。韦纳(Weiner)和米尔斯基(Mirsky)在20世纪50年代通过前瞻性研究,指出了消化性溃疡发病时心理因素和躯体因素之间的关系,特别阐明了机体对应激引起的非特异性反应是普遍存在的,但不一定引起疾病,只有当它同机体的各种体质因素联合起作用时,才会引起溃疡。我国有调查发现,消化性溃疡发病率城市高于农村,年龄以中青年为主;工作时间不规律、家庭婚姻关系不和睦的人发病比例较高,还常伴有紧张、焦虑、忧伤、怨恨等不良情绪。

以上资料表明,心理社会因素与消化性溃疡的发生密切相关。一方面,由于不良的心理应激反应使大脑功能紊乱,导致自主神经功能失调,从而使局部组织因血管痉挛而引起缺血,造成营养障碍,加上胃酸及胃蛋白酶分泌增加,促使溃疡形成。另一方面,应激引起的内分泌功能改变,皮质激素分泌增加,也加速了溃疡的形成。

(四) 溃疡性结肠炎

溃疡性结肠炎又称慢性非特异性溃疡性结肠炎,是以溃疡为主,多侵犯远端结肠黏膜的慢性炎症性疾病。多见于青壮年,一般起病缓慢,易反复发作。有学者认为该病可能与过敏性结肠炎、卡他性结肠炎是同一种疾病的不同阶段,故统称为非特异性结肠炎。

溃疡性结肠炎的病因不明,可能与感染和自身免疫过程有关,但在该病的发生、发展、复发时,常与社会心理因素密切相关。患者发病前常暴露于焦虑、愤怒、恐惧等负性情绪之中,如愤怒和焦虑时,可使降结肠出现持续性收缩,肠腔变窄,溶菌酶分泌增加,黏膜变脆并出现瘀点等病变;抑郁、沮丧和失望时,结肠的收缩和分泌均会降低。总之,不良的社会心理因素引起情绪变化,会刺激副交感神经,使结肠运动亢进,分泌增加,发生腹泻;同时,因结肠黏膜的保护屏障功能降低,黏膜和黏膜下血管易破裂而引起溃疡和出血。

（五）甲状腺功能亢进

甲状腺功能亢进与多种因素有关,凡是造成心理紧张的各种社会心理因素都对该病有影响,而且该病与患者的心理变化和精神障碍的关系更为复杂。有研究发现,接近半数的甲状腺功能亢进的患者出现精神障碍,常见的症状有兴奋、情绪不稳、易疲劳、注意力不集中等,严重者还会出现躁狂状态和抑郁状态。这些症状可能是过多的甲状腺素对中枢神经系统作用的结果,而患者病前人格特征,如内向、敏感多疑、情绪不稳、焦虑、抑郁等倾向对该病的发生也有一定的病因意义。根据艾森克的理论,内向的人大脑皮质唤醒水平高,兴奋阈值低,皮肤电反应的条件反射较易形成,而情绪不稳的人易因情绪刺激而引起内脏反应,因此产生甲状腺功能亢进的心理生理基础。

（六）神经性皮炎

神经性皮炎是一种以瘙痒和皮肤苔藓化样变为特征的慢性复发性皮肤疾病,其病因尚不明确。一般认为该病与精神神经因素有关,情绪波动、过度紧张、神经衰弱常常会导致发病或使病情加重;消化不良、内分泌功能紊乱、感染、酒精中毒、日晒、多汗、搔抓和摩擦、理化刺激等可以诱发该病。患者多有特异体质,会因情绪极度压抑而情感爆发,过度紧张,以搔破皮肤代替肌肉运动以释放恶劣情绪。当难以适应环境或自身变化时就容易发生神经性皮炎。此类型的人一旦患病,常缺乏自信心,使疾病不易康复,缓解后亦容易复发。

（七）类风湿性关节炎

类风湿性关节炎是病因未明的慢性全身性炎症性疾病,主要症状是全身多发性关节炎,早期呈红、肿、热、痛和运动障碍,晚期关节变强硬和畸形。研究表明,心理障碍既可以是该病的病因,也可以是它的结果,其疼痛和功能障碍的症状亦可以因心理障碍而加重。因此该病的形成不仅有躯体方面的原因,而且还有心理方面的原因。冲突、自我评价障碍、情绪障碍、价值关系改变都对该病产生影响。

有学者认为,对于关节疾病的形成,关节附近肌肉群的高度紧张状态会有重要作用,而肌肉的紧张可能是因为情绪的紧张造成的,也与人际交往有关。该病患者常有内向、过度谨慎、生活方式呆板等人格特点,力求采取内心紧张的方式消除失望和愤怒、恐惧和抑郁等情绪,倾向于表现出献身精神和过分的乐于助人,而这种态度并非发自内心,而是在内心的强迫心理支配做出的。

（八）常见的几种心理生理疾病

1. 进食障碍　指以进食行为异常为显著特征的一组综合征,主要包括神经性厌食症、神经性贪食症、神经性呕吐等。

2. 睡眠与觉醒障碍　包括失眠症、醒觉不全综合征、嗜睡症、睡行症(梦游症)。

3. 性功能障碍　由于心理因素引起的性兴趣缺乏,不能产生满意的性交所必需的生理反应及快感,包括阳痿和阴道痉挛。不包括器质性病因、躯体因素及衰老引起的性功能障碍。

四、心身疾病的诊断和治疗

(一) 诊断步骤

1. 采集病史　病史要收集心理、躯体、社会三方面的因素,还应考虑个体发育过程中的有意义的生活事件及成长经历的关键阶段,家庭变迁、事(学)业成就、人际关系等;同时从现代应激理论来看,还要特别关心个体的认知评价能力。

2. 体格检查　除一般常规检查外,应特别关注自主神经支配的器官。心身疾病的诊断主要集中于心理及医学领域之间的相互作用。单是共存并不能说明它们之间的相互作用,要作出正确诊断,需了解心理因素影响病程、干扰治疗、危害健康、加重病情的作用。

3. 精神检查　对心身疾病的检查方法有晤谈、神经心理测查、心理生理检查等。晤谈是取得病史的主要手段,研究心身必须注意了解个体疾病发生过程中有意义事物的连接与脱离。初次谈要了解患者就诊动机,因此要采取"开放"式提问;记录要同时兼顾精神、躯体、社会资料和各水平间的历史关系(时间与空间)。晤谈时运用心理分析有助于了解患者的个体现实,晤谈记录除了语言内容外,同时要注意描述移情与反移情现象。神经心理测查应用于临床已有多年,并正在推广,是临床心理工作了解病人不可缺少的工具。现有的神经心理测查还不足以使临床工作者了解病人的一切,而且国内这类检查基本局限在精神科应用。就心身医学而言,应该着重于从心理应激源、心身健康状况、个体适应应对能力、社会支持等方面开展心理测查。心理生理学检查是在一定的心理负荷刺激下测量各种生理功能的变化。这种心理负荷可以在实验室条件下或自然的生活状态中造成。前者是人为制造紧张局面,使被试者处在心理应激状态中,多数采用各种心理测试方法;后者是在生活中自然发生的,如学生的考试、突然的亲人伤亡、自然灾害等。而生理学检查则可以应用各系统的临床功能测量,如心肺功能、消化道功能、肾功能、免疫功能以及各种生化指标等,从整体到分子水平都可做检查记录,也有直接(如肌肉交感神经活性)或间接(通过颈动脉窦反射来了解迷走神经对心脏影响)测定神经调节功能。

(二) 治疗原则

心身疾病应采取心、身相结合的治疗原则,但对于具体病例,则应各有侧重。

1. 以躯体疾病为主　对于急性发病而又躯体症状严重的患者,应以躯体对症治疗为主,辅之以心理治疗。例如,对于急性心肌梗死患者,综合的生物性救助措施是解决问题的关键,同时也应对那些有严重焦虑和恐惧反应的患者实施床前心理指导;又如对于过度换气综合征患者在症状发作期必须及时给予对症处理,以阻断恶性循环,否则将会使症状进一步恶化,呼吸性碱中毒加重,出现头痛、恐惧甚至抽搐等。

2. 以心理症状为主　对于以心理症状为主、躯体症状为次,或虽然以躯体症状为主但已呈慢性经过的心身疾病,则可在实施常规躯体治疗的同时,重点安排好心理治疗。例如更年期综合征和慢性消化性溃疡患者,除了给予适当的药物治疗外,应重点做好心理和行为指导等各项工作。

（三）心理治疗

心理治疗是医学工作者在建立密切医患关系的基础上,通过心理学的语言和非语言的交往及其他心理学的技术改变治疗对象的心理活动,从而治疗疾病的过程。心理治疗的对象是健康人和有心理问题及心理障碍的患者。在心身疾病的治疗中,心理治疗应作为一种主要的疗法贯穿始终。

心理治疗的机制是利用有声和无声语言及文字对心理活动的作用、脑的生理活动和心理活动相互影响的密切关系、高级神经系统条件反射的建立从而改变行为等方面而达到治疗疾病的目的。心理治疗一方面是要解决患者当前的问题,提供支持,解除症状;另一方面是通过改变患者的认知评价系统和应对方式,从而重塑人格系统,预防心理问题和障碍的发生。

心理治疗分为一般心理治疗和特殊心理治疗两个层次。一般心理治疗是医务人员在与患者交往过程中,通过举止、表情、态度、姿势等影响患者的感受、认知、情绪和行为的过程;特殊心理治疗是针对某些疾病所进行的一些专业化的治疗方法。一般心理治疗适用于所有疾病患者,是医务工作者都应该掌握的。特殊心理治疗是针对一定的适应证,以一定的理论为指导,有一定的操作程序或技术,有时还需要特殊的仪器设备,由经过专门培训的施治人员完成的。

心理治疗根据学派理论分为建立在心理动力学派理论基础上的心理治疗、建立在行为主义学习理论基础上的心理治疗和建立在人本主义理论基础上的心理治疗。根据心理现象的实质分为语言治疗、情景治疗和认知行为疗法。根据医患的沟通方式分为个别心理治疗和集体心理治疗。根据患者意识范围的大小分为觉醒治疗、半觉醒治疗和催眠治疗。

心理治疗首先要详细询问病史,之后进行一般体格检查和必要的特殊检查,根据病情进行心理测验;然后通过晤谈和各项检查,对疾病的性质和病情的严重程度作出初步诊断,建立印象;最后根据初步诊断制订适合患者及其症状的治疗方案。

（四）药物治疗

除了对各种具体患病的组织和器官进行对症治疗外,大部分心身疾病患者适用抗焦虑及抗抑郁药物。目前临床上较广泛应用的抗焦虑药物为苯二氮䓬类。对有疼痛或有抑郁症状的患者可服用小量丙米嗪、阿米替林、多塞平等。近年来新研制成功的抗焦虑药物丁螺环酮以及新型抗抑郁药选择性5-羟色胺再摄取抑制剂、作用于多受体的抗抑郁药也有一定的抗焦虑作用,可配合应用。自主神经功能失调的患者,可服用谷维素以调节间脑功能,药物的合理应用可为心理治疗创造条件。

心身医学把生物医学、心理康复疗法和社会康复疗法的原则看作一个整体医学的互为补充的各个部分。因此,正确地对心身疾病进行诊治,可以提高心身疾病的疗效,有效地改善患者的生活质量。

五、心身疾病的预防

心身疾病的预防应遵循三级预防原则,同时兼顾心、身两方面。

(一)心身疾病的第一级预防

防止社会-心理因素长期反复刺激并导致心理失衡,主要措施包括保持心理健康,培养良好的健康心理素质,提高应付危险因素的能力,是预防心身疾病的基础。

倡导以社区为范围,建立全科医疗网络,积极宣传健康生活理念,开展社区精神卫生教育,普及精神卫生知识,提高公众心理健康意识。对社区高血压、冠心病、糖尿病、肥胖症等慢性疾病病人的精神卫生状况进行必要的心理咨询,对存在的不良行为进行心理干预。此外,还应有精神卫生立法及精神卫生机构,建立心理咨询室,提供心理咨询服务,做好个体和群体精神卫生工作。

(二)心身疾病的第二级预防

防止社会-心理因素导致的心理失衡阶段发展成为功能失调阶段,重点是对有明显不良行为者,如吸烟、酗酒、多食、缺少运动及 A 型性格等,用心理行为技术予以指导矫正。对工作和生活环境中存在明显应激源的,及时进行适当调整,减少或消除心理刺激。开展自伤心理干预、灾难事故等事件的心理危机干预。

临床医生必须了解社会-心理因素引起心身疾病的发病规律,开展临床心理咨询和治疗,及早帮助和指导病人恢复失衡的心理,调整病人失调的功能,阻断病情向躯体疾病转化。

(三)心身疾病的第三级预防

针对病人在经历心理失衡、功能失调进入躯体疾病阶段情况下防止病情恶化。此阶段不仅需要依靠有效的药物,还应充分发挥心理咨询和心理治疗的作用。

> **知识链接**
>
> **贝瑞·戈德堡(Barry Goldwater)**
>
> 贝瑞·戈德堡是美国著名政治家,曾多次竞选总统。在他的职业生涯中,他面临着巨大的压力和挑战,尤其是在 1964 年总统竞选失败后,他感到非常沮丧和失落。但是,戈德堡的妻子和孩子们给予了他巨大的情感支持,帮助他渡过难关。他们经常陪伴他,倾听他的感受,鼓励他保持积极的心态。许多朋友和同事在他竞选失败后仍然支持他,鼓励他继续为公共事业奋斗。他们的信任和支持给了他重新站起来的动力。朋友们经常邀请他参加各种社交活动,帮助他保持社交联系,缓解孤独感。尽管竞选失败,但戈德堡在家人、朋友和同事的

支持下,逐渐恢复了信心和活力。他继续在参议院担任重要职务,并在晚年出版了几本自传,成为一位备受尊敬的政治家。

通过贝瑞·戈德堡的事迹,我们发现社会支持对个人健康的重要作用。对于任何人,社会支持都能提供情感上的慰藉和实际的帮助,帮助人们克服困难,提高生活质量。作为学子,我们应该认识到社会支持的重要性,积极参与社会活动,为他人提供支持和帮助,共同创造一个更加健康和谐的社会。

思考题?

1. 我国人口总量增长速度减慢,人口老龄化问题日益突出,这一变化对居民健康的影响有哪些?
2. 常见不良行为及其对健康的主要危害有哪些?
3. 心身疾病的三级预防包括哪些内容?

第十五章

健康教育与健康促进

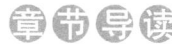

随着疾病谱的改变和人口老龄化进程的加快,慢性非传染性疾病逐步成为人类健康的主要威胁,人类对疾病预防控制和健康促进的需求也日益增长。据WHO公布的资料,人类三分之一的疾病可以预防,三分之一的疾病可以通过早期发现得到有效控制,三分之一的疾病可以通过治疗提高生存质量。健康教育、健康促进和健康管理不仅可以有效预防控制疾病,而且可以有效控制和降低疾病负担。健康管理是针对个体及群体进行的健康监测、健康风险评估、健康咨询指导和健康危险因素干预的持续的健康促进过程,对促进人类的健康具有重要意义,是未来医疗卫生服务的发展方向。

学习目标

知识目标:
1. 掌握健康教育、健康促进、健康管理等概念,以及相关理论。
2. 熟悉健康教育、健康促进、健康管理的意义,健康教育计划的制订和实施。
3. 了解健康管理内容。

能力目标:
1. 运用所学知识制订一份健康教育计划。
2. 根据健康教育评价的内容,进行方案评价。

素质目标:
培养大学生大健康观念。

导入情景与思考

新冠病毒感染疫情防控期间,中国政府通过多种渠道普及疫情防控知识,包括但不限于社交媒体、电视、广播、互联网等,提高民众对新冠病毒的认知,教育民众如何正确佩戴口罩、勤洗手、保持社交距离等。针对疫情可能引起的心理健康问题,相关部门设立了心理咨询热线,提供了线上心理咨询服务,帮助民众应对因疫情带来的焦虑、抑郁等情绪。基层社区成为疫情防控的第一线,通过组织志愿者队伍、设立健康监测点等方式,实现了对居民健康状况的有效监控和支持。

请思考:
1. 中国为什么要大力普及疫情防控知识?
2. 健康教育在公共突发事件中有什么作用?

第一节 健康教育

一、概述

(一)健康教育的概念

WHO将健康定义为:健康不仅仅是没有疾病或虚弱,而是指身体、心理和社会适应的完美状态。健康教育是旨在帮助对象人群或个体改善健康相关行为的系统的社会活动。健康教育在调查研究的基础上采用健康信息传播、行为干预等措施,促使人群或个体自觉地采纳有益于健康的行为和生活方式,消除或减轻影响健康的危险因素,从而达到疾病预防、治疗、康复,增进身心健康,提高生活质量和健康水平的目的。

健康教育的核心在于教育人们树立健康意识,改善健康相关行为,进而防治疾病、促进健康。慢性非传染性疾病(如心脑血管疾病)和传染性疾病(如艾滋病)等许多疾病与人类的行为密切相关,且目前尚缺乏有效的预防控制手段和治愈方法,这使得健康教育成为医疗卫生工作中的一个相对独立和十分重要的领域。健康教育又是一种工作方法,可参与其他卫生工作领域的活动或为其提供相关技术支持。针对健康相关行为及其影响因素的调查研究方法、健康教育干预方法及评价方法已广泛应用于临床医学和预防医学的各个领域。此外,健康相关行为及其影响因素的复杂性决定了健康教育须不断地从其他领域引入新的知识和技术,如卫生政策与管理学、社会营销学、健康传播学、教育学、行为科学、预防医学、心理学等。

(二)健康教育的意义

1. 健康教育是世界公认的卫生保健的战略。健康教育已成为人类与疾病作斗争的客观需要。通过健康教育促使人们自愿地采纳健康生活方式与行为,从而控制致病因素,预防疾病,促进健康。

2. 健康教育是实现初级卫生保健的先导。健康教育是实现初级卫生保健任务的关键,在实现所有健康目标、社会目标和经济目标中具有重要的地位和价值。

3. 健康教育是一项低投入、高产出、效益大的保健措施。健康教育引导人们自愿改变不良行为、生活方式,追求健康,从成本-效益的角度看是一项低投入、高产出的保健措施。

（三）健康教育工作步骤

健康教育是预防医学的实践活动,所有健康教育工作都为改善对象人群的健康相关行为和防治疾病、促进健康服务。当健康教育以项目形式开展时,过程大体可分为四个阶段：

1. 调查研究与计划设计阶段　通过现场调查、专家咨询、查阅文献等方式收集信息,进行诊断/推断,以期发现社区人群的生活质量、目标疾病、危险行为和导致危险行为发生发展的因素及其分布等,进而根据这些结果进行健康教育干预计划的设计、制订。

2. 准备阶段　包括制作健康教育材料,动员及培训预试验,实施过程中涉及人员和组织筹集建设资源及准备物质材料等。

3. 实施阶段　动员目标社区或对象人群,利用组建的各级组织和工作网络,全面实施多层次多方面的健康教育干预活动。

4. 总结阶段　对干预进程和结果进行检测与评价。当然并非所有的健康教育工作都需要完整经历上述过程,如当既往工作已将某个健康问题的相关行为及其影响因素基本查清时,就不必另行组织调查。

（四）健康教育发展概况

健康教育是人类最早的社会活动之一。早在远古时代,为了个体的生存和种族的延续,人类就不断地积累并传承关于伤害避免、疾病预防的行为知识和技能。随着社会经济和科学技术的发展、生活水平的逐步提高、行为与生活方式的改变、健康知识的不断积累,人们对健康的要求不断提高,健康教育越来越受到重视。自20世纪70年代以来,健康教育的理论和实践有了长足的进步,在全世界范围内迅速发展。旨在研究健康教育基本理论和方法的科学——"健康教育学"也被纳入预防医学专业课程。

有记载我国最早的医学典籍《黄帝内经》中就论述到健康教育的重要性,甚至谈及健康教育的方法。20世纪初健康教育学科理论被引入我国,使得健康教育活动开始在科学基础上活跃起来。新中国成立后,我国健康教育在学科建设、人才培养、学术水平、国内外交流等方面取得了长足的进步。健康教育专业机构、人才培养机构、研究机构和学术团体不断发展壮大,如：1984年在北京成立了"中国健康教育协会"；1985年《中国健康教育》专业学术期刊创刊；1986年中国健康教育所建立；健康教育领域的专科、本科和研究生阶段人才的招收、培养,以及一批批健康教育工作者到先进国家或地区的学习进修,促进了我国健康教育学科的建设,学术水平的提高,增进了国际学术交流；新的理论和工作模式的引进,逐步加强了健康教育工作的横向联系及与其他社会部门的协作,丰富了健康教育途径、方式方法,促进了国际合作。

世界各国健康教育的发展极不平衡,发达国家起步较早,但真正重视健康教育也是在20世纪70年代以后,如:1971年后美国设立了健康教育总统委员会,国家疾病控制中心设立了健康促进/健康教育中心,联邦卫生福利部设立了保健信息及健康促进办公室等。近年来,西太平洋地区一些国家的健康教育进展较快,如:新加坡将健康教育计划纳入全国卫生规划;澳大利亚在健康教育人才培养方面有特色,取得了不少成绩,积累了不少经验;韩国、马来西亚、菲律宾等国家在制定国家卫生政策、建设健康教育机构、开展健康教育项目等方面有很大的进步。

目前健康教育有关的国际组织有:

1. 国际健康促进和教育联合会　是唯一通过公共卫生的推广和教育、社区行动和开发公共卫生政策来改善人类健康、提升公共卫生发展水平的全球性科学组织,其主要活动是组织国际性专题会议,深入探讨健康教育重大问题。

2. 世界卫生组织(WHO)　其下设有公共信息与健康教育司,互联网网站上提供各种相关的健康促进、健康教育材料。

3. 联合国儿童基金会　互联网网站上提供各种健康教育、健康促进材料。

4. 联合国人口基金会　互联网网站上提供与生育和妇女生殖健康、预防性传播疾病和艾滋病、保护妇女权益和制止家庭暴力等内容有关的健康教育、健康促进材料。

5. 联合国艾滋病署　互联网网站上提供丰富的性传播疾病和艾滋病方面的文献和数据,特别是"最佳实践"文献中包含许多健康教育成功范例,对健康教育干预具有很好的指导意义。

二、健康相关行为

(一)人类行为

行为是有机体在内外部刺激作用下引起的反应。美国心理学家伍德沃斯(Woodworth)提出了著名的"S－O－R"行为表示式,S(stimulation)代表机体内外环境的刺激,O(organization)代表有机体,R(reaction)代表行为反应。人的行为由五大基本要素构成,分别为行为主体(人)、行为客体(人的行为所指向的目标)、行为环境(行为主体与行为客体发生联系的客观环境)、行为手段(行为主体作用于行为客体时的方式方法和所应用的工具)和行为结果(行为对行为客体所致影响)。

人类的行为受自身因素和环境因素的影响,与其他动物行为相比,其主要特点是既具有生物性,又具有社会性。著名心理学家库尔特·卢因(Kurt Lewin)指出,人类行为是人与环境相互作用的函数,用公式 $B=f(P, E)$ 表示。其中,B(behavior)代表行为,P(person)代表人,E(environment)代表环境,主要指社会环境。人类的行为因其生物性和社会性可分为本能行为和社会行为。前者是人类最基本的行为,主要包括摄食、睡眠、躲避、防御、性行为、好奇和追求刺激的行为;后者是由人的社会性所决定的,通过社会化过程确立的。人类行为还具有目的性、可塑性和差异性的特点。

(二)健康相关行为

健康相关行为是指个体或团体与健康或疾病有关联的行为,可分为两大类:

1. 促进健康的行为　指个体或团体表现出的、客观上有利于自身和他人健康的一组行为,具有有利性、规律性、和谐性、一致性和适宜性的特点,可细分为:①日常健康行为,指日常生活中有益于健康的基本行为,如合理膳食、充足睡眠、适量运动等;②预警行为,指对可能发生的危害健康事件给予警示,以预防事故的发生并在事故发生后正确处置的行为,如驾车时使用安全带,预防车祸、火灾、溺水等意外事故的发生以及发生后的自救和他救行为;③保健行为,指合理利用现有的卫生保健服务,以实现三级预防、维护自身健康的行为,如定期体检、预防接种、患病后遵医嘱等;④避开环境危害行为,指避免暴露于自然环境和社会环境中的有害健康的危险因素,如不接触疫水、远离受污染环境、积极应对各种紧张生活事件等;⑤戒除不良嗜好,如戒烟、不酗酒、不滥用药物等。

2. 危害健康的行为　指偏离自身、他人乃至社会健康期望方向的,客观上不利于健康的一组行为,具有危害性、稳定性和习得性的特点,可细分为:①不良生活方式,如吸烟、酗酒、熬夜等,对健康的影响具有潜伏期长、特异性弱、协同作用强、个体差异大、存在广泛等特点,研究证实,肥胖、高血压、糖尿病、心脑血管疾病、癌症等疾病的发生与不良生活方式有着密切的关系;②致病性行为模式,是导致特异性疾病发生的行为模式,目前A型和C型行为模式在国内外的研究较多,前者与冠心病发生密切相关,后者与肿瘤发生有关;③不良疾病行为,指个体从感知自身患病到疾病康复全过程所表现出的不利于健康的行为,如疑病、瞒病,不及时就诊等;④违反社会法律法规、道德规范的危害健康行为,既直接危害行为者自身的健康,也严重影响社会健康与正常的社会秩序,如药物滥用、性乱等。

(三)健康教育行为改变理论

健康教育的目的是使受教育对象采纳、建立健康相关行为,帮助人们的行为向有利于健康的方向变化、发展。健康教育行为改变包括终止危害健康的行为、实践促进健康的行为以及强化已有的健康行为。为使健康教育达到预期目的,必须对目标行为及其影响因素有明确的认识。近来,涉及健康相关行为内外部影响因素及其作用机制等方面的理论快速发展,这为解释和预测健康相关行为,指导、实施和评价健康教育计划奠定了基础。目前,国内外健康教育实践中常用的健康相关行为理论从应用水平上有三个层次,即应用于个体水平、人际水平及社区和群体水平的理论,其中运用较多、较成熟的行为理论包括知信行模式、健康信念模式、行为变化阶段模式等。知信行模式将人们行为的改变分为获取知识、产生信念及形成行为三个连续过程,表示为知-信-行。健康信念模式认为人们要接受医生的建议而采取某种有益健康的行为或放弃某种危害健康的行为,首先需要知觉到威胁,认识到严重性,其次坚信一旦改变行为就会得到益处,同时也认识到行为改变中可能出现的困难,最后使人们感觉到有信心、有能力通过长期的努力改变不良行为。行为变化阶段模式则认为人的行为改变通常要经过无转变打算、打算转变、转变准备、转变行为和行为维持五个阶段,而且行为改变中的心理活动包括了认知层面及行为层面。从这些健康相关行为理论中可看出,影响人的行为的因素是多层次、多方面的。在实际健康教育工作中必须考虑到多种因素对目标行为的协同作用,动员各种力量,采用各种策略和措施,对多种关键的、可改变的措施进行干预。

> **知识链接**
>
> **知信行模式**
>
> 知信行模式(Knowledge Attitude Belief and Practice Model,简称 KABP 模型)是健康教育和行为改变领域的一个重要理论框架。该模型强调了个体行为改变的四个关键步骤:知识(Knowledge)、态度(Attitude)、信念(Belief)和行为(Practice)。
>
> 知识:个体需要首先获得关于某个主题的信息或知识。这是行为改变的基础。
>
> 态度:当个体获得了必要的知识后,他们开始形成自己的看法或态度。这个阶段不仅仅是认知上的接受,更重要的是情感上的认同。
>
> 信念:是指个体对某一事物深信不疑的态度。在这个阶段,个体不仅接受了信息,并且形成了积极的态度,还建立了强烈的个人信念。
>
> 行为:将信念转化为实际行动。这意味着个体根据所学的知识和形成的信念,采取具体的行动来改变自己的行为。
>
> 知信行模式为健康教育和行为改变提供了一个系统的框架,帮助教育者和政策制定者设计有效的干预措施,促进个体和群体的健康行为改变。通过知识的传播、态度的塑造、信念的建立和行为的实施,可以有效地提升公众的健康水平和生活质量。

三、健康教育与健康传播

健康教育作为卫生事业发展的战略措施,目的在于帮助个体和群体掌握卫生保健知识,树立健康观念,采取有益于健康的行为和生活方式,从而实现预防疾病、促进健康和提高生活质量的目的。因此,健康教育是由一系列有组织、有计划的健康信息传播和健康教育活动所组成的。

(一)健康传播的概念

健康传播是指通过各种渠道,运用各种传播媒介和方法,为维护和促进人类健康而收集、制作、传递、分享健康信息的过程。该概念的提出是从美国开始的,最早出现在美国公共卫生专业刊物上。"治疗性传播"这一概念应用较早,主要针对与疾病治疗和预防有关的医学领域,而不包括诸如吸毒、性乱、避孕、延长寿命等一系列重要的议题,于是 20 世纪 70 年代中期被"健康传播"这一涵盖内容更丰富的概念所替代。虽然关于健康传播的概念还有许多提法,每个概念的侧重点不同,但最终目的都是为了预防疾病,促进健康,提高生活质量。

(二)健康传播的特点

健康传播是应用传播策略来告知、影响、激励公众、专业人士、领导以及政府、非政府组织机构人员等,促使相关个人及组织掌握健康知识与信息、转变健康态度、作出决定并采纳有利于健康的行为的活动。健康传播作为一般传播行为在医疗卫生保健领域的具体化和深化,除了具有传播行为的基本特性外,还有其独特的特点和规律,表现为:

1. 健康传播对传播者有着特殊的素质要求 一般来说,人人都具有传播的本能,都可作为传播者,但是健康传播者应是专门的技术人才,有特定的素质要求。

2. 健康传播传递的是健康信息 健康信息泛指一切有关人的健康的知识、观念、技术、技能和行为模式。

3. 健康传播目的性明确 健康传播旨在改变个人和群体的知识、态度、行为,使其向有利于健康的方向转化。根据健康传播对人的心理、行为的作用,按达到传播目的的难易层次,由低到高可将健康传播的效果分为知晓健康信息、健康信念认同、形成健康态度、采纳健康行为四个层次。

4. 健康传播过程具有复合性 从信息来源到最终的目标人群,健康信息的传播往往经历了数个甚至数十个的中间环节,呈复合性传播,具有多级传播、多种传播途径、多次反馈的特点。

(三)健康传播的意义

健康传播是健康教育的重要手段和基本策略。有效运用健康传播的方法与技巧有助于健康教育资源的收集、挖掘,为健康教育调研做准备,提高健康教育活动效率,以最有效的投入获得最大的产出。充分运用健康传播的原理可为健康教育决策提供科学依据,从而影响决策者对健康促进政策的制定。而且,健康教育是促进公众健康的手段之一,可从个体、群体、组织、社区和社会多水平、多层次上影响目标人群。它可动员社会各团体,引起群众关注、支持并参与到健康教育活动;针对不同目标人群开展多种形式的健康传播干预,有效地促进行为改变,在疾病的早期及时发现并治疗,从而降低疾病对公众健康的危害;也可收集反馈信息,用于监测、评价、改进和完善健康促进计划。

(四)健康传播方式

人类健康信息的传播活动形式多样,可从多个角度进行分类。例如,按传播的符号可分为语言传播、非语言传播;按使用的媒介可分为印刷传播、电子传播;按传播的规模可分为自我传播、人际传播、群体传播、组织传播和大众传播。各种传播方式在健康教育与健康促进中有着各自的应用。例如:人际传播是全身心的传播,信息比较全面、完整、接近事实,可用形体语言、情感表达来传递和接受用语言和文字所传达不出的信息,而且反馈及时,可及时了解对方对信息的理解和接受程度,可根据对方的反应来随时调整传播策略、交流方式和内容,在健康教育中常用的形式有咨询、交谈或个别访谈、劝服和指导。群体传播在群体意识的形成中起着重要的作用,主要用于信息的收集、传递以及促进态度和行为改变。组织传播是沿着组织结构而进行的,有明确的目的,其反馈具有强迫性,主要有公关宣传、公益广告和健康教育标识系统宣传三种类型。

（五）健康传播的影响因素及对策

健康传播最终要使受传者从认知、心理、行为三个层面上产生效果。从认知到态度再到行为改变,层层递进,效果逐步累积、深化和扩大,这一过程正与健康教育所追求的"知—信—行"改变统一。加强研究影响健康传播效果的因素,提出相应的对策,将有利于健康传播,这也是健康传播学研究的重要内容。影响健康传播的因素主要有:

1. 传者因素　健康传播者的素质直接关系到传播效果,因此健康传播者要严格把关,树立良好的形象,加强传播双方共通的意义空间。

2. 信息因素　依据传播的目的和受众的需要应适当取舍信息内容,科学地进行设计,使健康信息内容具有针对性、科学性和指导性。而且,同一信息在传播中须借助不同方式反复强化,并应注重信息的反馈,及时了解受众反应,分析传播工作状况,找寻出问题,提高健康传播质量。

3. 受者因素　受者间存在着个人差异和群体特征,对健康信息的需求存在多样性,应收集、分析和研究受众的需求,根据受众个体和群体的心理特点制订健康传播策略。

4. 媒介因素　健康传播活动中,应充分利用媒介资源,多种传播媒介共用,优势互补,提高健康传播效率。

5. 环境因素　包括自然环境(如传播活动的时间、天气、地点、场所、环境布置等)和社会环境(如特定目标人群的社会经济状况、文化习俗、社会规范,政府的政策法规、社区支持力度等)。健康传播工作者要对这些因素事先进行研究,深入了解,在实际健康传播计划设计和实施中应加以考虑。

四、健康教育计划

健康教育活动是通过施加一定影响,使目标人群改变原有行为和生活方式中不利于健康的部分、建立/加强有利于健康的部分,使之向促进健康的方向转化而设计的有机组合的一系列活动和过程。在一项健康教育项目工作中,通过进行健康教育诊断的调查研究,充分了解目标人群健康问题、健康相关行为、可利用资源等情况后,紧接着进行健康教育计划的制订和实施。

（一）健康教育计划的制订

健康教育计划的制订应遵循客观性和系统性的原则,主要有以下步骤:

1. 确定优先项目和优先干预的行为因素　优先项目的选择应遵循重要性和有效性两大原则。确定为优先项目的健康问题应是严重威胁着人群健康,对经济发展、社会稳定的影响较大,并可通过健康教育干预获得明确的健康收益。确定优先干预的健康问题后,紧接着应对该问题有关的心理和行为进行分析、归纳、推断和判断,按照重要性和可变性的原则选择出关键的、预期可改善的行为作为干预的目标行为。对于导致危险行为发生发展的三类行为影响因素:倾向因素、促成因素、强化因素也存在选择重点和优先的问题。

2. 确定计划目标　目的和目标是计划存在与效果评价的依据。计划目的是项目最终利益的阐述,具有宏观性和远期性;目标是目的的具体体现,具有可测量性,有总体目标和具体目标之分。

3. 确定健康教育干预框架　包含确定目标人群,三类行为影响因素中的重点和干预策略。其中,策略的制订应充分运用健康教育行为改变理论。干预策略一般可分为教育策略、社会策略、环境策略和资源策略四类。在实际中,要综合应用各类干预策略方可达到事半功倍的效果。

4. 确定干预活动内容和日程　依据干预策略合理地进行设计各阶段各项干预活动的内容、实施方法、地点、所需材料和日程表等。

5. 确定干预活动组织网络与工作人员队伍　干预活动所需的网络组织是多层次、多部门参与的,除各级健康教育专业机构外,还应包括政府有关部门、大众传播部门、教育部门、社区基层单位及其他医疗卫生部门等;工作人员队伍以专业人员为主,并吸收网络组织中其他部门人员参加。

6. 确定干预活动预算　干预活动预算是干预经费资源的分配方案,必须认真细致、科学合理、厉行节约、留有余地。

7. 确定监测与评价计划　监测与评价贯穿项目始终,是控制项目进展状态、保证项目目标实现的基本措施。在计划设计时就应根据项目目标、指标体系、日程安排、预算等做出严密的监测与评价方案。

8. 形成评价　主要通过专家评估或模拟试验进行,形成对项目本身的评价,评估计划设计是否符合实际。

(二)健康教育计划的实施

健康教育计划的实施是按照计划设计所规定的方法和步骤来组织具体活动,并在实施过程中修正和完善计划。一个完整健康教育计划主要包括:

1. 回顾目标　进行项目背景情况、目的与目标的回顾,为后续进一步的目标人群的分析、健康干预场所的选择、干预策略和活动的设计奠定基础,确保项目目标得以实现。

2. 细分人群　根据目标人群的社会人口学特征、目标人群中包含哪些亚人群及影响各类亚人群的人文因素和自然环境因素进一步对目标人群进行细分。这有利于我们对目标人群的理解更为清晰,从而使设计的健康教育干预策略和活动能覆盖全部目标人群,易于被不同亚人群所接受,取得预期效果。

3. 确定干预场所　健康教育干预场所是指针对项目目标人群的健康教育干预活动的

主要场所,在项目中也经常有许多中间性的干预活动场所。

4. 制订实施进度表　在项目计划的日程安排基础上,在干预实施开始前制订实施进度表,从而从时间和空间上将各项措施和活动整合起来,使得项目计划实施启动后,各项措施和任务能以进度表为指导有条不紊地进行,逐步实现工作目标。

5. 建立项目组织机构　积极动员目标社区或对象人群,建立并完善健康教育协作组织和工作网络。

6. 培训各层次骨干人员　根据项目目的、执行手段、教育策略等对项目有关人员进行培训,促使他们具备胜任健康教育任务所需的知识和技能。培训工作应遵循按需施教、学用结合、参与性强、灵活性高以及少而精原则,内容包括项目管理知识、专业知识和技能,并对培训工作进行明确的过程、近期效果和远期效果方面的评价。

7. 管理健康教育传播资料　根据健康教育计划有目的地制作健康教育传播材料,并选择正确的传播渠道有计划、有准备地发放和使用。认真监测材料的发放和使用情况,调查实际使用人员对材料内容及使用情况的意见,为材料的进一步修改打好基础。

8. 实施干预活动和质量控制　按计划全面展开多层次多方面的健康教育干预活动。在健康教育干预实施过程中,建立质量控制系统,保障项目按计划进度和质量要求运行,并收集反馈信息和建立资料档案为项目评价做准备。质量控制的内容涉及工作进度监测、干预活动质量监测、项目工作人员能力监测、阶段性效果评估和经费使用监测。

五、健康教育评价

(一) 概述

健康教育评价是一个系统地收集、分析和表达资料的过程,旨在确定健康教育计划和干预的价值,为健康教育计划的进一步实施和以后的项目决策提供依据。通过评价,我们不仅可了解健康教育项目的目的效果如何、进展如何,还能对项目进行全面质量检测、控制及效果评估,最大限度地保障计划的科学性、先进性、可行性和适宜性,确保项目目标的最终实现。

健康教育评价贯穿整个健康教育项目管理过程,是健康教育项目取得成功的必要保障;是改善健康教育计划的手段,从而为决策者提供决策依据;科学地说明健康教育项目对健康相关行为及健康状况的影响,明确项目的贡献与价值;有利于科学地向公众、投资者和社区阐明项目效果,扩大项目影响,改善公共关系,争取更为广泛的支持与合作;有利于项目实施过程中和实施后及时总结经验、纠正偏误以及提出进一步的项目方向;有利于判断项目的产出是否有混杂因素的影响,影响程度如何;也有利于提高健康教育专业人员的理论和实践水平,从而更好地将理论结合实际,在实践中丰富和发展理论,完善健康教育项目。

(二) 评价的种类和内容

评价是将客观实际与预期目标进行的比较。根据内容、指标和研究方法的不同,评价可分为五种类型：

1. 形成评价　是在计划实施前或实施早期对计划内容所作的评价，是一个完善项目计划避免工作失误的过程，包括评价项目计划设计阶段目标人群的选择、干预策略的确定、活动的可行性等。此外，计划执行过程中及时获取反馈信息、纠正偏差、保障计划的成功也属于形成评价的范畴。形成评价的方法有档案、文献资料的回顾，专家咨询，专题小组讨论等；指标一般包括计划的科学性、政策的支持性、技术的适宜性、目标人群对策略和活动的接受程度等。

2. 过程评价　起始于计划实施开始之时，贯穿整个计划执行阶段。完整的过程评价资料可为健康教育结果的解释提供丰富的信息，而且可有效地对计划的执行进行监督，保障其顺利实施，确保计划目标的成功完成。过程评价的方法有查阅档案资料、目标人群调查和现场观察三类；指标包括项目活动执行率、干预活动覆盖率、干预活动暴露率、有效指数及评价目标人群满意度和资源使用进度的指标等。

3. 效应评价　又称为近中期效果评价，用于评估健康教育项目导致的目标人群健康相关行为及其影响因素的变化。评价内容涉及倾向因素、促成因素、强化因素、健康相关行为等。评价指标有卫生知识均分、卫生知识合格率、卫生知识知晓率、信念持有率、行为流行率、行为改变率等。

4. 结局评价　又称为远期效果评价，着眼于评价健康教育项目实施后导致的目标人群健康状况乃至生活质量的变化。评价内容主要包括健康状况和生活质量两大方面，涉及的指标有生理和心理健康指标（如身高、体重、血压等生理指标和人格、情绪等心理健康指标）、疾病死亡指标（如疾病发病率、患病率、死亡率、平均期望寿命等）、生活质量指数、生活满意度指数等。

5. 总结评价　是对上述四种评价的综合以及对各方面资料作出总结性的概括，可全面反映健康教育项目的成功与不足，从而为今后的计划制订和项目决策提供依据。

（三）评价设计方案

健康教育项目的评价方案的选择主要取决于评价的目的以及项目的具体情况，如项目的周期、技术、资源等。目前有多种方法对设计方案进行评价，主要包括不设对照组的前后测试、简单时间系列设计、非等同比较组设计、复合时间系列设计和实验研究。其中，最为简单的是不设对照组的前后测试，该方案是通过比较目标人群在项目实施前后有关指标的情况来反映项目效应与结局。优点在于方案设计与实际操作相对简单，节省人力、物力资源，但项目实施后目标人群的表现可能除受干预因素影响外，还同时受到其他因素的影响，如自然环境的变化、目标人群的成熟程度等，因此，较适用于周期比较短或资源有限的健康教育项目的评价。最为理想的评价方案是实验研究，该方案是将研究对象随机分为干预组和对照组，充分地保证了两者间的齐同性，使得结果不受选择因素的影响，同时又克服了历史因素、测量与观察因素及回归因素的影响，但该方案实际操作难度大，随机化不易实现，特别是在社区、学校、工作场所中。

（四）影响评价结果的因素

为确保健康教育项目实施后目标人群的改变归因于所采取的项目干预，排除混杂因素对项目产出的干扰，在实际操作中应控制和防范影响健康教育评价结果的因素。常见的影响评价结果的因素有：

1. 时间因素　又称历史因素，指在计划执行或评价期间发生的重大的、可能影响目标人群健康相关行为及其影响因素产生影响的因素。例如，重大生活条件的改变、自然灾害、与健康相关的公共政策的出台等可对目标人群的健康相关行为、健康状况产生消极或积极的影响，从而对健康教育项目本身的效果产生减弱或加强作用。此外，社会经济的发展也会对人群的行为和生活方式产生影响。因此，当健康教育项目周期长时，应考虑到时间因素对项目真实效果的干扰。

2. 测试或观察因素　在项目评价过程中，需观察和测量项目的实施情况、目标人群的健康状况、健康相关行为等。测试（观察）者的暗示效应、成熟性和主观意愿导致的评定错误，测量工具的精密性、可靠性，测量对象（目标人群）的成熟性和霍桑效应等均影响着测量与观察的真实性和准确性。

3. 回归因素　指偶然情况下，个别被测试对象的某特征水平过高或过低，在以后又回复到实际水平的现象。该因素不易被识别，可采用重复测量法来减少其对项目效果的影响。

4. 选择因素　对照组选择时，应使其主要特征指标与干预组的保持一致。

5. 失访　若目标人群失访比例高（超过10％）或非随机失访，可影响评价结果。尽可能减少失访，若发生时应鉴别是否为非随机失访，估计失访可否引起偏倚及偏倚程度。

第二节　行为干预

一、健康和疾病的可干预性

从现代医学模式的角度看，人的健康状况受生物、心理和社会诸多因素的影响，由健康向疾病的转化过程及疾病的进展和预后同样也受上述因素的影响，是多种复杂健康危险因素协同作用的结果。在众多健康危险因素当中，很多危险因素是可以干预的，这种可干预性是健康干预的基础。以心脑血管疾病为例：国内外研究证实心脑血管疾病的发生和发展与遗传背景、个体敏感性、性别、年龄、高血压、脂代谢异常、糖尿病、胰岛素抵抗、炎症、凝血异常、吸烟、生活方式、神经行为等因素有关，现有研究报道的心脑血管相关危险因素已达上百种。在众多心脑血管疾病相关危险因素中，除了年龄、性别、家族史等危险因素指标不可干预外，绝大多数的指标参数是可干预的。针对不同人群和不同危险因素对心脑血管疾病进行健康教育、健康干预和药物干预,可以有效推迟心脑血管疾病的发病时间和降低发病率。美国疾病控制中心研究发现,在美国引起疾病和死亡的健康危险因素70%以上是可干预的因素。哈佛公共卫生学院疾病预防中心的研究表明,通过有效地改善生活方式,80%的心脏病与糖尿病,70%的中风以及50%的癌症是可以避免的。可见,个人的健康危险因素是可以控制并降低的,有效的健康干预所获得的健康效益也将是十分明显的。

二、健康干预的意义

(一)降低疾病风险

健康管理的意义在于通过健康干预有效控制健康危险因素,降低疾病风险,对一般人群的健康干预能够充分发挥一级预防的作用,从而有效预防和控制疾病。世界卫生组织研究报告表明:人类三分之一的疾病通过预防保健就可以避免,三分之一的疾病通过早期发现可以得到有效控制,三分之一的疾病通过积极有效的医患沟通能够提高治疗效果。

(二)控制疾病进展

健康干预可以有效降低疾病的风险,同时对患者群体的早期干预可以有效控制病情进展和并发症的出现。美国的健康管理经验证明,通过有效的主动预防与干预,健康管理服务的参加者按照医嘱定期服药的概率提高了50%,其医生能开出更为有效的药物与治疗方法的概率提高了60%,从而使健康管理服务对象的综合风险降低了50%。

(三)减少医疗费用

疾病一级预防和早期干预是疾病控制最为有效和性价比最高的手段,通过对一般人群和患者群体的健康干预,可以明显减少医疗费用和降低健康损失。数据证实,在健康管理方面投入1元,相当于减少3~6元医疗费用的开销。如果加上劳动生产率提高的回报,实际效益可达到投入的8倍。

> **知识链接**
>
> **健康效益**
>
> 健康效益是指通过健康干预措施所取得的正面结果,这些结果可以体现在多个方面,包括个人健康状况的改善、社会福祉的提升以及经济成本的节约。
>
> 个人健康状况的改善包括生理健康(减少疾病发生率、提高生存率、改善生理功能)、心理健康(减少心理问题的发生率,如焦虑、抑郁等,提高心理幸福感)和生活质量(提高日常生活质量和活动能力)。社会福祉的提升包括公共卫生(减少传染病的传播,提高公共卫生水平)、社会支持(增强社区凝聚力,提高社会支持网络的效能)和教育及工作表现(提高学生的学业成绩和员工的工作效率)。经济效益包括医疗费用节省(减少医疗费用支出,减轻个人和社会的经济负担)、生产力提升(减少因疾病导致的缺勤和工作效率下降,提高生产力)和长期投资回报(健康干预的长期效益,如减少慢性病的长期医疗费用)等。

健康效益的评估是健康干预的重要组成部分,通过多维度的评估方法,可以全面了解干预措施的效果,为进一步优化健康干预提供科学依据。

第三节 健康促进

一、概述

(一)健康促进的涵义

WHO对健康促进的定义是:"促使人们维护和提高自身健康的过程,是协调人类与环境的战略,它规定个人与社会对健康各自所负的责任。"可见,健康促进对人类健康和医学卫生工作具有重要的战略意义。健康促进内涵包括个人行为的改变和政府行为的改变两个方面,重视发挥个人、家庭、社会的健康潜能,改善人们生活环境和人们对健康的态度,提高人们对自身健康的重视程度,掌握健康知识和自我保健技能,广泛开展健康的生活方式和行为。健康促进着眼于整个人群的健康和人们生活的各个方面,而不仅局限于造成疾病的某些特定危险因素。健康促进主要针对影响健康的各种危险因素,运用多学科理论,采用多种形式相配合的综合方法促进人群的健康。

健康促进的目的是调动一切可以利用的力量,充分发挥个人、家庭、社区以及政府和各部门的健康潜能,寻求解决影响人们健康的危险因素的方法,从而增进和保护人们的健康,提高个体和群体的健康水平,进一步提高人们的生活质量和生命质量。

健康促进具有以下几个特征:

1. 涉及范围广泛 健康促进包括整个人群和人们社会生活的各个方面,而不仅限于某一部分人群或者仅针对某一疾病的危险因素。

2. 强调全面增进健康素质及促进健康 在疾病的三级预防中,健康促进重点强调一级预防,即避免暴露于各种行为、心理和社会环境的危险因素,通过增进整个人群的健康素质,达到促进健康的目的。

3. 具有持久性和约束性 从原则上讲,健康促进最适合那些有改变自身行为愿望的群体,同时健康促进是在组织、政治、经济和法律基础上提供健康支持性环境。因此,健康促进对行为改变的作用比较持久并且带有约束性。

4. 以健康教育为基础 从健康教育与健康促进的内涵和领域中可知,社区群众参与是巩固健康发展的基础,而人群的健康知识和观念是主动参与的关键;只有通过健康教育,激发领导者、社区和个人参与的意愿,才能为健康促进营造氛围。

5. 融客观支持与主观参与于一体　客观支持包括政策和环境的支持，主观参与着重于个人与社会的参与意识、参与水平，因而健康促进不仅包括了健康教育的行为干预内容，同时还强调行为改变所需的组织支持、政策支持和经济支持等环境改变的各项策略。

（二）健康促进的发展历程

健康促进从19世纪的萌芽阶段到现在经历了一百多年的历程，可以将这段时间分为三个阶段：

1. 萌芽阶段　健康促进的萌芽阶段是在19～20世纪期间，当时英国和其他发达国家提出改善健康状况的主要因素并不是医疗条件和技术的进步，而是社会、环境和经济变化的影响。据此麦基翁（Mc Keown）教授提出了促进全人类健康的六项基本原则：①改善卫生条件的不均一性；②强调疾病的预防；③社区间相互合作，包括降低环境危险性；④公众的参与；⑤对初级卫生保健的重视；⑥国际合作。1977年，世界卫生组织根据麦基翁教授的六项原则制定了"健康为人人"的政策框架，并于1978年召开了国际初级卫生保健大会，发表了《阿拉木图宣言》，这是人人健康运动过程中的重要里程碑，也是健康促进发展的雏形；宣言为卫生政策制定指明新的方向，即强调人人参与、社会各部门协调和以初级卫生保健为基本策略。

2. 形成阶段　健康促进的形成阶段经历了大约二十年的历程，这期间召开了四届国际健康促进大会，其中以第一届和第四届最为重要。第一届国际健康促进大会于1986年在加拿大渥太华召开，会议上制定了《渥太华宪章》，提出了全世界新的公共卫生运动——健康促进，《渥太华宪章》明确指出："健康促进是促使人们提高维护和改善他们自身健康的过程。"第四届国际健康促进大会于1997年在印度尼西亚的雅加达召开，主题是"新世纪中的新角色：健康促进迈向21世纪"，确立了21世纪健康促进优先地位，并发表了《雅加达宣言》。会议指出：世界各国大量研究和调查结果证明，健康促进策略是十分有效的，它能够发展和改变人们的生活方式以及决定健康的社会、经济和环境状况，健康促进也是实现健康方面更大平等的实践手段。在此基础上，世界卫生组织于1998年建立了大国健康促进网络（由10个超过一亿人口的国家组成），从此确立了健康促进在人类社会发展中的优先地位，健康促进从此进入发展阶段。

3. 发展阶段　健康促进的发展阶段至今经历了十多年历程。2000年在墨西哥城召开了以"健康促进：建立公平的桥梁"为主题的第五届国际健康促进大会，发表了《卫生部长宣言》，提出了面向21世纪健康促进的六个技术性优先领域，其目的是在国际、国家和地区的发展进程中，把健康促进置于优先地位。2005年在泰国曼谷召开了第六届国际健康促进大会，发表了《曼谷宪章》，明确提出通过制定政策和合作伙伴行动解决健康的决定因素，把改善健康与健康平等作为全球和国家发展的中心工作；承诺把健康促进作为全球性发展中心；作为各级政府的核心职责；作为社区和社会团体的重点工作；承诺健康促进需要国际、国家所有部门的共同实践。2009年在肯尼亚首都内罗毕举行了第七届国际健康促进大会，会议指出"当前健康和发展面临前所未有的威胁"，进一步强调了健康促进的重要性。2013年在芬兰赫尔辛基召开了第八届全球健康促进大会。本次大会主题是"将健康融入所有政策"，并围绕该主题对实现这一策略的理论基础，国家和地区经验，筹资与分配，减少健康不公平等进行了广泛交流与研讨。

（三）健康促进的意义

健康促进是伴随社会的疾病谱变化、医学模式的转变、人们对健康的认识不断加深而提出的，代表了先进的健康观，是社会发展的产物。健康促进有益于促进个人、家庭和社区对预防疾病、促进健康、提高生活质量的责任感，有益于创造健康的外部环境，有益于推动健康服务的发展，有益于在全民中开展健康教育工作。

健康促进是最有效、最经济的预防措施。随着科学技术的进步，人们生活水平的不断提高以及生活方式的改变，人类疾病谱发生了很大的改变，特别是慢性非传染性疾病的年轻化、扩大化，给疾病的防治工作带来了巨大的压力和挑战。慢性病的危险因素涉及个人行为、生活方式、社会经济文化和环境等众多方面。因此，人们的健康问题应该由全社会来承担，通过多部门合作，共同运用现有的保健网和其他的健康促进设施，科学合理地开展健康促进工作，避免重复投资，降低成本，提高效益。通过健康促进，提高人们健康意识，改善人们生活环境，改变人们不良生活习惯和方式，预防疾病发生，降低国家卫生投资和减轻国家卫生负担。

健康促进是初级卫生保健持续发展的体现。WHO提出的"人人享有卫生保健"是指达到不同国家之间和不同人群之间共同享有卫生保健和健康的平等性。这就需要通过健康促进的方式来合理地分配卫生资源、动员社区积极参与，使所有人都有同样的机会来改善和维护他们的健康。实践证明，健康促进是初级卫生保健事业发展的必然趋势，是促进社会进步和社区卫生行为必不可少的内容。《阿拉木图宣言》中提到的健康促进是实现初级卫生保健目标的前提，是解决所有卫生问题、完善预防方法及加强控制措施中最为重要的，同时也是初级卫生保健任务的基础。

健康促进是公民素质教育和社会主义精神文明建设的重要内容。《中共中央国务院关于卫生改革与发展的决定》明确指出："健康教育和健康促进是公民素质教育的重要内容，要十分重视健康教育和健康促进。"通过开展健康促进相关活动调动人们主动地关心自身和他人的健康，普及健康科学知识，提倡科学、文明、健康的生活方式，改善人们的生活环境，建立强大的健康促进社会支持体系，形成互助互爱、和谐发展的社会环境和生活环境，为人们提供最好的社会服务和保健服务，最大限度地提高人们的健康水平。

（四）健康促进的问题与展望

健康促进作为一种先进的公共卫生观念，是综合性、应用性和系统性的科学理论，是高效率的卫生干预策略和手段。健康促进未来的发展趋势表现在：健康促进理论和策略得到进一步的完善；健康促进将超越疾病控制范围而扩展为对健康环境因素为主的干预，同时将更侧重以社区为基础的综合干预模式，充分发挥社区卫生服务健康"守门人"的作用；由于健康工程是全社会的责任，健康促进将成为跨专业、跨部门的社会事业，应进一步提倡政府主导的多部门合作,动员全社会参与。严密的设计、科学的评价、多方位的综合干预、危险因素和人文环境的监测将成为未来健康促进的四个关键因素。在经济全球化的今天,健康的人民是发展世界经济的基本保证,因此,加强和发展健康促进将是医学模式转变后的重要措施,也是实现"人人参与、共创健康世界"目标最有效的途径。

我国的健康促进事业发展迅速,国家已对影响国人健康的重大疾病实施了多项专项计划,健康促进工作取得了显著的成绩。但同时我们应该冷静地看待现阶段所取得的成绩,认清我们与发达国家之间的差距以及我们工作中存在的不足。目前,我国的健康促进工作还存在很多不足,例如:健康促进工作人员的力量单薄、健康促进工作人员经验不足、健康促进工作经费不足及宣传手段和传播方式落后等。因此,制定相应的有效对策,进一步推动我国健康促进工作的开展,促进人们健康水平的提高,是当前健康促进工作的重点。

知识链接

《阿拉木图宣言》

《阿拉木图宣言》是国际公共卫生领域的一份重要文件,于1978年在哈萨克斯坦的阿拉木图召开的世界卫生组织(WHO)和联合国儿童基金会(UNICEF)联合会议上通过。这份宣言提出了初级卫生保健(Primary Health Care,PHC)的概念,并强调了其在全球健康中的重要性。

《阿拉木图宣言》对全球公共卫生产生了深远的影响:许多国家和地区根据宣言的精神制定了初级卫生保健政策和计划,加强了基层医疗卫生服务。宣言促进了国际卫生领域的合作与交流,加强了发达国家与发展中国家之间的技术援助和资源共享。通过广泛的健康教育和宣传,提高了公众对健康问题的认识,促进了健康行为的改变。宣言强调公平原则,推动了卫生资源的合理分配,减少了城乡、贫富之间的健康差距。

尽管《阿拉木图宣言》提出的目标在2000年并未完全实现,但它为全球卫生事业的发展奠定了基础,继续指导着各国和国际组织的卫生政策和实践。

二、健康促进的理论、策略和模式

健康促进是在健康教育基础上发展起来的,因而有关健康教育的一些理论和模式,比如行为改变理论和传播理论,也是健康促进理论和模式的组成部分。但为了成功地开展健康促进工作,健康促进还有一些其基本的理论和模式:①健康促进的基本策略;②健康促进的基本构架和工作过程模式;③健康促进的立体框架综合干预模式;④社会市场学。健康促进工作能力主要表现在掌握和应用这些理论策略和模式的程度。此外,掌握和应用社区和组织行为改变的理论和模式,可更好地提高健康促进工作质量。下面主要介绍上述这些健康促进基本理论策略和模式。

(一)健康促进的基本策略

1. 发展健康的公共政策 健康的公共政策是指所有政策都必须考虑到健康与平等,并对人民健康负有责任。健康的公共政策有别于单纯的卫生政策,它是对健康有重要影响的、涉及多部门的政策,如环境保护、烟酒销售和税收政策、公共场所禁烟立法、福利基金和住房政策等。这些政策使人民有选择并维护健康的权利,有利于创造一个增进健康的社会环境和自然环境,它们的出台和实施是影响广泛、作用持久的健康促进策略。

2. 创造健康的支持性环境　健康促进需要创造一个安全的、满意的、舒适的和愉快的生活和工作环境,以保证社会和自然环境有利于健康的发展。健康的支持性环境包括:①改善人民的社会生活环境;②改善人民的政治生活环境;③良好的经济保障;④充分发挥妇女的作用。创造良好的健康支持性环境需要推行四个公共卫生行动策略:①加强各部门协调合作;②社会动员,尤其是动员妇女同志;③合理运用政策、教育等手段;④创建健康的支持性环境的过程,应当关注各部门、各类人群的利益。

3. 发展个人技能　社会各方面,尤其是卫生部门,应当开展各种各样的健康促进的教育活动,改善个人的健康意识、知识、技能、行为水平。发展个人技能主要是通过健康培训、提供健康信息和健康教育来帮助人们提高作出健康选择的技能,从而促进个人和社会的发展。这样就使人们能够更好地控制自己的健康和环境,不断地从生活中学习卫生健康知识,有准备地对待人生不同阶段可能出现的各类健康问题。

4. 加强社区行动　促进社区积极有效地参与健康促进工作,是健康促进极其重要的方面。要充分发动社区力量,挖掘社区资源,使他们积极有效地参与卫生保健计划的制订、执行,帮助他们认识自己的健康问题,并提出解决问题的方法。加强社区活动,即通过个人、家庭、社区共同努力,改善社区居民的生活环境、工作环境,增强其自我保健意识及能力,提高社区居民的生活质量和健康水平。

5. 调整卫生服务方向　当前发展社区卫生服务是调整卫生服务方向的具体体现。改变卫生系统以医院为基础、以医疗为中心的服务体制和模式,使之转变成以健康为中心、以社区为基础、与社区居民密切联系的卫生服务体系。改变医疗保健服务工作职能,克服因重治轻防造成医疗支出不断增加的局面,提高医疗卫生服务效率。积极推动和完善保健队伍,促使医疗部门的作用向提供健康促进服务方面发展,改变长期仅提供单一治疗服务的观念和做法,将强调健康促进工作作为医院管理中一项极为重要的任务。

(二) 健康促进的基本构架和工作过程模式

健康促进基本构架可概括成五个组成部分:健康促进政策和结构改革、健康促进人力资源开发、健康促进监测、健康促进干预和健康促进评价。五部分相互联系,健康促进项目的开展即以此为基础。通过结构改革,建立一个职责分明、协调有序的组织管理系统,为健康促进项目顺利实施提供组织保证。政策改革可为不同部门和组织提供协调行动的指导原则,建立实施项目的良好政治环境。健康促进人力资源开发是对社区和组织、专业人员和基层卫生工作人员进行健康促进能力的建设过程,是社区动员的重要组成部分。通过死亡监测、行为危险因素和环境监测来发现问题、制订解决方案和策略,为评价干预的作用和效果提供科学数据和资料。干预是创建支持健康的物质和社会环境,促使人们行为改变、建立健康的生活方式的主要手段。评价是科学地说明健康促进项目策略和活动的实际执行情况以及项目的价值,以便从中总结经验教训,不断改进项目的计划和策略。

健康促进的工作过程可分为六个阶段:①需求评估,在进行健康促进工作过程中,首先考虑的是人群的需要,准确地了解人群的需求信息,详细地掌握、分析资料;②确定优先项目,通过需求评估,可以发现人群的需求是多方面、多层次的,从中确定优先干预的健康问题,可以解决实际需求的多个问题,它真实地反映人群最迫切的需要;③确定目标,健康促进计划必须有明确的远期目标和近期目标,远期目标是指计划理想的最终结果,近期目标一般是指教育目标、行为目标和健康目标;④制订干预策略,在需求评估、确定优先项目和确定目标的基础上,全面分析内在的和外界的影响因素,确定干预内容,制订干预策略;⑤项目实施,按照制订的干预策略去实现目标,获得效果的过程,也是体现计划的根本思想的具体活动和行动,通过有效的实施使计划目标得到实现,并获得预期的效果;⑥项目评价,在项目实施和总结等环节上进行全面的检测和评价。

(三)健康促进的综合干预模式

健康促进的综合干预模式是由工作场所、危险因素和干预类型三方面组成的三维立方体。健康促进的工作场所包括社区、学校、卫生机构、厂矿企业、居民委员会及其他;危险因素如高血压、吸烟、酗酒、高盐饮食、超重、肥胖、缺乏运动等;不同类型干预包括公众信息、组织结构、政策改革、环境变化、卫生服务和个人技能发展。综合干预模式即是针对慢性病的多种危险因素,并对各种危险因素在全社区和社区不同场所同时采取多种健康促进策略的干预。

(四)社会市场学

社会市场学是一种运用传播学的原理进行市场分析、执行和评价,达到计划目标的技术,也是促使目标人群接受一种观念和问题的过程。研究运用社会市场学的原则和方法,可使健康促进的目标人群覆盖面更广,成本相对更加低廉,信息更加准确,更有效地支持人们行为改变。社会市场学根据群众的需要,设计健康促进项目,通过适当的传播手段和途径,实现健康促进的目标。社会市场学的基本技术包括:①研究群体分析,分析具有共同性的人群的需要和需求特点;②检验,通过市场调查,获得大量的相关数据,对这些数据进行检查和验证,鉴定信息的有效性;③奖励机制,建立一套完善的奖励制度,对项目的实施者和研究群体进行适当的奖励。

(五)健康干预的形式

健康管理的目的在于识别和控制健康危险因素,降低疾病风险,促进个体和群体健康。因此,有效的健康干预是健康管理的重点和实现健康管理目标的重要手段。根据干预对象、干预手段和干预因素的不同,健康干预可有多种形式,具体包括:

1. 个体干预　指以个体作为干预对象的健康干预,所干预的健康危险因素可以是单一危险因素,如对个体血压的干预;也可以是综合危险因素,如对个体心脑血管疾病危险因素的综合干预。

2. 群体干预　指以群体为干预对象的健康干预,如孕期增补叶酸预防出生缺陷就是对孕妇群体的干预措施。

3. 临床干预　主要指对特定患者个体或群体在临床上采取的以控制疾病进展和并发症出现的干预措施,临床干预包括对患者实施的药物干预。

4. 药物干预　指以药物为手段,以减低疾病的风险和防止病情进展为目的的干预措施,药物干预既可以是针对患者群体的临床干预,也可以是对特殊群体的预防性干预措施,如采用小剂量他汀类药物对心脑血管高危人群的干预。

5. 行为干预　指对个体或群体不健康行为如吸烟、酗酒等健康危险因素进行的干预。

6. 生活方式干预　指对个体或群体生活方式如膳食结构、运动等进行的干预。

7. 心理干预　指对可能影响个体或群体健康状况并引发身心疾病的健康危险因素进行的干预。

8. 综合干预　指同时对个体或群体的多种健康危险因素进行的干预,在健康管理中通过健康监测和风险评估所形成的健康指导方案应包括综合干预措施。

三、健康促进的计划设计与实施

(一)健康促进的计划设计

健康促进的计划设计是一个组织机构根据具体情况采用科学的预测和决策,提出一定时期内健康促进计划所要达到的目标及实现这一目标的方法、途径等过程。健康促进计划设计有利于选择优先项目,提高资源利用率,明确计划目标,指导各相关部门和相关人员共同行动。健康促进是有组织、有计划、有系统的健康活动,由多学科、多部门的不同专业和不同工种的人员共同完成。在健康促进计划设计中要遵循以下原则:

1. 目标性原则　健康促进计划要有明确的远期目标和切实可行的近期目标,强调预期目标可以提高计划的整体性和特殊性,以最小的投入获得最大的成功。

2. 前瞻性原则　计划设计的制订一定要考虑到健康促进工作长远的发展和要求,面向未来、预测未来和把握未来。

3. 实事求是原则　计划设计遵循一切从实际出发的原则,既要借鉴历史的经验与教训,又要做周密细致的调查研究,因地制宜地提出计划要求。

4. 重点性原则　计划的设计必须考虑到整个工作的重点,切忌面面俱到。

5. 科学性原则　计划设计要建立在科学基础上,要在调查研究的基础上运用正确的理论和干预模式,要注意内容准确无误,引用数据真实可靠。

6. 参与性原则　要鼓励人们积极参与项目的制订及项目的各项工作活动,只有把目标人群所关心的问题和计划的目标紧密结合起来,才能吸引群众的参与,得到群众的支持,最终才能收到预期的效果。

（二）健康促进计划的实施

健康促进计划的实施是按照制订的计划去实现目标和获得效果的过程，也是体现计划的根本思想的具体活动和行动，通过有效的实施使计划目标得以实现，并获得预期的效果。实施工作包括五个环节：

1. 组建计划　实施的组织机构开展健康促进计划实施时，最关键的任务是建立计划实施的领导机构和承担具体实施任务的执行机构，确定协作单位。领导机构主要负责审核实施计划和预算，掌握项目进展情况，提供相应的政策支持，研究解决项目执行过程中出现的困难和问题；执行机构是具体负责操作和运行计划的机构，它的职责是分解项目计划中的每项工作，将计划付诸实施，开展工作，实现项目目标，同时还应定期向领导机构汇报工作进展情况，听取和接受领导机构的意见。

2. 制订计划实施的时间表　时间表是整个执行计划的核心，是实现目标管理的体现。时间表制订完成并获批准后，各项工作将以时间表为引导，有条不紊地开展工作，各个部门和单位互相协作，逐步实现近期目标和远期目标。

3. 配备和培训　计划实施工作人员健康促进计划的实施需要有相应的人员，人员的配备既要考虑数量又要考虑专业技能，对选定的人员需要进行管理知识、专业知识和专业技能的培训。

4. 配备和购置所需设备物品　主要包括健康教育的材料和实施工作需要的设备。

5. 控制实施质量　在健康促进计划实施过程中，采用一定的手段、方法对实施过程进行监测和评估，了解实施的过程是否合理，实施的效果是否达到预期目标，及时发现并解决实施工作中出现的困难和问题，及时调整实施方案、工作方法和人力、物力、财力的分配。控制实施质量是保证计划顺利实施和取得预期结果的重要环节。

四、健康促进评价

（一）项目评价

健康促进项目评价是指在健康促进项目中，为实现项目的总目标，在计划设计实施和项目总结等环节上进行全面的检测和评价，是保证健康促进项目成功的重要环节，也是评价项目水平的重要指标。健康促进项目评价的目的是确定健康促进计划是否适合目标人群，是否达到预期目标；确定计划先进性与合理性；总结健康促进项目的优点与缺点，提出进一步的假设；扩大健康促进项目的宣传，推广健康促进项目的实施；获得更多的项目资助者。

健康促进项目评价是健康促进计划取得成功的必要保障。根据评价的内容不同，健康促进项目评价可分为：形成评价、过程评价、效应评价、结局评价和总结评价。在健康促进计划的过程中，进行形成评价可以确定健康促进目标人群所需要的和适宜的干预方法；在计划执行阶段，运用过程评价和形成评价可以保证计划实施的质量，为项目的效果评价提供依据。通过健康促进项目评价，可以科学地说明健康促进计划对改变公众健康相关行为以及健康状况的贡献,明确健康促进计划的价值;可用来完善健康促进计划,使其更适合目标人群;可使公众更好地了解健康促进项目的效果,扩大项目在公众中的影响,促进项目在公众中的广泛推广;还可提高健康促进专业人员的理论知识和实践水平,在健康促进项目评价工作过程中,总结成功经验,发现不足,更好地完善健康促进项目计划。

根据评价的形式不同,健康促进项目评价又可分为函评、会议评价和现场调查评价。函评是指项目的实施者将待评价的资料以函件的形式寄给评价成员进行评价的形式,优点是客观、经济、操作性强,缺点是费时、不易交流。会议评价是指全部评价成员、项目实施的主要成员和其他相关成员共同参加的评价会议,是一种简短、内容明确的评价方式,有利于评价人员和项目实施人员的交流与沟通,对项目的相关问题能迅速明确,缺点是由于参加人员较多,会议时间不易安排,所需费用高。现场调查评价是指评价者有目的、有计划地运用自己的感官和其他调查手段和方法,了解健康促进项目的相关情况,又可分为典型评价和集体访谈法,前者是从健康促进项目的实施对象中选择具有代表性的单位作为典型,对其调查来了解项目的实施情况和效果,优点是可拿到第一手资料,调查手段多样化,所需调查人员较少,节省人力、物力和财力,缺点是很难避免主观性,而且评价对象只有个别或很少几个单位,存在一定的偏倚;后者是评价人员邀请若干项目研究对象,通过集体访谈的形式了解健康促进项目相关情况的方法,优点是了解情况快,工作效率高,缺点是无法避免被调查者之间的社会心理因素的影响,同时调查占用被调查者的时间较多,由于受到时间的限制,很难做到细致、深入的交谈,调查所得到的结论和质量在很大程度上受到调查者素质的影响。

(二)健康危险因素评价

健康危险因素是指引起人类疾病和死亡的因素,包括环境危险因素、行为危险因素、生物遗传危险因素和医疗卫生服务中的危险因素四类。环境危险因素是指在自然和社会环境中影响人类健康的危险因素,包括自然环境危险因素和社会环境危险因素;行为危险因素是指由于人类自身的行为生活方式而产生的健康危险因素;生物遗传危险因素是指由于遗传物质的改变而产生的健康危险因素;医疗卫生服务中的危险因素是指医疗卫生服务系统中存在不利于促进健康的因素。健康危险因素具有广泛存在、潜伏期长、特异性差、多因素联合作用的特点。

健康危险因素评价是研究危险因素与慢性病发病及死亡之间数量依存关系及其规律性的一种技术方法。它研究人们的生产和生活环境、生活方式和医疗卫生服务中存在的各种危险因素对疾病的发生和发展的影响程度,通过改变生产和生活环境,改变人们不良的生活方式,降低危险因素对健康的影响,达到延长人们寿命的目的。

健康危险因素评价分为个体评价和群体评价。个体评价是通过比较实际年龄、评价年龄和增长年龄三者之间的差别,以便了解危险因素对寿命可能的影响程度以及降低危险因素之后寿命可能增长的程度;其评价结果主要用于健康预测并为健康促进提供依据,指导个体改变不良的行为生活方式,控制并降低健康危险因素,减少疾病发生和疾病危害的可能性。群体评价是指在个体评价的基础上,对人群危险程度、危险因素属性和危险因素对健康的影响进行分析,了解多种危险因素对寿命可能影响的程度,其评价结果主要用于了解危险因素在人群中的分布及对健康影响的严重程度,为确定疾病的防治重点、制订疾病防治策略、进行健康促进干预提供依据。

(三)健康测量与生命质量评价

健康测量是将健康概念以及与健康相关的事物或者现象进行量化的过程,亦是根据一定规则,依据被检测对象的性质或特征,用数字来反映健康概念以及与健康相关的事物或现象。随着社会的发展、进步和医学科学技术水平的提高以及人们对健康认识的改变,健康测量的范围和内容不断扩大,具体表现为:健康测量的范围从对死亡和疾病的负向测量扩大到以健康为中心的正向测量,从单纯对生物学因素的测量扩大到对心理、行为和社会因素的综合测量;健康测量的内容从测量是否患有疾病扩大到测量疾病的结果,从对疾病的客观测量扩大到对疾病的主观测量,从对疾病的一维测量扩大到对疾病的多维测量,从对健康的数量测量扩大到对健康的质量测量。目前健康测量包括以下五个维度的测量:生理健康、心理健康、社会健康、自测健康和生活质量评价。前四个维度的测量方法主要是量表法;而生活质量评价是一个多维的包括主观和客观方面的综合测量指标,包括以下几个维度:身体状态、心理状态、社会关系、环境、独立程度、精神、宗教和个人信仰等,常用的测量方法有量表法、数量估计法、配对比较法、目测或图示类比法。

健康相关生命质量是指在疾病、意外损伤及医疗干预的影响下,测量与个人生活事件相联系的健康状态和主观满意度。生命质量评价是指具有一定生命数量的人在一定时间点上的生命质量表现,主要从生理状态、心理状态、社交功能状态和自身满意度四个方面进行评价。生理状态反映个人的体能和活力,通常包括躯体活动受限、社会角色受限和体力活动适度;心理状态反映疾病给患者带来的不同程度心理变化,包括焦虑、抑郁、认知、幸福感等精神情绪和思想意识的变化;社交功能状态反映个人有无满足社交需要的能力,包括社会网络的大小、社会交往的频率和社会参与的程度等;自身满意度反映个人对事物或事件的满意程度,是人的有意识判断,包括生活环境和生活质量的满意程度等。生命质量的评价主要采用量表进行,常用的有普适性量表和疾病特异性量表。普适性量表包含与健康相关躯体、心理和社会功能等方面的内容,评价的对象是一般人群和多种疾病群体。疾病特异性量表是根据所研究疾病的实际情况而设计,评价的对象是特异疾病群体。生命质量评价主要用于评价人群的健康状况、评价不同疾病群体的生命质量、评价药物的临床疗效和副作用以及医疗保险和卫生事业管理。

(四)卫生服务评价

卫生服务评价是判断制定的卫生服务目标执行的进度,实现的数量和获得的价值的过程,是卫生事业计划和管理工作的重要手段和组成部分。卫生服务评价的主要目的是评价卫生服务工作进展和测量工作成就,可将其分为两类:一类是卫生服务的进展评价,评价卫生服务工作的进展情况；另一类是卫生服务成就评价，评价卫生服务所取得的成就。卫生服务评价从八个方面进行评价：①医疗需要，是人群健康状况指标综合反映，通过对人群患病的频率以及患病的严重程度进行客观的测定，提出对于医院门诊、住院、疾病预防和康复医疗服务的客观要求；②卫生服务的利用，是依据人群医疗需要，由卫生部门利用卫生资源，为人群提供各种卫生服务数量和质量的统称，是综合描述卫生工作状况和结果的客观指标；③卫生服务资源，是指国家、社会和个人对卫生部门投入的人力、物力、财力、技术和信息等资源的统称，是衡量这一国家经济实力、文化水准和卫生状况的重要指标；④工作活动，卫生部门为一定健康目的而使用卫生资源，产生相应的工作活动，用于衡量工作活动的指标有工作活动的内容数量和质量；⑤卫生服务质量，从卫生服务的组织、结构、工作活动、过程、结果和影响等方面进行评价；⑥态度，研究影响卫生服务提供者和接受者对待卫生工作态度的有关因素，从卫生服务提供者和接受者两方面了解对待卫生工作的态度和支持程度；⑦卫生服务费用和效益，从卫生服务的投入和产出这两方面进行评价，研究投入量和产出量之间的比值是选择方案、做出投资决策的依据，是评价卫生服务经济效益的重要指标；⑧卫生服务效果和结果，卫生服务的效果和结果评价直接说明卫生服务对居民健康状况改善的程度。

知识链接

昌吉州健康扶贫工程

昌吉州位于新疆维吾尔自治区，部分地区医疗资源不足，健康扶贫任务艰巨。中国政府前后投入2.38亿元改善基层医疗卫生机构的基础设施，更新医疗设备，建成中医综合诊疗区。推进县域医共体建设，建立县、乡、村三级医疗卫生机构的紧密型医共体，实现医疗资源的优化配置。开展多种形式的健康教育活动，普及健康知识，提高村民的健康意识。

如今，昌吉州基层医疗卫生机构的服务能力显著提升，多个乡镇卫生院和社区卫生服务中心被评为国家级优秀机构。贫困群众的就医负担减轻，健康水平提高，因病致贫、因病返贫现象得到有效遏制。

思考题?

1. 什么是健康促进？
2. 健康测量包括哪些维度？
3. 如何进行健康教育评价？

第十六章

医学统计学概述

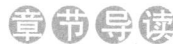

统计学在医学中的应用有着重要的意义,医学统计学是运用概率论与数理统计的原理及方法,研究统计资料的整理与描述、理论分布、统计推断的内容和方法、线性关系的描述与分析、研究设计等相关内容的一门学科。通过综合运用所学方法对实际资料进行分析,从而提高解决实际问题的能力。

学习目标

知识目标:
1. 掌握统计学中关于数据收集、整理、分析、表达和解释的普遍原理与方法。
2. 熟悉总体和样本的定义。可对样本进行深入研究,利用样本统计量推断总体参数,阐明总体特征与规律。变异是由个体差异引起的,是生物医学研究对象的基本特点。统计学就是通过对变异的研究来探索生物随机现象内在规律的科学。
3. 了解统计学工作中的六大基本步骤和原理。

能力目标:
1. 掌握医学统计学的基本概念、基本理论和基本方法。
2. 培养统计思维能力和应用技能。

素质目标:
培养大学生大健康观念,推动医学统计学学科的不断发展。

导入情景与思考

诺如病毒肠胃炎是包括我国在内的全球性的公共卫生问题。因此,开展诺如病毒分子流行病学研究,了解诺如病毒在我国的流行规律、流行毒株特征,对我国病毒性腹泻的预防控制工作具有重要意义。通过收集和整理四年间19个监测地区19 798份5岁以下腹泻住院婴幼儿的人口资料、临床信息及检测结果后应用统计学方法分析我国诺如病毒的流行特征。分析我国部分地区5岁以下腹泻住院婴幼儿中诺如病毒的疾病负担、流行特征和分子变异规律,为我国诺如病毒肠胃炎的预防和控制提供基础数据和科学依据。

请思考:
1. 统计学方法在医学上的意义是什么,能解决什么样的问题?
2. 针对不同的疾病类型,思考可以运用哪些不同的统计学方法?

第一节 医学统计学

医学统计学在医学中扮演着关键的角色,主要解决的就是数量问题。在临床试验设计与分析中,统计学能够控制潜在的偏倚,确保试验结果的可靠性和有效性。在流行病学研究中,通过收集和分析大规模人群的数据,统计学可以计算出疾病的发生率、危险因素的关联性等指标,并进行相关性和回归分析,帮助揭示疾病的发病机制和预防措施。在医学诊断和预测中,通过构建和验证预测模型,统计学能够帮助医生预测潜在的疾病风险、诊断结果以及预后。医学统计学甚至还应用于医疗质量评估与改进、遗传与基因组研究,以及药物安全性评估等领域。

作为一门学科,统计学是如何定义的呢?统计学是研究如何测度、收集、整理和分析反映客观现象有关信息的数据,以帮助人们正确认识客观世界数量规律的方法论科学。而医学统计学是认识医学现象数量特征的重要工具,是医学科研人员和医务人员进行医学科研和临床工作的重要手段,因此医学生学习医学统计学这门课程十分必要。

医学统计学是在医药卫生领域中运用统计学原理和方法进行研究的一门学科,其研究对象是医学中具有不确定性结果的事物,主要作用是通过数据的偶然性揭示其内在的规律性应用,范围包括医药卫生的各个学科,如基础医学、临床医学、药学、预防医学与卫生学等。1948年《英国医学杂志》首次发表了用随机双盲法和统计推论方法评价链霉素治疗肺结核的疗效评价论文,标志着医学统计学成为医学和统计学相互融合的一个独立分支。随着现代社会和技术的不断发展,随着医学科研工作的不断深入,本学科得到迅速普及与提高。通过大量实践,在不少方面积累了丰富的经验,大大提升了医学统计学的发展步伐。而电子计算机的作用,更促进了多变量分析等统计方法在医学研究中的应用。

> **知识链接**
>
> **统计学与医学统计学的引申与关联**
>
> 医学统计学是统计学的应用分支,专门针对医疗卫生领域的研究和实践。它将统计学原理和方法应用于医疗数据分析,帮助我们理解疾病、治疗方法和医疗干预的效果。科学本质是可靠的方法学,医学统计学思维正是训练医学生严谨缜密的科学思维、勇于求真的科学精神以及敢于质疑的批判性思维的有效途径。学会从不确定性、机遇、风险和推断的角度去思考医药领域和相关医学领域的科学研究问题,对于促进医药的现代发展有着至关重要的作用。

第二节 统计学中的几个基本概念

一、总体和样本

观察单位亦称个体,是统计研究中的基本单位。它可以是一个人、一棵树,也可以是特指的一群人(例如一个家庭、一个学校),还可以是一个器官,甚至一个基因等。统计学中的总体指研究对象的全体,它通常由所有的同质观察单位或个体组成,分有限总体和无限总体。例如,调查某地 2018 年 7 岁正常男童的身高,则观察对象是该地 2018 年全体正常 7 岁男童,观察单位是每个男童,观察值(变量值)是测得的身高值,该地 2018 年全体 7 岁正常男童的身高值就构成一个总体。它的同质基础是同一地区、同一年份、同一年龄的正常男童(没有影响身高的因素存在)。这里的总体明确规定了空间、时间和人群范围内有限个观察单位,称为有限总体。在另一些情形下,总体的概念是设想的或抽象的,如研究替米沙坦治疗高血压病的疗效,这里总体的同质基础是高血压病患者,该总体应包括用该药治疗的所有高血压病患者的治疗结果,没有时间和空间范围的限制,其观察单位的全体数只是理论上存在的,因而可视为"无限",称为无限总体。

在医学研究中,为节省人力、物力、财力和时间,一般都采取从总体中抽取样本,样本是指从总体中选取的有代表性的一部分观察单位或个体,通常使用随机选取方法得到。例如,为了解某地 20~29 岁健康女性血红蛋白的正常值范围,现随机调查该地 2 000 名 20~29 岁的健康女性,并对其血红蛋白进行测量,那么本次调查的总体就是该地所有 20~29 岁的健康女性的血红蛋白测量值,样本就是抽取的这 2 000 名 20~29 岁健康女性的血红蛋白测量值。这种根据样本信息来推断总体特征的方法,即抽样研究。这种从总体中抽取部分观察单位的过程称为抽样。为保证样本的代表性,抽样时必须遵循随机化原则。医学研究中的抽样研究多采用随机抽样研究方法。为了使样本对总体有足够的代表性,要求样本必须是从总体中随机抽取,且样本中的个体要足够多。统计学上把刻画总体特征的指标称为参数,把刻画样本特征的指标称为统计量。上述例子中某时某地全部7岁男童身高值的平均水平,即总体均数就是参数,而样本的平均水平,即样本均数就是统计量。上述抽样研究过程可见图16-1。

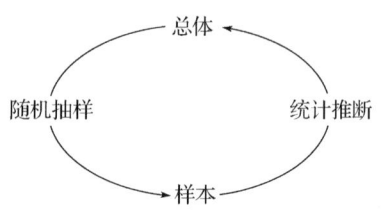

图16-1 抽样研究过程示意图

二、变量和资料

确定总体之后,研究者应对每个观察单位的某项特征进行观察或测量,这种特征能表现观察单位的变异性,称为变量。对变量的观测值称为变量值或观察值,构成数据或资料。例如,以人为观察单位调查某地2018年7岁正常儿童的生长发育状况,性别、身高、体重等都可视为变量。性别有男有女,身高可高可矮,体重可轻可重,不同个体不尽相同,这种个体间的差异称为变异。这些变异来源于一些已知或未知,甚至是某些不可控制的因素所导致的随机误差。变量分为连续型和离散型两种,如果在数轴上任意不同两点之间可取值是有限的,则称为离散变量,如果在数轴上任意不同两点之间可取值是无限的,则称为连续变量。变量的观察结果可以是多种形式。按变量是定量或定性,统计资料有不同的分类方法。如图16-2所示,本书把资料分为计量资料、计数资料和等级资料。统计方法的选择与资料类型有关,换句话说不同类型的资料要用不同的统计方法去分析。因此,有必要了解统计资料的类型。

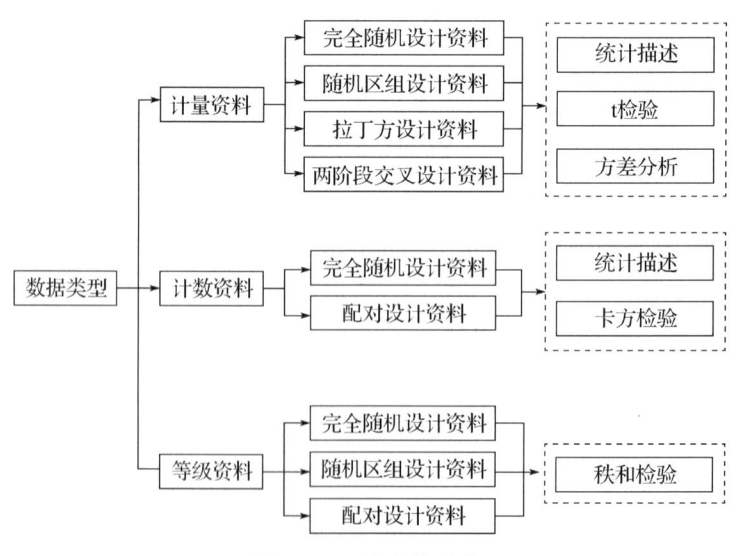

图16-2 资料的分类

(一)计量资料

计量资料又叫定量资料,是有单位的,比如身高(cm)、体重(kg),是可以连续变化的。

计量资料的数据分布特征有三种情况,即集中趋势(涉及量:均数、几何均数、中位数)、离散程度(涉及量:极差、百分位数和四分位数间距、方差、标准差、变异系数)、分布形状(正态分布、偏态分布)。计量资料的统计推断包括参数估计和假设检验。

（二）计数资料

计数资料又叫定性资料或无序分类变量资料,亦称名义变量资料,是指将观察单位按某种属性或类别分组计数,分组汇总各组观察单位数后而得到的资料。其变量值是定性的,表现为互不相容的属性或类别,如试验结果的阳性阴性、家族史的有无等。分两种情形:

1. 二分类 如检查某小学学生牙齿中龋齿的情况,以每个学生为观察单位,结果可报告为龋齿阴性与阳性两类;如观察某药治疗某病患者的疗效,以每个患者为观察单位,结果可归纳为治愈与未愈两类。两类间相互对立,互不相容。

2. 多分类 如观察某人群的血型分布,以人为观察单位,结果可分为 A 型、B 型、AB 型与 O 型,为互不相容的四个类别。

（三）等级资料

等级资料又称半定量资料或有序分类变量资料。指将观察单位按某种属性的不同程度或次序分成等级后分组计数的观察结果,特点是具有半定量性质。例如,痰涂片的结果为阴性、可疑、阳性三种,其中可疑的情形是介于阳性与阴性结果之间。它的特点是阴性、可疑、阳性分类间的次序不可改变。所以,分类间体现出大小顺序关系时,分类资料就成为等级资料。临床研究中等级资料较为多见,如尿蛋白的临床检验结果为一、±、+、++、+++、++++六个等级。六个等级的尿蛋白量从无到有,从少到多;又如观察某药治疗患者的疗效,以每名患者为观察单位,结果可分为治愈、显效、好转和无效四个等级。由于等级分类不能用数据大小精确表示,且往往受评价者、被评价者的主观因素影响,所以等级资料的准确性和客观性不如计量资料。

统计分析方法的选用与资料类型密切联系。在资料分析过程中,根据研究需要,各类资料间可以互相转化,一般是将计量材料转变为二分类材料或等级材料,以满足不同统计分析方法的要求。例如,观察某妇幼保健院出生的新生儿体重(g)情况,属计量资料。如根据医学专业理论,$2\,500\,g \leqslant$ 出生体重 $< 4\,000\,g$ 的新生儿被定义为正常体重儿;出生体重 $< 2\,500\,g$ 或 $\geqslant 4\,000\,g$ 为异常体重儿,按正常与异常两种属性分别清点人数,汇总后可转化为计数资料;若进一步定义出生体重 $< 2\,500\,g$ 者为低出生体重儿,出生体重 $\geqslant 4\,000\,g$ 者为巨大儿,按低出生体重儿、正常体重儿与巨大儿三个等级分别清点人数,汇总后可转化为等级资料。

三、同质和变异

同质是指观察单位或研究个体间具有相同或相近的性质。变异是指同一种测量在总体中不同观察单位或个体之间的差异。

总体中的各个体具有同质性。这里,同质是一个相对的概念。如上述某时某地全体 7

岁男童身高值的这个总体中,每个7岁男童身高虽有高有低,但由于规定了同时间、同地区、同年龄和同性别,它们具有大同小异的同质特点。但尽管某时某地全体7岁男童身高这一总体中的每个7岁男童身高具有同质性,但每个7岁男童身高有高有低,参差不齐。即使同一总体中同一个体的血压和心率等,也可能在不同时间出现不同的水平。我们把这种因个体差异引起的现象称为变异。变异是生物界的基本特点,也是生物界随机现象产生的根本原因。统计学就是通过对变异的研究来探索生物随机现象内在规律的科学。

四、误差

误差泛指实测值与真值之差,按其产生原因和性质可分为随机误差与非随机误差两大类,后者又可分为系统误差与非系统误差两类。

(一)随机误差

随机误差是一类不恒定的、随机变化的误差,由多种尚无法控制的因素引起。例如,在实验过程中,在同一条件下对同一对象反复进行测量,虽极力控制或消除系统误差后,每次测量结果仍会出现一些随机变化,即随机测量误差,以及在抽样过程中由于抽样的偶然性而出现的抽样误差。随机误差是不可避免的,在大量重复测量中或在抽样过程中,它可出现或大或小或正或负的、呈一定规律性的变化。但由于造成随机误差的影响因素太多太复杂,以致无法掌握其具体规律。随着科学的发展与社会的进步,有些随机误差可能会逐渐被认识而得以控制。随机误差呈正态分布,可用正态分布的理论和方法进行分析。统计分析主要是针对抽样误差而言的。

(二)系统误差

系统误差是实验过程中产生的误差,它的值或恒定不变,或遵循一定的变化规律,其产生原因往往是可知的或可能掌握的。例如,可能来自受试者抽样不均匀,分配不随机,可能来自不同实验者个人感觉或操作上的差异,可能来自不标准的仪器,也可能来自外环境非实验因素的不平衡等。因而应尽可能设法预见到各种系统误差的具体来源,力求通过周密的研究设计和严格的技术措施加以消除或控制。

(三)非系统误差

非系统误差是指在实验过程中由研究者偶然失误而造成的误差。例如,仪器失灵、抄错数字、点错小数点、写错单位等,亦称为过失误差。这类误差应当通过认真检查核对予以清除,否则将会影响研究结果的准确性。

> **知识链接**
>
> **小样本下的 t 检验**
>
> 在统计学的发展史中,概率论的创立为推断统计奠定了坚实的基础,19世纪末抽样技术被应用于统计实践,开始在社会经济统计中发挥重要的作用,20世纪初以英国统计学家

戈赛特提出小样本 t 检验理论为代表的推断统计理论体系的建立,更是使得样本与总体的关系更加紧密。以样本与总体关系为基础的推断理论体系的建立,成为统计学发展史上的分水岭,标志着现代统计学的诞生。小样本分布在统计假设检验和区间估计等方面的应用,可以省人、省钱、省时间,因而,引起了工业、农业和科学研究等实际工作者的重视和研究。

第三节 医学统计工作的基本步骤

医学研究的基本步骤包括立题、设计、实验或调查、实验结果的收集与记录、资料整理和资料分析等。与此相适应,医学统计工作的基本步骤包括统计设计、收集资料、整理资料和分析资料、数据解释与表达。

一、统计设计

如果把科研比作完成一项建筑工程的话,统计设计就好比绘制工程的蓝图,而其他五部分都是在设计下按部就班进行的。所以一定要充分认识到设计的重要性。科研设计是课题研究的方案,包括专业设计和统计设计两部分内容。专业设计主要考虑专业方面的需要,如研究对象的选择,实验技术与方法的确定,实验设备与试剂的要求等。统计设计则要制定出统计研究方法的类型,抽样方法或实验对象分配方案,对照设置方式,研究对象数量估计等。统计设计强调了如何保证按研究目的要求,获得可靠的研究结果。

二、收集资料

根据设计要求,收集包含准确、完整信息的原始资料。医学统计资料主要有实验数据、临床调查等。收集资料的方式依据研究目的与设计要求确定,通常采用专门手段收集资料,如专题调查和专项实验。许多情况下,可通过统计报表、统计年鉴、经常性工作记录和数据库等收集资料,如传染病报表、疾病监测报表、医院年度统计报表、住院病历、国家卫生部编制的卫生统计年鉴等。大型实验往往需要设立专人负责此项目的进行。

三、数据整理

数据整理是将原始数据净化、系统化和条理化,以便为下一步计算和分析打好基础的过程。净化是指对原始数据进行清理、检查、核对和纠正错误等;系统化和条理化,是指根据研究目的将原始数据合理分组并归纳汇总等。

为了便于数据管理和数据共享,要对数据进行标识,包括观察对象的 ID 号、变量名称、变量定义、变量的分类代码、数据格式、数据长度和计量单位等。对于涉及个人隐私的数据,要进行去标识,如删除患者姓名、住址、电话号码、诊断等,或改用研究者自定义的代码表示。

四、数据分析

数据分析又称统计分析,包括有关统计指标的选择与计算、统计图表的绘制、有关统计方法的选用以及统计软件如 SPSS、SAS 等软件中的应用。目的是在表达数据特征的基础上,阐明事物的内在联系和规律性。有了数据,就可以运用统计分析方法对其进行分析。统计分析的方法包括统计描述和统计推断。

描述统计是研究数据搜集、处理、描述及可视化的统计学方法,其内容包括如何取得研究所需要的数据,如何用图表形式对数据进行处理和展示,如何通过对数据的综合、概括与分析,得出所关心的数据特征。推断统计则是研究如何利用样本数据来推断总体特征的统计学方法,内容包括参数估计和假设检验两大类。

五、数据解释

统计描述或统计推断发现关联或差异后进行的一个重要步骤就是如何进行数据解释,这事关研究结论的正确性。如果研究结论与临床治疗有关,则关系到成千上万患者的健康和生命。1948 年《英国医学杂志》发表链霉素治疗肺结核的疗效评价论文,107 名肺结核患者随机分为两组,试验组(链霉素+卧床休息)55 人,死亡 4 人,病死率 7.3%;对照组(单纯卧床)52 人,死亡 14 人,病死率为 26.9%。两组病死率差异的解释是:如果链霉素没有治疗肺结核的作用,靠运气恰巧得到本次试验结果(病死率为 7.3%:27.0%)概率小于 1,从而推论链霉素治疗肺结核有效。为什么仅仅 107 名患者的临床试验就可以推论链霉素对所有肺结核患者都有效呢?因为研究者采用了正确的研究设计(即随机分组)和正确的统计分析方法(样本推论总体)。

六、数据表达

数据表达也称统计表达,不仅包括统计数据,统计结果的描述、说明和解释,也包括医学统计学的专用术语、符号及统计表和统计图的使用,特别是学术论文。

> **知识链接**

《中国卫生健康统计年鉴》

《中国卫生健康统计年鉴》是一部反映中国卫生健康事业发展情况和居民健康状况的资料性年刊。收录了全国省、自治区、直辖市卫生健康事业发展情况和目前居民健康水平的统计数据,以及历史重要年份的全国统计数据。不仅为我们提供了一个了解我国卫生事业发展历程的窗口,也为我们提供了一个思考和探索我国卫生事业未来发展道路的重要参考。每一年的《中国卫生健康统计年鉴》都包含了丰富的数据和深入的分析,涵盖了城乡卫生资源配置、医疗服务利用、公共卫生事件应对等多个方面。这些数据不仅为国家卫生健康政策的制定提供了依据,也为科研人员提供了研究的素材,更为普通民众提供了了解国家卫生健康状况的窗口。

随着信息技术的发展和大数据时代的到来,未来的《中国卫生健康统计年鉴》将更加注重数据的实时性、准确性和透明度。同时,预计会有更多的关注点放在健康公平性、老龄化社会的挑战以及新兴健康问题上,以适应不断变化的社会需求。

第四节 常用统计资料描述

统计描述是指用适当的统计指标和统计图表来描述资料的分布规律及其数量特征,是将数据转化为信息的第一步。在医药卫生工作中收集的数据包含大量的信息,然而,拥有资料和数据不等同于获得了信息。从统计资料中获取信息最基本的方法就是统计描述,通过统计描述可以把握研究对象的基本特征,为进一步的统计分析打下基础。对于计量数据(数值数据)主要作分组整理,目的是了解计量数据的分布规律和类型,根据分布类型选用适当的统计指标来描述其集中趋势、离散程度等统计特征。主要包括按数量标志进行分组,编制频数分布表,采用直方图等统计图形来表示其整理结果,以更清晰地表示其频数分布状态。本节以数值变量资料为例进行介绍。

一、数值变量资料的频数分布

1. 频数分布表的制作 资料的分布类型不同统计描述的指标也不同,因此在对资料描述之前首先要弄清资料的分布类型。可通过对原始资料制作频数分布表或分布图来了解。下面以表 16-1 的数据说明频数分布表的制作步骤。例:某地某年 140 名 20 岁正常男子的身高资料如表 16-1 所示,试编制频数分布表。

表 16-1 某地某年 140 名 20 岁正常男子的身高值(cm)

176.8	175.0	173.5	172.2	171.3	169.1	168.2	162.9	178.0	180.9
176.7	174.8	173.4	172.1	171.2	169.1	168.1	160.8	178.1	181.0
176.7	174.7	173.4	172.1	171.1	169.1	168.1	176.8	178.2	181.3
176.6	174.6	173.4	172.1	170.8	169.0	168.0	177.0	178.6	181.4
176.4	174.7	173.2	172.0	170.7	169.0	167.9	177.1	178.7	181.9
175.8	174.5	173.0	172.0	170.6	168.8	167.6	177.1	178.8	182.0
176.3	174.3	173.0	172.0	170.6	168.9	167.5	177.2	179.2	183.0
175.8	173.9	172.9	172.0	170.4	168.8	166.3	177.3	179.2	183.5

续表

175.8	173.8	172.5	171.9	170.2	168.7	166.7	177.4	179.2	182.4
175.8	173.8	172.5	171.9	170.0	168.7	165.5	177.4	179.5	184.9
175.8	173.8	172.3	171.8	170.0	168.6	165.1	177.8	179.8	186.0
175.4	173.8	172.4	171.6	169.6	168.5	165.1	177.8	180.5	187.0
175.3	173.7	172.2	171.5	169.5	168.4	163.2	177.9	180.8	185.4
175.2	173.6	172.2	171.4	169.2	168.3	163.2	178.0	180.8	188.5

（1）计算极差或全距：找出观察值中的最大值和最小值，二者之差为极差或全距（range），常用 R 表示。本例中最大值为 188.5 cm，最小值为 160.8 cm，故本例全距 $R = 188.5 - 160.8 = 27.7$ (cm)。

（2）决定组数、组距和组段：根据观察值例数决定组数，一般取 8~15 组。观察值例数较多时，组数也取多一点，反之亦然。尽量保证所取的组数能反映资料的分布特征，避免出现频数空白的组段。组距常用 i 表示，$i = R/$组数。本例组数取 10，则组距 $i = \frac{27.7}{10} = 2.77$ (cm)，为了制表的简便，组距常取整数或一位小数，故 $i \approx 3$ (cm)。组段的确定首先要了解组段的含义，对于连续性资料，一个组段的含义是包括组段的下限而不含组段的上限。因此，第一个组段的下限可以略小于或等于最小值，最后一个组段的上限要略大于最大值。本例第一组段的下限取 160 cm，以下组段依次加上组距 3 cm，见表 16-2 的第 1 栏。

（3）列表划记并写出频数（f）：划分组段后，将原始数据用划记法得各个组段的频数，见表 16-2 的第 2、3 栏。

表 16-2 某地某年 140 名 20 岁正常男子身高值的频数分布表

身高(cm) (1)	划记 (2)	频数(f) (3)
160~	丁	2
163~	正	5
166~	正正正丅	18
169~	正正正正正	25
172~	正正正正正正正	35
175~	正正正正正一	26
178~	正正正一	16
181~	正丅	8
184~	丅	3
187~190	丁	2
合计		140

2. 频数分布图　将身高值的组段作为横轴,以相应的频数作为纵轴,画出如图 16-3 的频数分布图即直方图,以每个直条的面积代表各组段的频数。通过对频数分布表或频数分布图的观察,可以直观地看出资料的分布有两个重要的特征:其一为集中趋势,身高的测量值虽然高低不等,但向中间集中,中等身材(172~175 cm)的人数最多;其二为离散趋势,即随着身高测量值逐渐变大或变小,人数越来越少,向两端分散。但要精确地描述这两个特征,需用下面介绍的集中趋势和离散趋势指标。

3. 频数分布的类型　从图 16-3 可以看出,图形中间的直条最高(高峰在中央),两边对称(或基本对称)地逐渐减少,统计学上称之为正态分布或近似正态分布。若高峰位于左侧,被称为正偏态分布,如某种疾病的潜伏期的分布;若高峰位于右侧,被称为负偏态分布,如某种慢性病的年龄分布。分布的类型不同,统计描述时所选择的统计指标也不同。

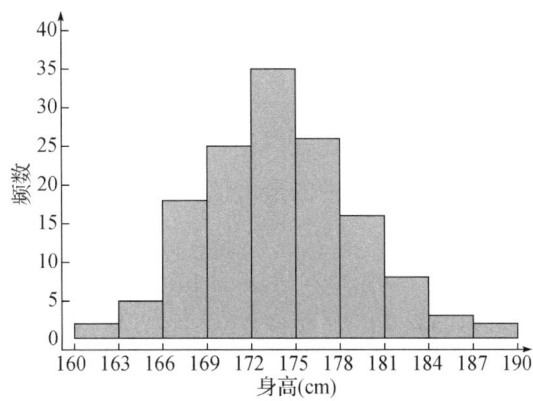

图 16-3　某地某年 140 名 20 岁正常男子的身高值直方图

二、集中趋势指标

集中趋势指标也叫平均数,是一组用于描述数值变量资料平均水平(或集中趋势)的指标,根据资料的分布类型不同,统计上常用算术均数、几何均数及中位数这三种平均数。

1. 算术均数(arithmetic mean)　简称为均数。总体均数用希腊字母 μ 表示,样本均数用 $\bar{\chi}$(读作 χ·bar)表示。适用条件是资料呈正态分布或近似正态分布。计算公式为:

$$\bar{\chi} = \frac{\sum \chi_i}{n} = \frac{\chi_1 + \chi_2 + \cdots + \chi_n}{n}$$

公式中:$\sum$ 为求和的符号(读作 sigma),χ_i 为各观察值,n 为例数。

2. 几何均数(geometric mean)　用 G 表示,适用条件是资料呈倍数关系或对数正态分布。计算公式为:

$$G = \sqrt[n]{\chi_1 \chi_2 \cdots \chi_n} = \lg^{-1}\left(\frac{\sum \lg \chi_i}{n}\right)$$

计算几何均数时应注意:①变量值中不能有 0,因为 0 不能取对数。②同一组变量值不能同时有正、负值。③若变量值全为负值,可在计算时将负号除去,算出结果后再冠以负号。

3. 中位数和百分位数(median and percentile) 中位数简记为 m,是把一组观察值按大小顺序排列,位置居中的数值。百分位数简记为 P_χ,读作第 χ 百分位数,是将一组观察值从小到大排列后,分成 100 等份,第 χ 等份处的变量值即为 P_χ,理论上有 $\chi\%$ 的观察值比 P_χ 小,有 $(100-\chi)\%$ 观察值比 P_χ 大。显见中位数即第 50 百分位数,用 P_{50} 表示。

百分位数适用的条件是:偏态分布资料,分布类型未知的资料,有极端值的资料,一端或两端无确定数值的资料。计算方法有直接法和频数表法。

三、离散趋势指标

对数值变量资料的特征描述仅用集中趋势指标还不够,还需用另一个描述变量间变异的离散趋势指标。描述离散程度的常用指标有极差、四分位数间距、方差、标准差和变异系数。

1. 极差

极差计算简便,概念清晰,因而应用比较广泛,如描述传染病、食物中毒的最长、最短潜伏期等。极差是一个变量的所有观察值中的最大值(maximum,Max)与最小值(minimum,Min)之间的差值。其计算公式为:

$$极差 = Max - Min$$

对于计量单位相同的变量,极差越大,变量观察值越发散,表明变异度越大。

例如,计算下面三组同龄男孩体重指数(body mass index,BMI)的均数和极差。

甲组:15.00 17.50 16.50 15.50 15.50

$\overline{X}_甲 = 16.00 (kg/m^2)$ $R_甲 = 17.50 - 15.00 = 2.50 (kg/m^2)$

乙组:18.00 14.30 17.70 16.00 14.00

$\overline{X}_乙 = 16.00 (kg/m^2)$ $R_乙 = 18.00 - 14.00 = 4.00 (kg/m^2)$

丙组:17.30 18.50 16.50 13.85 13.85

$\overline{X}_丙 = 16.00 (kg/m^2)$ $R_丙 = 18.50 - 13.85 = 4.65 (kg/m^2)$

比较以上三组数据发现:虽然三组均数相同,但极差却有所不同。显然,若仅比较三组的均数,而不比较个体差异的大小,则不能全面反映三组儿童 BMI 的分布特征。但仅用极差来描述数据的变异程度也不全面。从上例中可看出,极差不能反映所有数据的变异大小。且极差受样本含量 n 的影响较大,一般来说,n 大,R 也会大,即使在 n 不变的情况下,多次抽样得到的极差值相差也大,故其稳定性较差。

2. 四分位数问题

分位数是介于变量最大值和最小值之间的一个数值,它使得变量的一部分观察值小于或等于它,一部分观察值大于或等于它。两个分位数之间的距离可以表示数据的离散程度。

医学统计学中常用的分位数是百分位数,它是一个位置指标,用 $\chi P\%$ 表示,P 用百分数表示,$0 \leqslant P \leqslant 100$。这里再介绍一个统计学中常用的指标四分位数,是指把全部变量值分为

4个部分的分位数,即第1四分位数[也称下四分位数($Q_L=P_{25}$)]、第2四分位数($M=P_{50}$)、第3四分位数[也称上四分位数($Q_U=P_{50}$)]。四分位数间距是由第3四分位数和第1四分位数相减而得,记为QR。它一般和中位数一起描述偏态分布资料的分布特征。

例如,已知$P_{25}=39.2$,$P_{75}=67.7$,计算118例链球菌咽喉炎患者潜伏期的四分位数间距。

$$QR=67.7-39.2=28.5(天)$$

由于QR包括了居于中间位置50%变量值,故受样本大小波动的影响较极差小。

3. 方差

方差也称均方差,通过描述一个变量的所有观察值与总体均数反映一组数据的平均离散水平。一般用σ^2表示总体方差,总体标准差用σ表示,用S^2表示样本方差。

就总体而言,应该考虑其每一个变量值X与均数μ的差值,即离均差$(X-\mu)$。由于$(X-\mu)$有正有负,使得$\sum(X-\mu)=0$,故离均差和$\sum(X-\mu)$无法描述一组数据的变异大小。倘若将离均差$(X-\mu)$平方后相加得到$\sum(X-\mu)^2$,此为离均差平方和,后者消除了正、负值的影响。但离均差平方和尚未考虑到变量值个数N的影响。即N越大,$\sum(X-\mu)^2$也越大。为解决此问题,可将离均差平方和除以N,则得到了方差,总体方差用σ^2表示,计算公式为:

$$\sigma=\frac{\Sigma(X-\mu)^2}{N}$$

4. 标准差

标准差是方差的算术平方根,其单位与原变量值的单位相同。总体标准差用σ表示,计算公式为:

$$\sigma=\sqrt{\frac{\Sigma(X-\mu)^2}{N}}$$

一般情况下,总体均数μ未知,需用样本均数$\bar{X}$估计。数理统计证明:若用样本个数n代替N,计算出的样本方差对σ^2的估计偏小,需将n用$n-1$代替以校正偏差。样本方差记为S^2,其标准差S的计算公式为:

$$S=\sqrt{\frac{\sum(X-\bar{X})^2}{n-1}} \text{ 或简化为 } S=\sqrt{\frac{\sum X^2-\frac{(\sum X)^2}{n}}{n-1}}$$

利用频数表计算标准差的公式为:

$$S=\sqrt{\frac{\sum(X-\bar{X})^2}{n-1}} \quad S=\sqrt{\frac{\sum(X-\bar{X})^2}{n-1}} \quad S=\sqrt{\frac{\sum(X-\bar{X})^2}{n-1}}$$

5. 变异系数

变异系数(Coefficient of Variation,CV)是一个度量相对离散程度的指标,多用于进行单位不同的指标间的变异程度比较,如身高与体重的变异程度的比较;或均数相差较大的指标间的变异程度比较,如儿童身高与成人身高变异程度的比较。其计算公式为:

$$CV = \frac{S}{\overline{X}} \times 100\%$$

例如某地 24 岁男性血压收缩压的均数为 115.00 mmHg(1mm Hg=0.133 kPa),标准差为 5.23 mmHg;空腹血糖均数为 4.72 mmol/L,标准差为 0.59 mmol/L,此处不能因为 5.23>0.59,就说血压收缩压的变异比空腹血糖要大,而要考虑到两者的单位不同,无法直接比较,故采用变异系数来解决这类问题,它实质上是一个相对变异指标,无单位。

上述 24 岁男性血压收缩压、空腹血糖的变异系数分别为:

血压收缩压 $\quad CV = \frac{5.23}{115} \times 100\% = 4.55\%$

空腹血糖 $\quad CV = \frac{0.59}{4.72} \times 100\% = 12.50\%$

该地 24 岁男性血压收缩压的变异程度小于空腹血糖,或者说空腹血糖比血压收缩压的变异程度大。

> **知识链接**

直方图在统计中的应用

直方图在医学统计中的应用主要是通过将数据点显示在间隔或区间中,帮助医药卫生分析人员理解数据分布、形状和集中趋势。直方图是数值数据分布的精确图形表示。这是一个连续变量(定量变量)的概率分布的估计,并且被卡尔皮尔逊(Karl Pearson)首先引入。它是一种条形图。为了构建直方图,第一步是将值的范围分段,即将整个值的范围分成一系列间隔,然后计算每个间隔中有多少值。这些值通常被指定为连续的、不重叠的变量间隔。间隔必须相邻,并且通常是相等的大小。

直方图为评估数据提供了一种很好的方法。它们可用于检查数据中是否存在极端值(即离群值),还可以帮助分析人员了解数据的分布。选择适当的统计分析工具时,了解变量的分布十分重要。

> **知识链接**

中国医学统计学的开拓者——郭祖超教授

通过对中国医学统计学的开拓者郭祖超教授等中国医学统计学家的光荣事迹的学习,以增强学生的爱国主义情怀。郭祖超教授于 1943 年投身医学统计学领域并矢志拓荒之初,所见偌大一所中央大学图书馆中的统计学书籍总共不足 10 本,且多为外文,临床上常用的正常值也从国外照搬。人们尚未充分认识到运用统计方法对医学数据进行处理分析以揭示其固有规律的必要性。为此,他认为首先应编写一本系统介绍医学统计学方法的教科书,必须从医学实际问题出发,充分运用中国人自己的资料,来阐述统计学的基本原理及思维方法。从此,他终日钻在图书馆里查阅文献和搜集资料,先是手工精抄,然后整理、计算、分析、归类、编写。他借助一把算盘和两本表——对数表和巴罗表这些近乎原始的计算工具,运用相当先进而复杂的统计方法,精确无误地处理了大量统计资料,其中包括多达12位有效数字和直至第6位小数的开方、小数幂、阶乘等运算。经过夜以继日的不懈努力,他以惊人的毅力和速度,仅用一年多时间完成了一部27万字的《医学与生物统计方法》,在中国首次系统地介绍了医学统计学。为我国后续一系列的探索打下了坚实的基础,也成为我国医学统计学研究的起点。

思考题?

1. 统计学在医学研究中发挥什么作用?
2. 统计工作的一般步骤和意义有哪些?
3. 总体和样本的定义与意义是什么?

第十七章

流行病学概述

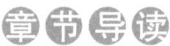

流行病学是预防医学领域的主导学科,也是现代医学领域一门重要的基础学科,是人类探索疾病病因、开展疾病防治、改善人群健康、制定公共卫生政策与策略的重要工具。流行病学研究的对象是人群,它通过对人群中疾病和健康状况的分布及影响因素的研究,探索和评价疾病防治和促进健康的策略和措施。

学习目标

知识目标:

1. 掌握流行病学的定义。
2. 熟悉流行病学研究的主要方法和主要观点。
3. 了解流行病学发展面临的挑战。

能力目标:

能正确使用流行病学的研究方法解决医学科研问题。

素质目标:

树立关爱人群健康的情怀理念,培养学生立足流行病学预防为主的观点,进而提升学生社区预防保健服务的能力。

> **导入情景与思考**

1959—1961年,联邦德国的产科医生在新生儿中发现了许多过去10年中几乎未曾出现的短肢畸形儿,以肢体的长骨缺损为主要临床表现,形似海豹的阔鳍,因此又被称为"海豹肢",特别是进入1961年这种病例的增长速度更为迅猛。儿科医生Lenz教授对该事件进行了全面深入的调查,于1961年11月作出"短肢畸形与母亲在妊娠期间服用沙利度胺(俗称反应停)有关"的结论。同期,澳大利亚妇产科医生威廉•麦克布赖德(William McBride)发表在著名的医学杂志 The Lancet 的文献显示,每5位服用沙利度胺(反应停)的孕妇就会有1位产下短肢畸形儿。1961年第四季度联邦德国政府下令停止销售并回收沙利度胺药物,间隔9个月之后,短肢畸形的流行得以终止。据估计联邦德国沙利度胺的使用导致约1万名短肢畸形儿出生,其中半数死亡,被称为20世纪的严重药害惨案。沙利度胺为新生儿短肢畸形病因的依据主要是通过流行病学研究和分析方法获得:依据描述性研究,获得沙利度胺的销售量与短肢畸形发生数在时间分布上存在明显伴随关系,多数病例有沙利度胺用药史;应用分析性研究,获得母亲妊娠期服用沙利度胺导致短肢畸形儿的发生风险较高[比值比(OR)为93.5,相对危险度(RR)为175];借助干预试验,获得禁售沙利度胺后短肢畸形儿出生率也下降的干预效应,进一步强化了沙利度胺与短肢畸形的因果关系。沙利度胺致短肢畸形事件成为历史上临床医生成功应用流行病学研究方法获得因果推断,最终控制疾病流行的成功典范。

> **思考题?**

1. 本研究中如何应用流行病学的研究方法获得短肢畸形的病因?本研究中用到哪些流行病学的研究方法?简述其主要作用。
2. 结合本研究总结流行病学的基本特征和主要用途。
3. 通过本案例,谈谈流行病学与临床医学的关系。

第一节 流行病学的定义及发展简史

一、流行病学的定义

国内流行病学界在多年实践的基础上,提炼出来的比较公认的流行病学定义为:"流行病学是研究疾病和健康状态在人群中的分布及其影响因素,借以制订和评价预防、控制和消灭疾病及促进健康的策略与措施的科学。"国外《流行病学词典》主编Last教授将流行病学定义为研究特定人群中与健康相关的状态和事件的分布及决定因素,以及应用这些研究结果控制健康问题,这与我们国内的定义是一致的。

上述定义的基本内涵有四点:①流行病学研究的对象是人群,是研究所关注的具有某种特征的人群,而不是某一个个体;②流行病学研究的内容不仅包括疾病,还包括伤害、健康状态及其他相关的卫生事件;③流行病学研究的起点是疾病和健康状态的分布,研究的重点是疾病和健康状态的影响因素;④流行病学研究的最终目的是为预防、控制和消灭疾病以及促进健康提供科学的决策依据。

流行病学不但要研究临床疾病,而且要研究亚临床状态、疾病的自然史以及健康状态(如长寿)等问题,包括人类健康相关的"卫生事件",甚至超出卫生事件范畴的自然和社会问题,如全球气候变暖、厄尔尼诺与拉尼那现象、人口"爆炸"与人口老龄化、犯罪、安全管理等,这些均是不可忽视的影响疾病和健康状态及其分布的重要因素。

流行病学定义中特别强调了研究健康状态的分布以及促进健康的问题。疾病和健康是生命过程的不同表现形式,仅仅研究疾病是不全面的,还应该把研究保持和促进健康的因素与影响疾病流行的因素摆在同等重要的位置,共同作为流行病学研究的主题。这与《"健康中国 2030"规划纲要》中倡导的"大健康"的理念是一致的。只有这样,流行病学定义才算完整,才能真正体现流行病学是以全人群为研究对象、以疾病防治和促进健康为最终目的的一门医学基础学科。

二、流行病学的发展简史

流行病学是人类在与多种疾病,特别是与传染病作斗争的实践中逐渐形成和发展起来的。随着人类疾病谱的变化和医学模式的转变,流行病学在研究领域、研究内容以及研究方法等方面都得到了迅猛的发展,已成为现代医学领域的一门重要方法学。

(一)流行病学的起源

流行病学的一些基本概念,可追溯到两千年前希波克拉底学校的卫生实践。希腊医生希波克拉底(公元前 460—前 377 年)对流行病学的贡献在于他提出的"环境在疾病的发生中起重要作用"这一理论。他在其著名的《空气、水及地域》著作中指出,气候变化和季节特征与疾病的消长有关,环境对疾病的作用可通过对空气、地域和水的观察而获得,"流行"一词也是这时期在他的著作中出现的。而几乎在同一时期,在我国也出现了"疫""时疫""疫病"作为疾病流行的文字记载。这一时期直至 18 世纪可以认为是流行病学学科形成前期,完整的流行病学学科尚未形成,但与其密切相关的一些概念、观察的对象及采取的措施已构成流行病学学科的"雏形"。

(二)流行病学学科的形成

流行病学学科形成的时期是指从 18 世纪中叶至 20 世纪 40 年代。这一时期西方工业革命开始,城市化发展迅速,为传染病的大面积流行提供了可能,使人类的健康和生命受到极大威胁,而传染病的肆虐使流行病学学科的诞生成为必然。在这一时期流行病学主要以研究传染病的人群现象为主,并进行了干预试验的尝试,有许多流行病学研究和应用的范例。如英国海军外科医生詹姆士·林德(James Lind)1747年在"Salisburg"号海船上将12名患坏血病的海员分组(每组2人)进行添加不同食物的对比治疗试验,结果发现,食物中添加橘子和柠檬的两名海员几乎完全康复,提示橘子和柠檬等新鲜水果(后被证明是维生素C)可以治疗坏血病,开创了流行病学临床试验的先河。1796年英国医生琴纳(Jenner)发明了接种牛痘以预防天花,从而使天花这一烈性传染病得到了有效控制,为传染病的预防和控制开创了主动免疫的先河。1802年,Madrid的《西班牙疾病流行史》一书中首次出现了"Epidemiologia"一词。1850年国际上首次在伦敦成立了流行病学学会,标志着流行病学学科的形成。1854年英国著名内科医生约翰·斯诺(John Snow)针对伦敦霍乱的流行,创造性地使用了病例分布的标点地图法,对伦敦宽街霍乱流行及不同供水区居民霍乱死亡率进行了描述和分析,首次提出了"霍乱介水传播"的观点,并通过干预成功地控制了霍乱的进一步流行,成为流行病学现场调查、分析与控制的经典实例。在2003年3月《医院医师杂志》(*Hospital Doctor Magazine*)所做的一次调查中约翰·斯诺的选票高居榜首,被选为史上"最伟大的医生"。

(三)流行病学学科的发展

流行病学学科的发展期大约从20世纪40年代起至今,这一时期又可以分为三个阶段。

第一阶段为20世纪40年代到50年代,该阶段创造了慢性非传染性疾病病因学研究的方法。由于威胁人类健康的主要公共卫生问题由传染病转向慢性非传染性疾病,流行病学的研究内容也相应地扩大到对慢性非传染性疾病的研究。具有代表性的经典实例当属1950年英国医师理查德·多尔(Richard Doll)和奥斯汀·布莱德福·希尔(Austin B. Hill)的吸烟与肺癌关系的研究,此项研究具有里程碑式的意义。该研究不仅证实了吸烟是肺癌的主要危险因素,而且也证明了病例对照研究方法的巨大功效,同时,也通过队列研究开创了慢性病病因学研究的新局面。其次就是开始于1948年的美国弗雷明汉心血管病队列研究,通过对三代人群(1948—、1971—和2002—)的长期随访观察,分析了心血管病的发生发展及其影响因素,确定了心脏病、脑卒中和其他相关疾病的重要危险因素,并带来预防医学的革命,改变了医学界和公众对疾病病因的认识,使人们对流行病学作用的理解进一步深化。此外,1954年在欧美国家开展的涉及百万学龄儿童的脊髓灰质炎疫苗(Salk疫苗)现场试验,不仅证实了该疫苗的保护效果,也为人类实现消灭脊髓灰质炎的目标奠定了基础。这一时期,流行病学工作者越来越认识到统计学方法对于流行病学研究的重要性,流行病学的理论和方法得到了长足发展。如1951年康菲尔德(Cornfield)提出了相对危险度、比值比等测摄指标;1959年,曼特尔(Mantel)和亨塞尔(Haenszel)提出了著名的分层分析法,成为迄今为止被引用最多的流行病学研究方法。

第二阶段为20世纪60年代到80年代,是流行病学病因研究和分析方法快速发展的时期。在这一时期,社会经济发生了巨大进步,人们逐渐接受生物-心理-社会医学模式,并认识到疾病的发生发展是自然因素和社会因素、环境外因和个体内因多因素作用的结果,如何提高健康水平和生活质量、延长寿命等问题逐渐成为医学研究的重要内容。流行病学除了研究疾病以外，还要研究管理决策与评价，以及考虑人口学特征及社会环境的变化等，将环境与人、社会与保健纳入研究范畴，研究内容包括了环境污染、酒精中毒、吸烟、吸毒、犯罪、心理卫生与健康、健康保护以及卫生政策与评价等。流行病学研究涉及更多的心理和社会因素，流行病学的方法学也随之不断发展。

> **知识链接**
>
> **吸烟与肺癌的关系**
>
> 英国医师理查德·多尔（Richard Doll）和奥斯汀·布莱德福·希尔（Austin B. Hill）于1948年至1952年间，用回顾性配对调查方法研究了吸烟与肺癌的关系，其结果说明肺癌患者比对照者吸烟多、吸烟量大，开始吸烟年龄早，吸烟时间长。他们又于1951年至1976年间，用前瞻性调查方法研究了吸烟与肺癌的关系达20余年，其结果亦说明吸烟者比不吸烟者发生肺癌多，吸烟量愈大、吸入肺部愈深，患肺癌的危险性愈大。他们还证明吸纸烟又比吸烟斗或雪茄患肺癌更危险。戒烟后可以减少患肺癌的危险性。多尔和希尔应用流行病学方法阐明了吸烟和肺癌的关系，为研究多种癌症的病因和原因未明的疾病提供了一个典范。

在1962年发表了多变量分析方法；1979年，萨基特（Sackett）总结了分析性研究中可能发生的35种偏倚；而米椰蒂宁（Miettinen）于1985年提出了将偏倚分为比较、选择和信息偏倚三大类。与此同时，流行病学方法也被逐步应用到临床医学研究中，形成和发展了临床流行病学和药物流行病学。在这一时期，涌现了几部有影响的流行病学教科书和专著，包括1970年麦克马洪（MacMahon）的《流行病学原理和方法》（*Epidemiology-Principles & Methods*）、1976年利利恩费尔德（Lilienfeld）的《流行病学基础》（*Foundations of Epidemiology*）和1986年罗斯曼（Rothman）的《现代流行病学》（*Modern Epidemiology*），1983年拉斯特（Last）主编的《流行病学辞典》（*A Dictionary of Epidemiology*），1982年施莱瑟曼（Schlesselman）的《病例对照研究》（*Case-Control Studies*），以及1983年布雷斯洛和戴（Breslow & Day）的《癌症研究的统计学方法》（*Statistical Methods in Cancer Research*）等，标志着流行病学完成了从研究疾病分布到寻求病因的过渡。

第三阶段为20世纪90年代至今，是流行病学与其他学科交叉融合、应用领域不断扩大的时期。这一时期流行病学与分子生物学学科交叉形成了分子流行病学，并且在1993年由保罗·A. 舒尔特（Paul A. Schulte）出版了第一部分子流行病学专著《分子流行病学：原理与实践》（*Molecular Epidemiology: Principles and Practices*），从宏观和微观、环境和宿主（遗传）多个层面深入研究与疾病和健康相关的因素。由于人类许多疾病的发生和发展是环境危险因素与个体遗传易感性共同作用的结果，因此，在科学的流行病学研究设计的基础上，正确应用分子生物学技术以及基因组学、蛋白质组学和代谢组学等组学技术，检测和分析暴露、效应和易感性等各类生物标志物，可以在人群水平上研究和评价环境－基因交互作用在疾病发生发展中的作用，为高危人群的筛选和有针对性的个体化预防提供科学依据。

值得注意的是，分子生物学及其他组学技术等只是流行病学研究的一个工具，分子流行病学的研究设计与传统流行病学没有本质区别，以人群和现场为基础，宏观与微观相结合，同时关注环境因素与个体遗传因素是分子流行病学的一个重要特征。

近年来，大数据、人工智能等新技术不断向医学领域渗透，作为一门与数据息息相关的学科，流行病学无疑将受到大数据热潮的影响。如何整合、挖掘和利用现有的大数据资源，为未来临床和医疗卫生决策提供理论和方法支持，将成为今后流行病学领域的一个新热点。大数据的优势在于能够大范围寻找流行病学研究中潜在的关联，利用机器学习算法对大数据挖掘的结果进行合成、转化和管理，提高流行病学研究的效率。例如通过电子病历（EHR）的标准化互用、信息资源库数据挖掘技术、健康管理信息系统的研究和远程医疗技术和区域医疗信息平台等信息学和大数据技术，整合不同来源和内容的医学大数据并合理挖掘，可以开展组学研究及不同组学间的关联研究，快速识别生物标志物和研发药物，快速筛检未知病原和发现可疑致病性微生物，开展传染性疾病和慢性非传染性疾病的实时监测与健康管理，为精准医疗提供了数据资源和技术支持。医学大数据的重要应用方向包括：群体层面的疾病预防及诊疗体系的监测和评价、特定疾病的机制阐释以及个体病人的疾病诊疗决策支持等，必将使得数据驱动的临床和卫生决策制定成为可能，并最终对病人及整个人群产生有益影响。

同时，基因组学、蛋白组学、代谢组学、微生物组学、暴露组学等组学分析方法的建立和成熟，为流行病学更细致地定义疾病分类、更深入地阐释发病原因和更准确地预测疾病风险或治疗效果提供了可能，也催生出"系统流行病学"这一流行病学新分支的产生。系统流行病学是以系统生物学为基础，以数学和计算机技术为手段整合各生物组学数据，并将通路分析和观察性研究设计相融合，从而加深对人类疾病的生物学机制的认知。通过动态观察与分析队列中个体从基线到结局整个过程中多组学数据的变化和交互情况，有助于更加精准地解释暴露——疾病链中的分子机制。未来的流行病学研究将以现有的大规模高质量队列为基础，在系统流行病学设计思想的指导下，对数据、样本的获取和统计分析过程进行严格的质量控制，从而能够更加全面深入地认识疾病的因果联系，为复杂疾病病因研究提供新方法。目前已经有利用全基因表达谱分析和相关通路分析来回答环境暴露和暴露标志物及早期效应的研究。

（四）临床流行病学和循证医学的形成和发展

在流行病学学科的发展过程中，流行病学研究方法和理论逐步应用到临床科研和实践中，形成了临床流行病学，在一定程度上又丰富和发展了流行病学的原理和方法。1938年哈佛大学教授John R. Paul首次提出临床流行病学的概念，20世纪80年代以后临床流行病学得到迅速发展，在美国洛克菲勒基金会的支持下，1982年建立了国际临床流行病学网。同时，在美国、加拿大和澳大利亚等国家建立了国际临床流行病学资源和培训中心，为许多国家培训了大量的临床流行病学专业人才，大力推动了临床流行病学的发展。1983年，华西医科大学、上海医科大学、广州中医学院建立了三个临床流行病学"设计、测量、评价"的国家培训中心。1989年建立了中国临床流行病学网。1993年中华医学会成立了临床流行病学学会,进一步推动了临床流行病学在中国的发展,并定期开展临床流行病学和临床科研设计培训班及学术研讨会,对促进临床流行病学在我国的发展及提高临床科研设计水平起到了积极的推动作用。

临床流行病学以病人为研究对象,将流行病学和统计学的理论,结合社会医学和经济学的方法引入临床,探讨疾病的病因、诊断、治疗和预后的规律,力求保证研究结果的真实性与循证医学可靠性。近年来,在临床流行病学发展的基础上,循证医学的兴起也得到人们的瞩目。它是临床流行病学理论和方法学在临床医疗实践中的具体应用,是指对个体病人的临床医疗决策的制定不能单纯依靠经验和直觉,而是要建立在最佳科学研究证据的基础之上。循证医学是一种以治疗病人为目的,不断获得有关的重要的病因、诊断、治疗、预后及其他相关健康信息的自我学习实践活动。通过这一活动,临床医师可以尽最大可能捕捉到可靠的事实证据来解决各种各样的临床问题,正确评价建立在事实证据之上的实践结果,并将这些结果应用于临床实践中,同时还可以评价医师的临床行为。循证医学的原理和方法来自流行病学,目的主要是提高临床科研的水平,提高研究的真实性和实用性,促进现代临床医学的发展。因此,临床流行病学和循证医学在一定程度上又丰富和发展了流行病学的原理和方法。

此外,近年来一种新的临床流行病学研究理念——真实世界研究逐渐受到重视。真实世界研究起源于实用性临床试验,是指在较大的样本量(覆盖具有代表性的更大受试人群)基础上根据病人的实际病情和意愿非随机选择治疗措施开展长期评价,并注重有意义的结局治疗,以进一步评价干预措施的外部有效性和安全性。其涵盖的范围较随机对照试验更宽,除治疗性研究外,还可用于诊断、预后、病因等方面的研究。真实世界研究主要强调临床研究过程中获取数据的环境,其数据主要来源于真实的医疗机构、家庭和社区,而非存在诸多严格限制的科研场所。真实世界研究可以是观察性研究,也可以是干预性研究,甚至是采用类似随机对照的研究设计,但其与传统临床研究的差别在于其主要是在日常医疗实践中的真实无偏倚或偏倚较少的人群中开展的研究。

第二节 流行病学的原理和研究方法

根据是否由研究者控制研究的条件,或者说是否有人为的干预,流行病学研究方法可以分为两大类,即观察性研究或观察流行病学和实验性研究或实验流行病学。值得提出的是,以往传统的流行病学教科书一般将流行病学研究方法分为三类,即观察性研究(观察法)、实验性研究(实验法)和理论性研究(理论法),而目前越来越多的学者倾向于不将理论性研究单列为一类研究方法,因为观察性研究和实验性研究中也经常应用数学模型进行理论性研究。因此本教材将采用后一种分类。

在观察性研究中,研究者客观地收集人群相关暴露和疾病的资料,评价暴露与疾病的联系。根据研究开始时是否设置对照组,可将观察性研究进一步区分为描述性研究(主要包括现况调查和生态学研究)和分析性研究(主要包括队列研究和病例对照研究等)。描述性研究主要关心的是疾病在不同人群、不同时间和不同地区的分布规律。描述性研究的资料可以提供有关疾病病因的线索,提出一系列与疾病的病因有关的问题,即提出和形成病因学假说。分析性研究的任务主要是检验描述流行病学提出的假说,回答描述流行病学提出的问题,找出与疾病发病有关的危险因素,即检验病因假说。然而在实际工作中,描述流行病学与分析流行病学的界限有时并不清晰,经过细致设计而获得的描述流行病学研究资料,可能会回答有关病因学方面的问题;而在分析流行病学的研究中,也可能会提出新的假说。事实上,各种流行病学研究方法在认识疾病病因的过程中,是互相联系和补充的,不能过于机械地理解"描述性研究提出假设,分析性研究检验假设,实验性研究验证假设"的说法。

实验性研究与观察性研究的根本区别在于所研究的因素是不是人为施加的。实验流行病学研究中,研究者控制实验的条件,然后评价干预的效果。实验性研究根据其目的和内容,一般分为临床试验、现场试验和社区干预试验;根据是否随机分配研究对象,实验性研究又可分为随机对照试验和非随机对照试验。

一、观察性研究

流行病学是在人群中进行研究的,由于伦理和资源的限制,研究者不能或不能全部掌握或控制研究对象的暴露或其他条件,大多数情况下只能进行观察性研究。观察法是流行病学研究的基本方法。

(一)现况调查

现况调查是指在某一人群中应用普查或抽样调查等方法收集特定时间内某种疾病或健康状况及有关变量的资料,以描述当时疾病或健康状况的分布及与疾病有关的因素。从时间上说,现况调查是在某一时点或在短时间内完成,这个时点犹如一个时间断面,故又称之为横断面研究。

(二)生态学研究

生态学研究是在群体水平上研究某种因素与疾病之间的关系,通过描述不同人群中某因素的暴露状况与疾病的频率,分析该暴露因素与疾病之间的关系。生态学研究在收集资料时,不是以个体为观察和分析的单位,而是以群体为单位,研究人群可以是学校的班级、工厂及城镇,甚至是一个区域或国家的整个人群,这是生态学研究的最基本特征。

(三)队列研究

队列研究又称随访研究,是将一个范围明确的人群按暴露因素的有无或暴露程度分为不同的亚组,追踪观察一定期限,比较不同亚组之间某病发病率或死亡率有无差异,从而判断暴露因素与结局有无关联以及关联大小的一种研究方法。

(四)病例对照研究

病例对照研究是从研究人群中选择一定数量的某病病人作为病例组,在同一人群中选择一定数量的非某病病人作为对照组,调查病例组与对照组两组人群既往某些暴露因素出现的频率并进行比较,以分析这些因素与疾病的联系。

最常用的三种观察性研究方法为现况调查、病例对照研究和队列研究。以吸烟与肺癌的关联研究为例说明这三种方法之间的联系,队列研究以是否吸烟将研究对象分为两组,比较两组人群将来肺癌的发病率有无差异;病例对照研究以是否患肺癌将研究对象分为两组,比较肺癌病例组和对照组两组人群既往吸烟率的分布有无差异;而现况调查只能反映调查当时目标人群中是否吸烟或者有无肺癌及两者间的相关关系。

二、实验性研究

实验性研究又称干预试验,其基本特征是研究者在一定程度上掌握实验的条件,主动给予研究对象某种干预措施,通过比较人为给予干预措施后的实验组人群与对照组人群的结局,判断干预措施的效果。

(一)临床试验

临床试验是以病人为研究对象,遵循随机、对照和盲法的原则,评价某种疾病疗法(如新药或新治疗方案)的优劣或某种干预措施的效果(如观察病死率或致残率的变化)。临床试验一般要求采用随机对照试验设计,它的研究对象必须是患有所研究的疾病并且在确诊后很快进入研究,以便及时地安排治疗。

(二)现场试验

现场试验是将研究对象分为两组,一组给予干预措施作为试验组,一组不给予干预措施作为对照组,通过一定时间的观察,比较两组对象中的结局有无差异,从而判断干预措施的效果。现场试验中接受处理或某种预防措施的单位是个人,而不是群体或亚人群。现场试验的主要研究对象为未患病的健康人或高危人群中的个体,并且必须到"现场"(如工厂、学校、乡村或街道等)进行洞察,因此也称之为人群现场试验。如新型流感疫苗预防流感及人群免疫效果的现场试验。

(三)社区干预试验

社区干预试验又叫社区为基础的公共卫生试验或整群随机试验,是把社区人群作为整体进行试验观察,常用于对某种预防措施或方法在整体人群水平上的效果进行考核或评价。社区干预试验与现场试验的区别在于实施干预措施的基本单位是群体还是个体。如疫苗接种一般是以个体为单位,属现场试验;但饮用水加氟预防龋齿则是针对水厂供水区域的整个社区人群,因此饮用水加氟预防龋齿应采用社区干预试验,可选择两个不同供水来源的社区进行试验。

一个完整的实验性研究一般应具备四个基本特点,即设立对照、随机分组、人为干预、前瞻追踪。如果一项实验研究缺少其中一个或几个特征,这种实验就称为类实验。实际工作中的类实验多指没有设立对照组,或者设立了对照组但没有随机分配的实验研究。

知识链接

《赫尔辛基宣言》

《赫尔辛基宣言》全称为《世界医学协会赫尔辛基宣言》,是由世界医学协会制定的涉及人体对象医学研究的道德原则。该宣言在1964年6月的第18届世界医学协会联合大会上通过,并在随后的多次世界医学协会联合大会上进行修订。2024年10月19日,时隔60年,在芬兰赫尔辛基召开的第75届世界医学会全体大会正式通过了《赫尔辛基宣言》最新修订版本。

第三节 流行病学的重要观点

随着流行病学研究范围的不断扩大,研究方法与技术也不断发展与完善,主要表现在:①从单因素研究发展为多因素研究;②从单学科研究发展为多学科研究;③从定性研究发展为定性和定量研究相结合。因此,作为医学科学工作者和实践者,学习流行病学应掌握如下重要观点。

一、群体的观点

群体的观点是流行病学本身的性质决定的,是学习和应用流行病学的最基本观点。流行病学是从宏观和群体的角度认识疾病和健康状态,研究疾病的发生及动态分布,这是流行病学区别于其他医学学科最显著的特点之一。群体和分布是流行病学中两个最基本的概念。流行病学的研究内容是"群体诊断",是对人群疾病和健康状态的概括。通过"群体诊断"发现群体中存在的主要公共卫生问题或发生某一公共卫生事件的原因,从而"对症下药",提出有针对性的预防对策或公共卫生服务计划。值得注意的是,流行病学在应用微观分子生物学研究方法和开展临床个体研究时,实际出发点仍然是"群体"。

二、比较的观点

在流行病学研究中自始至终贯穿着比较的思想,比较的观点是流行病学方法的核心。有比较才有鉴别。队列研究中的暴露组和非暴露组、病例对照研究中的病例组和对照组、临床随机对照试验中的试验组和对照组等均贯穿着观察比较和分析的观点,只有通过比较,才能从中发现疾病发生的原因或线索,科学评价临床治疗药物或方案的效果。如比较吸烟组和非吸烟组的肺癌死亡率,对比冠心病组和对照组的高血压患病率;又如,在临床上,一种新药对某病的治愈率为80%,那么该治愈率是高还是低呢?只有与传统治疗方法的治愈率或其他对照组治疗方法的治愈率比较后才能作出判断。

三、概率论的观点

流行病学极少用绝对数表示疾病或健康状况的分布情况,因为绝对数不能显示人群中发病的强度和(或)死亡的危险度,在进行群体间比较时多使用发病率和死亡率等频率指标。流行病学中得到的危险度及各种率,实际上是对相应问题的概率参数的估计值,而不是绝对值。例如,人们不能看到某个吸烟的人已经100岁而否认吸烟是肺癌的一个重要病因,而应当从概率论的角度认识吸烟者比不吸烟者患肺癌的危险(即概率)要高出多少倍等。

四、社会医学的观点

医学学科是兼有自然科学和社会科学属性的综合性学科。疾病的病因常常离不开社会因素,公众健康与社会进步、经济发展的关系也日益明显;而且医学实践具有社会性的特点,医学只有借助全社会的力量才能产生最广泛、最有效的影响。人类的健康和疾病与环境因素有着密不可分的关系,人不仅具有生物属性,同时具有社会属性。人类的疾病和健康状态不仅是人体自身的问题,同时与生态环境有关。生态环境包括自然环境和社会环境。自然环境包括大气、水、土壤、生物和各种矿产资源,它是人类赖以生存和发展的物质基础。社会环境是社会政治、经济、文化、教育、家庭等的综合,它包括社会制度、经济体制、风俗习惯等,是人类赖以生产和生活的必需条件。人体的健康与疾病不仅受自然环境的影响,而且受社会环境的制约。

五、多病因论的观点

无论是传染病还是慢性非传染性疾病,其病因都不是单一的,而是由遗传与环境(包括社会环境)等多种因素综合作用的结果,只不过对于不同的疾病,遗传因素与各种环境因素各自作用的大小有所不同而已。生物-心理-社会医学模式要求整合生物医学、行为科学和社会医学等方面的研究成果,需要应用三维或多维的思维方式去观察和解决人类的健康问题。

第四节　流行病学的实际应用

流行病学是一门应用性很强的医学科研方法学，研究范围包括了与人类疾病或健康有关的一切问题。随着医学模式的转变以及流行病学原理和研究方法的发展，其应用范围不断扩展，具体可概括为以下几方面。

一、描述疾病或健康状态的分布及其特点

疾病（或健康状态）的分布是指在不同时间、不同地区及不同人群（年龄、性别、种族、职业等）中疾病（或健康状态）的发生频率和动态变化，可对社区和特定人群健康作出群体诊断。在流行病学方法中，描述性研究的方法可以把疾病或健康相关问题在不同时间、空间和人群的分布数量或频率及其特点展示出来，有助于确定这些疾病或健康问题的相对重要性和需要优先考虑的问题，同时发现那些需要特殊保健的易感人群。如我国多次进行的全国范围内的恶性肿瘤、糖尿病、高血压等流行病学调查，为了解相关疾病的分布特征及流行规律提供了大量的数据，从而为疾病的预防控制、健康促进及相关问题的研究提供重要依据。

二、探讨疾病病因与影响流行的因素

疾病病因是流行病学最主要的研究内容。许多疾病特别是一些慢性非传染性疾病的病因至今尚未完全明了，流行病学可以探讨疾病的病因以及影响流行的因素，从而制定预防或控制这些疾病的策略及措施。只有透彻了解疾病发生、发展或流行的原因才能更好地防制乃至消灭某一疾病。无论是传染病还是慢性非传染性疾病，其发生发展均是由多种因素综合作用的结果，是多病因的。流行病学的主要用途之一就是发现这些病因或危险因素。有时，真正的病因尚未完全被阐明，而诸多危险因素已被发掘出来，据此防制疾病仍可达到很好的效果。如霍乱的直接病因是霍乱弧菌，可以通过污染的水或不洁食物传播，适合于霍乱弧菌生长繁殖的水和食物是造成霍乱传播的危险因子，因此，注重饮水消毒和食品卫生可以有效地预防霍乱。流行病学工作不拘泥于非找到直接病因或病原不可，若找到一些关键的危险因素或因子，也能在很大程度上解决疾病防制的问题。这是流行病学应用中的一大特点。

知识链接

察布查尔病

察布查尔病，又称"肉毒中毒"，是一种由肉毒杆菌毒素引起的中毒性疾病。这种疾病最早在18世纪的德国被发现，当时人们吃了腊肠等腌制肉类后中毒。肉毒杆菌能在缺氧环境下大量繁殖，产生肉毒毒素，这种毒素的毒性极强，吸入少量即可致命。察布查尔病主要发

生在新疆北部察布查尔锡伯自治县,受害者多为锡伯族的妇女和儿童。病症包括精神不振、头晕、上眼睑下垂、复视、眼球运动不良、吞咽困难、失语等,但不发热,意识清楚。病死率较高,达到43.2%。1958年,卫生部组织专家组赴察布查尔县调查病因。年轻专家连志浩运用流行病学分布论的原理,通过记录"察布查尔病"的时间、地区、人群的"三间分布",发现疾病只在春天发生,且多发生在锡伯族人中。经过调查,专家们最终确定病因是一种名为"米送乎乎"的锡伯族特色面酱食品。这种面酱在发酵过程中被肉毒杆菌污染,导致中毒。察布查尔病的发现不仅揭示了肉毒杆菌毒素中毒的新领域,还改变了人们对肉毒杆菌的认识。此前,人们普遍认为肉毒杆菌只存在于腌制肉类中,而此次发现表明,肉毒杆菌广泛存在于土壤和食物中,尤其是在缺氧环境下繁殖。这一发现对公共卫生和食品安全具有重要意义,促使当地居民改变了不良的饮食习惯,从而杜绝了中毒事件的发生。

三、疾病诊断、治疗与控制措施的效果评价

流行病学作为临床医学研究的方法学,用于研究病人及其群体的诊断、治疗、预后以及预防保健的决策和评价,这是临床流行病学和循证医学研究的重要内容。

1. 筛检或诊断方法的评价　对筛检试验、诊断试验或其他诊断方法进行灵敏度和特异度等真实性、可靠性和收益的评价,将有助于正确地选用各种筛检试验或诊断试验,科学地解释试验的结果。

2. 临床疗效的评价　医学研究的目的之一是为了使病人得到最好的防治效果。科学地评价药物或临床疗法的疗效是目前临床流行病学的重要应用,这种应用不仅促进了循证医学的产生,还形成了有关临床疗效的整套评价原则。

3. 疾病预防和控制效果的评价　预防和控制疾病的任何药物、疗法或措施的效果都应当在人群的基础上进行检验和评价。没有经过流行病学考核的方法是不能轻易地应用于人群防治的。

四、揭示疾病完整的自然史

疾病的自然史可分为群体的疾病自然史和个体的疾病自然史。疾病在自然人群中的发生发展和消长规律的整个过程称为群体的疾病自然史,是流行病学意义上的疾病自然史。疾病在个体中有临床前期、临床期和临床后期的自然发生发展过程,称为个体的疾病自然史。以群体为基础的疾病自然史的研究有助于早期预防和发现疾病,了解疾病的转归和规律,适时采取有效措施以促进恢复健康。个体的疾病自然史在流行病学上也有其应用价值,当同一类型的个体病人累积到一定的数量时,可采用流行病学方法分析比较疾病的病程,以及不同年龄、性别、地区各种疾病结局(例如痊愈、死亡、并发症)的概率等。此外,当无法通过直接随访病人获得疾病的过程和病程长短时,有时可用各种疾病频率测量指标之间的关系来推导这些变量。例如,研究者可利用宫颈癌的发病率和患病率资料估计该病各个阶段

的平均病程。仅对病人进行随访无法做出这种估计,因为一旦早期病人得到诊断,其自然过程就被治疗所中断。

五、疾病防治和健康促进

流行病学研究的终极目标就是预防、控制和消灭疾病及促进健康。疾病预防和控制主要从两方面考虑。一是要消灭疾病或预防疾病的发生;二是要控制疾病发生后的蔓延、病程的进展或减缓发展,减少并发症、后遗症,降低病死率。除了预防疾病的发生,流行病学在制定促进人群健康的策略和措施,开展社区卫生服务和社区干预方面发挥了重要的作用。目前有关健康的研究还处于兴起阶段,但是这方面越来越受到重视,必将成为今后的一个研究热点。

> **知识链接**
>
> **"中国血防先驱"苏德隆**
>
> 苏德隆,流行病学家,公共卫生学家。在血吸虫病防治方面做出了卓越的贡献。他全面阐明了钉螺分布的规律,提出"地域性防治血吸虫病"的对策,发明防血吸虫感染的"防蚴裤袜"和"防蚴笔"。他发现了江苏省启东、海门等地肝癌发病率高与饮水有关。他倡导采用多学科的方法进行实验研究和现场研究,以解决流行病学的问题。

六、卫生决策和评价

流行病学可用于研究和促进卫生服务的实施和利用,用于卫生决策和评价。在一个地区或特定人群范围内,为减少疾病、保障人们健康,对卫生、保健服务项目如何规划,如何确定优先项目,如何使有限的卫生资源发挥最好的效益等,是卫生管理部门经常遇到的问题。卫生行政及相关业务人员只有掌握流行病学的知识,形成流行病学的观点,才能从群体和社区的角度来考虑和处理所负责范围的疾病和健康问题。防制工作规划的制定及防制措施的评价,确定防制的重点疾病和重点人群都需要通过流行病学调查了解各种疾病的发病率、现患率及发病趋势和主要危险因素的背景资料,才能做到有的放矢,事半功倍。卫生行政管理部门经常需要对医疗、卫生及保健服务方面的建设、资源分配及项目选择等作出决策,从而制订出相应的政策。而正确的决策需要建立在充分的流行病学调查研究的基础之上,即首先要了解该地区疾病与健康状况的分布,重点疾病和影响健康的因素,现有卫生资源与医疗卫生保健服务实际需要的适应情况等。此外,卫生决策是否正确,各种卫生服务的效益如何,亦需要应用流行病学的方法进行评价。

思考题?

1. 流行病学的定义是什么?
2. 流行病学的主要研究方法有哪些?
3. 流行病学的实际应用有哪些?

第十八章

传染疾病的预防控制

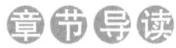

传染病流行病学是研究人群中传染病发生、发展和分布规律及其影响因素,借以制定和评价预防、控制和消灭传染病的对策与措施的学科。1854年约翰·斯诺(John Snow)对伦敦霍乱流行的调查被认为是现代流行病学的开端。因此,传染病流行病学是现代流行病学发展的起源和重要组成部分。

学习目标

知识目标:

掌握传染病的传染过程、流行过程、预防策略和措施;熟悉免疫规划及其效果评价;了解新发传染病。

能力目标:

能合理运用传染病流行病学的理论提出传染病的防控措施。

素质目标:

帮助学生培养应对传染病防控的思维模式。

> **导入情景与思考**

严重急性呼吸综合征(SARS),又称传染性非典型肺炎,是一种由 SARS 冠状病毒引起的以呼吸道症状为主的急性传染病。SARS 传染性强,人群易感性高,病情进展快,预后较差。SARS 于 2003 年 1 月首次报告,截至 2003 年 7 月 31 日,SARS 在亚洲、美洲、欧洲等全球 29 个国家和地区流行,累计发病 8 098 例,死亡 774 例。中国内地是 SARS 流行的重灾区,24 个省(自治区、直辖市)报告 SARS 病例,发病 5 327 例,死亡 349 例,占全球病例的 66%;病例主要集中在北京(2 521 例)、广东(1 512 例),为疫情主要传播地。SARS 流行高峰出现在 2003 年 3 月 21 日—5 月 19 日,出现 2 次高峰:广东省高峰在 1 月 28 日—2 月 26 日;北京市首例病例为 3 月 8 日,高峰在 4 月 25 日。SARS 病例发病年龄主要集中在 20~49 岁,男女性别比为 0.97:1,职业分布前 3 位的是医务人员(19.1%)、离退休人员(10.4%)及工人(9.1%)。由于 SARS 是一种新发传染病,流行初期对其认识不足,防护措施不到位,群众缺乏了解,才导致本次流行。中国政府及医疗人员通过采取隔离传染源、检疫、追踪密切接触者、加强个人防护等综合措施,终于将疫情控制。

> **思考题?**

1. 什么是新发传染病?
2. 传染病的三个流行环节是什么?
3. 此次 SARS 流行医护聚集性很高的原因是什么?
4. 以 SARS 为例,请问传染病流行主要的控制措施有哪些?传染病的暴发流行给了我们什么启示?

第一节 概 述

传染病曾经是严重危害人类健康和生命的主要疾病,天花、鼠疫、霍乱和流感等传染病给人类造成了巨大的灾难。20 世纪 50 年代以来,随着社会经济、科学技术的发展和疾病防制工作的进步,全球大多数国家传染病的发病率和死亡率显著下降,传染病已不是引起人类死亡的首要疾病;历史上曾经猖獗一时的传染病得到了有效控制。1980 年人类成功消灭了天花。1988 年启动全球消灭脊髓灰质炎行动以来,脊髓灰质炎病例减少了 99.9%,大多数国家已实现了无脊髓灰质炎目标。全球消除麻疹方面也取得了显著进展。但是,感染性腹泻、流感、病毒性肝炎、艾滋病、结核病等传染病发病率居高不下,2016 年结核病、艾滋病感染/艾滋病、腹泻、下呼吸道感染等仍是全球青少年的常见病。2016 年,下呼吸道感染、腹泻、艾滋病毒感染/艾滋病也仍位列人类全部生命损失年的 10 大主要原因;全球每年死于传染病的人数仍然约占总死亡人数的四分之一,发展中国家 5 岁以下儿童死亡原因中,传染病所占比例高达三分之二;全球有 1 290 万婴儿未获得任何预防接种。此外,新发传染病不断涌现,20 世纪 70 年代以来,几乎每年均有 1 种或 1 种以上新发传染病出现,已经成为全球性重大公共卫生问题。因此,传染病依然是危害人类健康的重要疾病。

一、我国传染病流行概况

1. 我国传染病流行的总趋势　随着社会进步和医学科学的迅速发展,我国传染病的预防和控制取得了辉煌成就。传染病的总发病率、死亡率均显著下降,全国甲乙类传染病报告发病率从 1970 年的 7 000/10 万下降至近年来的 220/10 万左右,死亡率也从 50/10 万下降至 1.30/10 万左右;大多数传染病的病死率亦明显下降;不同传播途径的疾病构成发生改变,血源及性传播传染病发病率呈持续上升趋势,报告发病率超过肠道传染病、呼吸道传染病、自然疫源及虫媒传染病三类传染病之和;传染病大规模的暴发和流行明显减少。

2. 传染病流行形势依然严峻　近年来,病毒性肝炎每年报告病例数均维持在 120 万以上;手足口病每年报告病例数均维持在 200 万左右;结核病、其他感染性腹泻病每年报告病例数均在百万左右;艾滋病、梅毒、淋病和百日咳报告发病率上升非常明显。2000 年我国鼠疫疫情出现上升势头,2005 年以来,我国先后发生人间鼠疫 20 起,对当地的社会稳定和正常生产生活秩序造成冲击。近年来,法定传染病年均报告发病数 682.26 万,报告发病率在 500/10 万左右,报告死亡率在 1.30/10 万左右。近 3 年在乙类传染病中,报告发病数居前 5 位的病种依次为病毒性肝炎、肺结核、梅毒、细菌性和阿米巴性痢疾、淋病,占乙类传染病报告发病总数 90% 以上;报告死亡数居前 5 位的病种依次为艾滋病、肺结核、狂犬病、病毒性肝炎和人感染 H7N9 禽流感,占乙类传染病报告死亡总数 98% 以上。近 3 年在丙类传染病中,报告发病数居前 5 位的病种依次为手足口病、其他感染性腹泻病、流行性感冒、流行性腮腺炎和急性出血性结膜炎,占丙类传染病报告发病总数 99% 以上;报告死亡数居前 3 位的病种为手足口病、流行性感冒和其他感染性腹泻病,占丙类传染病报告死亡总数 98% 以上。在全球几十种新发传染病中,我国已陆续发现艾滋病、肾综合征出血热、军团病、丙型肝炎、戊型肝炎、庚型肝炎、TTV 感染、莱姆病、人单核细胞埃立克体病、人粒细胞埃立克体病、大肠杆菌 O157:H7 感染、O139 型霍乱、空肠弯曲菌腹泻、肺炎衣原体肺炎、成人轮状病毒腹泻、隐孢子虫病、猪链球菌感染、传染性非典型肺炎、人感染高致病性禽流感和甲型 H1N1 流感、登革热、手足口病、诺如病毒腹泻、严重发热伴血小板减少综合征等 20 多种,还存在其他新发传染病传入的可能,包括埃博拉出血热、西尼罗热、尼帕病毒脑炎等。近年来,我国境内先后发生中东呼吸综合征、黄热病、寨卡病毒病、脊髓灰质炎等多起输入性疫情。

二、流行特征

1. 感染谱发生变化,中度和轻度病例所占的比例逐渐增加。
2. 传染源的流动性呈现快、远、广的特点,疫源地范围难以界定。

3. 传播途径多样,疾病播散快速。

4. 新发传染病具有传染性强、传播速度快、流行范围广、急性期病死率高、难以预测和防制等特点。

三、传染病的流行过程

流行过程是指传染病在人群中发生、发展和转归的全过程,即病原体从已受感染者排出,经过一定的传播途径,侵入易感者机体而形成新的感染,并不断发生、发展的过程。流行过程由传染源、传播途径和易感人群三个基本环节构成,并受到自然因素和社会因素的影响。

1. 传染源　是指体内有病原体生长、繁殖并且能够排出病原体的人和动物,包括患者、病原携带者和受感染的动物。患者体内通常存在大量病原体,又具有利于病原体排出的临床症状如咳嗽、腹泻等,因此患者是最重要的传染源。病原携带者是指没有任何临床症状而能排出病原体的人。根据携带的病原体不同,又称为带菌者、带毒者和带虫者。受感染的动物:人类的某些传染病是由动物传播所致。某些传染病的病原体在自然界中的动物间传播,在一定条件下可以传给人,所致疾病称为自然疫源性疾病,如鼠疫、森林脑炎等。

2. 传播途径　是指病原体从传染源排出后,侵入新的易感宿主前,在外环境中所经历的全部过程。在外环境中的病原体必须借助于传播介质或传播因素才能进入易感者体内。传染病可经空气传播、经水传播、经食物传播、经接触传播、经媒介节肢动物传播、经土壤传播,还包括医源性传播和垂直传播。

3. 人群易感性　是指人群作为一个整体对传染病的易感程度。人群易感性的高低取决于该人群中易感个体所占的比例。与之相对应的群体免疫力,即人群对于传染病的侵入和传播的抵抗力,可以用群体中有免疫力的人口占全人口的比例来反映。群体免疫水平高,则人群易感性低;群体免疫水平低,则人群易感性高。人群易感性升高的主要因素包括新生儿增加,易感人口迁入,免疫人口免疫力自然消退,免疫人口死亡,病原体耐药或变异产生,或出现新的病原体。人群易感性降低的主要因素包括计划免疫,传染病流行后一部分人因发病或隐性感染获得免疫力。

第二节　传染病的预防与控制

20世纪50年代以后,传染病对人类生存和健康的威胁日益减轻,疾病的防治重点由传染病逐渐向慢性非传染性疾病过渡和转移。然而,近年来,由于人类生态环境和行为方式的改变,人口老龄化和全球化进程加速,气候变暖,食品加工、储存方式的改变,医疗手段的改变,及新发和再发传染病不断出现,导致全球传染病暴发、流行事件不断。因此,传染病的预防和控制依然是世界各国卫生工作的重点之一。

一、防制策略

(一) 预防为主

预防为主是我国卫生工作的基本方针。预防为主、群策群力、因地制宜、发展三级预防保健网,采取综合性防制措施是我国多年来防制传染病策略的概括。要采取加强健康教育、强化人群免疫、改善卫生条件等主动保护措施,提高人们预防疾病的能力。

(二) 加强传染病的监测与管理

传染病监测内容包括传染病发病、死亡,病原体型别、特性,媒介昆虫和动物宿主种类、分布和病原体携带状况,人群免疫水平及人口资料等。必要时还应开展对流行因素和流行规律的研究,并评价预防措施效果。制定严格的标准和管理规范,对病原生物实验室、传染病菌种和毒种库等进行监督管理;加强血液及血液制品、生物制品、病原生物有关的生物标本等的管理;加强对从事传染病相关工作人员的培训。

(三) 建立传染病预警制度

国家建立传染病预警制度,国务院卫生行政部门和省(自治区、直辖市)人民政府根据传染病发生流行趋势的预测,及时发出传染病预警,根据情况予以公布。县级以上地方人民政府应当制定传染病预防、控制预案,报上一级人民政府备案。

(四) 传染病的全球化控制

历史上鼠疫、霍乱、天花和流行性感冒曾多次发生世界性流行。因此,制定传染病的全球化控制策略不仅十分必要,而且已取得良好成效。1967年,世界卫生组织在全球实施强化天花免疫计划,1980年全球就消灭了天花;1988年、2001年世界卫生组织先后启动了全球"消灭脊髓灰质炎行动"和全球"终止结核病合作伙伴活动",也已取得显著成效。此外,针对艾滋病、疟疾、麻风病和结核病的全球性防制策略也在世界各国不同程度地展开。在2003年SARS流行期间,全世界的密切合作,对人类战胜SARS起到了至关重要的作用。

知识链接

终止结核病合作伙伴活动

2014年,世界各国领导人在联合国大会结核病问题高级别会议的"政治宣言"中作出了针对具体目标的终结结核流行的坚定承诺,为加快全球应对结核病提供了强大的动力。当前是全球防治结核病斗争的关键时刻,2024年是确保这些承诺得到履行、数百万人从拯救生命的结核病预防和关怀服务中受益的行动年!

"YES! WE CAN END TB"("是的!我们可以终结结核病"),这是2024年3月24日世界防治结核病日的宣传口号,它传达了一个希望的信息,即通过高层领导增加投资和更快地采纳世界卫生组织的新建议,全球就有可能回归正轨扭转结核病流行的趋势。

世界卫生组织呼吁在以下几方面采取行动,以确保实现为终结结核病流行所作的承诺:开展终结结核病的高级别领导和行动;开展对资源、支持、关怀和信息的可持续投资,这些对确保普遍获得结核病诊疗关怀和研究至关重要;在世界卫生组织最新公布的投资案例基础上,扩大获得结核病预防性治疗和筛查服务的机会;与各国合作伙伴和民间社会组织密切合作,促进多部门参与并实行问责制;解决卫生不平等问题,确保人人享有健康。

二、防制措施

预防和控制传染病的措施是指在尚未出现疫情之前,针对可能受病原体威胁的人群采取的措施,以及针对可能存在病原体的环境、媒介昆虫、动物等所采取的预防办法。

(一)传染病报告

传染病报告亦称疫情报告,是监测、控制和消除传染病的重要措施。

1. 报告病种和类别　现有法定传染病39种,其中甲类2种、乙类26种、丙类11种。《中华人民共和国传染病防治法》还规定,国务院和国务院卫生行政部门可以根据情况,分别依权限决定法定报告传染病病种的增加或者减少。甲类传染病:鼠疫、霍乱。乙类传染病:传染性非典型肺炎、艾滋病、病毒性肝炎、脊髓灰质炎、人感染高致病性禽流感、麻疹流行性出血热、狂犬病、流行性乙型脑炎、登革热、炭疽、细菌性和阿米巴性痢疾、肺结核、伤寒和副伤寒、流行性脑脊髓膜炎、百日咳、白喉、新生儿破伤风、猩红热、布鲁菌病、淋病、梅毒、钩端螺旋体病、血吸虫病、疟疾、人感染H7N9禽流感。丙类传染病:流行性感冒(含甲型H1N1流感)、流行性腮腺炎、风疹、急性出血性结膜炎、麻风病、流行性和地方性斑疹伤寒、黑热病、棘球蚴病、丝虫病、除霍乱、细菌性和阿米巴性痢疾、伤寒和副伤寒以外的其他感染性腹泻病、手足口病。《中华人民共和国传染病防治法》第四条规定,对乙类传染病中传染性非典型肺炎、炭疽中的肺炭疽和人感染高致病性禽流感,采取本法所称甲类传染病的预防、控制措施。其他乙类传染病和突发原因不明的传染病需要采取本法所称甲类传染病的预防、控制措施的,由国务院卫生行政部门及时报经国务院批准后予以公布、实施。省、自治区、直辖市人民政府对本行政区域内常见、多发的其他地方性传染病,可以根据情况决定按照乙类或者丙类传染病管理并予以公布,报国务院卫生行政部门备案。

2. 责任报告人及报告时限　各级各类医疗机构、疾病预防控制机构、采供血机构均为责任报告单位;其执行职务的人员和乡村医生、个体开业医生均为责任疫情报告人,必须按照传染病防治法的规定进行疫情报告。

3. 责任报告单位和责任疫情报告人　发现甲类传染病和乙类传染病中的肺炭疽、传染性非典型肺炎、脊髓灰质炎、人感染高致病性禽流感病人或疑似病人时,或发现其他传染病和不明原因疾病暴发时,应于2小时内将传染病报告卡通过网络报告;未实行网络直报的责任报告单位应于2小时内以最快的通讯方式(电话、传真)向当地县级疾病预防控制机构报告,并于 2 小时内寄送出传染病报告卡。

4. 对其他乙、丙类传染病病人、疑似病人和规定报告的传染病病原携带者在诊断后,实行网络直报的责任报告单位应于 24 小时内进行网络报告;未实行网络直报的责任报告单位应于 24 小时内寄送出传染病报告卡。

5. 县级疾病预防控制机构收到无网络直报条件责任报告单位报送的传染病报告卡后,应于 2 小时内通过网络进行直报。

知识链接

《中华人民共和国传染病防治法》

《中华人民共和国传染病防治法》是为了预防、控制和消除传染病的发生与流行,保障人体健康和公共卫生制定的国家法律法规。由中华人民共和国第七届全国人民代表大会常务委员会第六次会议于 1989 年 2 月 21 日通过,中华人民共和国主席令(第 15 号)公布,自 1989 年 9 月 1 日起施行。2004 年 8 月 28 日,第十届全国人民代表大会常务委员会第十一次会议修订;2013 年 6 月 29 日,第十二届全国人民代表大会常务委员会第三次会议修正。2020 年 10 月 2 日,国家卫健委发布《传染病防治法》修订征求意见稿,明确提出甲、乙、丙三类传染病的特征。乙类传染病新增人感染 H7N9 禽流感和新型冠状病毒两种。此次草案提出,任何单位和个人发现传染病患者或者疑似传染病患者时,应当及时向附近的疾病预防控制机构或者医疗机构报告,可按照国家有关规定予以奖励;对经确认排除传染病疫情的,不予追究相关单位和个人责任。

(二)针对传染源的措施

对病人的措施要早发现、早诊断、早报告、早隔离、早治疗。只有做到"五早",才能控制传染源,防止传染病在人群中传播蔓延。

1. 病人一经确定为传染病或可疑传染病,应按《中华人民共和国传染病防治法》的规定实行分级管理。

2. 甲类传染病病人和乙类传染病中艾滋病、肺炭疽和传染性非典型肺炎病人应实施隔离治疗,必要时可提请公安部门协助采取强制隔离治疗措施。

3. 乙类传染病病人,根据病情可住院隔离或在家中隔离治疗,直至治愈。对传染源作用不大的肾综合征出血热、钩端螺旋体病、布鲁菌病等病人可不必隔离。丙类传染病中瘤型麻风病人必须经临床和微生物学检查证实痊愈方可恢复工作、学习。传染病疑似病人必须接受医学检查、随访和隔离治疗措施,不得拒绝。甲类传染病的疑似病人必须在指定场所进行隔离观察、治疗。乙类传染病的疑似病人,在医疗保健机构指导下治疗或隔离治疗。

4. 对病原携带者的措施 对病原携带者应做好登记并进行管理,指导他们养成良好的卫生习惯;定期随访,经 2~3 次病原检查为阴性时,方可解除管理;久治不愈的伤寒或病毒性肝炎的病原携带者不得再从事有传播给他人危险的职业;艾滋病、乙型和丙型病毒性肝炎、疟疾的病原携带者严禁做献血员。

5. 对接触者的措施　指曾接触传染源而有可能受感染者均应接受检疫。检疫期限从最后接触之日起至相当于该病的最长潜伏期。

(1) 留验：即隔离观察。对甲类传染病的接触者应进行留验。将他们收留在指定场所进行观察，限制活动范围，实施诊察、检验和治疗。

(2) 医学观察：对乙类和丙类传染病接触者应施行医学观察，即在正常工作、学习的情况下，接受体检、病原学检查和必要的卫生处理。

(3) 应急接种：对潜伏期较长的传染病，如脊髓灰质炎、麻疹、白喉等，可对接触者施行预防接种。应急接种时间越早效果越好。一般在潜伏期早期或感染后 3 天内接种麻疹疫苗能防止发病。

(4) 药物预防：某些有特效预防药物的传染病，必要时可采用药物预防。如用青霉素或磺胺药物预防猩红热；乙胺嘧啶或氯喹预防疟疾等。药物预防多用于密切接触者或特殊职业人群，要防止滥用药物预防，以免造成病原体耐药。

6. 对动物传染源的措施　对人类危害大且无经济价值的动物应予以消灭，如灭鼠；危害性较大的病畜或野生动物，应予以捕杀、焚烧、深埋，如患疯牛病和炭疽病的家畜，患狂犬病的狗等；危害不大且有经济价值的病畜，应予以隔离治疗。此外，还应做好家禽、家畜和宠物的预防接种和检疫工作。

(三) 针对传播途径的措施

针对传播途径的措施主要是切断传播途径。因各种传染病的传播途径不同，故采用切断传播途径的措施也各不相同。肠道传染病主要由粪便排出病原体而污染环境，开展污染物品和环境消毒、饮水消毒和培养个人良好卫生习惯是十分重要的；呼吸道传染病主要经空气传播，保持室内通风、戴口罩和空气消毒是非常重要的；针对虫媒传染病，可根据不同媒介昆虫的生态习性特点采取不同的杀虫办法。消毒、杀虫是切断传播途径的有效措施，可防止传染病扩散和蔓延。

消毒是用化学、物理、生物的方法杀灭或消除环境中致病性微生物的方法，一般分为预防性消毒和疫源地消毒。

1. 预防性消毒是针对可能受病原体污染的场所和物品施行消毒，如空气消毒、饮水消毒和乳品消毒等。

2. 疫源地消毒是对现有或曾有传染源存在的场所进行的消毒，其目的是消灭传染源排出的病原体。疫源地消毒分为随时消毒和终末消毒。随时消毒指在有传染源存在的疫源地，对其排泄物及分泌物或被污染的物品、场所及时进行消毒。终末消毒指传染源痊愈、死亡或离开后对疫源地进行的一次彻底消毒，其目的是完全清除传染源播散在环境中的病原体。只有对外环境抵抗力较强的病原体才需要进行终末消毒，如鼠疫、霍乱、炭疽、伤寒、副伤寒、疟疾、病毒性肝炎、脊髓灰质炎、结核、白喉、猩红热等。对外环境抵抗力较弱的病原体,如麻疹、水痘、流行性感冒等,一般不需终末消毒。

(四)针对易感者的措施

1. 免疫预防　从防疫实践角度可采取三种方式进行免疫预防:计划免疫,即常年进行的儿童基础免疫和根据流行病学监测在流行期前对重点人群或重点地区人群进行的预防接种;应急接种,在存在传染病流行威胁时所进行的预防接种;暴露后接种,是指暴露于某病的传染源后或暴露于某种感染因子后所进行的预防接种。当发生传染病时,被动免疫是保护易感者的有效措施。如注射胎盘球蛋白或丙种球蛋白,对预防麻疹、流行性腮腺炎、甲型肝炎等均有一定效果。当脊髓灰质炎、麻疹、白喉等传染病发生局部流行时,应立即对一定范围的易感人群进行应急接种,以提高群体免疫力,防止大面积流行。

2. 药物预防　在传染病暴发流行时,可以给传染病易感人群服用某种药物,防止传染病在该人群中发生和传播。药物预防实施简便、见效较快,但只是非特异性应急预防措施,预防效果维持时间短,需多次重复给药,易产生耐药菌株,此外,药物预防对绝大多数病毒性传染病无效。

3. 个人防护　在某些传染病的流行季节,对易感者可采取一定的防护措施,戴口罩、手套、鞋套、护腿、安全套等都可起到个人防护作用;对接触传染病的医务人员和实验室工作人员应严格遵守操作规程,配置和使用必要的个人防护用品;对有可能暴露于传染病生物传播媒介的个人需穿戴或使用防护用品。

(五)传染病暴发、流行时的紧急措施

根据《中华人民共和国传染病防治法》,在有传染病暴发、流行时,县级以上地方人民政府应立即组织力量,按照传染病预防、控制预案进行防制,切断传播途径。必要时,报经上级可采取下列紧急措施并予以公告:

1. 限制或者停止集市、影剧院演出或者其他人群聚集的活动。
2. 停工、停业、停课。
3. 封闭或者封存被传染病病原体污染的公共饮用水源、食品以及相关物品。
4. 控制或者扑杀染疫野生动物、家畜、家禽。
5. 封闭可能造成传染病扩散的场所。
6. 在采取以上紧急措施的同时,应立即组织开展传染病暴发调查,并实施有效措施控制疫情。包括隔离传染源、治疗病人尤其是抢救危重病人、检验及分离病原体;切断在暴发调查过程中发现的传播途径,控制危险因素,如封闭可疑水源、饮水消毒、禁食可疑食物、捕杀动物传染源、应急接种等。
7. 当具备以下条件时,可由原决定机关宣布解除紧急措施:

(1)甲类传染病病人、病原携带者全部治愈;乙类传染病病人、病原携带者得到有效的隔离治疗;病人尸体得到严格的消毒处理。

(2)污染的物品及环境已经过消毒等卫生处理;有关病媒昆虫、染疫动物基本消除。

(3) 暴发、流行的传染病,经过最长潜伏期后,未发现新病人,疫情得到有效控制。

> **知识链接**
>
> **桂希恩教授**
>
> 桂希恩教授,著名传染病与寄生虫病专家。1999年夏天,一位来自河南省上蔡县的学生告诉桂希恩教授一件事,村里很多人得了一种怪病,怎么治也治不好。同年,他到了河南省上蔡县文楼村后,抽了5个人的血样带回武汉,结果发现2个是艾滋病病毒携带者。几天后,他再次北上文楼村,又抽了20个血样,发现10个艾滋病病毒阳性者。一周后,他又来到文楼村把抽血的范围扩大到了50多人,并从这些人中发现了儿童艾滋病毒携带者。面对越来越多的艾滋病人,桂希恩教授一方面感到了问题的严重性。1999年10月31日他向中央主管领导寄交了他在文楼村的调查报告,北京方面很快有回音,他被请到中国疾病预防控制中心详细汇报疫情调查结果,不久之后,中央艾滋病防治工作组进驻文楼村——文楼村成为全国第一个可以接受艾滋病免费治疗的村。2001年5月,5名艾滋病病毒感染者在武汉大学中南医院接受详细检查,桂希恩教授把感染者接到自己家中与这些病人同吃同住。他曾荣获艾滋病预防国际最高奖"贝利·马丁奖",他将5 000美元的奖金全部捐给了艾滋病防治工作。桂希恩教授成为2004年度中国中央电视台十位"感动中国"人物之一,颁奖词为:他清贫而充实,温和而坚定。责任让他知难而上。他让温暖传递,他让爱心汇聚,直到更多的人向弱者张开双臂,直到角落里的人们看到春天。他不惧怕死亡,因为他对生命有博大的爱。

第三节 全球化时代给传染病预防控制带来的挑战

一、新发传染病不断出现

新发传染病是指由新种或新型病原体引发或新认识到的能在一定区域发生和流行的传染病,如新型冠状病毒感染、艾滋病、疯牛病、SARS、中东呼吸综合征、甲型H1N1流感、埃博拉出血热等。新的传染病不断出现、旧的传染病死灰复燃,使人类面临着与传染病斗争的新形势。由于病原体的变异,耐药性的产生、毒力的变异,加上新病原体的发现或出现,新发传染病已达40多种,近年来几乎每年均有1种或1种以上新发传染病出现,而且还会不断增加。

> **知识链接**
>
> 中东呼吸综合征是由中东呼吸综合征冠状病毒(MERS-CoV)引发的呼吸系统急性传染

病,发热干咳、呼吸困难是其主要表现,且具有传染性强、流行范围广、患者病死率高的特点。2012年最早在沙特发现。中东呼吸综合征的传染源包括单峰骆驼和人,单峰骆驼可能为中间宿主。目前不排除蝙蝠或其他动物作为本病病原体宿主的可能。人可能通过接触含有病毒的单峰骆驼的分泌物、排泄物(尿、便)、未煮熟的乳制品或肉而感染。而人际间主要通过飞沫经呼吸道传播,也可通过密切接触患者的分泌物或排泄物而传播。人群普遍对本病易感,免疫力低下的人群、老年人和慢性病(如糖尿病、癌症和慢性肺部疾病)人群更容易发展为重症病例,也有部分人感染病毒后不会出现症状。

二、新型抗生素类药物与新型疫苗的研发

新型抗生素类药物与新型疫苗的研发需求迫切。抗生素类药物、疫苗及其他生物制品的研制成功,促进了传染病的有效防控。但因抗生素的长期和大量使用,细菌、病毒耐药突变菌种出现并愈演愈烈,使得标准的抗菌等治疗无效,增加了感染传播风险,也是经典传染病未能得到稳定控制的重要原因。疫苗是预防传染病最有效的方法之一。除了传统的灭活疫苗、减毒疫苗、多糖疫苗外,随着医学的发展及分子技术的应用,新的疫苗不断问世,如基因工程重组疫苗、亚单位疫苗、核酸疫苗、合成肽疫苗、广谱疫苗。据报道,现已研发出预防结核具有良好效果的 VPM1002 和 MTBVAC 疫苗,有望替代卡介苗(BCG)。但艾滋病、丙型肝炎等疫苗的研究比较滞后,尚需要突破。相信将来会有越来越多的高纯度、高效、安全的疫苗不断问世,并且注重治疗性疫苗的研制。

三、新理论、新技术在传染病流行病学中的应用

新理论、新技术在传染病流行病学中的应用越来越广。现代分子生物学技术的发展及基因组学、转录组学、表观组学、蛋白组学、代谢组学等新兴组学研究领域的兴起,深刻地影响着人类对微生物传染病的认识、认知及诊断、治疗、预防与控制。通过病原体基因水平的研究,可以准确地鉴别病原体的型别、变异、生物标志物及追踪传染源,判定传播途径等。传染病的预测、预警是目前广泛关注的热点和难点。计算机网络技术的飞速发展,传染病监测已实施网络直报,未来将结合各种数学模型等对传染病进行自动预警技术研究。另外 3S 技术即遥感技术、地理信息系统、全球定位系统已越来越多地应用于传染病的监测、预测、控制及流行规律与影响因素的研究。

四、传染病预防控制的国际化合作将广泛密切

由于全球人口流动的加剧、气候和生态的变化及病原体的变异等,过去已经控制的疾病如霍乱、结核等死灰复燃,新型冠状病毒感染、SARS 等新的传染病不断出现。传染病作为全球化的公共卫生问题,对人类健康与生活、经济发展、国家兴盛和文明延续都有至关重要的影响,所以传染病的防制迫切需要全球合作。天花的消灭,脊髓灰质炎、SARS 等传染病

的有效控制均得益于多个国家的合作。未来各国政府、国际组织在公共卫生体系、公共卫生政策、传染病预警和应对机制等方面将通过更为广泛、密切的合作,共同防范传染病的发生与流行。

知识链接

《国际卫生条例(2005)》

《国际卫生条例(2005)》(IHR)是一部具有普遍约束力的国际卫生法,中华人民共和国是其缔约国。《国际卫生条例(2005)》要求各缔约国应当发展、加强和保持其快速有效应对国际关注的突发公共卫生事件的应急核心能力,并呼吁在2012年6月15日前,发现、评估、报告、通报和处置突发公共卫生事件的能力全部达标,不能如期达标可申请延期。2024年6月1日,世界卫生大会通过一揽子《国际卫生条例(2005)》修正案,以确保所有国家建立起全面、健全的公共卫生制度,加强全球对大流行病等突发公共卫生事件的防范、监测和应对能力。

思考题?

1. 传染病的预防策略有哪些?
2. 传染病的主要控制策略有哪些?
3. 全球化时代,传染病预防控制有哪些挑战?

第十九章

慢性非传染性疾病的预防与控制

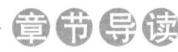

心血管病、癌症、呼吸系统疾病、糖尿病等慢性病是影响人类健康和生命质量的主要疾病,是全球居民的主要死因。绝大部分慢性病是由数量不多、已知的和可以预防的危险因素造成的,其中最主要的因素是吸烟、缺乏身体活动和不合理膳食。如果这些主要危险因素被消除,大约四分之三的心脏疾病、卒中和 2 型糖尿病以及 40% 的癌症将能得到预防。

学习目标

知识目标:
掌握慢性病的基本概念、主要危险因素、流行特征、预防策略与措施。

能力目标:
依据慢性病的主要危险因素,制定相应的慢性病预防措施。

素质目标:
培养学生树立健康生活的思维理念,养成健康的生活方式和行为习惯。

导入情景与思考

弗雷明汉心脏研究(Framingham Henrt Study,FHS)是流行病学研究中的典范,其最初目的是通过长期随访无心血管疾病、未发作心肌梗死或脑卒中的社区人群,确定导致心血管疾病的共同发病因素和疾病特征。1948 年,FHS 研究人员在美国 Framingham 镇招募了5 209 名 30~62 岁的当地居民,进行第一次体检和生活方式记录。之后,研究人员对研究对象每 2 年进行一次随访,完成详细的医学史调查、体格检查和实验室检查。历时 70 年的研究中,基于 FHS 数据,发表文章 3 600 余篇,其中不乏具有里程碑意义的研究结果。研究发现:烟草、高胆固醇水平、高血压、心电图异常、肥胖、女性绝经可增加心脏病风险;体力活动可降低心脏病风险;心理因素可影响心脏病的发生;高血压、房颤将增加脑卒中风险。基于不断积累的研究证据,研究团队对临床诊断及疾病预测也获得了显著成就,如:1957 年将高血压定义为≥160/95 mmHg;1971 年制定了至今使用的心衰临床诊断标准;1998 年建立了冠心病 10 年风险评分工具;2009 年建立了心血管病 30 年风险预测计算器,实现远期风险评估。通过多年监测和随访,FHS 团队不仅总结了导致心血管疾病的主要危险因素,也革新了对动脉粥样硬化、高血压、心力衰竭、外周动脉疾病和心律失常的概念、诊断、治疗和预防观念,在临床实践中引导开展有效的预防和治疗,是流行病学原理方法与临床医学成功整合的典范。

思考题?

1. 研究中采用了哪些常见流行病学研究方法?
2. 结合 FHS 研究,总结心血管疾病有哪些常见的危险因素?
3. FHS 研究对于心血管疾病防控有哪些影响?
4. 从 FHS 研究中,可得到哪些慢性病防控的启示?

第一节 概 述

一、概念

根据疾病是否具有传染性,可以分为传染性疾病和非传染性疾病两大类;根据疾病的发病历程长短,可以分为急性发病和慢性发病。慢性非传染性疾病,简称慢性病,指非传染性疾病中慢性发作的疾病,是对一类起病隐匿、病程长(指从发现之日起病程超过 3 个月)且病情迁延不愈、缺乏明确的传染性生物病因证据,病因复杂或病因尚未完全明确的一类疾病的概括性总称。常见的慢性病主要有心血管病、癌症、慢性呼吸系统疾病及糖尿病,这些疾病主要由行为因素、生活方式、环境因素、职业暴露以及遗传因素等引起,一般无传染性。在 WHO 全球疾病负担(GBD)分类研究中,疾病和伤害被分成三类:第一类是传染性疾病和寄生虫病、产科及围产期疾病以及营养类疾病;第二类是非传染性疾病;第三类是中毒和伤害。严格来说,慢性病与 GBD 疾病分类中的非传染性疾病是有区别的,如果完全将非传染性疾病纳入慢性病范畴,无疑会扩大其范围。

知识链接

全球疾病负担报告

全球疾病负担报告是世界卫生组织(WHO)发布的一项重要报告,旨在评估全球范围内的疾病负担,包括疾病、伤害和风险因素对健康的影响。该报告通过伤残调整寿命年(DALYs)来衡量健康损失,并分析不同地区、不同年龄组和不同性别之间的健康差异。WHO 全球疾病负担报告对全球卫生政策制定具有重要影响。通过揭示不同地区、不同性别和不同年龄组的健康差异,报告为各国提供了科学依据,帮助制定针对性的公共卫生策略,减少健康不平等,提高全球健康水平。此外,报告还强调了预防和控制慢性病、传染病和其他风险因素的重要性,以减轻未来的健康负担。

二、疾病负担

慢性病通常为终身性疾病,不仅影响身体健康、降低生活质量,而且持续的医疗费用会给个人、家庭和社会带来沉重的经济负担。为了客观评价疾病对人类健康和社会发展的影响,确定预防和控制的优先领域,为制定卫生政策和卫生决策提供循证医学证据,需要科学、合理地定量评价疾病负担。

(一)疾病负担评价指标

疾病负担是指疾病给人类造成的损失,一般定义为疾病及其导致的生理和心理问题对健康和社会的危害以及对疾病结局如死亡、失能和康复所带来的后果和影响,主要分为健康和寿命损失以及经济损失两个方面。20 世纪 80 年代以前,疾病负担主要通过发病率、死亡率、死因顺位等指标来测量。这些指标的优点是资料易获、计算简便、结果直观,但发病率难以反映疾病造成的伤残程度和持续时间,死亡率不能反映疾病对人的社会价值造成的影响。1982 年,美国疾病预防控制中心提出采用潜在寿命损失年来评价不同疾病造成的负担大小。潜在寿命损失年较传统指标更趋于准确和合理,但对于超过期望寿命的死亡难以评价其造成的疾病负担。该指标应用的前提是相同年龄个体的社会、经济价值是等同的,且只考虑了死亡这一结局,忽略了疾病造成的失能。1993 年,世界银行提出新的疾病负担指标,即伤残调整寿命年,包括因早死所致的寿命损失年和伤残所致的健康寿命损失年。伤残调整寿命年充分考虑了疾病造成的死亡和失能,计算时考虑了年龄和时间,比既往指标更全面地反映了疾病对人群造成的负担。随着疾病负担研究的深入,其测量范围也从单纯的健康损失扩大到经济负担。疾病经济负担包括直接经济负担和间接经济负担。直接经济负担包括提供服务的费用(医药费、住院费、预防经费等)和接受服务的费用(病人及伴护人员的差旅费、伙食费、营养食品费等)。间接经济负担包括病人因病损失的工作时间、因病而降低工作能力引起的经济损失;因病引起的过早死亡损失工作时间导致的经济损失;伴护人员、亲友损失工作时间所引起的经济损失等。

(二) 慢性病的疾病负担

慢性病是严重威胁居民健康的一类疾病,已成为影响许多国家经济社会发展的重大公共卫生问题。慢性病的发生和流行与经济、社会、人口、行为、环境等因素密切相关。随着工业化、城镇化、人口老龄化进程不断加快,居民生活方式、生态环境、食品安全状况等对健康的影响逐步显现。慢性病影响因素的综合性、复杂性决定了防治任务的长期性和艰巨性,其给人类带来的危害主要包括:慢性病是导致劳动能力丧失、生活质量下降以及残疾的重要原因;慢性病主要发生在40岁以上,该年龄段的人群经验丰富、工作任务多、家庭负担重,患病后对工作及家庭的影响较大。慢性病影响人体重要器官,病程迁延,严重的可导致生活质量低下甚至残疾和死亡。慢性病已成为全球居民死亡和残疾的主要原因。据估计,2010年中国人群全死因伤残调整寿命年数损失为3.2亿人年,其中,慢性病占77.0%。

慢性病造成重大的社会经济负担。慢性病的病程长、预后差、耗费大量的卫生资源和社会资源,严重阻碍了经济增长和社会发展,降低国家的发展潜力,这种影响对包括中国在内的经济快速发展的国家而言尤其严重。如果按照现状继续发展,预计2011—2025年慢性病导致的累计经济损失将达7万亿美元。

第二节 慢性非传染性疾病的危险因素

慢性病的发生是遗传因素和环境因素相互作用或共同作用的结果。具有遗传基因缺陷者,在不利的环境因素作用下易患病,其发病年龄提前,病情可能更严重;但遗传易感者如果能够注意合理的健康生活方式,避免环境危险因素暴露,则可能不发病,即使发病其病情也可能较轻,预后较好;不具有遗传缺陷的人,如果长期暴露于不良环境或具有不良行为方式,仍可能患病。

一、吸烟

烟草每年夺去700多万人生命,其中有600余万人缘于直接使用烟草,约89万人属于接触二手烟雾的非吸烟者。吸烟是心血管病、癌症和慢性呼吸系统疾病等众多慢性病的危险因素。烟草烟雾中有4 000多种化学物质,其中至少有250种已知的有害物质,50多种已知的致癌物质。在慢性病所致死亡中,约六分之一可归因于烟草暴露。近年来,人们逐渐认识到烟草对健康的危害,众多高收入国家的烟草使用量已开始减少,但是中、低收入国家的烟草消费量却在快速增加。预计如果全球烟草使用量减半,2025 年前将可以避免 2 000 万~3 000 万人死于烟草所致疾病,2050 年前将可以避免 1.7 亿~1.8 亿人死于烟草所致疾病。《世界卫生组织烟草控制框架公约》于 2005 年 2 月生效,截至 2025 年 3 月 1 日,已有 183 个缔约方,覆盖 90% 以上人口。2008 年,WHO 提出采用 MPOWER 控烟策略,即 Monitor(监测烟草使用)、Protect(保护人们免受烟草烟雾危害)、Offer(提供戒烟帮助)、Warn(警示烟草危害)、Enforce(确保禁止烟草广告与促销)、Raise(提高烟税)。

知识链接

《世界卫生组织烟草控制框架公约》

《世界卫生组织烟草控制框架公约》(WHO FCTC)是世界上第一个旨在限制全球烟草和烟草制品的公约,于 2003 年 5 月 21 日由世界卫生大会批准。该公约呼吁所有国家开展尽可能广泛的国际合作,控制烟草的广泛流行。截至 2025 年 3 月 1 日,共有 183 个国家缔结了该公约,成为其缔约国。中国于 2003 年 11 月 10 日签署了公约,并于 2005 年 10 月 11 日正式批准。该公约的实施在全球范围内推动了烟草控制的政策和措施,减少了烟草的使用和二手烟的暴露,对保护公众健康起到了重要作用。

二、缺乏身体活动

身体活动系指由骨骼肌肉产生的需要消耗能量的任何身体动作,包括工作期间的活动、游戏、家务、出行和休闲娱乐活动。锻炼是身体活动的一部分,涉及有计划、有条理和反复的动作,目的在于增进或维持身体素质的一个或多个方面。经常和适度的身体活动能够改善肌肉和心肺功能,降低高血压、冠心病、脑卒中、糖尿病、多种癌症以及抑郁症的风险,对能量平衡和体重控制具有重要作用。与身体活动充分者相比,活动不足者的死亡风险会增加 20%~30%。全球约 23% 的 18 岁以上成人(男性 20%,女性 27%)身体活动不足。在高收入国家,男性和女性缺乏身体活动的比例分别为 26% 和 35%;在低收入国家,这一比例则分别为 12% 和 24%。

三、不合理膳食

合理营养是健康的物质基础,而平衡膳食又是合理营养的根本途径。不健康的饮食每年至少导致 1 400 万人死亡,约占慢性病总死亡的 40%。膳食与心血管病、癌症等的发生有密切的联系,但不同的膳食因素对疾病的影响不同。

四、高盐摄入

盐摄入量是血压水平和心血管病发病风险的重要决定因素,约 30% 的高血压是由于摄入食盐过多导致的。来自不同国家的数据表明,多数人食盐摄入量远高于推荐量。预计每人每日食盐摄入量从 9~12 g 减少至 WHO 推荐的 5 g,将对降低血压和心血管病发病风险产生重大作用。

五、高脂肪摄入

脂肪是人体能量的重要来源,可提供必需的脂肪酸,有利于脂溶性维生素消化吸收,但脂肪摄入过多是引起肥胖、高血脂、动脉粥样硬化等多种慢性病的危险因素。研究显示,饱和脂肪酸的摄入能增加血清总胆固醇与低密度脂蛋白胆固醇水平,反式脂肪酸能增加低密度脂蛋白胆固醇、甘油三酯水平并降低高密度脂蛋白胆固醇水平。有证据表明饱和脂肪酸和反式脂肪酸能增加冠心病的发病风险,若改用单不饱和脂肪酸和多不饱和脂肪酸则可以降低心血管病的发生风险。也有证据表明,2 型糖尿病的发病风险与饱和脂肪酸和反式脂肪酸的摄入量呈正比,与蔬菜中多不饱和脂肪酸的摄入量呈反比。摄入的脂肪总量不应超过摄入总能量的 30%。

六、食品污染

食品污染以及膳食构成与癌症的发生有关,如食品中的黄曲霉毒素能够污染谷物和坚果,食用后可致肝癌。鱼、肉类食品在煎、炸等烹调过程中会产生杂环胺类物质,有致突变和致癌作用。食物在火上烟熏煎烤时,有机物经高温分解和不完全燃烧可形成多环芳烃类化合物,进入哺乳动物细胞后经代谢活化成为高毒性代谢产物,能不可逆地损伤生物大分子,与消化系统肿瘤的发生有关。

七、缺少维生素

缺乏新鲜蔬菜和水果。新鲜蔬菜和水果水分多、能量低,是人类平衡膳食的重要组成部分,是维生素、矿物质、膳食纤维和植物化学物质的重要来源。富含蔬菜、水果和薯类的膳食对保持身体健康,维持肠道正常功能,提高免疫力,降低肥胖、糖尿病、高血压等慢性病的发病风险具有重要作用,所以近年来各国膳食指南都强调增加蔬菜和水果的摄入种类和数量。

八、超重与肥胖

建议 18 岁及以上成人正常体质指数(BMI)的范围为 $18.5 \sim 24.9 \text{ kg/m}^2$,等于或大于 25 kg/m^2 为超重,等于或大于 30 kg/m^2 为肥胖。2016 年,全球超过 3.4 亿名 5~19 岁儿童和青少年超重或肥胖,18 岁及以上成年人 39% 超重,13% 肥胖(男性 11%,女性 15%)。全球肥胖流行率在 1975—2016 年增长了近 3 倍。许多低收入和中等收入国家正面临"双重疾病负担",这些国家在应对传染病和营养不良等问题的同时,也正经历着超重和肥胖等慢性病高危因素迅速增长的态势。同一国家、同一社区甚至同一家庭内营养不良和肥胖共存的情况并不罕见。随着超重和肥胖程度的增加,死亡风险也随之升高。超重和肥胖对血压、胆固醇、甘油三酯和胰岛素抵抗等均会产生影响。随着 BMI 升高,冠心病、缺血性脑卒中和 2 型糖尿病的发病风险也随之升高。高 BMI 同样也增加了罹患乳腺癌、结直肠癌、子宫内膜癌、肾癌、食管癌和胰腺癌的风险。儿童肥胖会使成年期肥胖、早逝和残疾出现的概率更大。

九、空气污染

无论是室内空气污染还是室外空气污染,都是发达国家和发展中国家的主要环境卫生问题。92%的世界人口居住在未达到 WHO 空气质量指南标准的地方。室外空气污染每年导致 300 万人过早死亡,约 72%是缺血性心脏病和脑卒中所致,14%是慢性阻塞性肺病或急性下呼吸道感染所致,14%是肺癌所致。空气中可吸入颗粒物的主要成分是硫酸盐、硝酸盐、氨、氯化钠、黑炭、矿物粉尘和水,包括悬浮在空气中的有机和无机物的固体和液体复杂混合物。长期暴露于这些颗粒物中可能增加罹患心血管病和呼吸道疾病以及肺癌的风险。空气中其他影响健康的污染物还包括臭氧、二氧化氮和二氧化硫等。全球大约有 30 亿人仍在明火和开放式炉灶中使用固体燃料在家进行烹饪和取暖,这种低效的烹饪燃料和技术会产生大量对健康有害的室内空气污染物。每年有 430 万人过早死于室内空气污染导致的疾病,其中 12%死于肺炎,34%死于脑卒中,26%死于缺血性心脏病,22%死于慢性阻塞性肺病,6%死于肺癌。

十、感染

某些慢性病,特别是癌症的发生可能与病原体感染有关或者由慢性传染性疾病演变而成,如肝癌与长期慢性活动性乙型肝炎有关,胃癌与幽门螺杆菌感染有关,宫颈癌与人乳头瘤病毒感染有关。在某些国家,血吸虫等寄生虫感染增加了罹患膀胱癌的风险,肝吸虫感染增加了胆管癌的风险。在低收入和中等收入国家,感染导致的癌症病例数占比高达 25%左右,这些感染大多可以通过接种疫苗和避免病原体传播得到预防。

十一、其他环境因素

一些环境因素,包括环境污染物、职业暴露和电离辐射等与慢性病的发生有关。电离辐射可以增加某些癌症的发病风险,能诱发白血病和多种实体肿瘤。过度暴露于紫外线辐射中可导致多种皮肤慢性病变,如皮肤恶性黑色素瘤、鳞状细胞癌、基底细胞癌和光老化等。氡是造成肺癌的第二大原因,仅次于吸烟。氡造成的肺癌数占总数的 3%~14%,具体取决于氡的暴露水平及吸烟率。职业致癌物与肺癌、膀胱癌、喉癌、皮肤癌、白血病及鼻咽癌等有关。间皮瘤在很大程度上与工作相关的石棉暴露有关。

十二、遗传因素

几乎所有的慢性病都有遗传因素的参与。家系研究和双生子研究均证实了遗传因素在癌症、心血管病、慢性阻塞性肺病、糖尿病等慢性病发病中的作用。随着分子流行病学与遗传流行病学的发展以及人类基因组学的建立,很多慢性病的遗传机制均得到了深入研究。

十三、多因素综合作用

慢性病的发生与流行往往是多个危险因素综合作用的结果,而多个因素的作用常常不是单个因素的简单相加,它们之间相互作用的模式比较复杂。不同的疾病不一样,不同的群体也不一样。因此,研究多个危险因素对疾病发生的协同作用及其作用方式十分重要。此外,一种危险因素也会导致多种慢性病的发生,针对某一种危险因素实施干预可以对多种疾病的预防与控制产生积极影响。

第三节 重大慢性非传染性疾病的预防控制

策略是根据具体情况制定的指导全面工作的方针,如基本原则和组织机构等。措施是实现预期目标所需要采取的具体行动方法、步骤和计划。策略和措施密切相关,相互影响。只有在正确的策略指导下,采取合理、有效的措施,才能达到预期的防制效果。为应对慢性病对人类健康、卫生保健和社会资源的威胁,世界各国都在积极寻求解决方案。西方发达国家的经验证明,先进的临床医疗技术仅能降低部分死亡,无法减少发病、残疾和高昂的疾病负担,开发积极的公共卫生策略和群体预防措施才是慢性病防制的根本出路。

一、全人群策略与高危人群策略

慢性病的预防和控制一般采取全人群策略与高危人群策略相结合的模式。

(一)全人群策略

1. 在一般人群中,一些危险因素水平处于所谓"正常范围"的人同样具有患病风险,这为实施慢性病预防"全人群策略"提供了科学依据。全人群预防策略主要是指政府制定相应的卫生政策,通过健康教育、健康促进和社区干预等方法,在全人群中控制主要的危险因素,预防和减少疾病的发生与流行,这些策略属于第一级预防的范畴。该策略针对人群中危险暴露的决定因素采取措施,降低整个人群危险因素的暴露水平,不需要确定哪些个体是高危的。即使个体因预防而获得的收益微不足道,但通过全人群策略可以使大多数人受益,给整个人群带来的累积收益非常可观。

2. 健康教育是指通过有计划、有组织、有系统地传播健康相关知识,促使人们自愿地改变不良的生活与行为方式和影响健康行为的相关因素,消除或减轻影响健康的危险因素,预防疾病,促进健康和提高生活质量。

3. 健康促进是一种以社区为基础,大范围、长时间,以创建环境、促进健康、减少疾病为目标,由政府提供政策与经济支持,社会各方面共同参与的活动。健康促进包括政府立法、财政拨款、媒体宣传、社区参与等。《渥太华宪章》确定了健康促进三项基本策略,即为创造保障健康的若干必要条件所进行的倡导;为人们最充分地发挥健康潜能而向他们的授权;为了实现健康目标的共同协作,在社区各利益相关者之间进行的协调。上述策略由五项重点行动领域给予支持,即建立促进健康的公共政策,创造健康支持环境,增强社区能力,发展个人技能,调整卫生服务方向。社区干预是指充分利用社区资源,在各部门的参与下,针对不同目标人群,在不同场所开展疾病防治和健康促进活动,通过改变生活方式和生活环境,使个体和社区增强控制影响健康诸因素的能力,以创造有利于健康的环境,预防疾病,提高健康水平。社区干预的主要策略包括政策和环境支持、公共信息、社区参与和发展、个人不良行为改变及技能提高和社区卫生服务评估与改进。

(二) 高危人群策略

"高危人群"不仅指那些存在明显危险因素的人,而且包括那些危险因素暴露水平略高但同时具有多个危险因素的人。高危人群策略主要是对疾病风险高的个体,针对致病危险因素采取干预措施降低其未来的发病风险。回顾近几十年来国内外的疾病防制实践不难发现,高危人群策略更易获得重视和偏爱。但高危人群策略也有其局限性,如易产生"标签效应",即被判定为"高危"的个体可能会承受较大的心理压力,诱发焦虑或自我认知改变,反而不利于健康。此外,高危人群策略主要关注那些特别易感或显著暴露的个体,通过多种方式保护个体免于暴露导致的效应,或是降低个体的暴露水平。当问题波及整个人群时,所能干预的病人和易感个体仅是冰山一角,是治标不治本的策略。另外,一些学者对高危人群策略中的药物预防措施也表示忧虑。药物费用、不良反应、个体长期服药的依从性均会影响这一策略的实际效果。

高危人群策略和全人群策略并不是截然分开的,两者作用于病因链的不同环节,相辅相成。高危人群策略主要关注病因链近端的环节,针对性和可操作性强,效果明确,易被理解和接受,针对近期的疾病负担可解燃眉之急。而全人群策略主要关注的是病因链远端的环节,涉及的通常是很多疾病共同的根本原因,覆盖人群范围广,成本低廉,是实现持久的全人群健康的必经之路。

二、 我国慢性病防制策略

慢性病影响因素的综合性、复杂性决定了防制任务的长期性和艰巨性。应坚持统筹协调、共建共享、预防为主、分类指导的基本原则。

2017年1月,国务院办公厅印发《中国防治慢性病中长期规划(2017—2025年)》,确定的策略与措施包括:加强健康教育,提升全民健康素质;实施早诊早治,降低高危人群发病风险;强化规范诊疗,提高治疗效果;促进医防协同,实现全流程健康管理;完善保障政策,切实减轻群众就医负担;控制危险因素,营造健康支持性环境;统筹社会资源,创新驱动健康服务业发展;增强科技支撑,促进监测评价和研发创新。逐步提高居民健康期望寿命,有效控制慢性病的疾病负担。

三、三级预防措施

国内外大量研究和长期实践经验表明:慢性病防制必须以公共卫生系统为主导,坚持一级预防为主,一、二、三级预防相结合的原则,即按照 WHO 提出的人类健康四大基石"合理膳食、适量运动、戒烟限酒、心理平衡",预防慢性病发生,这是第一级预防措施;一旦发病,及时诊断和治疗,稳定病情,防止或减缓疾病的发展,这是第二级预防措施;坚持长期、规范治疗,控制病情,提高生活质量,防止伤残和促进功能恢复,这是第三级预防措施。

(一) 第一级预防

第一级预防又称病因预防或初级预防,是在疾病尚未发生时针对致病因子、可疑致病因子或相关因素所采取的措施,是预防疾病发生和消灭疾病的根本措施。主要包括两个方面:一是健康促进,二是特异预防,即针对特异病因采取措施。对高危人群进行健康生活方式和合理膳食的健康教育与健康促进,鼓励居民多食新鲜蔬菜、水果,减少肉类等脂肪类食品的比例,不吸烟,不酗酒,多参加户外活动和体育锻炼,这些均是有效的第一级预防措施。研究显示,通过改变生活方式可以预防 80% 的冠心病和 90% 的 2 型糖尿病;通过合理膳食、坚持体育锻炼和保持正常体重可以预防三分之一的癌症。

(二) 第二级预防

第二级预防又称"三早"预防,包括早期发现、早期诊断和早期治疗,它是在疾病发生后为了防止或减缓疾病的发展而采取的措施。建立规范化的定期健康检查制度是一项重要的预防措施。健康体检的频率和内容可根据受检对象的年龄、性别、职业等特点设置。定期健康体检制度与建立规范化的居民健康档案应当结合起来逐步建立电子健康档案信息系统。疾病筛检是第二级预防的重要内容,通过筛检能及时发现病人甚至发现处于疾病早期的病人,从而改善预后,提高生存率。

(三) 第三级预防

第三级预防又称临床预防,是在疾病的后期为了减少疾病危害所采取的措施。目的是防止病残和促进功能恢复,提高生存质量,延长寿命,降低病死率。具体措施包括提倡病人自我管理;建立社区卫生服务中心(站)与医院之间的双向转诊制度;病人在急性期可以获得及时、有效、规范的治疗,病情稳定后,按照合理的治疗方案,在社区获得方便、连续、经济、有效、规范的治疗与康复;晚期病人能够得到规范化的康复指导、医疗照顾和临终关怀等。

四、慢性病管理

慢性病是可以有效预防和控制的疾病,在慢性病发生、发展的各个阶段采取全面、连续、主动的管理方式,不仅可以延缓疾病进程、减少并发症,还能节约医疗资源,减轻疾病负担。

(一) 慢性病管理模型

世界各国对慢性病的管理和干预进行了诸多探索,建立了相应的理论模型,具有代表性的是慢性病照护模型(CCM)和慢性病创新照护(ICCC)框架。

CCM是20世纪90年代瓦格纳(Wagner)提出的一套针对慢性病进行全面系统管理的方法,在美国、法国、澳大利亚等国广泛实践,取得了良好的效果。该模型认为,卫生服务系统实现高质量慢性病管理的要素包括社区、卫生服务系统、病人自我管理支持、转诊系统设计、决策支持和临床信息系统等六个方面。

WHO基于CCM模型提出了ICCC框架。ICCC将复杂的卫生服务提供过程分为微观、中观和宏观三个层面,即病人互动、卫生服务体系和社区、政策三个层面,这三个层面的每一层与另外两层相互作用并产生积极影响。ICCC强调政府及政策参与、支持及卫生系统内外相关部门的协作、协调筹资,增加慢性病管理经费来源,规范培养慢性病管理的全科医生。这种模式以预防为重点,为慢性病病人提供一体化、综合化的管理服务,增强自主管理意识及自我管理技能,从根本上实现初级卫生保健工作的目标。

> **知识链接**
>
> **慢性病创新照护(ICCC)框架**
>
> 慢性病创新照护(ICCC)框架是由WHO提出的一个针对慢性病防治与管理的模型。该框架旨在解决中低收入国家在慢性病管理工作中存在的卫生服务碎片化、基础设施缺乏及资源利用率低等问题。ICCC框架分为三个层面。宏观层面:包括领导与宣传、加强部门间伙伴关系、整合政策、经费支持、人员配置与发展、立法支持等要素。中观层面:涉及医疗卫生机构和社区,要求医疗卫生机构推进连续性和协调性服务,优化服务,组织和配备卫生服务团队,推广和使用信息系统,支持患者自我管理和自我预防;社区则通过领导和支持改善结果、组织和协调社区资源、提供补充服务。微观层面:包括有准备、知情和积极的患者,强调患者的自我管理和自我预防。

(二) 慢性病自我管理

由于传统的医疗保健系统和服务在解决行为和环境因素所致的慢性病问题方面作用有限,且费用昂贵。因此,慢性病预防、干预和卫生保健活动通常在社区和家庭内执行,病人及其家庭将不可避免地成为预防和管理慢性病的主要承担者,成为慢性病的自我管理者。"自我管理"一词最早的意思是"病人是治疗过程中一个积极的参与者"。慢性病自我管理(CDSM)是指"在卫生保健专业人员的协助下,个人承担一些预防性或治疗性的卫生保健活动",即用自我管理方法来控制慢性病,实际上是病人教育项目。它通过系列健康教育课程教给病人自我管理所需知识、技能、信心以及和医生交流的技巧,帮助慢性病病人在得到医生更有效的支持下主要依靠自己解决慢性病给日常生活带来的躯体和情绪方面的问题。由于病人及其家庭成员大多缺乏自我管理所需的技能,因此提供自我管理支持是改善慢性病病人生活质量和治疗结果的重要因素。美国斯坦福大学洛林(Loring)博士及其同事在关节炎自我管理项目成功经验的基础上开创并形成了慢性病自我管理计划模型(CDSMP),以提高自我效能为中心安排慢性病自我管理健康教育的内容和授课形式。由经培训合格的非专业人员在社区开展课程,教授慢性病病人管理所需的知识和技能。

> **知识链接**
>
> **70年奔走于高血压防控第一线:刘力生获全球心血管健康杰出贡献奖**
>
> 2022年10月13日,世界心脏病学大会(WCC)在巴西里约热内卢举办,世界心脏联盟(WHF)将"全球心血管健康杰出贡献奖"授予世界高血压联盟前主席、中国高血压联盟首任主席刘力生教授。WHF在一份声明中这样评价刘力生:"刘力生教授是中国心血管研究的先驱,也是国际高血压领域的领导者。"现年已过90岁高龄的刘力生是我国著名心内科专家,从医70余年,如今耄耋之年的刘力生仍孜孜不倦地奔波在高血压防控第一线。自1986年起,她带领中国高血压联盟在国内不断开展高血压防治工作,组织了大量的高血压防治活动和培训,出版了相关手册和书籍,推动了高血压防治知识的普及和基层防治人员的培训。她的工作得到了国际认可,中国高血压联盟成为唯一代表中国参加世界高血压联盟的成员。此外,刘力生教授在高血压研究领域有着丰富的经验和卓越的成就,她的贡献不仅限于学术研究和组织工作,更重要的是她对高血压防控工作的持续推动和影响,使得我国的高血压防治工作取得了显著的进展。她曾说:"总是要做点什么事情,让患者受益,坚持就是胜利。"

思考题?

1. 慢性非传染性疾病的概念是什么?
2. 慢性非传染性疾病的主要危险因素有哪些?
3. 重大慢性非传染性疾病的主要控制策略有哪些?

第二十章

疾病分布

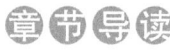

流行病学是研究人群中疾病与健康状况的分布及其影响因素,并研究防制疾病及促进健康的策略和措施的科学。流行病学任务的三个阶段包括:①揭示现象(疾病、伤害和健康的分布);②找出原因;③提供措施。其中揭示现象主要围绕对疾病、伤害和健康的分布展开。

学习目标

知识目标:
1. 理解疾病分布的基本概念,包括疾病的地区分布、时间分布和人群分布。
2. 掌握疾病分布的测量指标,如发病率、患病率、死亡率等,并了解如何计算和解释这些指标。
3. 了解不同疾病在不同地区、时间和人群中的分布特点及其影响因素。
4. 掌握疾病分布的形式,包括散发、暴发、流行和大流行等流行强度的描述。

能力目标:
1. 能够分析特定疾病的分布数据,识别疾病在时间和空间上的分布模式。
2. 能够运用所学的疾病分布知识,参与社区人群健康的工作,提高个体和群体的健康水平。

素质目标:
1. 树立预防为主的思想,认识到疾病分布研究在疾病预防和控制中的重要性。
2. 增强创新和批判精神,能够对现有的疾病分布理论和实践进行科学的分析和批判。

> **导入情景与思考**

2020年中国狂犬病的流行分布特征分析显示，全国21个省（自治区、直辖市）报告狂犬病病例202例，报告发病率较2019年下降30.34%。狂犬病疫情主要分布在中南部地区，湖南、河南、四川、江苏报告发病数排前4位，共占全国发病总数的60.89%。

❓请思考：
1. 上述案例中描述了哪些疾病分布情况？
2. 如何进一步描述中国狂犬病的疾病分布？

第一节 流行病学常用测量指标

一、发病率

发病率指在一定期间内（一般为1年）、特定人群中某病新发病例出现的频率。发病率等于在研究期间新发病例数除以研究期中处于风险的人口数。发病率一般表示成每千、每万、每十万人口下的值。

$$发病率 = \frac{某期间（年）某人群中某病新病例数}{同时期暴露人口数} \times k$$

$k = 1\,000‰,10\,000/万或100\,000/10万等$。

计算发病率时，分子是一定期间内某病新发生的病例数。若在观察期间内1个人多次发病时则应多次计为新发病例，如流感、腹泻等急性疾病，其发病时间容易确定，易区分新旧病例。而对发病时间难以确定的一些疾病，如高血压、恶性肿瘤等，则应根据统一的标准来确定新病例，一般可将初次诊断的时间作为发病时间来确定新病例；分母规定的是风险（暴露）人口，指有可能发生该病的人群。对那些不可能患该病的人，如传染病的非易感者（曾患某病的人），有效接种疫苗者，不能算作风险人口。但在实际工作中，有时由于人群较大，具体暴露人口数不易得到，分母多采用该人群该期间内的平均人口数作为暴露人口。

期间平均人口数的计算有两种方法：可以用该期间的期初人口数与期末人口数之和除以2所得的人口数为期间平均人口数，也可以用该期间的中间时间点的人口数作期间平均人口数。如：若观察期间为1年，则可用该人群该年年初（1月1日零时）与该年年终（12月31日24时）的人口数之和除以2所得的人口数，或以当年年中（即7月1日）的人口数作该年的年平均人口数。以此类推，可求任何期间的平均人口数。

此外，疾病报告、登记、记录制度以及诊断的正确性也可影响发病率的准确性。发病率还可按不同的年龄、性别、民族、种族、职业、婚姻状况、病种等特征分别计算，称为发病专率。

在流行病学研究中,发病率可用作描述疾病的分布,它能反映疾病发生的频率。发病率的变化意味着影响发病的因素发生变化,通过比较某病不同人群的发病率可探讨发病因素,提出病因假说,还可评价防制措施的效果。

二、罹患率

罹患率与发病率一样,也是测量人群新病例发生频率的指标,计算方法同发病率;与发病率相比,罹患率适用于小范围、短时间内疾病频率的测量,观察期限可以以日、周、旬、月为单位,可以精确地测量发病的概率,常用于疾病暴发或流行时的调查,如传染病、食物中毒及职业中毒等暴发的调查。

三、续发率

续发率也称二代发病率,指某传染病易感接触者中,在最短潜伏期与最长潜伏期之间续发病例的人数占所有易感接触者总数的百分率。

$$续发率 = \frac{易感接触者中续发病例的人数}{易感接触者总人数} \times 100\%$$

续发病例指在一个家庭或某较小的群体单位如集体宿舍、幼儿园班组中第一个病例发生后,在该病最短与最长潜伏期之间出现的病例,亦称二代病例。计算续发率时,须将原发病例从分子及分母中去除。续发率可用于比较传染病传染力的强弱,分析传染病流行因素,如年龄、性别、家庭中儿童数、家庭人口数、经济条件等对传染病传播的影响,衡量日常生活接触传播在传染病流行中的作用,以及评价免疫接种、隔离、消毒等卫生防疫措施的效果。

四、患病率

所谓的患病率也称现患率,其实质是一个比例而不是率。在这里一般用来表示被研究人口中患某疾病或处于某种状态的人口比例。患病率可以用于描述风险因素、疾病或其他情况。

$$患病率 = \frac{某特定时间内一定人群中现患某病的新旧病例数}{同期的平均人口数(被观察人口数)} \times k$$

$k = 100\%, 1\,000\permil, 或 10\,000/万 \cdots\cdots$

患病率的分子包括调查期间被观察人群中所有的病例,包括新、旧病例,分母为被观察人群的总人口数或该人群的平均人口数。按观察时间的不同,患病率又可分为时点患病率和期间患病率。

$$时点患病率 = \frac{某一时点一定人群中现患某病的新旧病例数}{该时点人口数} \times k$$

$$期间患病率 = \frac{某观察期间内一定人群中现患某病的新旧病例数}{同期的平均人口数} \times k$$

$k = 100\%, 1\,000\permil, 或 10\,000/万 \cdots\cdots$

患病率主要用来描述病程较长的慢性病的发生或流行情况,如冠心病、糖尿病、肺结核等,可为制定卫生政策、医疗卫生设施的规划、合理分配医疗卫生资源、评估医疗质量以及医疗费用的投入等提供科学的依据。

五、感染率

感染率是指在某个时间内被检查的人群中,某病现有感染者人数所占的比例。感染率的性质与患病率相似。

$$感染率 = \frac{受检者中阳性人数}{受检人数} \times 100\%$$

在流行病学工作中这一指标常用于研究某些传染病或寄生虫病的感染情况和防治工作的效果,估计某病的流行趋势,也可为制定防制措施提供依据。它是评价人群健康状况常用的指标,尤其是对乙型肝炎、结核、乙型脑炎、寄生虫等的隐性感染、病原携带及轻型和不典型病例的调查较为有用。

六、病残率

病残率指在一定的期间内,某人群中实际存在病残人数的比例。可以通过询问调查或健康检查,获得确诊的病残人数。病残率可说明病残在人群中发生的频率,也可对人群中严重危害健康的任何具体病残进行单项统计,是评价人群健康状况的指标之一。

$$病残率 = \frac{病残人数}{调查人数} \times k$$

$k = 100\%$、$1\,000\text{‰}$、$10\,000/万$ 或 $100\,000/10万$ 等。

七、死亡率

死亡率指在一定期间(通常为1年)内,某人群中死于某病(或死于所有原因)的频率。死亡率是测量人群死亡危险最常用的指标。其分子为死亡人数,分母为可能发生死亡事件的总人口数(通常为年中人口数)。常用千或万分率来表示。

$$死亡率 = \frac{某时期内某人群中死亡总数}{同期平均人口数} \times k$$

$k = 100\%$、$1\,000\text{‰}$、$10\,000/万$ 或 $100\,000/10万$ 等。

死于所有原因的死亡率也称全死因死亡率或粗死亡率。死亡率也可按年龄、性别、种族、病种等不同特征分别计算死亡专率,如年龄别死亡率、性别死亡率、某病死亡率等。

死亡率是用于衡量某时期、某人群死亡危险性大小的一个指标,是一个国家或地区卫生、经济和文化水平的综合反映,可为当地经济建设及卫生保健工作的规划提供科学依据。对于病死率高的疾病,死亡率基本可以代表其发病率,并且其准确性高于发病率,而死亡专率可提供某病死亡的三间变化的信息,故也常用作探讨病因和评价防制措施的指标。

八、病死率

病死率表示一定时期内，患某病的全部患者中因该病死亡者所占的比例。

$$病死率 = \frac{某时期因某病死亡人数}{同期患该病人数} \times 100\%$$

病死率表示确诊患者的死亡概率，它可反映疾病的严重程度和医疗、诊断水平，主要用于病程短且易引起死亡的疾病，多用于急性传染病。用病死率作为评价不同医院的医疗水平时，要注意不同医院接收患者的病种、病情、病程等是否可比。

九、存活率

存活率，又称生存率，指随访终止时仍存活的病例数与随访期满的全部病例数之比。

$$n\text{ 年存活率} = \frac{随访 n \text{ 年仍存活的病例数}}{随访满 n \text{ 年病例数}} \times 100\%$$

研究存活率必须有随访制度。首先确定随访起始时间及终止时间。一般以确诊日期、手术日期或住院日期为起始时间。n 通常以1、3、5或10年计算。

存活率是用于评价某些慢性的、病死率较高的疾病如癌症、心血管病等的远期疗效的重要指标。

十、反映母婴健康状况的率

（一）婴儿死亡率

婴儿死亡率（Infant Mortality Rate，IMR）指活产胎儿在不满1周岁死亡的人数与同期活产数的比率。一般以年为单位，用千分率表示。IMR的计算公式如下：

$$\text{IMR} = \frac{某年某地1周岁以内婴儿死亡率}{该地同期的活产数} \times 1\,000\%$$

联合国及世界卫生组织对活产的定义是妊娠的产物完全从母体排出时具有生命现象，生命现象包括呼吸、心跳、脐动脉搏动或肯定的随意肌运动等。大多数婴儿死亡发生在出生后的第1周，并且多是因为早产或者宫内发育迟缓，以及由此造成的发育不全，这些原因往往导致呼吸衰竭。有些在出生后1个月内死亡的婴儿是由于先天畸形所致。

应当注意的是，在计算任何的年份（如2016年）的婴儿死亡率时，其分子和分母从没有准确地对应起来。因为有些出生于2016年的婴儿，在2017年才会死亡，而在2016年死亡的婴儿有些却是在2015年出生的。虽然缺乏这种准确的对应关系对于一个大规模的人群来说没有什么影响，但是对于一个小规模的人群就会有影响。想要在小规模人群中研究婴儿死亡率，最好累计3~5年的数据，如果要做详尽的婴儿死亡原因的流行病学研究，最好把每个婴儿的死亡和他的出生联系起来。

婴儿死亡率经常作为衡量一个国家、民族居民健康状况和社会经济发展水平的综合指数,是反映妇幼保健工作水平的重要指标。因为婴儿的健康与产妇的健康行为,尤其母亲的营养、吸烟、饮酒、用药等,以及环境因素和卫生服务质量有密切的关系。

婴儿死亡率的优点是对大多数国家都适用,是年龄别死亡率,其分子和分母来自相同的数据采集系统(生命统计报告),所以在同一地区,婴儿的出生和死亡都会被报告,而在报告不完善的地区,则出生和死亡的报告同时都会受到影响。

(二)新生儿期和新生儿后期死亡率

新生儿期死亡率是指死亡发生在出生后 28 天内的新生儿数与该地同期的活产数之比。新生儿后期死亡率是指死亡发生在出生后 28 天到满 1 周岁的新生儿数与同期活产数与新生儿死亡数之差的比。计算公式如下:

$$新生儿死亡率 = \frac{某年某地小于 28 天新生儿死亡数}{该地同期的活产数} \times 1\,000‰$$

$$新生儿后期死亡率 = \frac{某年某地 28 \sim 365 天内婴儿死亡数}{该地同期的活产数 - 新生儿死亡数} \times 1\,000‰$$

$$新生儿后期死亡率 = \frac{某年某地 1 周岁以内婴儿死亡数 - 新生儿死亡数}{该地同期的活产数 - 新生儿死亡数} \times 1\,000‰$$

由计算公式可见,新生儿死亡率和婴儿死亡率非常相似。而新生儿后期死亡率应用时,必须注意率的有效性,特别是在分母中的个体必须与分子有相同的风险。活产婴儿如果在新生儿期死亡,就不应该归为新生儿后期的人群中,因此,新生儿后期死亡率分母等于活产数减去新生儿期死亡数。当新生儿期死亡数较小时(<5‰),可以用下面的近似公式估计新生儿后期死亡率。

$$近似新生儿后期死亡率 = 婴儿死亡率 - 新生儿死亡率$$

通常,新生儿死亡率能够反映医疗服务质量和孕妇产前行为(如营养、吸烟、饮酒、服药等)的影响,而新生儿后期死亡率则反映家庭环境条件的影响。

(三)围产期死亡率和比

新生儿死亡率在死因研究中有一定的局限性,因为随着出生时间的推移,不仅可能的致死因素在快速的变化,而且活产婴儿数与产前和围产期的护理有关。不难理解,护理方面的改进可以增加婴儿死亡率。例如,如果医疗保健的改善使病重的胎儿存活时间延长而能活产,结果是他们在出生后才死亡,并被记录为婴儿死亡,而不是死产。为此,提出了围产期死亡率和比的概念,这个率在各国间的定义稍有不同。中国将其定义为:妊娠 28 周(即胎儿达到或超过体重 1 000 g 或身长 35 cm)至产后 1 周内的胎、婴死亡人数与同期全部出生人数之比。如以出生儿的体重来划分,指体重在 1 000 g 以上的出生儿中的死胎、死产和 1 周内死亡的新生儿,与同期体重 1 000 g 以上出生数之比。计算公式如下:

$$围产期死亡率 = \frac{某年体重 1\,kg 以上死产婴数 + 1\,kg 以上婴儿及初期新生儿死亡数}{同期体重 1\,kg 以上死产婴数 + 1\,kg 以上活婴数} \times 1\,000‰$$

围产意为"出生前后"。分母中包括死产是为使分子分母相对应,这里要强调的是,所有妊娠满 28 周的胎儿都有随后胎死腹中或活产的可能。

围产期死亡率最初是用来评估孕妇产前和分娩期间的护理，以及母婴在产后的看护情况。近年发展成对所谓的围产期风险的研究，重点是围产期死亡及其导致的低风险人群死亡期望值的增高。

如，将胎儿死产且体重在 500～1 500 g 的病例作为一组，通过随访调查，以探讨社区因素对胎儿幼体产生易感性的影响以及母亲的健康状况；对于胎儿死产且体重≥1 500 g 的病例，要调查对母亲的护理情况；对于新生儿期死亡且体重≥1 500 g 或更重的病例，要研究分娩时的医疗护理情况；对于新生儿后期死亡且体重≥1 500 g 的病例，则要仔细研究对婴儿的看护情况。尽管社区研究是一种有发展的方法，但它的重要意义尚未完全确定。

（四）孕产妇死亡率

孕产妇死亡率是评价一个国家或者地区怀孕妇女的营养和医疗保健情况的指标。

虽然怀孕一般被认为是一个正常的生理过程，但是却使怀孕的妇女处于出血、感染、妊娠毒血症等风险中，通常情况下她们是不会有此风险的。而且，怀孕也使其他疾病的表现变得更为复杂，如心脏病、糖尿病、肺结核。

因此，为怀孕妇女提供充分的营养和良好的医疗保健尤为重要，也反映了一个国家和地区的经济、文化水平。孕产妇死亡率的计算公式如下：

$$孕产妇死亡率 = \frac{怀孕相关死亡数}{活产数} \times 100\ 000/10\ 万$$

上述公式是基于怀孕相关死亡的，如果一个怀孕妇女或一个刚刚分娩的产妇死于交通事故、外伤或凶杀事件中，则不被认为是有怀孕相关疾病的。

理论上讲，分母应该是怀孕妇女数，但是为了简化，常用活产数来估计怀孕妇女数。比例基数一般都是 10 万，因为近年，许多国家的孕产妇死亡率已经降低到每万活产中死亡不到 1 人。

十一、疾病负担指标

（一）潜在减寿年数

潜在减寿年数（Potential Years of Life Lost，PYLL）是某病某年龄组人群死亡者的期望寿命与实际死亡年龄之差的总和，即死亡所造成的寿命损失。潜在减寿年数的计算公式如下：

$$PYLL = \sum_{i=1}^{e} a_i d_i$$

公式中 e 为预期寿命（岁），i 为年龄组，a_i 为剩余年龄，$a_i = e - (i + 0.5)$，其意义是当死亡发生于某年龄组 i 时，至活到 e 岁还剩的年龄，在计算时加 0.5 是考虑到死亡年龄通常以上一个生日计算所以应加一个平均值 0.5 岁，d 为某年龄组的死亡人数。

潜在减寿年数是在考虑死亡数量的基础上，以期望寿命为基准，进一步衡量死亡造成的寿命损失,强调了早亡对健康的影响。该指标是根据"平均死亡年龄大时,对期望寿命影响较小;反之,平均死亡年龄小时,对期望寿命的影响较大"这一原理提出的。因此,在对同一种疾病的死因顺位与潜在减寿顺位较小比较时,结果会有所不同。同时,用潜在减寿年数来评价疾病对人群健康影响的程度可消除死亡年龄构成的不同对预期寿命损失的影响。此外,该指标可用来计算不同疾病或不同年龄组死亡者总的减寿年数,因此,PYLL是评价人群健康水平的一个重要指标。

(二) 伤残调整寿命年

伤残调整寿命年(Disability Adjusted Life Years,DALY)是指从发病到死亡所损失的全部健康寿命年,由因早死所致的寿命损失年(Years of Life Lost,YLL)和疾病所致伤残引起的健康寿命损失年(Years of Lived with Disability,YLD)两部分相加而得,计算公式如下:

$$DALY = YLL + YLD$$

其中,YLL计算公式如下:

$$YLL = D \times L$$

上述公式中,D为分年龄组、分性别的死亡人数,L为各年龄组、各性别的寿命损失值,即标准寿命表中该年龄段所对应的期望寿命值,实际上反映的是某人因某病死亡时的年龄与期望寿命的差。YLD计算公式如下:

$$YLD = P \times DW$$

式中,P为分年龄组、分性别的患病人数,DW为伤残权重,取值介于0至1之间,0代表完全健康,1代表死亡,反映了疾病导致的伤残的严重程度。伤残调整寿命年是一个定量计算因各种疾病造成的早死与残疾对健康寿命年损失的综合指标。

疾病可给人类健康带来包括早死和残疾(暂时性失能与永久性失能)两方面的危害,这些危害的结果均可减少人类的健康寿命。定量计算某个地区每种疾病对健康寿命所造成的损失,可以科学地指明该地区危害健康严重的疾病和主要卫生问题,这种方法可以科学地对发病、残疾和死亡进行综合分析。

> **知识链接**

公共卫生科学数据中心

公共卫生科学数据中心由中国疾病预防控制中心管理和维护,是国家人口与健康科学数据共享服务平台五个数据中心之一,是疾病预防控制工作中经常使用的数据库。该数据库提供的数据信息分为传染性疾病、慢性非传染性疾病、健康危险因素、生命登记基本信息五个方面。用户可以通过申请使用这些数据资料。公共卫生科学数据中心在审核用户的申请后以在线方式提供数据的发布和下载等服务,或通过磁盘、光盘、纸介质等形式向用户提供离线方式的数据复制、加工服务。公共卫生科学数据中心主要提供以下数据库:

1. **传染性疾病部分**　包括法定报告传染病数据库、甲型H1N1流感、艾滋病、肺结核、肝炎等项目,涵盖了目前我国法定检测的所有传染病种。

2. 慢性非传染性疾病部分　包括糖尿病、慢性病患病率、高血压病、慢性疾病系统别构成数据等项目。

3. 健康危险因素部分　包括中国健康与营养调查数据库、地方病防治数据库、中国老年人口健康状况调查数据库、中国吸烟行为调查等项目。

4. 生命登记部分　包括全国疾病监测系统、死因监测网络报告数据库等项目。

5. 基本信息部分　包括人口数据库、行政区划数据库、疾控机构基本信息数据库等项目。

第二节　疾病流行强度

疾病的流行强度是指某疾病在某地区、某人群中,一定时期内发病数量的变化及各病例间联系的程度。常用散发、流行、大流行和暴发等术语来表示。

一、散发

某病发病率维持历年的一般水平,各病例间无明显的时、空联系和相互传播关系,表现为散在发生,数量不多,这样的流行强度称为散发。确定某病在某地区是否属于散发,应参照当地前三年该病的发病率,如当年的发病率未明显超过既往的一般发病率水平,即为散发。散发不适于小范围的人群,一般用于较大范围的地区。疾病分布出现散发主要见于:

1. 该病在当地常年存在或因预防接种而使人群对该病维持在一定的免疫水平。如麻疹流行后,易感人群减少或因实行计划免疫后人群中具有一定的免疫力,而出现散发。

2. 以隐性感染为主的疾病,如脊髓灰质炎、乙型肝炎。

3. 传播机制不容易实现的传染病,如斑疹伤寒。

4. 潜伏期较长的传染病,如炭疽、麻风。

另外,非传染性疾病在人群中大多数表现为散发。

二、流行

流行指某病在某地区的发病率显著超过历年(散发)的发病率水平。它是与散发相比较的流行强度指标,疾病流行时,各病例间有明显的时、空联系,发病率高于当地散发发病水平的3~10倍。如果某地某病达到流行水平,意味着当地有促进该病发病率升高的因素存在,应当引起注意。流行的判定应根据不同病种、不同时期、不同的历史情况进行。

三、大流行

当疾病迅速蔓延,涉及地域广,短时间内可跨越省界、国界或洲界,发病率超过该地一定历史条件下的流行水平,称为大流行。如流行性感冒、霍乱,历史上曾多次发生世界大流行。

四、暴发

暴发是指在一个局部地区或集体单位中,短时间内,突然出现大量相同患者的现象。暴发是流行的一个特例,暴发的病例在时间、空间上高度集中,病例多局限于某集体单位或小范围人群中,在该病的最短和最长潜伏期之间出现,大多有共同的传染源或传播途径(或致病源)。例如集体食堂的食物中毒、托幼机构中的麻疹等暴发。

> **知识链接**
>
> ### 健康大数据资料
>
> 麦肯锡全球研究所(McKinsey Global Institute)把大数据定义为一种规模大到在获取、存储、管理分析方面大大超出了传统数据库软件工具能力范围的数据集合,具有海量的数据规模、快速的数据流转、多样的数据类型和价值密度低四大特征。健康大数据泛指所有与生命健康有关的大数据,来源涵盖但不限于医疗临床数据、生物信息学数据、环境监测数据、金融保险数据、气候地理数据、互联网数据等,其中医疗临床数据包括门/急诊记录、住院记录、护理记录、影像记录、实验室记录、用药记录、手术记录、随访记录、社区居民健康档案等,主要从医院的医院管理信息系统(Hospital Information System,HIS)、社区的居民健康档案系统中获取;生物信息学数据,主要指基于生物标本的各类组学数据,一般来自实验室基因组学、转录组学等实验结果数据和 GenBank、EBI、Uni-Prol 等医学数据库;环境监测数据,如水质监测、空气监测、土壤监测、固体废物监测、生物监测、噪声和振动监测、电磁辐射监测、放射性监测、热监测、光监测、卫生监测(病毒、寄生虫等病原体)等数据可以从国家生态环境部信息中心获取;金融保险数据,如各级政府卫生收支数据、医疗保险数据、全国和地方经济发展数据、家庭个人收支数据等,可从国家人力资源和社会保障部网站、国家统计局网站和社会商业保险机构获取;气候地理数据,如水文气象数据、地球卫星遥感测绘数据等可从国家气象科学数据共享服务平台网站、自然资源部网站获取;互联网数据,如用户健康信息搜索浏览数据、智能穿戴设备记录数据等,这类数据一般由相关企业掌握,如 Google 公司曾尝试根据汇总的 Google 搜索数据,近乎实时地对全球流感疫情进行估测的 Google 流感趋势(Google flu trends,CFT)。

第三节 疾病三间分布

疾病分布又称疾病的人群现象或疾病的三间分布,是指疾病在不同地区、不同时间和不同人群中的存在状态及其发生、发展规律,即疾病在三间所表现的发病率、患病率、死亡率等疾病频率状况。研究疾病分布是流行病学研究工作的起点,是描述流行病学的主要内容,也是分析流行病学的基础。

一、地区分布

无论哪种疾病的发生都或多或少存在地域上的差异,疾病这种地区分布的差异反映了不同地区致病因子分布的差别,与不同地区的自然环境和社会环境因素有关。如自然环境中的特殊地理位置、地形、地貌、气象条件等,社会环境中的政治、经济、文化、风俗习惯等因素均可影响疾病的地区分布。因此,研究疾病的地区分布常可为疾病的病因、流行因素等提供线索,以便制订有效的防制对策。

地区的划分一般有两种方法:

一是行政区划法。在世界范围内可按半球、洲、地域、国家为单位;在一个国家内,如我国可按省市、自治区、直辖市、县、乡等行政区域为单位划分。这样可以比较容易地获得完整的人口数据和发病与死亡的记录资料。但在同一行政区域常常自然环境又不尽相同,若疾病的分布是受自然因素的影响,则以行政区域为单位来描述疾病的分布,就可能掩盖了自然环境因素的作用。

二是自然环境划分法。可按自然条件形成的自然边界划分,如依山区、平原、湖泊、河流、森林和草原等为单位划分,以显示自然条件对疾病分布的影响,而特殊的地理环境往往对形成当地独特的风俗习惯、文化传统、遗传素质等有影响,因此这种划法也可反映这些因素对疾病地区分布的影响。

另外,不同的人口组成地,如城市、农村、住宅区、商业区等的文化水平、政治活动、交通条件等都跟疾病的分布有关。因此,用何种方式划分地区来描述疾病分布,可根据研究目的和病种的不同选择合适的划分方法。

1. 疾病在国家间的分布　有些疾病只在一定国家或地区发生,例如黄热病主要见于非洲和南美洲,其分布与埃及伊蚊的分布相一致。野鼠型出血热只发生在有特定的野生动物宿主存在的地区,日本国内无黑线姬鼠存在,所以在日本不发生野鼠型出血热。这种严格的地区性主要受特定的地理环境及病原的媒介和储存宿主的影响。

有些疾病在全世界均可发生,特别是一些常见病和多发性疾病,并无严格的地区界限,但不同的国家和地区的分布不同,有的区域性不明显,有的则有明显的高发区和低发区。

例如乳腺癌,2012年发生率排位是北美洲、大洋洲、欧洲、拉丁美洲、非洲、亚洲(表20-1)。这种分布的原因是许多因素造成的,其中环境因素中社会经济因素和膳食组成可能是重要因素。肝癌在东亚、东南亚、非洲东中部、西太平洋地区高发,而在澳大利亚、欧洲、北非、北美洲的大部分地区发病率较低,高低发病区的发病率之比可达80余倍。

表 20-1　全球女性乳腺癌年龄调整发病率(2012年)

地区	发病率(1/10万)
北美洲	91.6
大洋洲	79.2
欧洲	69.9
拉丁美洲	47.2
非洲	36.2
亚洲	29.1
全球	43.1

(资料来源:*International Agency for Research on Cancer*)

2. 疾病在国家内的分布　疾病在一个国家内的分布也有差别。我国疆域辽阔,人口众多,地处温带和亚热带气候区,南北气温相差悬殊,地势高低起伏,各民族人口呈现"大杂居,小聚居"的格局,各地人民生活习俗和卫生文化水平差异明显,是了解疾病流行因素和探讨病因的有利条件。

血吸虫病在我国仅限于南方一些省份,这是因为北方干燥、寒冷,缺乏钉螺孳生繁殖条件所致。食管癌发病在我国北方多于南方。北方以太行山脉地区的山西、河南、河北三省交界处食管癌死亡率最高,且以此为圆心,以同心圆形式向周围扩散,逐渐降低,这些地区多属低山丘陵地带,年降雨量较少,自然植被稀疏,水土流失严重,土壤和饮水多偏碱性,农产品以旱田作物玉米、小麦、谷子、棉花及红薯等为主,水果蔬菜一般较少。

肝癌则是南方高于北方,东部高于西部,沿海高于内地,尤以江河三角洲地区和沿海岛屿为高发,如福建、广东等沿海地区,这可能与这些地区共有的气候条件和地理环境有关。

胃癌则多发生在北方地区和沿海地区,特别是西北的甘肃、青海,江苏和上海发病率较为突出。另外,鼻咽癌广东多见;肺癌死亡率较高的地区主要集中在华北、东北、浙江等地区;原发性高血压北方高于南方等。

3. 疾病的城乡分布　城市的特点是人口稠密,居住拥挤,交通方便,工业较集中,青壮年人口比例大。因此出生率比较稳定,各类易感者有相当的比例,流行性感冒、流行性脑脊髓膜炎、百日咳等呼吸道传染病常年发生,容易流行;环境污染严重,自然生态恶化,高血压、恶性肿瘤等慢性病及职业性疾病患病率明显升高;交通事故、意外伤害及精神心理压力等问题较为严重。

此外,城市的公共设施(如供、排水系统)完善,管理健全,食品种类丰富,医疗卫生条件较好,故较少有经水传播的传染病流行,自然疫源性疾病、虫媒传染病等地方性疾病也较农村少见,医疗保健和疫情控制均较及时、有力。

农村及偏远地区的特点与城市正好相反,人口稀少,居住分散,交通不便,呼吸道传染病不易发生流行,但一旦有患者或携带者传入,便可引起较大的流行。如河南省某县的百战坪、大埠河两村从1985年3月9日起,46天发生麻疹病例84例,罹患率达7.46%。两村彼此相邻,位于大别山深山区,距离县城较远,交通极不方便。1985年前已有8年没有麻疹病例报告。此次流行是以学校为中心而开始传播的。患者年龄最小为5个月,最大为56岁。后经调查证实是外地一位13岁少年春节来百战坪拜年时将麻疹带入而引起的。

有些传染力强的传染病,如流行性感冒新变异株或亚型出现,则无论农村和城市都可迅速传播酿成流行。

农村的公共设施不完善,卫生与生活的基础条件较差,接近自然环境,且传统的生产、生活方式和习惯不易改变,所以易发生肠道传染病的流行,疟疾、流行性出血热、钩端螺旋体病、地方性甲状腺肿、大骨节病等。自然疫源性疾病、虫媒传染病及地方病等的发病率明显高于城市。

随着我国社会经济的发展,农村居民生活水平、医疗卫生条件有了明显的好转,城乡之间的各种疾病的分布差异已经大大缩小,表20-2为2015年中国城乡死因顺位,可见目前城乡之间的死因差异并不大。当然也应该看到随着城乡间人口交流逐年增加,为一些传染病在城乡间相互传播创造了条件,同时随着农村物质生活水平的提高,一些过去在城市居民中常见的慢性非传染性疾病在农村居民中发病率正在逐年提高。

表20-2 2015年中国城乡前五位死因顺位

位次	城市	农村
1	恶性肿瘤	恶性肿瘤
2	心脏病	脑血管病
3	脑血管病	心脏病
4	呼吸系统疾病	呼吸系统疾病
5	损伤和中毒等外部原因	损伤和中毒等外部原因

[资料来源:中国统计年鉴(2015年)]

4. 疾病的地方性 由于自然环境和社会因素的影响而使一些疾病无需从外地输入,只存在于某一地区,或在某一地区的发病率水平总是较高,这种现象称为疾病的地方性。

(1) 疾病地方性的种类

①自然疫源性:一些疾病的病原体不依靠人而是在自然界的野生动物中绵延繁殖,只在一定的条件下才传染给人,这种性状称自然疫源性,具有这种性状的疾病称为自然疫源性疾病,如鼠疫、森林脑炎等,这类疾病的流行地区称自然疫源地。

②自然地方性:如果一些疾病在某地区发病水平较高或仅在该地区发生,与当地的自然环境有关,则称其为自然地方性,这些疾病称为自然地方性疾病。自然地方性疾病主要有两类:一类是自然地方性传染病,有些传染病的传播媒介受自然环境影响,只能在一定地区生存,如血吸虫病分布在长江中、下游各省,主要与钉螺的地区分布有关,还有疟疾、丝虫病等均属此类。另一类是地方病,是由于该地区的自然地理环境中过多存在或缺乏某些人体正常代谢所需的微量元素造成的,其病因存在于土壤、水和粮食中,经饮水和食物作用于人体而致病,如大骨节病、地方性甲状腺肿、地方性氟中毒等,这类疾病具有严格的地方性。

③统计地方性:由于生活习惯、卫生条件或宗教信仰等社会因素导致疾病在某地区发病水平较高,这与当地自然环境无关,只在疾病统计上这些疾病经常高于其他地区,这种现象称为统计地方性。如由于卫生条件较差,尤其饮水设施不完善,生活习惯不良,使某些地区伤寒、痢疾等会常年处于较高发病水平。

此外,凡本国没有而从国外传入的疾病,称为输入性疾病,如我国最初发生的艾滋病。如在一个国家内,某种疾病由一地区传入另一没有该病或已消灭了该病的地区,则称为带入性疾病。

(2)判断疾病地方性的依据

①该病在当地居住的各人群组中发病率均高,并随年龄增长而上升。
②在其他地区居住的相似的人群组中,该病的发病率均低,甚至不发病。
③外来的健康人,到达当地一定时间后发病,其发病率逐渐与当地居民接近。
④迁出该地区的居民,该病的发病率下降,患者症状减轻或呈自愈趋向。
⑤当地对该病易感的动物也可能发生类似的疾病。

二、时间分布

疾病分布随着时间的变化不断变化,这种变化是一个动态过程,不同时间疾病分布的不同,不仅反映了致病因素的动态变化,也反映了人群特征的变化。因此,了解疾病发生的时间分布形式可为探索病因和流行因素提供极有意义的信息。疾病的时间分布特征包括以下四种类型:

1. 短期波动 是指在一个地区或一个集体的人群中,短时间内某病的发病数明显增多的现象,亦称为时点流行或暴发,只是暴发一词常用于较局限的区域和较小的人群,而短期波动或时点流行则用于较大区域和较大的人群。此外,短期波动没有疾病暴发来势凶猛。

短期波动和暴发均是由于该群体中许多人在短期内暴露或接触同一致病因子而引起的。由于暴露者个体差异和接触致病因子的剂量、时间的不同,使疾病的发生有先有后、病情轻重不一,但大多数病例集中发生在该病最短和最长潜伏期之间,发病高峰与该病常见潜伏期基本一致。因此,可由发病高峰推算暴露时间,从而推测出短期波动的原因,也可根据发病时间推测疾病的潜伏期。

传染病常可发生短期波动或暴发,如食物中毒、痢疾、伤寒、甲型病毒性肝炎等的暴发;

非传染性疾病也可发生短期波动或暴发,如化学毒物食物中毒、环境突遭污染导致居民发病突然增多等。

2. 季节性　疾病每年在一定的季节内出现发病率升高的现象称为季节性,也称季节性波动。季节性分布表明该季的致病因子或传播因素特别活跃,由于全年病例中绝大多数发生在流行季节,因此,弄清疾病的季节性,不但可探讨流行因素、传染源,还可为防制对策的制订提供依据,有的放矢地采取防制措施。

传染性疾病大多存在季节性,且有些具有严格的季节性,发病多集中在少数几个月内,其他时间几乎不发生,这种情况多见于虫媒传染病。

如我国北方7月、8月、9月这三个月为流行性乙型脑炎的高发季节,在此前后则很少有病例发生,而南方稍早,其原因是媒介节肢动物密度、吸血频率及体内病原体的发育和致病力等均适应这个季节的气候条件所致。

有些则呈季节性升高,这类疾病一年四季均可发生,但在一定月份发病升高,有的地区季节性高峰内的病例占全年病例数的40%以上。其原因是该季节存在有利于该病传播的因素。如细菌性痢疾等肠道传染病,四季皆可发生,但以夏秋季最多,一般为8月、9月,南方稍早,北方稍晚;呼吸道传染病则以冬春季较高,因该季节寒冷,呼吸道黏膜抵抗力下降,室内活动增多,经空气飞沫传播感染的机会增加,病原体在外界存活时间长等所致。

有一些传染病季节性不明显,如乙型病毒性肝炎、结核、麻风、梅毒等发病无季节性。究其原因可能与这些疾病的传播方式有关。

非传染性疾病多无明显的季节性。但个别疾病也有季节性升高的现象。如我国东北、西北克山病区各型克山病患者多集中出现在冬季11月到次年的2月,尤以12月和次年1月多发,而西南病区则在6~8月高发;由花粉引起的支气管哮喘多发生在春夏之交;脑卒中和冠心病均在冬季多发。

3. 周期性　疾病依规律性的时间间隔发生流行,称为周期性。某些传染病如麻疹、百日咳、猩红热、流感等,常可表现为周期性流行。最明显的是流感,每隔10~15年出现一次世界性大流行。实施有效预防措施后,这种周期性可以改变或消失。

如我国麻疹疫苗在普遍使用前,在人口众多的城市中常表现为每隔一年流行一次。自1965年广泛推广使用疫苗后,我国麻疹的发病率降低,周期性流行已不复存在。某市1950—1988年流行性脑脊髓膜炎发病情况(图20-1),7~9年流行一次,1980—1988年采取免疫接种措施后,发病率明显降低且呈散发。

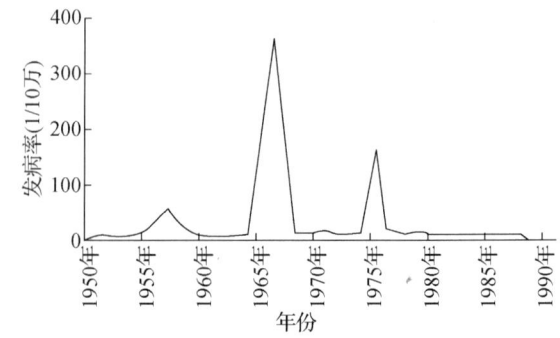

图20-1　某市1950—1988年流行性脑脊髓膜炎发病曲线

了解疾病的周期性变化规律,对致病因素的探讨、疾病流行的预测及防治对策的制订具有重要的意义。

疾病呈现周期性常见的原因有:①足够数量的易感人群,尤其新生儿积累使易感者数量增加;②该病的传播机制容易实现;③病后可以获得稳固的免疫力;④病原体变异。

周期性间隔时间的长短取决于:①易感者积累的速度;②病原体变异的速度;③病后免疫持续时间的长短。

4. 长期变异 经过一个相当长的时期(通常为几年或几十年),疾病的分布状态、感染类型、临床表现等逐渐发生显著的趋势性变化,这种现象称为长期变异,或长期趋势。

无论传染病、慢性非传染性疾病均有长期的变动趋势。其原因可能是自然条件和社会生活条件的变化、环境污染以及医疗技术的提高等因素使宿主和致病因子发生了变化。

如近百年来猩红热发病率和死亡率都有明显下降,临床上轻型和不典型患者比例逐年增多,重症患者的比例明显减少,梅毒也有类似情况存在。其原因与病原体型别、毒力、致病性的变异及机体状况、疾病的防治措施等因素有关。

慢性非传染性疾病如糖尿病,在很多国家呈上升趋势,在我国糖尿病的患病率由 1980 年的 0.67% 上升至 2008 年的 9.7%;缺血性心脏病患病率 2003 年为 4.6‰,2008 年为 7.7‰,2013 年为 10.2‰;脑卒中(年龄标化)死亡率在 1994—2013 年间,男性下降了 18.9%,女性下降了 24.9%,与 30 年前比较,城市居民脑卒中死亡率下降了 31%,农村地区居民下降约 11%;2001—2011 年,我国恶性肿瘤的男性发病率稳定,女性发病率显著增高,而死亡率均显著下降,但实际死亡人数却增加了 73.8%,这是我国人口老龄化的必然结果。从 2000—2011 年,在男性最常见的 10 种癌症中,发病率增加的有胰腺癌、结直肠癌、脑和中枢神经系统癌症、前列腺癌、膀胱癌、白血病,而胃癌、食管癌、肝癌则有所下降,肺癌的趋势则比较稳定;在女性最常见的 10 种癌症中,发病率增加的有结直肠癌、肺癌、乳腺癌、宫颈癌、子宫体癌、甲状腺癌,与男性相同,胃癌、食管癌、肝癌有下降趋势。

长期变异的原因有:①病因或致病因素发生了变化;②抗原型别变异,病原体毒力、致病力的变化和机体免疫状况的改变;③诊疗技术的进步、防制措施的改善;④社会人口学资料的变化及疾病的诊断、报告标准的改变等。

了解疾病的长期变异,探索其变化的原因,可为制订防治疾病的长远规划提供理论依据。

三、人群分布

人群的特征有年龄、性别、职业、家庭、民族、行为、收入等,有些是固有的生物性的,有些是社会性的特征,这些特征有时可能成为疾病的危险因素。研究疾病人群分布有助于确定危险人群和探索致病因素。

1. 年龄 年龄与疾病之间的关系极为密切,几乎所有疾病的发病率或死亡率都与年龄有关。不同类型的疾病可有不同的年龄表现,通常慢性非传染性疾病的发病率随年龄的增长而增加,急性传染性疾病的发病率随年龄的增长而降低。

易于传播且病后有巩固免疫力的传染病,多见于儿童,如麻疹、百日咳、水痘,学龄前儿童发病率高,流行性腮腺炎在学龄儿童中多见,实施计划免疫后有些疾病发病高峰后移,如麻疹在大龄儿童甚至成人中都有发生,且症状往往较重和不典型。这与人群免疫状况有关。

隐性感染为主的传染病,儿童发病率高,成年人少见,如流行性乙型脑炎、脊髓灰质炎等。

病后无巩固免疫力的传染病则无明显年龄发病率差别,如流感、菌痢等,各年龄组发病率的差别主要取决于暴露于该病的机会多少。

恶性肿瘤、心脑血管病、糖尿病等的发病率多随年龄的增加而增高,可能是致病因子长期积累、长期作用于机体和机体退行性变的结果,但白血病则在儿童期和老年期均多见,乳腺癌在青春期和更年期有两个发病高峰,提示致癌因素可能不同。

职业病和自然疫源性疾病以青壮年多发,伤害死亡的高发年龄为15~59岁,可能与暴露机会不同有关。同一疾病因流行的型别不同,其年龄分布也不同。如钩端螺旋体病,稻田型和洪水型流行时青壮年发病较多,雨水型流行时则儿童发病者多。

某地疾病的流行历史,常可影响疾病的年龄分布。一个地区若传入一种新传染病,则流行时往往不分老幼皆患病。但如果一种疾病经常存在,反复流行,则以婴幼儿患病较多,如一些地区的疟疾、流行性乙型脑炎等。

年龄不仅与发病频率有关,而且与疾病的严重程度有关系,如年幼和年长者对于一些病原微生物比较敏感,如肺炎球菌和沙门菌,对于年幼和年老者均可引起严重症状。

疾病年龄分布出现差异的原因:①免疫水平的差异;②暴露机会和方式的不同。

研究疾病年龄分布的目的:①提供病因线索,探讨病因;②帮助发现高危人群,以便保护重点人群;③有助于观察人群自然免疫状况和规律,确定计划免疫和预防接种对象。

2. 性别 疾病的发病率和死亡率常有性别的差异,其原因主要包括:

(1) 男女的解剖、生理特点及内分泌代谢等不同:如宫颈癌仅发生于女性,乳腺癌女性多见;冠心病的患病率男高于女,而胆囊炎、胆结石女性多发,可能与女性某些生理特点有关;地方性甲状腺肿、克山病亦女多于男,可能与因碘、硒缺乏不能满足女性较多的生理需求有关。

(2) 男女生活方式、嗜好、体力等不同:使男女暴露或接触致病因素的机会不同。如肺癌、肝癌均男多于女,很大程度上是由于男性吸烟、饮酒者所占的比例多于女性所致。癌症死亡率,除乳腺癌和宫颈癌外,绝大多数癌症的死亡率都是男性高于女性,尤其膀胱癌、胃癌、肝癌、肺癌及食管癌等,可能与男子接触致病因子的机会较多有关。血吸虫病、野鼠型出血热、钩端螺旋体病、森林脑炎等皆可因接触病原体的机会不同而致男女两性发病率不同。

(3) 男女职业特点不同:造成某些职业相关性疾病的发病率或死亡率的差异。危险性大的职业男性较多,故职业中毒男性高于女性。

另外,女性较男性对健康的重视程度要高,如女性人群的就医频率平均高于男性,就医的时间也明显早于男性。

男女两性在发病率、死亡率的差异,有些与环境因素有关,有些与机体内在因素有关,探讨疾病的性别分布,常有助于探索致病因素。

3. 职业　疾病的发生与职业有密切关系,与暴露于某些职业性有害因素有关。其原因包括:

(1) 与感染或暴露于致病因子的机会不同,而暴露机会的多少又与劳动条件有关:如接触放射线或苯的职业易患白血病,生产联苯胺等染料的工人易患膀胱癌,林业、勘探等野外作业人员易患森林脑炎、疟疾、流行性出血热,皮毛厂的工人易患炭疽,农牧场工人易患布鲁氏菌病等。

(2) 不同职业反映了劳动者所处的经济地位和卫生文化水平的差异,而这些因素对疾病的发生亦有影响:英国的一份调查结果显示,专业技术人员的年龄调整死亡率较其他人员低。

(3) 不同职业的体力劳动强度和精神紧张程度不同,影响疾病的发生:如凡体力劳动少的职业人群易患冠心病和高血压,汽车司机、飞行员多患高血压和胃炎、消化性溃疡。

4. 社会阶层　是指社会成员在社会生产和生活的某方面如政治、经济、教育、文化等具有相同地位特征的社会成员群体,每个人所处的社会阶层由其家庭出身、文化教育程度、职业和所拥有的财富决定。社会阶层体现了各种社会因素的综合,常用于分析和描述社会因素尤其社会经济因素与人群健康及疾病分布的关系。

目前,我国关于社会阶层与疾病的关系的相关研究较少,但随着我国经济的快速发展,不同社会阶层间的差距日渐加大,不同阶层的人的生活方式、营养状况和卫生保健水平不同,各阶层人群疾病分布的特点也有差异,相应的对策也有所区别。

英国、美国等一些发达国家的研究结果显示,心血管疾病、呼吸系统疾病以及胃癌、肺癌、宫颈癌等疾病在社会阶层较低的人群中高发;高社会阶层的人群中仅有乳腺癌和卵巢癌等少数几种疾病有高发现象。由吸烟引发疾病而导致的死亡,低级阶层是高级阶层的2倍。

5. 种族或民族　不同种族和民族之间疾病的频率有明显差异,其原因有:

(1) 遗传因素不同:同一种族或民族的人具有某些相同的遗传特质,而不同种族或民族间则有一定的差别,因此对某些疾病的遗传易感性不同。如镰状细胞贫血只见于黑种人;我国广东省是世界上鼻咽癌的高发区,而移居到东南亚、美国的中国广东籍人鼻咽癌发病率仍远高于其他种族的人,提示遗传因素在鼻咽癌发病中的重要作用。

(2) 生活、饮食、风俗习惯以及宗教信仰不同:如实行男性割礼的民族,男子阴茎癌发病率很低;新疆锡伯族好食"米送乎乎"造成察布查尔病的流行。

(3) 各民族所处定居点的自然条件和社会条件不同:如食管癌具有明显的种族分布特点,在世界范围内,如苏联的哈萨克族和乌兹别克族等高发,我国亦以哈萨克族最高,其次为回族、维吾尔族、蒙古族,而苗族最低,这种民族聚集性可能与其环境条件和生活习惯关系密切。我国太行山区居民食管癌患病率高,可能与常年摄入含亚硝胺的酸菜有关。

（4）不同民族间社会经济状况和医疗卫生质量、水平不同：美国黑种人和白种人的发病率和死亡率有很明显的区别。黑种人多死于高血压性心脏病、脑血管意外、结核、梅毒、犯罪和意外事故,而白种人的死亡率比较高的是血管硬化性心脏病、自杀和白血病。另外,宫颈癌黑种人多发,乳腺癌则白种人较多。

6. 行为特征　近年研究发现许多不良行为对人体危害很大。据世界卫生组织报告,在发达国家和部分发展中国家,危害人群健康和生命的主要疾病,有 60%～70% 是由社会因素、不良行为习惯和生活方式造成的,如恶性肿瘤、冠心病、高血压、糖尿病等。常见的不良行为有吸烟、酗酒、吸毒、偏食、不洁性行为、长期静坐等生活方式。

在各种不良行为中,吸烟是最典型的,也是社会危害最严重的。吸烟与 1/3 的癌症有关,在日本和其他国家多次队列研究结果表明,吸烟者的肺癌、喉癌、食管癌、胃癌、肝癌、胰腺癌、膀胱癌的死亡率均高于不吸烟者,而且存在剂量-反应关系。戒烟后 5～10 年可下降到不吸烟水平。

妇女因被动吸烟也使肺癌等癌症死亡率上升,同时增加患乳腺癌、缺血性心脏病的危险。儿童也因被动吸烟而增加呼吸道疾病的危险性,影响智力和身体发育。我国 2015 年人群吸烟率为 27.7%,其中男性吸烟率为 52.1%,与 2010 年的调查相比,没有显著变化。2014 年的在校青少年吸烟调查显示在校青少年吸烟率为 6.4%,82.3% 的在校青少年在 13 岁前就接触了烟草,72.9% 的在校青少年接触二手烟。因此大力宣传戒烟,开展各种戒烟活动是十分必要的。

饮酒也是一种不良行为。长期过量饮酒危害更大,饮酒是肝硬化、食管癌、咽癌、胃癌、肝炎、高血压等的危险因素。饮酒还与吸烟及其他致癌因素起协同作用,且酒后往往增加或诱发某些潜在危险因素的效应,如醉酒后往往发生事端,甚至犯罪,也是车祸、意外事故等的诱因。

静脉注毒、不安全性行为已成为我国目前感染艾滋病的主要途径；静坐生活方式使冠心病、脑血管意外发病的危险性增加,同时也易使机体功能减弱,而易发生高血压、糖尿病及各种骨关节疾病等。随着医学模式的发展、疾病谱的改变,行为因素对人类健康的影响显得越来越重要。

7. 婚姻状况　婚姻状况的负性事件对人群的健康有明显的影响,如离婚、丧偶等对精神、心理和生活行为等影响很大,是导致发病或死亡的重要原因；正常的婚育和婚姻生活在维持女性人群健康方面的作用尤为重要；近亲婚配严重影响人口素质,应引起人们的足够重视。

8. 流动人口　所谓流动人口是指某地外出或流入的人口,随着社会、经济、技术的发展,出现了人力资源的再分配,外出或外来求知、经商、务工的人员不断增加,人口大流动已成为客观事实。流动人口对疾病分布的影响逐渐引起注意,尤其对传染病的影响,流动人口是其暴发流行的高危人群,是疫区与非疫区间疾病传播的纽带,增加了落实儿童计划免疫的难度。

如安徽省怀远县2005年共报告麻疹病例229例,其中流动人口11例,有37.55%的麻疹病例发生在县城城关和城乡结合部,确诊病例中有麻疹免疫史者占35.37%,无免疫史者占27.95%,免疫史不详者占34.5%。说明城乡结合部特别是流动人口是计划免疫工作的薄弱环节,要加强管理。

另外,某些流动人口在性传播疾病的传播中起着举足轻重的作用。由于人口流动加剧了疾病的暴发和流行,为疾病的防治工作提出了新问题。

四、疾病的人群、时间、地区分布的综合描述

以上分别叙述了疾病的地区、时间、人群分布,但在实际工作中疾病的描述往往是三间综合进行的。只有这样,才能获得更多病因线索和流行因素的信息,有利于提出病因假设。

如通过对新疆"察布查尔病"的时间、地区、人群的"三间分布"的描述,该病每年春季发病,在一个多民族混居县,发病集中在锡伯族人居住区,以儿童、妇女多发。据此分析认为,该病的发生可能与锡伯族人春季某种生活习惯有关。调查证实,锡伯族妇女、儿童喜爱的特殊食物"米送乎乎"——晒干的发酵馒头是锡伯族人在阴历4月18日做面酱用的,在其中发现肉毒杆菌,揭开了"察布查尔病"的病因——肉毒毒素中毒。

移民流行病学是利用移民人群综合描述疾病的三间分布,从而找出病因的一种研究方法。通过观察某种疾病在移民人群、移居地当地人群及原居住地人群中疾病的发病率或死亡率差别,区分遗传因素与环境因素在疾病发生中的作用,从而发现病因线索。目前主要应用于肿瘤、慢性病和一些遗传性疾病的病因研究中。移民流行病学进行病因探索主要依据以下两点:

1. 若某病发病率或死亡率的差别主要由环境因素造成,则该病在移民人群中发病率或死亡率与原居住地的人群不同,而与移居地当地人群的发病率或死亡率接近。

2. 若某病发病率或死亡率的差别主要是遗传因素的作用,则该病在移民中的发病率或死亡率与移居地当地人群不同,而与原居住地人群的发病率或死亡率相同。

如近百年来日本人移居美国者很多,日本是胃癌高发区,而美国则是低发区,两国人民生活习惯、自然地理环境均不相同。调查发现,移居美国后的日本人,其胃癌死亡率高于美国人,但明显低于日本国内的日本人,说明环境因素与胃癌的发生关系较大;乳腺癌发病是美国远高于日本,而移居美国的日本女性乳腺癌的死亡率有所升高,但仍远远低于美国人,说明遗传因素在乳腺癌的发生中起主要作用。

在应用移民流行病学探讨病因时,还要考虑移民人群生活条件改变的程度、两地医疗卫生水平的差异、移居的原因、移民的世代数及移民本身的年龄、职业、文化程度、经济状况等,这些因素均与研究结果的正确与否有关。

> **知识链接**

中国抗结核治疗人群药物性肝损害的研究

为探索抗结核药物引起的各种不良反应尤其是肝损害对中国结核病防治规划的实施和患者安全性的影响程度,北京大学的研究者于2007—2010年开展了"中国结核病防治规划抗结核病药品不良反应研究(简称ADACS)",通过系统综述和队列研究获得了中国人群抗结核治疗的不良反应发生情况及其相关危险因素,同时对保肝药品的效果以及肝功能监测的有效性进行了评价。在队列完成之后,研究者继续利用队列资料和收集的生物样本,构建巢式病例对照研究,探索药物肝损害的遗传易感性,并利用遗传风险评分构建药物性肝损害的风险预测模型。十多年来,研究者从文献、人群、实验等多个方面对抗结核药引发的肝损害进行了系统研究,不但为抗结核药不良反应防治提供了科学证据,也为我国结核病防治规划方案的优化提供了重要参考。

> **知识链接**

伍连德(1879—1960),字星联,祖籍广东广州府新宁县(今广东台山市),出生于马来西亚槟榔屿。公共卫生学家,医学博士,中国现代医学先驱,中国检疫、防疫事业的创始人,中华医学会首任会长,北京协和医学院及北京协和医院的主要筹办者,1935年诺贝尔生理学或医学奖候选人,是华人世界的第一个诺贝尔奖候选人。

1910年末,东北肺鼠疫大流行,他受任全权总医官,深入疫区领导防治。1911年,他主持召开了万国鼠疫研究会议。在他竭力提倡和推动下,中国收回了海港检疫的主权。1918年,创建北京中央医院(今位于白塔寺的北京医科大学人民医院分院)并任首任院长;1922年,受奉天督军张作霖委托,在沈阳创建东北陆军总医院(现中国人民解放军202医院),该院是中国历史上第一座大型军医院;1926年,创办哈尔滨医学专门学校(哈尔滨医科大学前身),并任第一任校长。他与颜福庆等发起建立中华医学会,并创刊《中华医学杂志》。

思考题?

1. 描述疾病分布的指标主要有哪些,其意义是什么?
2. 以一种慢性病为例,试述如何描述疾病分布特征。
3. 简述发生数和现患数的区别和联系。

第二十一章

流行病学研究方法

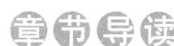

　　流行病学的主要任务是研究疾病的病因和疾病预防,在针对这两项任务实施过程中,流行病学的方法参与其中,从科学的角度来说,流行病学研究方法就是观察法和实验法。经过长期的发展和总结,观察法演化成描述性流行病学研究和分析性流行病学研究,实验法演变成实验流行病学研究。之后,为从理论上认识疾病,将数学模型应用于疾病的防治研究,发展成理论流行病学。

学习目标

知识目标:

1. 掌握不同类型的流行病学研究设计,包括描述性研究、分析性研究和实验性研究。
2. 了解如何设计、实施和分析流行病学研究,包括数据收集、样本选择、测量方法和统计分析。
3. 理解研究过程中可能出现的各种偏倚,并学会如何识别和控制这些偏倚。

能力目标:

1. 能够根据研究问题选择合适的研究设计,并能够制订详细的研究方案。
2. 能够批判性地评估流行病学研究的质量和有效性,包括研究设计的合理性和结果的可靠性。

素质目标:

1. 树立预防为主的思想,认识到流行病学研究方法在疾病预防和控制中的重要性。
2. 增强创新和批判精神,能够对不同的研究设计进行科学的分析和批判。

> **导入情景与思考**

妊娠糖尿病(Gestational Diabetes Mellitus，GDM)作为妊娠过程中发生的代谢异常性疾病，对胎儿发育、新生儿健康及孕妇远期健康都有重要影响，是发病率较高的妊娠并发症之一。准确了解 GDM 的病因及危险因素对于防控 GDM 的发生发展有重要意义。GDM 是一个多因的复杂性疾病，目前研究表明 GDM 的发生可能跟种族、年龄、不良妊娠史、糖尿病家族史、孕前 BMI 等有关，但其确切病因大部分还未能确定。

请思考：
1. GDM 与孕前体重关系的研究思路是什么？
2. 如何设计一个流行病学研究？

第一节　描述性研究

一、概述

描述流行病学又称描述性研究，是将专门调查或常规记录所获得的资料，按照不同地区、不同时间和不同人群特征分组，以展示该人群中疾病或健康状况分布特征的一种观察性研究。通俗地讲，描述性研究可以回答所描述的事件存在于什么时间、什么地点、什么人群，以及数量多少。对这些问题的回答可以为病因研究提供线索，为疾病防制工作提供依据。专门设计的调查研究，如现况研究、生态学研究、个案调查以及暴发调查可以提供描述性资料；各种常规记录资料，如死亡报告、出生登记、出生缺陷监测、药物不良反应监测和疾病监测等同样也可提供描述性资料。限于篇幅，本节仅介绍描述性研究的现况研究，同时简述生态学研究。

二、描述性研究的种类

描述性研究主要包括现况研究、病例报告、病例系列分析、个案研究、历史资料分析、随访研究和生态学研究等。

1. 现况研究　现况研究是针对某一特定时点或时期的特定范围人群，研究某病的患病率，同时研究某些特征与疾病之间的关联。详见本节第三部分。

2. 病例报告　病例报告主要通过对病例的描述，试图在疾病的表现、机理、诊断和治疗等方面提供第一手临床数据，属于定性研究的范畴，该方法已成为医学期刊论文上的一种常见体裁。病例报告主要是针对某种罕见病或少数病例或新发病例的描述，如艾滋病、军团病都是通过病例报告被人发现的，可供探讨其背后的产生原因。病例报告的好处在于人们不但发现新病例,也可发现已知疾病的特殊临床表现,检验、影像学改变,疾病的特殊临床转归,临床诊断治疗过程中的特殊经验和教训等。病例报告的意义是为进一步临床研究提供线索,是临床研究新思路的丰富源泉。

3. 病例系列分析　病例系列分析是针对相同疾病的临床资料进行收集、整理、描述和分析,总结得出结论。这类研究不仅对于临床信息积累、临床经验总结有益处,而且对疾病诊断、治疗技术的研究都是很好的基础资料。一个单一的病例报告没有理由形成研究的假设,但日常积累的病例系列可用来提示一个新疾病或流行的出现,可用于探索病因提供线索,并能展示某些病变的自然进程的规律,提示研究的方向和重点。

病例系列分析的缺点是它建立在单个病例个体经历的基础上,任何危险因素的出现可能是偶然因素造成的。尽管病例样本可足够大,但是由于缺少足够的对照,其结果应用受限制。

4. 个案研究　也称为个案调查。在医学上,指以个体或某几个个体为研究对象,研究疾病或健康状况的一种方法。它包括对一个或几个个案资料的收集、整理和分析,写出个案报告。该研究通常利用对现场的观察、面谈、问卷、测验、录像等方法收集证据。个案研究可以是针对传染病,也可以是针对非传染病或原因不明疾病的研究。个案调查是医疗卫生及疾病预防部门日常处理疾病报告登记工作的组成部分。传染病患者、临床病例及高危个体的个案调查最为常见。个案研究的优点有:①可能发现用传统研究或分析忽视的特殊现象;②不但对个体的疾病或健康进行详细的描述,而且对现象背后的原因进行深入的分析,为病因研究提供线索;③个案来源于实际,是对疾病或健康的真实反映,从个案出发研究健康、病因、临床特征、高危个体等医学现象,确实增加实证的有效性。个案研究也有缺点:①个案研究的结果不易归纳为普遍结论;②个案研究,由于缺少对照,结果容易受到质疑;③个案研究,即使是几个个案研究,通常不会调研大量的案例,由于属于小样本,研究可能出现偏倚。

5. 历史资料分析　这种研究是在研究者开展研究前,研究资料就已存在,研究者需要通过回顾性调查、提取和利用这些已存在的资料。这些已存在的资料,往往是日常工作的记录、登记、各类日常报告等,如每年的体检资料、婚检数据、征兵检查、传染病报告等,对这些资料进行统计分析获得结果。

6. 随访研究　是通过定期随访,观察疾病或健康状况随着时间推移的动态变化情况。随访研究可用于研究疾病的自然史,为该疾病的病因研究提供线索。随访研究不同于现况研究,因为后者是在特定时点或特定时期内研究人群中有关因素与疾病的关系,而随访研究可对研究对象进行连续多次的随访,随访间隔和方式根据具体的研究内容有所不同,在随访研究中可进行多次的现况研究。这里的随访研究,只要研究对象能够按照暴露因素分组,就可以构成队列研究。而这里说的随访研究就是无法或不特意按照暴露因素分组的定期随访研究。

7. 生态学研究　是在群体水平上研究暴露因素与疾病之间的关系。有关生态学研究详见本章本节第四部分。

三、现况研究

(一) 现况研究的概念

现况研究是描述性研究中应用最为广泛的一种方法。它是应用普查或抽样调查的方法收集特定时间、特定人群中疾病、健康状况及有关因素的资料,并对资料的分布特征加以描述。因现况研究收集的资料是时间的某一横断面上的,故又称横断面研究。又因它得到的率是在特定时间、特定人群中的患病率,因而又称为患病率研究。

现况研究强调在一定时间内完成,若调查的时间跨度过大,会给调查结果的解释带来困难。因调查时间短,一次现况调查一般无法得到疾病的发病率,而利用间隔适当时间的两次现况研究获得的患病率之差同样可估计发病率。

(二) 现况研究的用途

1. 为病因研究提供线索　现况研究可将调查资料按某特征(如年龄、性别、生活爱好等)分组,比较各组间疾病或健康的分布有无差别,如有差别,则可提示某个分组特征与疾病或健康状况有关联。现况研究只能在同一个时间横断面上获得疾病、健康状态及有关因素的资料,因而只能判断它们之间是否有关联,至于是否为因果关联还有待其他研究方法证实。如1988年上海甲肝暴发,通过现况研究发现食用毛蚶与甲肝有密切关联,提示毛蚶为可疑病因。之后又经分析性研究证实了这一推测。

2. 了解疾病和病因的分布状况,为疾病防制工作提供依据　对某疾病或某疾病相关因素的一次现况研究能获得一定时间横断面上的描述性资料,使卫生行政部门了解该病或该因素目前的分布状况。例如,1992年进行的吸烟调查可以了解不同地区、年龄、性别、职业和民族的吸烟率状况。间隔一定时间的多次现况研究可实现纵向观察的目的,使卫生行政部门了解该病或该因素的变化趋势。例如,我国分别于1959年、1979年和1991年前后三次进行的高血压病抽样调查,提示了我国高血压病在人群中的发展趋势。无论是疾病、健康状况还是相关因素,其目前的分布状况或发展趋势对卫生行政部门制订今后的工作计划都是必不可少的。

3. 评价预防疾病、促进健康的策略和措施的效果　现况调查可以通过比较干预前后疾病患病率和某项健康指标的差别来判断策略和措施的效果。例如,在同一人群中,选择高血压病干预前和干预后两个时点,重复进行现况研究,比较两个时点高血压患病率的差别,用以评价干预措施对人群有无保护作用。

4. 早期发现患者　从表面健康的人群中进行现况研究,发现可能患有某种疾病的人。这项工作也被称为筛检。通过筛检可早期发现某病患者,实现早诊断、早治疗的二级预防的目的。例如,在某一时点对某女性人群中的所有人员进行宫颈涂片检查,可以发现其中的早期宫颈癌患者,使其得到早期治疗。

5. 确定机体某项指标的正常值范围　临床医生在日常工作中,需要了解许多人体测量指标的正常值,并以此为依据对就诊者做出是否患病和病情轻重的判断。借用现况研究的方法,在有代表性的正常人群中进行测量,就可得到该指标的均数及95%的正常值范围。

(三)现况研究的种类

根据不同的研究目的,现况研究可以采用普查也可以采用抽样调查。

1. 普查　对总体中所有个体均进行调查称为普查。现况研究中普查的含义为在特定时间对特定范围内人群中的每一成员进行的调查。普查分为以了解人群中某病的患病率、健康状况等为目的的普查和以早期发现患者为目的的筛检(详见第六章)。当工作目的是早发现、早诊断患者,使其得到及时治疗时,就必须采用筛检。除有特殊需要,流行病学研究一般都首选抽样调查。道理很简单,普查获得的信息虽然没有抽样误差,但因工作量大,需大批人员参加及使用较多设备,由此引起的质量问题难以控制,获得的信息往往比较粗糙。此时若系统误差超过了抽样误差,普查则会得不偿失。

2. 抽样调查

(1) 抽样调查的概念:按一定的概率从总体中随机抽取有代表性的一部分人(样本)进行调查,以样本统计量估计总体参数,称为抽样调查。样本代表性是抽样调查能否成功的关键所在,而随机抽样和适当的样本含量是保证样本代表性的两个基本原则。

随机抽样是在一个有 N 个观察单位的总体中,若抽取 n 个单位组成随机样本,则每个单位被抽到的概率均应为 n/N。如某单位有 1 000 人,欲从中抽取 100 人组成随机样本,每人被抽到的概率应为 1/10。

样本含量适当是指将样本的随机误差控制在允许范围之内时所需的最小样本含量。虽然样本含量越接近总体,抽样误差越小,但样本含量过大,普查的缺陷又会在抽样调查中重现。

抽样调查的工作量小,既可节省时间和人力、物力,又可集中力量将调查工作做得更细致,是流行病学研究最常用的方法。但该方法仅适用于患病率较高、变异程度不太大的疾病。若疾病患病率很低、变异程度很大,则需很大样本量才能实现对抽样误差的控制,若样本扩大到接近总体的75%时,不如直接进行普查更有意义。

(2) 抽样方法:常用的抽样方法有以下几种。

①单纯随机抽样:也称简单随机抽样。该方法要求从总体 N 个对象中利用抽签、随机数字表等方法抽取 n 个对象组成一个样本。

单纯随机抽样是所有抽样方法中最简单、最基本的方法。该方法虽然简便易学,但当总体较大时,不仅编号和抽样变得十分烦琐,而且抽到的个体分散,导致资料收集十分困难。如,欲从一个 100 万人口的城市中采用单纯随机抽样方法随机抽取 5 万人进行现况研究,试想,这 100 万人如何编号如何抽样?即使抽样完成,抽到的 5 万人散布在该城市的各条大街小巷,要完成这 5 万人的逐个调查,任务之艰巨可想而知。由于这一缺陷,单纯随机抽样方法在大型流行病学调查中的应用受到了限制,但它是理解和实施其他抽样方法的基础。

②系统抽样:又称机械抽样,是按照一定顺序,机械地每隔若干单位抽取一个单位的抽样方法。具体方法如下:设总体单位数为 N,需要调查的样本数为 n,抽样比例 $K=N/n$,抽样间隔为 $K-1$。即以 K 个单位为一组,用单纯随机抽样的方法抽出第一组中一个单位,把它作为起点,之后每间隔 $K-1$ 个单位抽取一个单位进入样本。例如,某人群有 2 万人,决定抽取 1 千个人组成样本,则 $K=20\,000/1\,000=20$,抽样间隔$=20-1=19$,应从 1~20 号中按照单纯随机抽样的方法抽取 1 个号码作为起点,之后每隔 19 个号码抽取一个单位。

应注意:假如总体各单位的排列有某种规律,而该规律与研究结果有关联,若利用该排列做系统抽样,可使样本产生偏倚。比如,全班同学排好队,按 1/3 比例做系统抽样,调查身体发育情况。若队伍由矮往高排列,恰巧抽样起点是队列中的第 1 名,之后每间隔两人抽 1 人,该样本的平均身高应低于全班平均身高。

若研究总体已具备某种排序或编号,系统抽样与单纯随机抽样相比可省去编号和抽样的烦恼,是一种更简单的抽样方法。但该方法同样具有当总体较大时,抽到的个体分散,资料难以收集的缺陷,也不适于大型流行病学研究。

③分层抽样:是将调查的总体按照某种特征分成若干层,然后在每层中进行随机抽样的方法。分层变量应是导致总体内部变异的主要因素。每层中的抽样方法可用简单随机抽样或系统抽样。例如,某地区要调查乙型肝炎表面抗原携带率,若不同职业间乙型肝炎表面抗原携带率差别很大,就可以将职业作为分层变量将人群分成若干层,然后按照事先计算的样本含量在每层中随机抽取所需的调查对象。该方法要求层间变异越大越好,层内个体变异越小越好。

将样本含量按每层在总体中所占比例分配到各层中,然后再在每层中按分配的数额抽取研究对象,称为按比例分层抽样。例如,某层的人口数占总体的 1/5,就应在该层中抽取样本含量的 1/5。

分层是将一个内部变异很大的总体分成一些内部变异较小的层,并保证总体中每一层都有相应比例的个体被抽到,所以抽样误差较其他抽样方法小。但是归根结底,该方法的抽样基础没有脱离单纯随机抽样或系统抽样,因而该方法同样具有当总体较大时,抽到的个体分散,资料难以收集的缺陷,也不适于大型流行病学研究。

④整群抽样:将总体分成若干群组,以群组为抽样单位进行随机抽样,被抽到群组中的全部个体均作为调查对象。如某市有 30 所中学,共有 3 万在校生,欲从中抽取 3 千学生组成样本调查其近视眼患病率,只需随机抽取约 3 所学校即满足样本含量。抽到的学校,全部学生均进行视力检查。

整群抽样要求抽样单位的人口数不能相差太大,否则需先合并或拆分成人数大致相当的单位,然后抽样。虽然整群抽样便于组织,也易被调查对象接受,但是抽样误差较大。

⑤多级抽样:就是综合运用上述抽样方法进行多次抽样,亦称多阶段抽样。根据需要,每个阶段的抽样都可以采用上述四种方法中的任意一种,原则是优势互补。例如,一般流行病学调查多采用先分层后整群的抽样方法,这种组合方式既利用了分层抽样误差最小的优

点,又兼顾了整群抽样易于组织的长处。而国家组织的大规模调查多采用按行政区域逐级进行整群抽样的方法,这样既易于组织实施覆盖面又大。具体方法是从总体中先抽取范围较大的单元,称为一级抽样单元(例如省、自治区、直辖市),再从每个抽中的一级单元中抽取范围较小的二级单元(例如县、区、街道办事处),最后抽取其中部分范围更小的三级单元(例如村、居委会、学校)作为调查单位。对抽到的调查单位中的个体均进行调查。

(3)抽样调查样本含量的估计:抽样研究中,样本所包含的研究对象的数量称为样本含量。样本含量适当是抽样调查的基本原则。样本含量过大不仅可造成人力和物力的浪费,而且会因工作量大难以保证质量,使结果出现偏倚。样本含量过小则使抽样误差过大,样本失去代表性。现况研究中,抽样调查的目的是以样本统计量估计总体参数所在的范围,因而要采用做参数估计时的样本含量计算方法。

①分类变量样本含量的估计方法:即以样本率估计总体率时样本含量的计算方法。

当总体率接近0.5(比如0.2~0.8)时,可按正态近似原理,采用以下公式估计样本含量。

$$n = \frac{u_\alpha^2 \times pq}{d^2}$$

式中:n 为所需样本含量;p 为总体率的估计值,该值可采用前人的类似研究获得的样本率;$q=1-p$;d 为允许误差,即允许样本率与总体率之间的差别可以有多大,一般用 p 的百分比估计;α 为第一类错误的概率;u_α 为确定 α 后的 u 值,可查 u 值表获得,$u_{0.05}=1.960$。

流行病学现况研究中常用的抽样条件是允许误差 $d=0.1p$,$\alpha=0.05$,$u_{0.05}=1.960\approx 2$,此时上述公式可简化为如下公式:

$$n = 400 \times \frac{q}{p}$$

例1:某地欲了解其50岁以上人口中高血压病的患病率,估计该人口的患病率 $p=25\%$,设 α 为0.05,允许误差为 $0.1p$,样本含量为:

$$n = 400 \times \frac{q}{p} = 400 \times \frac{0.75}{0.25} = 1\,200(人)$$

以上样本含量的估计公式仅适用于 $n \times P > 5$ 的情况。总体率很低时,如肿瘤、某种出生缺陷,可按如下公式估计样本含量,也可参照泊松分布可信限表估计样本含量。

$$n = \left[\frac{57.3 \times u_\alpha}{\sin^{-1}[d/\sqrt{p(1-p)}]}\right]^2$$

由以上公式可知,允许误差越小需要的样本含量越大。

②数值变量样本含量的估计方法:以样本均数估计总体均数时样本含量的计算公式为:

$$n = \left(\frac{u_\alpha \sigma}{\delta}\right)^2$$

式中:σ 为估计的总体标准差;δ 为允许误差,即允许的样本均数与总体均数的误差范围。

例2:拟用抽样调查了解某地健康成人白细胞计数的平均水平,希望误差不超过

$100/mm^3$。已知健康成人白细胞计数的标准差约 $1\,000/mm^3$,如定 α 为 0.05,需抽查多少人?

按公式计算:

$$n = \left(\frac{1.96 \times 1\,000}{100}\right)^2 = 384.2 \approx 384(人)$$

简单随机抽样、系统抽样、分层抽样的样本含量皆按上述公式计算。整群抽样由于抽样误差大,需扩大样本含量以减少抽样误差,故样本含量需在按以上公式计算的基础上增加 50%。

(四)现况研究资料的收集

现况研究可收集的信息多种多样,大体来自研究对象的各种特征(疾病、健康状况、行为特征、心理特征、遗传学特征、人口学特征等)和研究对象所处的自然环境和社会环境几方面。随信息的特征不同,获取信息的方式各异。可以采用询问或信函的方式,也可采用各种医学检查。有时一些常规记录资料,如疾病登记、体检记录、医疗记录或其他现有的档案资料也可为现况研究所用。

调查中应注意调查对象的"无应答"率,它是影响数据质量的重要因素。一般认为调查对象的"无应答"率不得超过 15%,否则将会出现无应答偏倚,影响结果的真实性。

(五)现况研究的资料分析和结果解释

在进行资料分析前,首先要对原始资料查漏补缺、纠正错误,有缺陷不能弥补者要予以剔除。查漏补缺过后,资料进入以下分析程序。

1. 资料分析应从描述三间分布入手　首先应描述资料的人口学特征,如年龄、性别、民族、职业等构成,以介绍该资料所代表的总体。然后描述不同空间、不同特征人群中某事件或多个事件的分布特征。分类变量常用的有患病率、阳性率、检出率等。为了便于不同地区之间比较,常采用标准化率。数值变量可计算平均数、几何均数、中位数等。此项工作的目的是找出某事件在不同地区、不同特征人群中分布的差异,为进一步分析提供线索。

2. 进一步分析形成病因假设　在了解事件分布特征的基础上,还要依赖各种推理方法,科学地对资料加以分类、比较,以确认在两事件或多个事件之间确实存在关联。能实现此类目的的统计方法很多,有单因素分析也有多因素分析。无论采用哪种方法,都需要事先思考所有分析变量之间谁可能是因、谁可能是果。据此,可以理清分析思路,确定统计学分析方案,并在分析的过程中不断修正分析思路。现况研究的结论是事件之间在时间横断面上是否存在统计学关联。统计学关联是因果关联的基础,因此,现况研究发现的统计学关联可以提出病因线索。

四、生态学研究

(一)概念

生态学研究又称为相关性研究,它是以群体为观察和分析的单位。描述不同人群中某因素的暴露情况与疾病的频率,分析该因素与疾病之间的关系。疾病的频率可以是发病率、患病率或死亡率等,而因素的暴露可以是暴露的有无或暴露量的多少。例如,研究 20 个自然村,分析各村人群盐的消耗量与人群高血压患病率的关系。

(二) 特点

生态学研究,有三个特点:①生态学研究因素与疾病之间的关系,不是以个体为观察和分析的单位,而是以群体为观察和分析的单位;②这个研究能够描述不同人群中某因素的暴露与疾病频率的关系,但无法得知个体的暴露与疾病的关系;③生态学研究是从多因素中探索病因线索,提供的信息是不完全的,只是一种粗线条的描述性研究。

(三) 用途

生态学研究探索的是有关因素与疾病之间的关系,特点是以群体为观察对象,尽管不清楚个体的暴露情况,但是有关因素与疾病之间若存在统计关系,就可提示病因假设。另外,通过人群中某些干预措施的实施及某些疾病的发病率或死亡率的变化,可用于评价干预措施的效果。同时,在疾病监测中,可应用生态学研究来评估疾病发病率或死亡率的变化趋势,为疾病的防治和控制提供依据。

> **知识链接**
>
> **从描述性研究到《抗结核药所致药物性肝损伤诊治指南》**
>
> 描述性研究是一种观察性研究方法,它通过收集和分析数据来描述特定人群的特征、行为或健康状况,而不去干预或改变这些因素。在抗结核药所致药物性肝损害(ATB-DILI)领域,描述性研究有助于了解疾病的流行病学特征、危险因素、临床表现以及预后等。《抗结核药所致药物性肝损伤诊治指南(2024 年版)》提供了 ATB-DILI 的定义、发生率、相关危险因素、发生机制、病理表现、临床分型、临床表现、诊断、预防和处理等全面信息。它基于大量的描述性研究,为临床医生提供了关于 ATB-DILI 的详尽描述,包括其在不同人群中的发生率和危险因素,以及如何进行诊断和治疗。

第二节 分析性研究

流行病学的分析性研究也称分析流行病学,是进一步在有选择的人群中观察可疑病因与疾病和健康状况之间有无关联的一种研究方法。

分析性研究主要有病例对照研究和队列研究两种方法。前者按是否患病将研究对象分组,了解他们对研究因素的暴露有无差别;后者则按是否暴露于所研究的因素将研究对象分组,前瞻性地观察他们发病水平有无差别。无论何种方法,它们的研究目的都是检验病因假设、估计病因与疾病的关联程度。它们的研究设计都是按照归纳推理中穆勒五法的求异法原则,要求除研究因素外,其他与结局有关的因素在比较组之间皆应均衡可比。本节主要依据单因素分析的思路介绍分析性研究的基本原理和方法,所以要求设计之初便考虑比较组间的均衡可比的问题。其实,设计之初无法实现的均衡可比,可在资料分析时借用多因素分析方法调整其他因素的影响,同样可以分析目标因素与研究疾病之间有无关联。具体方法请阅读有关医学统计学书籍。

一、队列研究

(一) 队列研究的概念

队列研究是将一个范围明确的人群按是否暴露于某可疑因素或暴露程度分为不同的亚组,追踪各组的结局并比较其差异,从而判定暴露因素与结局之间有无关联及关联程度大小的一种观察性研究方法(图21-1)。

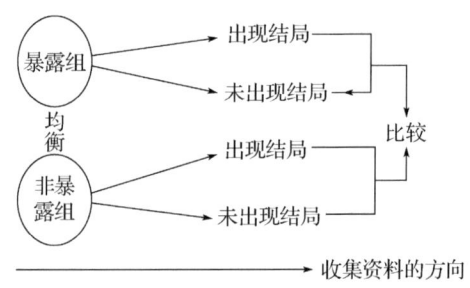

图21-1 队列研究原理示意图

"cohort"原意是指古罗马军团中的一个分队,流行病学借用该词表示一组具有某个共同特征的研究对象。因对"cohort"一词的翻译不同,队列研究有多个名称,如群组研究、定群研究等。又因该研究的性质是前瞻性的,有人又称之为前瞻性研究。目前国内已统一使用队列研究一词。

一群人共同暴露于某种因素称暴露队列,反之则称非暴露队列,这两种队列构成了队列研究的研究对象。无论是暴露队列还是非暴露队列,研究对象都必须有可能出现研究结局。在前瞻性观察中,若研究对象同时(某一固定时间或一个短时期之内)进入队列、观察期间没有新成员的加入,直至观察终止基本没有成员的退出,观察期内队列保持着相对固定,这种队列称为固定队列。若观察中原有的队列成员可以不断退出,新的观察对象可以随时加入,队列成员在不断变化,就叫动态队列。

队列研究按照研究对象的暴露状态分组,暴露与否是自然确定的不是人为给予的,属于观察法。另外,因队列研究是按暴露与否分组,已知的混杂因素可采用统计分析的方法排除,未知的混杂因素则必然导致混杂偏倚,因此,进行一个问题的研究,明确混杂因素并加以确定更为重要。

(二) 队列研究的用途

1. 检验病因假设　由于队列研究是由"因"及"果"的研究,检验病因假设的能力较强,因此它的主要用途是探讨某种因素与某疾病或多种疾病的关联。例如,在研究吸烟是否与肺癌的发生有关联的同时,还可研究吸烟是否与冠心病和慢性支气管炎的发生有关联。

2. 描述疾病的自然史　队列研究经过前瞻性的随访,观察到人群从暴露到发生疾病直至出现各种结局的全貌,包括亚临床阶段的变化与表现。这些信息对临床医生作出诊断和治疗决策至关重要。因为,不了解疾病自然史就不知道疾病不同阶段的症状和体征,也就无法作出及时而准确的诊断;不了解疾病自然史就不知道疾病可否自愈,也就无法辨别治与不治孰优孰劣。

(三) 队列研究的类型

依据研究对象进入队列时间及观察终止时间的不同,队列研究可分为前瞻性队列研究、历史性队列研究和双向性队列研究三种。三种方法的示意图见图 21-2。

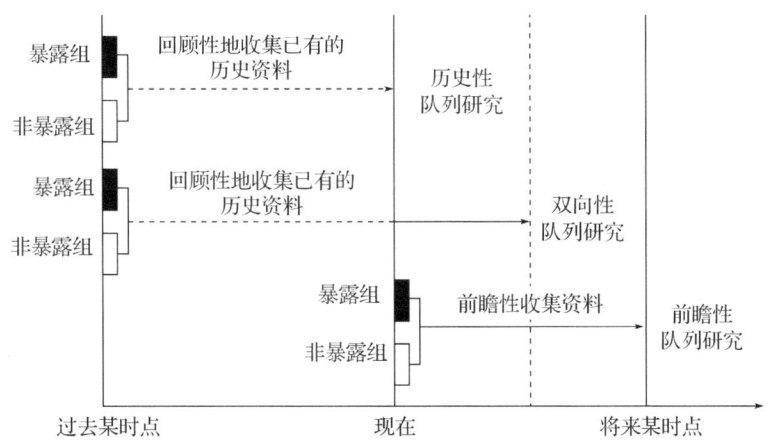

图 21-2 各种队列研究方法示意图

1. 前瞻性队列研究 前瞻性队列研究也称同时性或即时性队列研究,研究对象的分组根据研究开始时研究对象的暴露状况而定。此时结局尚未出现,需要追踪观察一定时间才能得到,其性质是前瞻性的。更确切地说,该方法是从现在开始至将来结束。前瞻性队列研究是队列研究的基本形式。该方法可以直接获得暴露与结局的第一手资料,因而信息准确,不易产生信息偏倚。但因该研究需长时间随访,费时、费力,因此整个工作的组织与后勤保障相当艰巨。

2. 历史性队列研究 历史性队列研究也称非同时性队列研究或回顾性队列研究,研究对象的分组根据其既往暴露资料而定,研究伊始,便可从历史资料中获得每位研究对象的结局。即研究开始之时便是观察结束之日。该方法虽然收集暴露资料和判断结局同时完成,但性质还是属于前瞻的,是从过去暴露记录(档案)中获得有无暴露,追踪到现在的结局。若有完整的历史记录,该方法的资料收集和分析可在较短时间内完成,可达到事半功倍的效果。

3. 双向性队列研究 有时历史资料积累的时间较短,达不到疾病的潜隐期,需继续观察一段时间以满足研究的要求。这种在历史性队列研究之后继续前瞻性地观察一段时间的研究称双向性队列研究,也称混合性队列研究。

（四）研究对象的选择

选择研究对象前首先要考虑选择研究对象的地点，即研究现场。现场人口的代表性当然是队列研究不可缺少的条件，但从某种意义上讲，研究现场的配合程度更是决定成败的关键因素。之所以这样说是因为队列研究多需长时间随访，若没有良好的配合，研究将以失访而告失败。因此，队列研究的现场除应具有足够数量的符合条件的研究对象外，还应具备领导重视、群众乐于接受、人口流动性小等基本条件，以避免失访。

1. 暴露组的选择　队列研究要求暴露组的研究对象应暴露于研究因素并可提供可靠的暴露和结局信息。若研究需要，暴露组还可分成不同暴露水平的亚组。暴露组人群多有以下几种选择。

（1）特殊暴露人群：由于生活或工作的原因，使得一部分人暴露于某种特殊因素。研究该特殊因素的致病作用时，只能以该因素的特殊暴露人群为研究对象。如研究某化学物质对人体造血机能的影响，就应以接触该化学物质的人员为暴露组成员。

（2）一般人群：有时研究的暴露因素是一般人群经常接触的因素，如生活嗜好、饮食习惯、遗传特征等，此时可从一般人群中获得暴露组。暴露组可以来自某行政区域或地理区域，是该地暴露者的全体或随机样本。

（3）有组织的团体：医学会会员、工会会员、机关工作人员、社会团体成员、学校或部队成员等都属于有组织的团体。选择这些人中的暴露者进入暴露组，优点是可以利用其组织系统收集随访资料，如多尔和希尔就选择英国医师会员进行了吸烟与肺癌关系的队列研究。

2. 对照组的选择　队列研究的对照组应是暴露组来源的人群中非暴露者的全部或其随机样本按照求异法的原则选择的，除研究因素之外，其他与结局有关的因素在暴露组与非暴露组间皆应均衡可比。若研究吸烟与肺癌的关系，年龄、性别与肺癌有关，这些因素在比较组间就应均衡。对照常采用以下形式：

（1）内对照：研究人群内部如果包含暴露与非暴露两种人群，就可将其中暴露于所研究因素的人作为暴露组，非暴露者作为对照组。这种对照组称为内对照。

内对照与暴露组来自同一人群，较易实现比较组间的均衡。有时，研究因素不仅是一连续变量且人人暴露，如食盐摄入量、血压、体重，此时可按暴露剂量划分为几个等级，按等级将人群分成若干亚组。

（2）外对照：当选择特殊暴露人群作暴露组时，该人群内部往往没有非暴露者，常需在该人群之外寻找对照组，故称外对照。如前所述，研究某化学物质对人体造血机能的影响时，以接触该化学物质的某个车间的工作人员为暴露组成员，对照只能来自该厂的其他车间或其他工厂。特殊暴露人群尤其是职业方面的特殊暴露人群，多具有某些与普通人群不同的特征。使用外对照时要格外注意比较组间的可比性问题，以避免健康工人效应带来的偏倚。

（3）总人口对照：就是以该地区全人群的发病或死亡资料与暴露组比较。总人口对照虽有免去了选择对照组困难的优点,但很难实现比较组间的均衡。因此,研究设计前,明确暴露因素、结局因素以及混杂因素特别重要。选择总人口对照,混杂因素的控制或调整显得特别重要,要在设计上或统计分析上采取措施。试想,专门设计的对照组尚难免与暴露组之间存在不均衡问题,未考虑任何均衡性的总人口对照与暴露组之间的差异会有多大就可想而知了。因此,谨慎选用总人口对照,假如选择总人口作对照,对总人口对照的研究结论也应慎重对待。

（4）多重对照:即从上述对照的形式中选择两组或两组以上对照,以加强研究结果的说服力。

（五）样本含量的估计

队列研究是比较某指标在样本之间的差异有无统计学意义。队列研究多是研究某因素与多个疾病之间的关联,比较的指标既有数值变量也有分类变量(尤其是二分类变量),如血压值和高血压病发病率。此时,多以发病率估计样本含量。因为分类变量资料所需样本含量一般大于数值变量资料,满足了分类变量的样本含量也就同时满足了数值变量的样本含量。

分类变量资料样本含量计算公式如下：

$$n=\frac{(u_\alpha\sqrt{2\overline{pq}}+u_\beta\sqrt{p_1q_1+p_0q_0})^2}{(p_1-p_0)^2}$$

式中：n 为暴露组或非暴露组人数;

α 为假设检验第 I 类错误的概率;

β 为假设检验第 II 类错误的概率;

u_α 和 u_β 分别为 α 和 β 水平下的正态分布界值,可从表 21-1 中查得;

p_0 为估计的观察结局在非暴露组中的发生率;

p_1 为估计的观察结局在暴露组中的发生率,该值既可通过查文献估计,也可由 RR 值计算而来。计算公式：

$$p_1=RR\times p_0$$

$\overline{p}$ 为平均发病率,$\overline{p}=(p_1+p_0)/2$

$$\overline{q}=1-\overline{p}$$

样本量计算公式还可以简化为：

$$n=\frac{2\overline{pq}(u_\alpha+u_\beta)^2}{(p_1-p_0)^2}$$

以上公式是单因素分析时的样本含量计算公式。有时队列研究需采用多因素分析,目前尚无成熟的估计其样本含量的方法。

表 21-1　α 和 β 对应的 u 值表

α 或 β u_β（单侧或双侧检验）	u_α（单侧检验）	u_α（双侧检验）
0.001	3.090	3.290
0.002	2.878	3.090
0.005	2.576	2.807
0.010	2.326	2.576
0.020	2.058	2.326
0.025	1.960	2.242
0.050	1.645	1.960
0.100	1.282	1.645
0.200	0.842	1.282

例 3：拟用队列研究探讨孕妇孕期服用某种药物与婴儿先天性心脏病之间的联系。已知：$p_0=0.007$，估计该药暴露的 $RR=2.5$，设 $\alpha=0.05$（双侧），$\beta=0.10$，则

$u_\alpha=1.96$，$u_\beta=1.282$，$q_0=1-0.007=0.993$

$p_1=2.5\times0.007=0.0175$

$q_1=1-0.0175=0.9825$

$\bar{p}=(0.007+0.0175)/2=0.0123$

$\bar{q}=1-0.0123=0.9877$

代入公式：

$$n=\frac{(1.96\sqrt{2\times0.0123\times0.9877}+1.282\sqrt{0.0175\times0.9825+0.007\times0.993})^2}{(0.0175-0.007)^2}=2310$$

即暴露组和非暴露组各需要调查 2 310 人。

在队列研究的随访过程中失访在所难免。为避免失访造成样本含量不足，应适当扩大样本含量。例如将计算出来的样本含量扩大 10% 作为实际样本量。

（六）资料的收集

1. **基线资料的收集**　确定研究对象后，首先要收集研究对象的基础信息，也称基线资料或基线信息。通常需要经查阅档案、访问、体检以及环境检测等方式获得以下几方面的信息：

（1）暴露于研究因素的信息：研究开始，首先应收集研究对象目前对研究因素的暴露情况，据此划分暴露组与非暴露组，或不同暴露水平的亚组。

（2）与结局有关的其他信息：疾病是多种因素共同作用的结果。倘若本次队列研究只研究一个危险因素，按照设计原则，与疾病有关的其他变量在比较组间应该实现均衡。队列研究需收集这些与疾病有关的资料，并在分组过程中对其组间的均衡性加以充分考虑。

（3）人口学资料：人口学资料指年龄、性别、婚姻状况、文化程度、家庭人口、人口迁移等

情况。该类资料有两方面的作用:首先它本身可能就是与结局有关的因素,如年龄、性别与许多疾病都相关;其次在计算各种结局的发生频率时人口学资料是必不可少的。因而确定研究对象后,需收集各组人群准确的人口学资料。

2. 随访和结局资料的收集

(1) 结局变量:亦简称结局,是观察人群中出现的预期结果事件,结局是队列研究的观察终点。

虽然队列研究可以观察一种暴露与多个结局的关系,但观察的结局越多,设计中应考虑的问题就越多,比较组间需要均衡的变量也越多。因而,设计队列研究时,应根据当时的具体条件确定适当数量的结局变量。

对结局的判断应有严格而统一的标准。若结局是某疾病的发生,就应该按照国内外公认的诊断标准判断结局;若结局是某项血清学指标,则要以标准化的实验室操作技术加以测定,并确定达到结局的标准。例如,以血清抗体阳转为结局,应明确规定何谓抗体阳转。

(2) 随访:随访的方法有面谈、电话访问、自填问卷、定期体检、环境与疾病的监测、有关记录的收集等。应根据随访内容确定随访方法。随访方法一旦确定,如无特殊情况,在整个随访过程中应保持不变。

随访是队列研究的关键环节。这一环节应着力避免信息偏倚和失访偏倚。无论是暴露组还是对照组都应采用相同的方法和态度同时进行随访。调查员高度的工作责任心和工作态度可在很大程度上减少失访偏倚和信息偏倚,保证研究质量。

观察终点:研究对象出现了预期的结局就达到了观察终点,之后将不再对其继续随访。未达到观察终点而脱离随访的情况称为失访。例如,某研究对象死于非研究疾病就应视为失访。

观察终止时间:观察终止时间是研究的随访工作截止的时间。观察终止时间决定着观察期的长短。终止时间应该以潜伏期为依据,在此原则上尽量缩短观察期,以节约人力、物力,减少失访。

(七) 资料分析及结果解释

随访结束以后,对资料进行整理、归类是必不可少的常规工作。在此基础上,要对资料做统计学描述和推断。

1. 描述　应首先描述暴露组和非暴露组在性别、年龄、民族、职业、出生地、居住地等方面的分布特征。描述一般特征的目的,一是介绍和比较组之间的均衡性;二是阐明本研究所选择的研究对象代表了哪种特征的有限总体。含义是本研究结论只适于该特征人群,不能随意外推至其他特征人群。根据描述资料的不同,可选用构成比、均数或其他指标实现统计描述的目的。另外,还应介绍研究对象的失访情况,以使读者对该研究随访资料的质量有一个大体估计。

2. 推断

(1) 资料的整理模式:队列研究中,最受关注的是暴露因素导致疾病的强度即发病率。

有些难以及时确诊但病死率很高的疾病,也常以死亡率反映暴露因素的致病强度。慢性非传染性疾病潜伏期长,同时暴露的一批人将在几年甚至十几年、几十年的时间内陆续发病,多需随访较长时间,因此需要将多年随访获得的发病或死亡例数累积起来计算频率。队列研究的资料可按表21-2整理,之后计算都依照表格中的数字进行。

表21-2 队列研究资料整理表

组别	病例	非病例	合计	发病率
暴露组	a	b	$a+b=n_1$	a/n_1
非暴露组	c	d	$c+d=n_0$	c/n_0
合计	$a+c=m_1$	$b+d=m_0$	$a+b+c+d=T$	

(2)率的计算:根据资料的特点,队列研究可计算两种率。

①累积发病率:若研究对象为固定队列可计算累积发病率或死亡率。即无论其观察时间长短,均可用观察开始时的人口数作分母,以整个观察期内的发病例数作分子,计算某病的累积发病率(死亡率)。计算公式为:

$$累积发病率 = \frac{观察期间发病例数}{观察开始时的人数}$$

②发病密度:通常,队列研究随访时间较长,很难要求研究对象不流动,实现所谓固定队列的要求。他们可能进入队列的时间先后不一,也可能观察中途因迁移、死于其他疾病等原因而退出。上述情况会使得不同研究对象之间观察时间长短不一。一项为期10年的队列研究,各研究对象的随访时间可能会几个月至10年不等。此时以观察开始时的总人数为分母计算发病率显然是不合适的。一是失访者未必在研究结束前不会出现结局,但他们做了分母而没有机会成为分子;二是后续进入队列的研究对象没有进入分母,但他们却可能成为分子。为合理地利用随访资料,可用观察人时作为分母计算队列的发病频率,称发病密度,或人时率。

$$发病密度 = \frac{观察期间发病例数}{观察人时数}$$

计算人时的时间单位依观察期不同而定,可长可短,周、月、年皆可。时间单位确定后,人时的计算公式为:

$$观察人时数 = 观察人数 \times 观察时间$$

例如:1人观察了10年为10人年;10人观察了1年也是10人年。

常用的人时计算方法有三种:①精确法,该法以个人为单位计算人时,虽计算结果精确,但耗费时间。②近似法,如果研究样本太大可用平均人数乘以观察时间得到总人时数。平均人数一般取相邻两年年初人口的平均数或年中人口数。该法计算简单,但精确性较差。③寿命表法,该方法规定将观察当年(当月、当周)进入或退出队列的个人视为观察了1/2个人年。该法的计算过程比精确法简单,计算结果比近似法精确。

计算了各比较组的率,紧跟着要进行率之间的差异显著性检验。样本率的分布类型不同,应用的统计学方法也不同,尤其应该注意的是发病密度的检验。由于发病密度的分母被数倍扩大,样本率的分布常不近似正态,所以应选择适当的统计学方法。

(3) 标化比:当遇到结局发生率低、暴露组人数少,达不到计算频率要求的条件时,可以将全人口死亡(发病)率作为标准,算出该暴露人群的理论死亡(发病)人数。然后将暴露组实际死亡(发病)人数作为分子,理论死亡(发病)人数作为分母计算比值,即得标化死亡(发病)比。标化死亡比(Standardized Mortality Ratio)的英文缩写是 SMR。

$$SMR = \frac{实际死亡数}{理论死亡数} = \frac{O}{E}$$

SMR 是相对比,表示实际死亡数是理论死亡数的多少倍。

(4) 估计暴露与发病的关联强度:队列研究可直接计算研究对象的结局发生率,并借此估计暴露与发病之间的关联强度。常用的反映关联强度的指标有以下几个:

① 相对危险度(relative risk, RR):RR 也叫危险比或率比,是暴露组发病率(或死亡率)与非暴露组发病率(或死亡率)的比值。

$$RR = \frac{I_e}{I_0} = \frac{a/n_1}{c/n_0}$$

式中:I_e:暴露组的发病率;

I_0:非暴露组的发病率;

RR:暴露组与非暴露组发病概率之比,含义为:暴露于某因素者发生疾病的概率是不暴露于某因素者的多少倍。RR 是两个率的比值,其数值范围是从零到无限大的正数。当 RR =1 时表示暴露组发病概率与非暴露组发病概率相等,暴露与疾病无关;当 RR>1 时说明暴露组发病概率大于非暴露组发病概率,暴露增加了发生疾病的危险,可能是疾病的危险因素;当 RR<1 时说明暴露组发病概率小于非暴露组发病概率,暴露减少了发生疾病的危险,可能是疾病的保护因素。RR 值越大,因素与疾病的关联强度越大。

由于队列研究多为抽样调查,每次研究所得到的 RR 值都是一个样本人群的点估计值。既然样本存在抽样误差,点估计值也不可避免地存在抽样误差。解决这一问题的方法就是按一定的概率来估计总体 RR 值所在的范围——RR 的可信区间(Confidence Interval, CI)。当样本 RR 值不等于1,但其95%的可信区间包含了1时,说明总体 RR 值有可能是1,即因素和疾病之间可能无关联。常用的可信区间估计方法有 Miettinen 法和 Woof 法。

Miettinen 法估计 RR 值的95%的可信区间的计算公式为:

$$RR_L, RR_U = RR^{(1\pm u_a/\sqrt{x^2})}$$

u 为正态离差值,计算 RR 值的95%可信区间时,$u_a=1.96$;计算其90%可信区间时,$u_a=1.645$。Woolf 法计算 RR 值可信区间的公式为:

$$\ln RR 95\% CI = \ln RR \pm 1.96\sqrt{Var(\ln RR)}$$

上式计算结果取反自然对数即为 RR 的95%可信区间。

RR 自然对数的方差为：
$$Var(\ln RR)=1/a+1/6+1/e+1/d$$

②归因危险度（Attributable Risk，AR）：也叫特异危险度或超额危险度。因为它是暴露组发病率与对照组发病率的差值，还可称之为率差。
$$AR=I_e-I_0=(a/n_1)-(c/n_0)$$

AR 表示暴露人群与非暴露人群比较，所增加的发病（死亡）率。对暴露人群而言，消除了这个暴露因素就可减少这个数量的发病概率。

③归因危险度百分比（$AR\%$）：又称病因分值（Etiologic Fraction，EF），是指暴露人群因某因素暴露所致的某病发病或死亡占该人群该病全部发病或死亡的百分比。计算公式为：
$$AR\%=\frac{I_e-I_0}{I_e}\times 100\%$$

根据已知的 RR 也可计算 $AR\%$，公式为：
$$AR\%=\frac{RR-1}{RR}\times 100\%$$

④人群归因危险度（Population Attributable Risk，PAR）：PAR 是人群中某病发病（死亡）率与非暴露人群该病发病（死亡）率的差值，表示总人群因暴露于某因素而导致的某病发病（死亡）率。
$$PAR=I_t-I_0$$

式中：I_t 为全人群的发病（死亡）率，I_0 为非暴露组的发病（死亡）率。

⑤人群归因危险度百分比（Population Attributable Risk%，$PAR\%$）：也称人群病因分值（Population Etiologic Fraction，PEF），是指总人群因暴露于某因素所致的某病发病或死亡占总人群该病全部发病或死亡的百分比。
$$PAR\%=\frac{I_t-I_0}{I_t}\times 100\%$$

用估计的人群暴露率和已知的 RR，也可计算 $PAR\%$：
$$PAR\%=\frac{P_t(RR-1)}{P_e(RR-1)+1}\times 100\%$$

式中：P_e 是总人群对某因素的暴露率；

RR、AR 和 $AR\%$ 都特指暴露因素对暴露者的危害，而 PAR 和 $PAR\%$ 则特指暴露对一个具体人群的危害程度，以及消除这个因素后可能使该人群发病率或死亡率减少的程度。PAR 和 $PAR\%$ 既与 RR 和 AR 有关，又与总人群的暴露率有关。

（八）队列研究的优点和局限性

1. 优点

（1）研究结局是亲自观察获得，暴露资料是在结局发生之前收集的，一般不存在回忆偏倚。

(2) 是由"因"至"果"观察,符合因果关系的时间顺序,论证因果关系的能力较强。
(3) 可计算暴露组和非暴露组的发病率,能直接估计暴露因素与发病的关联强度。
(4) 一次调查可观察多种结局。

2. 局限性

(1) 不宜用于研究发病率很低的疾病,否则需要的研究对象数量过大,费用过高。
(2) 观察时间长,易发生失访偏倚。
(3) 耗费的人力、物力和时间较多。
(4) 设计的要求高,实施复杂。
(5) 在随访过程中,未知变量引入人群,或人群中已知变量的变化等,都可使结局受到影响,使分析复杂化。

二、病例对照研究

(一) 病例对照研究的概念

病例对照研究是选择患有和未患有某特定疾病的人群分别作为病例组和对照组,调查各组人群过去暴露于某种或某些可疑危险因素的比例或水平,通过比较各组之间暴露比例或水平的差异,判断暴露因素是否与研究的疾病有关联及其关联程度大小的一种观察性研究方法。若病例组有暴露史的比例或暴露的程度显著高于对照组,且其差异有统计学意义,则可认为这种暴露与疾病存在关联(图 21 - 3)。

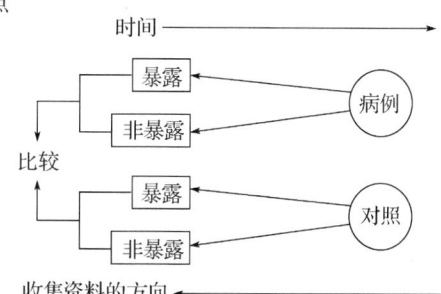

图 21 - 3 病例对照研究原理

暴露是指研究对象曾经接触过某些因素或具备某些特征。这些因素或特征称为暴露因素,如接触过某种化学物质,具备性别、年龄或职业的某种特征等。

病例对照研究有以下特点:①该研究只是客观地收集研究对象的暴露情况,而不给予任何干预措施,属于观察性研究。②病例对照研究可追溯研究对象既往可疑危险因素暴露史,其研究方向是回顾性的,是由"果"找"因"的。因此,病例对照研究验证因果关系的能力有限,弱于队列研究,一般只能初步检验病因假设而难以证实因果关联。③病例对照研究按有无疾病分组,研究因素可根据需要任意设定,因而可以观察一种疾病与多种因素之间的关联。

(二) 病例对照研究的用途

1. 初步检验病因假设　在有病因假设的前提下,病例对照研究将可疑病因作为研究因素,其研究结果可以初步检验病因假设是否成立。这是病例对照研究最常见的用途。

2. 提出病因线索　病例对照研究也可广泛筛选疾病的相关因素,经过分析提出病因线索。不过,在没有任何病因线索的情况下,一般不首先使用病例对照研究,而是使用描述性研究。有时,病因的寻找范围很局限,如食物中毒的致病因素仅在发病前几餐食物中寻找即可,此时可以直接采用病例对照研究,比较病例与非病例某段时间内食谱的差别,从食谱中逐一排查致病食物。

3. 评价防制策略和措施的效果　在病例与对照之间比较接受某预防措施者所占的比例,若病例组接受某预防措施者明显少于对照组,或根本就没人接受过该措施,而对照组接受该措施者比例明显高于病例组,则可提示预防措施效果明显。

(三) 病例对照研究的种类

1. 非匹配病例对照研究　在病例和对照人群中分别选取一定数量的研究对象,仅要求对照数量等于或多于病例数量,除此之外再无其他规定,这种方法称非匹配病例对照研究。

2. 匹配病例对照研究　匹配也称配比,是以对研究结果有干扰作用的某些变量为匹配变量,要求对照组与病例组在匹配变量上保持一致的一种限制方法。例如,若以年龄作匹配变量则要求病例与对照在年龄方面均衡可比,以免由于年龄构成的差异歪曲研究结果的真实性。匹配又有频数匹配与个体匹配两种方法。

(1) 频数匹配:该方法要求匹配变量所占比例在病例组与对照组之间基本相同。其中,分类变量要求各类别的构成比基本相同,如病例组与对照组成员的性别构成比基本相同;数值变量可划定多个组段,要求各组段在病例组与对照组中的构成比基本相同,例如以 5 岁为一个年龄组,病例组与对照组中各年龄组所占比例的差异无统计学意义。

(2) 个体匹配:以病例和对照的个体为单位,在其间均衡匹配变量的方法叫个体匹配。1 个病例可匹配一个或一个以上对照,表示为 1∶1、1∶2,1∶3…∶M。1∶1 匹配也称配对。在每对病例与对照中匹配变量匹配到什么程度才可视为一致取决于变量的性质和实际需要。分类变量可以完全匹配,例如均为男性或均为女性。数值变量往往划定一个范围,要求病例与对照的匹配变量都在这一范围内。如进行年龄匹配时,成年人可要求病例与对照年龄相差不超过 5 岁,儿童多要求病例与对照年龄相差不超过 1 岁。但要注意,匹配标准一定要适当。要求太高不仅没有意义,还增加了工作难度;要求太低又达不到控制混杂的目的。

在病例对照研究中,采用匹配的目的有两个:一是为提高研究效率,使每位研究对象提供的信息量增加,所需样本含量减少;二是为控制混杂因素,以避免研究中存在混杂偏倚。所以,匹配变量必须是已知的混杂因素,或有充分的理由怀疑为混杂因素,否则不应匹配。

某个变量被匹配之后,与匹配变量直接或间接相关的其他变量也将随之被匹配。假如这些无意中被匹配的变量恰好是研究因素,即使其原本与疾病之间存在关联,在该研究中这种关联也将不复存在。原因很简单,匹配无意中缩小了这些因素在病例与对照之间暴露水平的差别,从而掩盖了该因素暴露与疾病的关联。倘若一项冠心病的病例对照研究将职业进行了匹配,则意味着可能经济收入、体力劳动、文化水平、社会地位、医疗保障、饮食结构、自我保护意识、居住环境、心理压力等因素也被随之匹配。进一步分析,上述因素的匹配又牵扯到血压、血脂等诸多生理、生化指标的匹配,该研究有可能获得冠心病与上述变量皆无关联的荒谬结论。因而,有时匹配在控制了混杂偏倚的同时又引入了另外的偏倚。为防止上述现象的发生,在进行匹配病例对照研究时,一定要对匹配变量有充分的了解,搞清它与哪些因素存在潜在关联,这些因素是不是研究因素。若没有把握,不要选择匹配病例对照研究。

另外,一旦对某个变量作了匹配,就不能分析它与疾病的关系,同时也不能分析它与其他变量对疾病的交互作用。另外,匹配同时还增加了选择对照的难度。把不必要的项目列入匹配,企图使病例与对照匹配因素尽量一致,就可能徒然丢失信息,增加工作难度,反而降低了研究效率,这种情况称为匹配过度,应注意避免。

(四)研究对象的选择

病例对照研究涉及病例与对照两类研究对象。由于该类研究一般皆为抽样调查,所以要求无论病例还是对照均应是各自总体的随机样本。

1. 病例的选择

(1) 选择病例时应考虑的问题

①疾病的诊断标准:病例对照研究以有无某种疾病为分组标准,因而,对有无疾病的判断尤为重要。疾病应有明确的诊断标准,而且该标准应尽可能是得到公认的。若需要自订标准,应注意控制诊断标准的假阳性率和假阴性率。有时研究因素的暴露剂量与疾病的严重程度有关,病因亦可能只与所研究疾病的某种病理型别有关。若有上述情况,诊断标准中还要有疾病分期、分型的相应规定。

②病例的确诊时间:收集病例时,所研究疾病的新发病例、现患病例和死亡病例均可见到。死亡病例仅能从医学记录或他人代述中获得其暴露资料,误差更大,尽量不用。由于新发病例是刚刚确诊,尚未接受临床干预措施,平时的行为习惯尚未因患病而改变,加之收集资料的时间与暴露时间接近,所以由新发病例可以获得较为全面而真实的信息,应作为研究对象的首选。现患病例是过去发生的病例中的存活者。他们一则因患病后接受治疗、健康教育等干预措施,生活习惯和机体许多指标等皆已发生改变;二则因时间过长对既往暴露情况有所遗忘。从该类病例中获得的信息往往不够准确或根本就不是患病前的真实情况。因而,从现患病例获取可疑病因的暴露信息时应格外注意,否则会产生现患新病例偏倚。

③病例的代表性:抽样调查的目的是以样本说明总体。病例不仅要在病情、疾病分型等方面能代表总体,而且在人口学特征(如年龄、性别、种族等),所处的社会环境、生活环境等与疾病发生有关的诸多方面也能代表其总体。

应该辩证地看待病例对照研究中的总体问题。总体的范围越大,收集病例的费用越高、困难越多,代表性越难保证。通常,研究者只需划定一个有限总体,并将研究结论推论至该总体即可,切不可给研究划定一个无限总体,使其成为工作中不可逾越的障碍。由于是有限总体,在解释研究结果时应特别注意对总体推论的表述,不可随意外延。理由显而易见:不同有限总体对同一因素的暴露水平不同,结论也截然不同。例如,吸烟是肺癌的病因,在吸烟暴露率较高的某地区男性人群中,此关联易被发现,而在暴露率很低或无暴露的该地区女性人群中,吸烟就不会被纳入肺癌的病因模型。结论是:在该地区,男性肺癌的病因之一是吸烟,女性肺癌的发生与吸烟无关。此时,两个人群的研究结论虽然不同但都是真实的,若将一个人群的结论推至另一人群,则会产生谬误。还需注意,虽然因暴露率低或无暴露,吸烟没有成为该地区女性肺癌的病因,但不等于在该地区女性中吸烟不会发生肺癌。吸烟能否导致该地区女性发生肺癌,答案需来自进一步的流行病学研究。

④对病例某些特征的限制:有时为更好地处理干扰因素,病例对照研究允许在选择研究对象时对研究对象某些特征加以限制。如,为避免年龄的干扰,可将病例和对照限制在某个年龄组,限制与匹配的作用是相同的,因匹配不当给研究结果带来的偏倚同样可出现在限制中,使用时应慎重。

(2) 病例的来源:病例主要来自两方面,一是医院,二是社区。

①来源于医院的病例:该类病例为某一所或若干所医院在一定时期内诊断的全部病例或其随机样本,称为以医院为基础的病例。医院来源的病例具有易收集、好配合、信息质量高的优点,但易发生选择偏倚是其明显缺陷。到某医院就医的病例在住址、病情、职业、经济水平、病种等方面可能具有某些特征,而这些特征又往往与病因有着千丝万缕的联系。因而,以医院为基础的病例对照研究,即使设计完美、真实性很好,其结论也只能推论至到该医院就医的人群(有限总体),不可能代表某地区全部人口中的某病病例,结论的外延性不好。

②来源于社区的病例:该类病例是在某一地区内,通过普查、疾病统计或医院资料得到的全部病例或其随机样本,称以社区为基础的病例。以社区为基础的病例对照研究,结论可推及该社区人群。若该社区人群在与疾病有关的诸多特征方面能代表更大的人群,则研究结论还可进一步外延。但进行以社区为基础的病例对照研究时病例较难获得,除非有疾病筛检、队列研究、疾病监测等发现的病例可以直接利用,否则费时、费力,不宜作为首选的病例来源。

2. 对照的选择　对照是病例来源的人群中未患所研究疾病的人。与选择病例相比,选择对照更为复杂和困难。

(1) 选择对照时应考虑的问题

①确认对照的标准:对照应是经过与病例相同的诊断技术确认的不患所研究疾病的人。

②对照的代表性:对照应是产生病例的人群中全体未患该病者的一个随机样本。即首先确定病例来源的总体,对照应当从该总体的非该病患者中随机抽取。在以医院为基础的病例对照研究中,到该医院就医的人群是一特殊的有限总体,它的对照也应来自该总体。

③对照与病例的可比性:要求除了研究因素之外,所有与疾病发生有关的因素在病例与对照之间均有可比性。这是求异法所要求的基本条件,否则研究将无科学性可言。

④对照不应患有与研究因素有关的其他疾病:例如,研究吸烟与肺癌的关系时,不能以慢性支气管炎患者为对照。因为,已知吸烟是支气管炎的病因,将支气管炎病例作对照,对照组中必有较高的吸烟暴露史,即使吸烟与肺癌有关,也会得到吸烟在比较组间没有差别的研究结果。又如研究阿司匹林与心肌梗死的关系时,风湿性关节炎患者不宜作为对照,因为他们多常规服用阿司匹林。

⑤可同时选择两种以上对照:一种方法是既从一般人口中选择对照,又从住院患者中选择对照。若研究结果一致,则能增加评价的准确性;若研究结果不一致,则需分析其原因,找出可能存在的偏倚。有时设立多组其他疾病的对照,还可加强研究结果的说服力。

(2) 对照的来源:根据实际需要,对照多有以下来源。

①同一或多个医疗机构中诊断的其他疾病病例。

②社区人口中未患该病的人。

③病例的邻居中未患该病的人。

④病例的配偶、同胞、亲戚。

⑤病例的同事。

不同来源的对照说明不同的问题。前两种对照是为了实现"对照应代表病例来源的人群中未患所研究疾病者"的原则。邻居对照可能有助于控制社会经济地位、居住环境等因素的混杂作用。同胞对照可以均衡遗传因素的干扰。配偶或同事对照则主要用于排除生活环境或工作环境的影响。

(五) 样本含量的估计

病例对照研究多是研究某病与多个变量之间的关联,现有的样本含量计算公式仅适用于单因素分析,多因素分析时的样本含量估计尚无成熟方法,一般都以分析变量个数的5～10倍为参考,最好10倍以上。

1. 非匹配病例对照研究分类变量资料样本含量的估计 非匹配病例对照研究与队列研究相同,也是比较某指标在样本之间的差异有无统计学意义,因而使用的样本含量估计公式一样。只是,病例对照研究比较的是暴露率,p_0 和 p_1 分别为对照组和病例组的暴露率,其他再无区别。公式仍为:

$$n=\frac{(u_\alpha \sqrt{2\overline{pq}} + u_\beta \sqrt{p_1 q_1 + p_0 q_0})^2}{(p_1-p_0)^2}$$

该公式也可简化为:

$$n=\frac{2\overline{pq}(u_\alpha+u_\beta)^2}{(p_1-p_0)^2}$$

若有相对危险度 RR 或相对危险度估计值 OR 时,可用来估计 p_1:

$$np_1=\frac{OR \times p_0}{1+p_0 \times (OR-1)}$$

例4:拟进行一项胃内幽门螺杆菌感染与胃癌关系的病例对照研究。估计胃内幽门螺杆菌感染者发生胃癌的相对危险度为2.0,人群胃内幽门螺杆菌感染率约为20%,设 $\alpha=0.05$（双侧）,$\beta=0.10$,请估计样本含量。

已知：$p_0=0.20$,估计的 $RR(OR)=2.0$,则

$$p_1=(2\times 0.2)/(1+0.2\times 1)=0.333$$

$$\bar{p}=(0.2+0.333)/2=0.267$$

$$\bar{q}=1-0.267=0.733$$

$$n=2\times 0.267\times 0.733\times(1.96+1.282)^2/(0.333-0.2)^2=232（人）$$

即病例组和对照组各需调查232人。

为能更便捷地获得样本含量,人们计算了各种条件下的样本含量并列于表21-3。查表得样本含量为229人。

表21-3 病例对照研究样本含量（非匹配,两组人数相等）

[$\alpha=0.05$（双侧）,$\beta=0.10$]

OR	P_0						
	0.01	0.10	0.20	0.40	0.60	0.80	0.90
0.1	1 420	137	66	31	20	18	23
0.5	6 323	658	347	203	176	229	378
2.0	3 206	378	229	176	203	347	658
3.0	1 074	133	85	71	89	163	319
4.0	599	77	51	46	61	117	232
5.0	406	54	37	35	48	96	194
10.0	150	23	18	20	31	66	137
20.0	66	12	11	14	24	54	115

(节录：cheselman,1982)

若能同时给出 p_0 和 p_1 两个率,可以根据两个率的差值查表21-4得出样本含量。

表21-4 两样本率比较时所需样本含量（双侧）

上行：$\alpha=0.05$,$1-\beta=0.80$；中行：$\alpha=0.05$,$1-\beta=0.90$；下行：$\alpha=0.01$,$1-\beta=0.95$

较小率（%）	$\delta=$两组率之差（%）													
	5	10	15	20	25	30	35	40	45	50	55	60	65	70
5	420	130	69	44	31	24	20	16	14	12	10	9	9	7
	570	175	93	59	42	32	25	21	18	15	13	11	10	9
	960	300	155	10	71	54	42	34	28	24	21	19	16	14
10	680	195	96	59	41	30	23	19	16	13	11	10	9	7
	910	260	130	79	54	40	31	24	18	21	15	13	11	10
	1 550	440	220	135	92	68	52	41	34	28	23	21	18	15

续表

较小率 (%)	δ=两组率之差(%)													
	5	10	15	20	25	30	35	40	45	50	55	60	65	70
15	910	250	120	71	48	34	26	21	17	14	12	10	9	8
	1 220	330	160	95	64	46	35	27	22	19	16	13	11	10
	2 060	560	270	160	110	78	59	47	37	31	25	21	19	16
20	1 090	290	135	80	53	38	28	22	18	15	13	10	9	7
	1 460	390	185	105	71	51	38	29	23	20	16	14	11	10
	2 470	660	310	180	120	86	64	50	40	32	26	21	19	15
25	1 250	330	150	88	57	40	30	23	19	15	13	10	9	—
	1 680	440	200	115	77	54	40	31	24	20	16	13	11	—
	2 840	740	340	200	130	92	68	52	41	32	26	21	18	—
30	1 380	360	160	93	60	42	31	23	19	15	2	10	—	—
	1 840	480	220	125	80	56	41	31	24	20	16	13	—	—
	3 120	810	370	210	135	95	69	53	41	32	25	21	—	—
35	1 470	380	170	96	61	42	31	23	18	14	11	—	—	—
	1 970	500	225	130	82	57	41	31	23	19	15	—	—	—
	3 340	850	380	215	140	96	69	52	40	31	23	—	—	—
40	1 530	390	175	97	61	42	30	22	17	13	—	—	—	—
	2 050	520	230	130	82	56	40	29	22	18	—	—	—	—
	3 480	880	390	220	140	95	68	50	37	28	—	—	—	—
45	1 560	390	175	96	50	40	28	21	16	—	—	—	—	—
	2 100	520	230	130	80	54	38	27	16	—	—	—	—	—
	3 550	890	390	215	135	92	64	47	34	—	—	—	—	—
50	1 560	390	170	93	57	38	26	19	—	—	—	—	—	—
	2 100	520	225	125	77	51	35	24	—	—	—	—	—	—
	3 550	880	380	210	130	86	59	41	—	—	—	—	—	—

2. 匹配病例对照研究分类变量资料样本含量的估计　个体匹配后,将病例与对照暴露情况不一致的对子数进行比较才有意义。基于这一原理,施莱瑟曼推荐的计算公式如下:

$$m=\frac{(u_\alpha/2+u_\beta\sqrt{p(1-p)})^2}{(p-0.5)^2}$$

$$n=\frac{(u_\alpha\sqrt{2\overline{pq}}+u_\beta\sqrt{p_1q_1+p_0q_0})^2}{(p_1-p_0)^2}$$

式中:m 为需要结果不一致的对子数。

$$p = OR/(1+OR) \approx RR/(1+RR)$$

需要的总对子数 M 为:

$$M \approx m/(p_0 q_1 + p_1 q_0)$$

其中:p_0、p_1 分别为目标人群中对照组和病例组的估计暴露率,p_1 也可通过下式估计。

$$p_1 = OR \times p_0$$
$$q_0 = 1 - p_0$$
$$q_1 = 1 - p_1$$

(六) 资料的收集

研究对象一经确定,就应按事先考虑好的研究内容收集资料。具体收集何种资料因研究内容不同而异,此处不再赘述。应该注意的是,病例对照研究中应以同样的方式收集病例与对照的资料,比如相同的调查表、相同的态度、相同的提问方式、相同的调查环境等,以避免出现信息偏倚。

(七) 资料分析和结果解释

调查研究获得的资料要先经核查、整理等前期工作后方可进入统计分析阶段。

1. 统计描述　统计描述的目的有两个:一是表明本研究所选择的研究对象代表了哪种特征的有限总体;二是说明本研究的比较组间是否实现了求异法所要求的均衡。

(1) 描述研究对象的一般特征:与队列研究相同,病例对照中描述性统计分析的目的也是阐明研究人群的代表性和比较组之间的均衡性,所用的统计学方法也大体相同,在此不再赘述。病例对照研究应首先描述病例和对照在性别、年龄、职业、出生地、居住地、疾病类型等方面的分布特征。匹配资料还要描述匹配情况,如频数匹配时要描述匹配因素的频数比例。

(2) 比较组间进行均衡性检验:多采用单因素分析方法,如 t 检验和卡方检验等方法。此项工作是为了说明本研究的比较组间是否实现了求异法所要求的均衡。其实,流行病学研究并不强求在资料收集时便实现比较组间的均衡,人们可以在资料分析过程中利用多因素分析排除其他因素的干扰,从而实现暴露因素在病例组与对照组暴露比例的比较。倘若研究伊始便将诸多因素加以均衡,有可能丢失许多信息,带来"配比过头"的后果。

2. 统计推断　病例对照研究中,资料分析的中心内容是比较病例与对照中暴露的差别有无统计学意义并由此估计暴露与疾病的关联程度。人类病因的复杂性使得流行病学研究的资料以多因素分析居多,病例对照研究也不例外。本节仅介绍几种单因素分析方法,借此阐明病例对照研究中资料分析的基本思路。

(1) 成组病例对照研究资料的分析:非匹配与频数匹配的病例对照研究资料皆属此类。
①列出四格表:将病例组与对照组的资料按有无暴露分组,归纳于表 21-5。

表 21-5 成组病例对照研究资料整理表

暴露史	病例	对照	合计
有	a	b	$a+b=n_1$
无	c	d	$c+d=n_0$
合计	$a+c=m_1$	$b+d=m_0$	$a+b+c+d=N$

②假设检验:利用 χ^2 检验推断病例组与对照组暴露率的差异是否有统计学意义,公式如下:

$$\chi^2 = \frac{(ad-bc)^2 n}{(a+b)(c+d)(a+c)(b+d)}$$

若两组差异有统计学意义,说明该暴露因素与疾病的关联很可能不是由抽样误差造成的。

③估计暴露与疾病的关联强度:RR 简单、易于理解,但是病例对照研究不能计算发病率,也就无法得到 RR,只能以 OR 估计 RR,并以此估计暴露与疾病之间的关联强度。OR 也称比值比、优势比或交叉乘积比。

OR 的计算方法如下:

比值是指某事物发生的可能性与不发生的可能性之比。在病例对

$$\text{病例组的暴露比值} = \frac{a/(a+c)}{c/(a+c)} = \frac{a}{c}$$

$$\text{对照组的暴露比值} = \frac{b/(b+d)}{d/(b+d)} = \frac{b}{d}$$

$$OR = \frac{\text{病例组的暴露比值}}{\text{对照组的暴露比值}} = \frac{a/c}{b/d} = \frac{ad}{bc}$$

OR 值的意义:OR 的意义与 RR 相同,但是,在不同患病率或发病率下,OR 与 RR 的接近程度不同。疾病频率小于 5% 时,OR 与 RR 较接近。

OR 值可信限估计:与队列研究相同,病例对照研究也多为抽样调查,每次研究所得到的 OR 值都是总体中暴露与疾病关联程度的一个点估计值,都需要按一定的概率来估计 OR 的可信区间。其估计方法与队列研究相同,在此,不再赘述。

(2) 1∶1 匹配病例对照研究资料的分析:配对资料中,依每对研究对象的暴露情况不同可出现 4 种组合,即两者皆暴露、两者皆不暴露、病例暴露而对照不暴露、对照暴露而病例不暴露。将这 4 种组合的对子数整理于表 21-6 中。其分析步骤与成组资料相同,只是计算公式不同而已。

①列出四格表:

表 21－6　1∶1 匹配病例对照研究资料整理表

对照	病例		对子数
	有暴露史	无暴露史	
有暴露史	a	b	$a+b$
无暴露史	c	d	$c+d$
合计	$a+c$	$b+d$	$a+b+c+d=N$

②假设检验:χ^2 计算公式如下:

$$\chi^2=\frac{(b-c)^2}{b+c}$$

当 $b+c<40$ 时,应该使用校正公式:

$$\chi^2=\frac{(|b-c|-1)^2}{b+c}$$

由计算公式可看出,配对 χ^2 检验考虑的是暴露情况不一致的对子数。若差异显著,说明病例暴露而对照不暴露的对子数与对照暴露而病例不暴露的对子数的差异有统计学意义。

③计算 OR,其公式为:

$$OR=\frac{c}{b}(b\neq0)$$

④计算 OR 值的 95％可信区间:计算方法同分组资料。

（八）病例对照研究的优点和局限性

1. 优点

（1）因为病例对照研究可在病例的集散地——医院收集病例,与其他研究方法相比,该方法收集病例更方便,更适用于罕见病的研究,有时甚至是唯一可行的选择。

（2）该方法所需研究对象的数量较少,节省人力、物力,容易组织。

（3）一次调查可同时研究一种疾病与多个因素的关系,既可检验病因的假设,又可经广泛探索提出病因假设。

（4）收集资料后可在短时间内得到结果。

2. 局限性

（1）不适于研究暴露率很低的因素,因为暴露率越低样本含量越大。

（2）常难以判断暴露与疾病出现的先后顺序。

（3）选择研究对象时易发生选择偏倚。

（4）获取既往信息时易发生回忆偏倚。

（5）易发生混杂偏倚。

（6）不能计算发病率、死亡率等,因而不能直接分析相对危险度。

（九）病例对照研究的衍生类型

1. 巢式病例对照研究 以队列研究随访到的发病者和未发病者为研究对象进行的病例对照研究称为巢式病例对照研究。该设计方法由美国流行病学家曼特尔（Mantel）于1973年提出，当时称综合式病例对照研究，1982年被正式命名为巢式病例对照研究。该研究是先在暴露队列和非暴露队列中做研究队列，收集队列内每个成员的相关信息和生物标本，随访一段预定的时间，以队列中随访期内发生某疾病的全部病例作为病例组，未发生该疾病者的一个样本作对照组，然后将两组成员的生物标本做必要的化验，结合已收集到的相关信息进行统计分析，获得暴露与疾病是否有关联的判断。由于队列研究结束时，未发生疾病者数量众多，从中随机抽取对照组确有难度，所以，该研究多以匹配方式选取对照。

巢式病例对照研究是嵌套于队列研究中的一种设计形式，随队列研究的种类不同，该研究也可分为前瞻性巢式病例对照研究和回顾性巢式病例对照研究两种。前者嵌套于前瞻性队列研究，后者嵌套于回顾性队列研究。

巢式病例对照研究中，病例与对照的暴露信息均来自对研究对象长时间的随访，很少存在回忆偏倚，也不会出现现患新病例偏倚，信息质量要明显优于病例对照研究。

2. 病例队列研究 该研究也称病例参比式研究，也是一种在队列研究中嵌入病例对照研究的设计。该方法要求队列研究伊始便从所有研究对象中（全队列）抽取一个有代表性的样本（子队列）作对照组，随访结束时，将随访期间发生的所有某病病例作病例组，对照组发生的病例在对照组和病例组皆作为研究对象，然后，用随访获得的病例组与对照组的暴露信息加以统计分析，判断暴露与疾病是否存在关联。

3. 病例队列研究 该类型是普优蒂斯（Prentice）于1986年提出的，虽然与巢式病例对照研究有许多相似之处，但区别还是存在的。例如，因病例出现在抽取对照之后，所以对照是随机抽取的，不能采用匹配设计。

> **知识链接**

美国bogalusa心脏研究

Bogalusa Heart Study（BHS）是一项具有里程碑意义的纵向流行病学研究，它始于1973年，由拉杰尔德·贝伦森（Gerald S. Berenson）博士创立。该研究在路易斯安那州的半农村社区Bogalusa进行，旨在研究心血管疾病（CVD）的早期自然历史。研究对象包括黑人和白人儿童及青年，跟踪观察从儿童到成年期的心血管健康变化。BHS的研究结果显示，心脏病的起源可以追溯到儿童时期。这一发现改变了我们对儿童高血压和高胆固醇问题的认识，强调了早期干预的重要性。研究还首次记录了黑人和白人参与者之间的种族健康差异。BHS的研究内容包括但不限于血压、心率、血液胆固醇水平以及其他与心血管疾病相关的临床终点。研究还涉及了儿童肥胖、血脂异常、糖尿病等心血管疾病风险因素。此外，BHS还扩展了其研究范围，包括对女性生殖结果的研究。Bogalusa Babies sub-study（BBS）是BHS的一个子研究，始于2013年5月，旨在调查儿童期心血管风险因素与女性生殖结果之间的关系。研究发现,多囊卵巢综合征(PCOS)的女性更可能报告生育困难。此外,研究还发现,儿童和青少年时期的心血管风险因素通常与生育指标无关,但怀孕前的风险血压(SBP)和血糖水平与一些不孕指标的风险增加有关。

第三节 实验性研究

一、概述

(一)实验性研究的概念

流行病学实验性研究也称实验流行病学或流行病学实验。该方法将来自同一总体的研究对象随机分为实验组和对照组,实验组给予实验因素,对照组不给予该因素,而给予对照措施或安慰剂,然后前瞻性地随访各组的结局并比较其差别的大小,从而判断实验因素的效果(图21-4)。

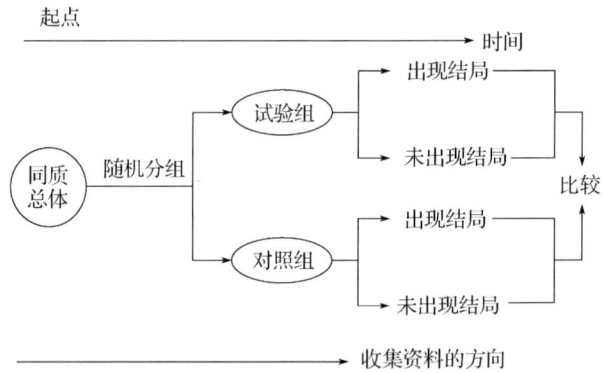

图21-4 实验性研究原理示意图

实验性研究属于同质总体随机分组,比较组间差异,已知和未知的混杂因素皆被均衡,若控制了其他可能发生的偏倚,该类研究应该能确认实验措施与观察结局之间是否有因果关联。

(二)实验研究的基本特征

一个标准的流行病学实验必须具备下列四个基本特征:

1. 施加干预措施 这是实验的最重要特征,没有干预措施不能称为实验。

2. 前瞻性观察 流行病学实验性研究要求研究资料的收集过程是前瞻性的,以保证信息的真实性。即,给予干预措施后,要经过前瞻性随访获得研究结果,而不是靠历史记录或其他方式获得。

3. 有平行对照　设立对照的目的是通过比较其与实验组结局的差别,说明实验措施的效果。流行病学实验性研究不仅要求设立对照组,而且要求是平行随访的对照组。含义是在同一时点划分实验组与对照组,各组同时进行前瞻性随访,收集研究结果。

4. 随机分组　根据研究的需要,实验研究可以划分两个或多个比较组。无论需要几个比较组,都要严格遵循随机分组的原则,使每位研究对象都有同等的机会被分配到实验组或对照组。随机分组的目的是使所有与结局有关的特征,包括已知的和未知的,在比较组间皆均衡可比。只有这样才能实现求异法的基本要求,证实实验措施与结局之间的因果关联。

流行病学实验研究以人群为研究对象,出于对医学伦理学等问题的考虑,有时无法同时实现以上四个条件。当一项实验研究缺少前瞻性观察、平行对照、随机分组三个特征中的一个或更多时就称为类实验或准实验。

（三）研究方法的分类

根据研究场所的不同,一般将流行病学实验分为现场试验和临床试验两类。

1. 临床试验　临床试验是在医院或其他医疗照顾环境下进行的试验。该方法以临床患者为研究对象,常用于评价药物副作用或治疗方法的效果。具体内容将在后面详细叙述。

2. 现场试验　现场试验又称干预试验,按照现场试验中干预对象的基本单位不同,可分为社区试验和个体试验。

（1）社区试验:是以未患病的人群为研究对象,以社区为实施单元,试验组给予某试验措施,对照组不给予该措施,然后随访两组人群疾病的发生情况,评价措施的效果。

社区试验接受干预的基本单位是人群,不是个体,如某个社区、某个学校、某个班级。例如,某研究为评价碘盐预防地方性甲状腺肿的效果,将碘盐在某个地区出售,以另一具有可比性的地区作对照不销售碘盐,随访若干年后,比较两地区地方性甲状腺肿患病率的差异。该例的试验措施施加到了人群而不是个体。碘盐在人群中出售,有人吃得多、有人吃得少、少数人可能未食用,但该地区的多数人接受了碘盐,措施在当地的效应就会有所反映。

（2）个体试验:是将未患所研究疾病的人群随机分为两组,以个体为施加试验措施的基本单位,每位分配到试验组的个体均给予试验措施,对照组不给予该措施而给予对照措施,然后观察两组人群结局的发生情况,评价措施的效果。例如评价乙肝疫苗的预防效果时,每位试验组成员均要接种疫苗。

现场试验与前瞻性队列研究有诸多相似之处,例如,都设有比较组和进行前瞻性随访;在随访过程中都必须避免失访和保证信息质量;最终都是经比较各组结局的差异判断分组特征与结局的关联;因为都是对两个样本率差异的检验,连估计样本含量也是采用同一个公式。

但是,二者毕竟来自两类不同的研究方法,必然有本质上的区别。现场试验将研究对象随机分组,而队列研究按照研究对象的自然暴露状态分组;前者施加干预措施,后者不采取任何措施。就是这些设计上的差别,使得队列研究和实验研究验证因果关联的能力也有了明显差别。如前所述,队列研究并非随机分组,无法排除潜在的混杂偏倚。实验研究要求将研究人群随机分组,所有已知和未知的与疾病相关的因素在试验组和对照组间皆可实现均衡。在此基础上,试验组给予研究因素,对照组不给予该因素,比较各组今后一段时间内结局发生频率的差别。该设计恰好弥补了队列研究不能均衡未知因素的缺陷,比较组间唯一的差别就是有无试验因素,此时可认为组间结局发生频率的差别是由试验因素造成。理论上讲,流行病学实验性研究能验证因果关联。但实际工作中,包括临床试验在内的大部分实验性研究,因受各种因素限制,很难实现完全随机分组,对其研究结果还应保持清醒的认识。

流行病学实验虽有利于验证因果联系,但医德标准不允许随意向人体施加措施,通常必须在观察法提出充分证据后方可使用。

二、临床试验

临床试验是临床医学中最常用的研究方法。它以患者为研究对象评价药物或措施的临床疗效。

临床试验也有实验和类实验之分。

(一) 随机对照临床试验

随机对照临床试验又称随机对照试验(Randomized Controlled Trail,RCT)、随机对照并行试验或同期随机对照试验。该方法是将临床患者随机分为试验组与对照组,试验组给予某临床干预措施,对照组不给予该措施而给予对照措施,通过比较各组效应的差别判断临床干预措施效果的一种前瞻性研究,是典型的按照实验法的四个原则设计的研究类型。RCT分组随机、各组观察条件一致,研究结果的可靠性最好,是各种临床试验中最受认可的一种。

临床试验与现场试验一样,整个研究过程都要遵循实验法的基本原则。不同的是,前者以临床患者为研究对象,后者以未患病的人群为研究对象。正因为二者涉及的研究对象不同,使得临床试验在设计和实施细节上与现场试验有许多差别。

1. 研究因素的规定 临床试验以评价临床干预措施对患者的干预效果为主要目的,如评价某药物、手术方法、护理条件、理疗措施等对患者预后的影响。这些临床干预措施就是所谓的研究因素。临床试验要求给研究因素以详细的规定。以药物为例,如每日给药次数、每次给药剂量、总共给药天数、采用的给药途经等都要有明确规定。设计时就要给出研究因素的实施方案,在正式试验中一般不允许随意变动。

2. 观察结局的选择 临床试验与队列研究和现场试验一样,都是以研究对象出现结局事件为观察终点。研究因素作用于研究对象可产生多种结局。它们可以是二项分类或多项分类变量,如治愈、有效、好转、缓解、死亡、恶化、某个并发症等;也可以是有序多分类变量,如尿糖、尿蛋白等;还可以是数值变量,如血压、血脂、丙氨酸氨基转移酶等。多数情况下,治愈、好转等结局是对某个或多个数值或有序多分类变量达到某一水平时的定义。该定义最好要有公认的界定标准,以便他人参照。

任何外界因素施加于患者都可能带来正、反两方面的作用——治疗作用和副作用。临床试验随访的结局事件应该既有反映疗效的也有反映副作用的。每种疾病都有多个反映疗效和副作用的结局,全部观察是不现实的。到底应该以哪些为本研究的结局呢?此时应考虑:①哪些结局的临床意义最大。临床意义最大,首先意味着相比较而言这些结局在反映患者的预后或副作用方面最有代表性。另外,这些结局应与研究的疾病有着本质上的、特异性的联系,最好不出现假阴性和假阳性。②哪些结局是最科学的和最不易产生偏倚的。即,这些结局最好能被客观而准确地测量。③哪些结局对现有研究条件是最合适的。每次临床研究都有经费、观察手段、随访时间等具体条件,可以观察的结局很多,但适合于现有条件的却很少,确定观察结局时一定要量力而行。

美国和加拿大的研究者设计了一项临床试验,旨在了解加强疗法(更频繁地注射胰岛素和检测血糖)是否比常规疗法治疗糖尿病的效果更好。该研究可以反映疗效的结局有以下几个:①试验开始之后的一个特定时点上患者的生存率;②患者维持正常生活状态的能力;③发生任意一种与糖尿病有关的心脑血管事件的危险;④糖化血红蛋白(HbAlc)水平,该指标能代表较长时间的血糖水平;⑤某一特定时点上的血糖水平;⑥糖尿病视网膜病变分级。虽然对于糖尿病这种可以危及性命的疾病来说,生存率和生存质量十分重要,但研究者最后还是选择了视网膜病变作为判断疗效的结局事件。理由是:①一般糖尿病患者至少要在发病10年以后才会出现死亡或生存质量问题,若以生存率或生存质量为结局,研究将不会在适当的时间内完成;②糖尿病的严重并发症视网膜病变与机体其他部位的血管病变是相关的,而血管疾病是造成糖尿病高死亡率和病死率的主要病理生理过程;③眼睛是唯一可以用非创伤性方法观察到血管病变的门户,更重要的是,视网膜的状况可以拍成照片,便于盲法标准化评判视网膜病变分级,避免观察者偏倚;④视网膜病变被认为可以预示生存率和生存质量这两个重要的研究终点。

近年来,随着生活水平的提高,人们对医疗行为的评价由过去的生物层面扩大到了精神心理层面。评价一种疗法或药物的作用,除以生物学指标和疾病状态指标反映结局外,还以患者及其照顾者的自我感受反映健康状况的变化及临床措施的可接受程度。例如,某措施虽不能延长肿瘤患者的生存期,但可明显提高患者的生存质量,该疗法同样可受到患者及家属的认可。为能综合收集临床措施对患者的干预效果,患者报告结局(Patient Report Outcome,PRO)应运而生。患者报告结局是在不受医生或其他人影响的前提下,患者自身对疾病临床结局的测量。它以患者描述的自身感受为测量基础,以量表的形式实现,在临床试验中的应用日趋广泛。因这种方法的指标较"软",一份成熟的PRO量表必须经过严格的信效度评价方可付诸实施。

3. 研究对象的确定　临床试验的研究对象是一群患某病的患者。通常,研究对象来自一所医疗单位。有时,一所医院难以在短时间内收集到足够的样本,需要多个医疗单位共同

收集病例并进行观察,这种方式称为多中心临床试验。无论病例来自一个还是多个医疗单位,在确定研究对象时都应注意如下问题:

(1) 研究对象的诊断标准:应该用公认的诊断标准确诊所研究疾病的病例。若确实没有公认的诊断标准,则应尽量参考相对有权威的诊断标准。强调此点的目的一是为了使研究结果能够得到公认,能推论至用公认的诊断标准确诊的该病患者,二是为了使该研究与同类研究的结果有可比性。

有时,临床干预措施对不同病因、临床分型、病程分期的患者效应是有区别的或是有选择性的,研究这类干预措施时应规定相应的分型、分期标准。这些标准同样也要遵循公认的原则。例如,在尼莫地平对蛛网膜下腔出血后脑血管痉挛保护作用的研究中,由于蛛网膜下腔出血可由颅内动脉瘤、脑外伤、高血压脑出血等原因引起,该研究就分别制定了上述疾病引起的脑血管痉挛的诊断标准。

(2) 研究对象的代表性:要求入选的研究对象在病型、病情以及年龄、性别、一般状况等方面能够代表目标人群,以保证研究结论具有推广价值,可以指导今后的临床实践。值得一提的是,为提高研究结果的实用性,要特别关注对有限总体的研究,比如,研究某药物对某一特定类型的某病患者的疗效,以所有某病患者为总体的研究结果,可以获得该药对各种病理分型、临床分期、不同病情患者的平均疗效和疗效的变异范围。但临床医生每天要面对的是各种病理分型、临床分期以及不同病情的单个患者。某药在试验中有80%的有效率,并不说明对医生面前的这位患者是否有效。此种局面可能会使医生做出错误的临床抉择。

(3) 研究对象的入选和排除条件:为保证研究结果的真实性和最大限度地减少失访,临床试验在选择研究对象时都要有多个入选条件和排除条件。例如,一项晚期结肠癌的化疗临床试验,入选条件有:①经组织病理学证实的结肠癌或直肠癌;②已不适合外科手术;③肿块能用物理的方法或X线测量其大小;④未曾用过化疗;⑤无严重的营养缺乏,无恶心、呕吐,预期寿命不少于3个月;⑥白细胞计数、血小板计数、血红蛋白、肌酸正常;⑦获得患者接受试验的同意书。上述七条中有诊断标准、医德方面的规定、化疗的适用条件和疗效判断的考虑。

患者具有某种或某些合并症、年龄太大、病情过重、预期寿命过短等往往被列为排除条件。如观察口服药物的效果,腹泻患者就不宜作受试对象。

(4) 医学伦理学问题:按照伦理学的要求,每位患者都应在医院获得最佳的治疗。为不出现伦理学问题,研究者应对试验措施和给予对照组的措施都有充分的了解。如评价某种新药的疗效,以另一种常规药物为对照时,研究者不仅应清楚地掌握新药的作用机理、适应证、禁忌证等资料,保证试验组患者的安全,还应估计常规药物是否会延误某些对照组患者的治疗,致使病情恶化或病程延长。无论是试验组的患者还是对照组的患者,都应该从临床试验中受益,而不应该受到伤害。所谓伤害是与不参加试验时医生对患者的最佳个性化处理结果相比较而言的。已知试验对其有害的人群不能作为研究对象。

临床试验中，基本的医学伦理学原则是：①根据既往研究的结果，本次试验给试验组和对照组采用的治疗措施没有优劣之分；②应该在知情同意的前提下让患者自由选择是否参加本次临床试验，要让患者知道他将被随机分组及治疗措施的益处和危险；③研究的问题应该是有临床价值的、旨在为今后的临床实践提供依据的。

(5) 样本含量的估计：临床试验最后要通过两个或多个样本均数或样本率差异的统计学检验作出研究结论，其样本含量估计也应借用相应的计算公式。若观察指标是分类变量，如有效率、缓解率等，计算公式与队列研究的相同。若观察指标为数值变量，则用下式：

$$n = 2\left[\frac{(u_\alpha + u_\beta)\sigma}{\delta}\right]^2$$

式中：σ 为标准差，一般都假定两个样本标准差相等；u_α 和 u_β 分别为 α 和 β 水平下的 u 值，即标准正态离差，可由 u 值表查得；δ 为两样本均数之差。估计 δ 时，应考虑试验组与对照组之间的结局差别多大才有临床意义，即：多大的差别能预示患者的病情确实有所改善、预后确实会更好；多大的差别能使人相信即使新疗法费用更高、副作用更大也还是有使用价值的。

例5：欲评价某新药的降血压作用，研究者希望试验组比安慰剂组多降低 20 mmHg 才有实际的临床意义。已知人群血压的标准差约 30 mmHg，定 α 为 0.05、β 为 0.10，单侧检验，查表 $u_\alpha = 1.645$。$u_\beta = 1.282$。代入公式计算样本含量：

$$n = 2\left[\frac{(1.645 + 1.282) \times 30}{20}\right]^2 = 38.55 \approx 39(人)$$

即：试验组与对照组各需 39 人。

近年来，人们将优效性、等效性和非劣效性试验的名称赋予了不同研究目的的临床试验。优效性试验是以显示试验措施的疗效优于对照组措施为目的的临床试验。等效性试验是考察试验措施的疗效是否与对照措施相等的临床试验。非劣效性试验是了解试验措施的疗效是否不比对照措施差的临床试验。三种试验之间，样本含量的估计方法略有差别，主要体现在组间差别值的变化和 α 取单侧还是双侧界值方面。具体知识详见有关书籍。本节给出的例题属于应用最多的优效性试验。

4. 研究对象的随机分组　随机分组的目的是将研究对象随机分配到试验组和对照组，以使比较组间具有相似的临床特征和预后因素，即两组具备充分的可比性。这种理想的设置均衡对照的方法，理论上可使已知和未知的影响疗效的因素在两组间均衡分布，消除选择偏倚和混杂偏倚的影响。常用的随机化分组的方法有：

(1) 简单随机分组：可以采用抛硬币、抽签、掷骰子、查随机数字表等手段进行简单随机分组。临床试验一般样本含量较小，简单随机分组方便可行。

随机数字表在简单随机分组中应用最多。其用法是：事先随机规定进入各组的数字，例如奇数进试验组、偶数进对照组，然后以随机数字表的任一行、任一列为起点，第一位就诊患者对应起点数字,之后的就诊患者依次向后对应随机数字表上的数字。对应到奇数的病例进试验组,对应到偶数的病例进对照组,直至分组完毕。随机数字表虽然使用方便,但小样本时易出现各组研究对象数量不等的情况,原因在于表中的任意一段随机数字都可能奇数与偶数出现的频率不等。

(2)区组随机化:为解决两组研究对象人数不一致的问题,临床上经常采用随机区组的方法进行随机分组。该方法将研究对象分成例数相等的若干区组,在每个区组中再进行完全随机化分组,既可以使两组人数相同,又保证了随机化。例如,某临床试验需将患者分成A、B两组,若设计数量为4的区组,则应有6种排列组合(6个区组),共24名病例。具体方案见表21-7。

表21-7 每个区组4名患者的分配方案

1	2	3	4	5	6
A	B	A	B	A	B
A	B	B	A	B	A
B	A	A	B	B	A
B	A	B	A	A	B

之后,随机排列这6个区组,再按区组的A、B顺序给患者分组。具体方法如表21-8。如病例多于设计,可继续随机排列。

表21-8 24例患者的随机化分组

区组顺序	3				2				5				4				1				6			
分组顺序	A	B	A	B	B	B	A	A	A	B	B	A	B	A	B	A	A	A	B	B	B	A	A	B
病例顺序	1	2	3	4	5	6	7	8	9	10	11	12	13	14	15	16	17	18	19	20	21	22	23	24

(3)分层随机分组:为最大限度地实现组间均衡,可以把对预后有明显影响的因素作为分层变量,将研究对象分层后再作随机分组。例如,将患者按病情分成轻、中、重三层,每层随机分为两组,一组进试验组、一组进对照组。

例如,一项临床试验,研究慢性心房纤颤复率后用抗心律失常药物维持治疗的效果。鉴于该类患者的预后与病因、心脏大小、病程长短有关,要以上述因素为分层变量进行分层随机分组。分层设计如下(图21-5):

病因:分为风湿性心脏病与非风湿性心脏病两层;

心脏大小:分为心胸比例≥0.5和<0.5两层;

病程:分为心房纤颤≥6个月和<6个月两层。

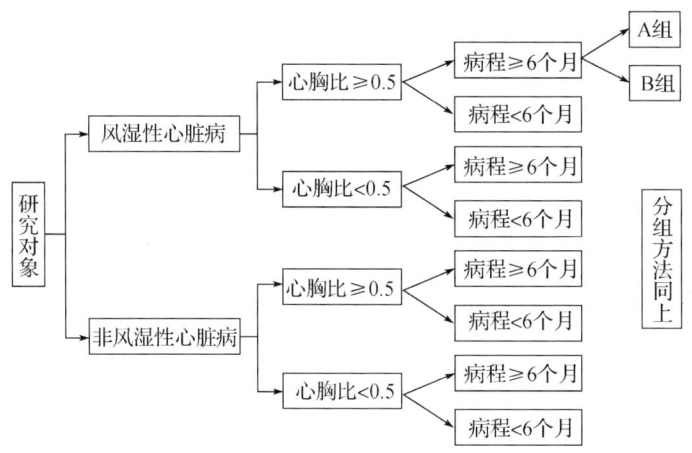

图 21-5　慢性心房纤颤患者分层随机分组示意图

该例经三次分层,最后可以分出 8 个 A 组和 8 个 B 组。A 组与 A 组合并、B 组与 B 组合并,随机确定 A 组和 B 组谁是试验组、谁是对照组。

虽然一次分组可设多个分层变量,每个分层变量又可分出多个层次,但也应适可而止,否则分组过程会变得十分复杂。

5. 对照组的处理方法　研究对象确定后,对照组应该如何处理的问题也就摆到了面前。可以给予对照组的措施有多种,不同的对照措施可以得出不同的研究结论。

(1) 空白对照:就是不给予对照组任何措施。这种对照可以观察药物对自愈性疾病的真正效应,但不给予临床患者任何治疗措施会引发伦理学方面的争议,使得这种对照较少使用。

(2) 安慰剂对照:安慰剂是感官性状与试验药物相似但没有效应的物质。常用淀粉、生理盐水等成分制成,其外形、颜色、大小、味道与试验药物极为相近。给对照组以安慰剂可以满足对照组对治疗的心理需求,而心理状态往往对临床疗效产生一定的影响。有研究表明,安慰剂或多或少都会对疾病产生一定效应。试验组的效应减去安慰组的效应才是试验措施特异性的效应。

(3) 标准疗法对照:即给对照组以常规或现行最好的疗法。这是临床试验中最常用的对照形式,能证明试验措施与现行治疗方法的差别。由于不存在伦理学问题,使用最为广泛。

(4) 不同给药剂量、不同疗程、不同给药途径相互对照:可将研究对象分成不同剂量组、不同给药途径组等,观察哪个剂量、哪个给药途径治疗效果最佳。

6. 资料的收集　临床试验前瞻性的收集资料,一切结局都从观察中得到,本应该较易获得高质量的信息。但是,由于研究对象是临床患者,随访中患者对措施的耐受程度、心理接受程度以及病情的变化都会使随访工作变得十分困难。如何保证随访资料的质量是临床试验中应着力解决的关键问题。为避免偏倚,资料收集过程中应尽量实现以下要求:

(1) 盲法观察：为避免研究者和被研究者主观因素带来的偏倚，临床试验中要求采用盲法。依据实施对象的不同，盲法有以下几类：

①单盲：研究对象不知道自己被分在哪组和接受干预措施的具体内容称为单盲。单盲可以避免研究对象的主观因素对疗效造成的影响，但不限制观察者的知情权，这样可使观察者及时处理研究对象在试验过程中发生的异常现象，保障患者的安全。

②双盲：研究对象和观察者均不知患者分组情况和接受治疗措施的具体内容称为双盲。此法最大限度地控制了两者主观因素对研究结果的影响，但实施起来有一定难度。为确保双盲，需要在患者随机分组、药品分发和观察疗效等方面有一套严格制度，并要求工作人员切实遵守。

③三盲：研究对象、观察者和资料分析者均不知患者的分组情况和接受治疗措施的具体内容称为三盲。理论上讲，这种方法可以完全消除各方面的主观因素给研究带来的信息偏倚，但要真正落实非常困难。

(2) 规范观察方法：对结局的观察，要求统一观察时间，统一操作标准，统一记录方法。观察方法一旦确定，要贯穿始终，确保整个观察过程严格遵守。若一项临床试验有多位观察者，最好使每位观察者所观察的试验组和对照组患者的例数相等，以扣除观察者偏倚。

(3) 提高研究对象的依从性：依从性是指患者执行医嘱的程度。不依从是指研究对象未遵从医嘱，未接受或部分接受了研究给予的措施。

不依从的表现有以下几种：①患者中途退出试验组或对照组；②患者中途退出试验组或对照组后又改换了试验未涉及的其他措施；③对照组成员不遵守规定，私下接受了试验组的干预措施；④试验组成员不遵守规定私下接受了对照组的干预措施；⑤患者虽未退出试验，但未按时、按量接受措施。

研究对象不依从的原因一般有以下几种：①试验或对照措施副作用明显，患者不能耐受；②患者症状轻微；③因经济和社会的原因而不能接受系统的治疗；④疗程太长难以坚持；⑤医务人员服务态度欠佳，或技术水平较低，使患者不满或失去信任；⑥就诊手续繁杂；⑦研究对象的情况发生改变，如病情加重等。

不依从是造成失访的主要原因。为防止不依从者的出现，一方面要做好宣传教育工作，另一方面要注意设计的人性化、合理化，提高服务质量和水平，取得研究对象的支持与合作。

7. 资料的分析 由于在设计中就均衡了有关因素的影响，所以临床试验的资料以单因素分析为多。依据观察指标的资料类型不同可选择不同的分析方法。生存分析在临床试验中也常被用到。该方法是一类专门用于分析随访资料的统计分析方法，可有效处理失访资料。它不仅可用于生存状况的分析，还可用于治愈、复发等其他结局的分析。具体的统计分析方法请参见医学统计学方面的书籍。

临床试验中常用到的率有：

(1) 有效率：指治疗有效人数占接受治疗总人数的百分比。

$$\text{有效率} = \frac{\text{治疗有效例数}}{\text{治疗总例数}} \times 100\%$$

（2）治愈率：指治愈人数占接受治疗总人数的百分比。

$$\text{治愈率} = \frac{\text{治愈例数}}{\text{治疗总例数}} \times 100\%$$

（3）生存率：指接受某种治疗措施的患者中，经过 n 年的随访仍存活的病例数占总观察例数的百分比。

$$n \text{ 年生存率} = \frac{\text{存活满 } n \text{ 年的病例数}}{\text{随访满 } n \text{ 年的病例数}} \times 100\%$$

（二）临床试验的其他类型

RCT 备受临床医学界的推崇，其研究结果一直被奉为临床疗效的最佳证据。医生们广泛实践 RCT 并不断完善实施细节，使其达到了几乎尽善尽美的境地。但是，事物都是一分为二的。为减少失访和实现求异法的设计原则，每项 RCT 都会给受试对象设定多条入选和排除标准，有合并症者不要、需服用其他药物者不要、身体条件差者不要、预期寿命短者不要、儿童和孕妇不要，等等。在上述苛刻条件下进行的 RCT，虽然保证了研究的真实性，但限制了研究结果的外延性和实用性。临床实践中多数患者与受试对象大不相同，有合并症、服用其他药物、年龄大、身体差者比比皆是，RCT 评价过的药物对他们有多大疗效，医生们不得而知。再者，RCT 的研究结果只反映一组受试对象对药物的平均效应。若一次 RCT 的研究总体过于宽泛，包括某病各种分型、分期的患者，则会出现试验判定有效的药物对某位患者未必有效的情况，无法指导个性化治疗；若研究总体过于狭窄，限定某疾病的分型、分期，考虑患者的年龄、性别、一般状况、其他合并症，甚至考虑药物基因组学问题，将需要实施无数个 RCT 才能全面评价一种药物。后者虽可指导个性化治疗，但似乎又难以完成。更需关注的是，祖国医学博大精深，根据辨证论治的原则，同种疾病患者之间处方多有不同。如何用 RCT 评价中草药的疗效？受试者之间如何实现求异法的均衡原则？如果一味地迁就 RCT 的设计原则，如何传承中医传统的个性化治疗特色？

由此可见，RCT 虽然是经典的，但不是万能的。为了解决 RCT 实施中出现的问题、得到 RCT 不能给出的答案，人们对它作了审慎的变通，衍生出了多种评价临床疗效的方法，其中多数属于类实验。本章仅简要介绍几个比较成熟的方法。

1. **同期非随机对照临床试验** 该试验也称非随机对照并行试验。试想，按照严格的随机化方法划分试验组和对照组，各组患者将分布于同一病房，若盲法难以实现，偏倚将在所难免。同期非随机对照临床试验可以弥补这一缺陷。该方法的试验组和对照组是由研究者指定而不是随机分配，除此之外其他设计皆与 RCT 相同。例如将某个病房指定为试验组、另一个病房指定为对照组，或某个病区指定为试验组、另一个病区指定为对照组，以此避免患者之间的干扰。这种设置对照的方法既易被患者和医生接受，也可避免来自患者的偏倚。但不同病区或病房收治的患者若基本临床特征和主要预后因素的分布不均衡，可由此带来偏倚。

2. 历史对照临床试验 有时一种新的药物或疗法已被证实优于既往的药物或疗法,但尚需进一步评价它临床应用方面的一些细节,比如疗程、剂量、剂型、成本、副作用等。若采用 RCT,对照组势必不能接受新药的治疗。当研究的疾病是恶性肿瘤等致死性疾病时,就意味着对照组患者可能失去了延长生命的机会。此时临床试验必将面临医学伦理学的拷问。历史对照临床试验可以避免这一问题。该方法是将一组患者作为试验组接受新疗法,其疗效与过去某时期用某疗法治疗的同类患者(对照组)相比较,以判断新疗法的效应。该方法是一种非随机、非同期的对照类型,它不仅免去了随访对照组的工作,还不会出现医德方面的争议。但是,对照组与试验组之间由于是非随机分组,可能存在组间差异或者即便试验措施与对照措施的疗效相同,也会由于患者在不同时期的经济、治疗、护理、诊断等条件的不同造成疗效的差别。

3. 自身对照临床试验 即不另设对照组,仅比较同一批研究对象试验前后观察指标的差别,说明临床干预措施的效果。自身对照的优点是不仅消除了研究对象的个体差异对疗效的影响,而且节省了一半的研究对象。但自身对照仅适用于研究病程长且病情稳定的疾病。若病情不稳定或病程不足以延续到观察结束,研究对象治疗前后病情的差异很难说就是干预措施的效果。

有些皮肤科、眼科疾病可以采用一种特殊的自身对照方式,如牛皮癣患者,身体的一侧给予试验措施,另一侧给予对照措施观察疗效。

4. 交叉设计临床试验 该种试验的具体做法是将研究对象随机分为两组,用随机的方法确定一组接受试验措施,另一组接受对照措施。一个疗程后,两组经过一个洗脱期再交换处理措施,继续观察一个疗程后比较措施的效果。此种设计也称自身交叉设计临床试验,图 21-6 为实施过程简要示意图。

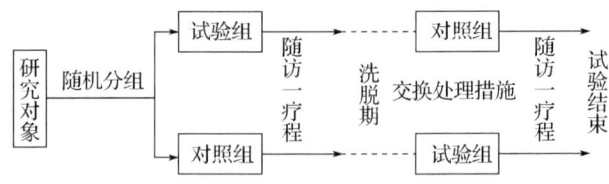

图 21-6 交叉设计对照临床试验示意图

此类设计既有同期的随机对照,又有前后的自身对照,从理论上讲是最严格、最合理的试验类型,但交叉设计临床试验与自身对照临床试验有一共同的缺陷,即仅适用于病程长且病情稳定的疾病。此外,该设计由两阶段随机对照并行试验组成,理论上讲,在每阶段的始点,组间的病情都应具有可比性,此点加大了实施的难度,限制了这种研究设计的应用。

5. 单病例随机对照试验 它以单个病例自身作为对照,评价某种药物与对照措施对患者本身疗效的差异,是由自身交叉设计演变而来。该方法的最大用途是可为单个患者从两种治疗方法中选择疗效最好的。试验的具体设计框架为:每一轮试验包括一个使用试验药物的观察期和一个使用对照药物的观察期,每个单病例随机对照试验至少应完成三轮观察。试验中,受试者交替接受试验药与对照药,以随机的方法确定先后顺序。研究过程中要求采用双盲,在每个观察期及每轮试验之间设有一段合理的药物洗脱期。当试验数据能充分表明试验药物是否有效时即可终止试验。图21-7是本研究方法的示意图。

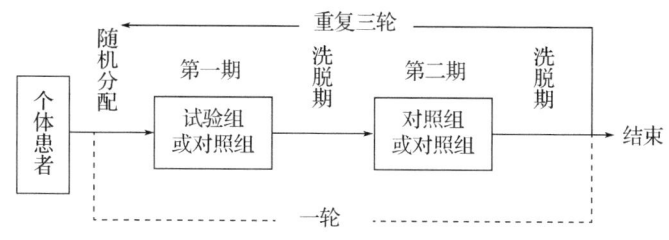

图21-7 单病例随机对照临床试验示意图

因该研究具有自身交叉设计的特征,所以两者具备相似的缺陷。它要求所研究的疾病属于非自愈性疾病,病情稳定,需要长期治疗;还要求待评价的药物应能够快速起效并且药物滞留期较短,否则试验无法在可接受的时间内完成。

6. 适应性设计　在临床试验开始后,根据试验中已经积累的信息,动态地修改试验设计的某些方面,而不破坏试验的有效性、科学性和完整性的试验设计称适应性设计。动态修改的过程也称为适应性修改过程。

新药研发充满变数。试验伊始,研究者没有足够的信息去设计一个完美的试验,因此要求临床试验应该具备可变动性和灵活度。试验过程中,研究者要阶段性地分析现有试验数据,并基于分析结果对试验设计中的某些参数作出适当修改,以实现提高研究效率、减少无效受试者的目的。例如,若资料分析发现数据的实际方差远大于期望值,此时应调整样本含量;若资料显示某一亚组疗效显著高于另一亚组,此时应调整分组方案;若随访结果提示疗效出现的时间与研究者预想的不同,此时应调整疗效指标和疗程。

除用于新药研发外,适应性设计同样适用于其他目的的临床试验。只是后者多用于评价较为成熟的干预措施,可预见性好于前者,需要调整设计方案的概率也小于前者罢了。

适应性设计的优点是能够帮助研究者尽早地在试验过程中终止因安全性、有效性或合理性方面的不足给试验带来的风险。但是,既要随心所欲地对试验方案进行调整又不破坏原有方案的有效性、科学性和完整性并非易事。适应性设计不是RCT,无标准化"生产线",有的只是设计者对流行病学和统计学方法的灵活掌控。归根结底,能承担适应性设计的人应是同时具备知识、经验和悟性的人。由于此类佼佼者数量有限,所以适应性设计目前使用并不广泛。

7. 实用性临床试验　经典的RCT通常要求在理想状态下评价干预措施的效果,即受试对象患单一疾病、采用单一干预措施。然而,临床实践中,患者常罹患多种疾病,需同时接受多种措施。如何评价治疗方法对此类患者的实际疗效,RCT面临着挑战。近年来提出的实用性临床试验(Pragmatic Clinical Trials,PCT),为解决这一问题提供了新的思路。

实用性临床试验属类实验,特点是:①通常选择两种待比较的临床干预措施或方案;②多采用宽泛的入选标准,有并发症、合并症者皆可纳入试验,以保证结论的外延性;③可根据患者的具体情况或意愿划分组别,不强求按照严格的随机原则分组;④研究在现实的临床条件下进行,一般不限制受试对象的其他治疗。

由于实用性临床试验观察到的最终疗效是多种临床干预措施的综合效果,所以给资料分析带来了一定难度。单因素分析不能使用,因为比较组间本底(性别、年龄、并发症、合并症、病情、一般状况用药情况等)不均衡;多因素分析也十分复杂,因为需调整的变量关系复杂而类型繁多。欲完成资料的完美分析,要么医生和统计学家在统计分析中实现完美结合,要么医学背景和数学背景在统计者身上实现完美结合。

8. 临床病例随访　在医疗机构中,收集某病患者的人口学资料、症状、体征、诊断试验结果、疾病诊断、治疗措施,直至治疗结束,利用该数据评价各种临床干预措施对该病患者的疗效,此种疗效评价方法属于没有随机分组的类实验。资料的积累过程完全在临床自然状态下,患者无需任何入选和排除条件,医生们也皆按自己的习惯诊治患者,所有与诊断和疗效有关的变量皆可记录。此类随访资料也称以实践为基础的证据(Practice-Based Evidence for Clinical Practice Improvement,PBE-CPI),除用于评价治疗措施外,还可用于评价诊断试验的价值和医学预后的因素。

一般要求随访的病例需达到几千人甚至近万人方可实现对疗效的全面评价。样本越大研究结果就越稳定。疾病的治疗方法越多、病情越复杂,随访队列所需的样本含量就越大。原因不难理解:临床病例千变万化,病情、病程、分型、并发症、合并症、一般状况、性别、年龄各有不同;临床医生千差万别,药物搭配、用药剂量各有千秋。只有当随访队列中各种患者和各种医生的各种治疗方案皆积累到一定数量时,数据分析结果才是稳定的、全面的,才能得出何种患者用何种措施疗效更佳的结论。另外,病例随访研究的资料性质比实用性临床试验更加复杂,建议资料分析不仅是多因素的,而且最好选用数学网络模型,以恰到好处地解释不同干预措施的临床疗效。

应指出,病例随访研究不能替代新药的 RCT,因为未经批准上市的新药临床疗效不确定,不允许用于临床。

韦斯特福尔(Westfall)说:"以实践为基础的研究可以在研究与实践间搭起一座桥梁,使研究所推荐的医疗服务应用到实践中时能够真正地提高医疗水平。"此话正是对实用性临床试验和病例随访队列最恰当的评价。

除上述方法之外,可以分析交互作用的析因设计和可以节省研究对象的序贯试验,理论上讲也可用于临床疗效评价,但这些停留于统计学层面的设计在临床试验的操作层面遇到了挑战。析因设计可行性受阻,序贯试验的诸多操作细节尚有待细细考量,本章不再赘述。

（三）临床试验的注意问题

1. 伦理问题　以人作为研究对象开展科学研究,应该是非常严肃的事情,为了确保人体安全,防止试验中自觉或不自觉地发生不道德行为,必须注意以下几个问题:①开展的科学研究,必须要有充分的科学依据。没有很好的逻辑推理,没有科学的研究假设,设计上存在缺陷,前期准备不充分,不会得出很好的研究结论。②开展的人体试验,要有研究的试验方案,并将试验方案提交伦理委员会进行审批,是否符合《赫尔辛基宣言》。③受试人群能够从研究的结果中获益。④受试者必须是自愿参加并对研究项目知情同意,包括试验研究的目的、方法、预期结果及可能的危险性,受试者同意并签署知情同意书。⑤尊重受试者的自身权利,尊重受试者的隐私,对患者资料需保密,尽可能采取措施降低对受试者身体、精神及人格的不良影响。⑥研究的预防或干预措施一般应当同目前常用的措施(如某药物或某手术)比较,在不存在确切有效的预防或干预措施时,或者不采取措施也不会导致"延误"的问题,可以考虑使用安慰剂或空白对照。如果预防或干预措施被证实有效,需要对安慰剂或空白对照的参加者给予"善后"处理。⑦试验研究期限较长,可能会导致"延误"问题,因此要对"延误"可能造成的健康损害风险进行评估,如果风险较大,那么这个试验研究应该被叫停。

2. 可行性问题　一般在正式试验前,须进行小样本的预试验,以评估进行大规模试验的设计构思及研究假设,评估研究的可行性,是否继续做下去。通过预试验,可先取得一些数据作为修订试验设计的参考依据。

3. 随机化分组与均衡性问题　试验研究,重要的特点是分组随机化,这样保证大样本研究,干预措施外的其他因素在各组之间均衡可比,这是随机化分组研究优越于观察性研究的独特之处;但如果进行的是小样本研究,随机化并不一定能保证干预措施外的其他因素在各组之间均衡可比。

4. 临床试验研究结果报告的规范化问题　为使研究结果反映研究的真实过程,提高试验报告质量,很多医学杂志要求遵循试验报告统一标准(consolidated standards of reporting trials,CONSORT)指南。CONSORT 指南是 1995 年制定的,主要包括试验设计方案、实施过程、分析方法和结果解释,要求作者必须完整清晰地将这些内容表达出来。至今经过多次修改完善,2010 年更新后的清单由 25 个条目组成。针对每一个条目,解释文件提供了纳入清单的理由、方法学背景和已发表的报告实例。目前国际上绝大多数医学期刊规定,投稿必须按照 CONSORT 指南或者扩展版本撰写临床试验的论文,才可进入审稿过程。

知识链接

维生素 C 和坏血病的故事

历史上,对坏血病的治疗方法的探索经历了漫长的过程。早期的治疗方法五花八门,包括放血疗法、用动物血洗澡、喝苹果酒和鸡汤、海水疗法等,但都收效甚微。直到 1747 年,英国医生詹姆斯·林德(James Lind)进行了一项具有里程碑意义的实验,他将 12 名患有坏血病的船员分为 6 组,每组尝试不同的治疗方案,包括海水、稀硫酸、醋、大蒜、芥末等,其中一组饮用苹果汁,另一组吃柠檬和橘子。结果显示,饮用苹果汁和柠檬橘子的水手病情有明显好转,这一实验首次科学地证明了柑橘类水果可以治疗坏血病。

林德的实验虽然在当时未得到足够的重视,但他的研究为后来的科学家提供了重要线索。20世纪初,科学家们开始探索食物中的"生命胺素",即后来的维生素。1912年,波兰裔美国科学家卡西米尔·冯克提出了维生素理论,这一理论的提出是人类对疾病认识的一大进步,它打开了人类对疾病产生原因的新视野。

1928年,匈牙利生化学家圣捷尔吉·阿尔伯特(Albert Szent-Györgyi)成功地从牛肾上腺中提取出维生素C,并确定了其化学结构。随后,英国化学家沃尔特·霍尔思(Walter H. Haworth)确定了维生素C的结构,并成功合成了维生素C。圣捷尔吉和沃尔特将维生素C命名为"抗坏血酸",圣捷尔吉因此获得了1937年的诺贝尔生理学或医学奖。

维生素C的发现不仅帮助人类战胜了坏血病,更重要的是开辟了现代医学的道路。林德的实验是有确切记载的第一个真正对照设计的临床试验,它为现代医学研究奠定了基础,使医学摆脱了个人感悟时代,走进了科学验证时代。

第四节 研究常见问题及注意事项

科研质量的控制也是临床科研设计的重要内容之一。临床科研的特点是在病人群体中进行研究,许多条件难以控制,要取得研究结果的真实性和可靠性,科研质量的控制十分重要。临床研究不可能对研究的目标人群都进行研究,只能抽取一部分样本来进行研究,这里有一个抽样的过程,对抽取的样本进行研究一般都需要先将样本病人分成观察组和对照组,再寻找一个研究指标对两组研究对象进行测量,测量以后就可获得数据,两组数据有无差异要经过统计学处理,最后获得研究结论,整个科研过程就是在临床模式中进行。所获得的结论是否适用于目标人群还需要在实践中加以检验。在科研设计过程中对上述每一步骤都需要认真考虑如何来控制研究质量,因为一有疏忽、考虑不周就会影响科研结果的真实性。归纳起来,影响科研结果真实性的因素有两方面:机遇和偏倚。

一、机遇

机遇是由随机变异引起的误差,机遇造成的误差是抽样误差。为了估计机遇对研究结果的影响,必须对数据进行统计学处理。因此临床科研设计内容应包括统计方法的选择及样本大小的估计。正确估计样本大小,也是临床科研设计中一个很重要的问题。片面追求大样本,似无必要,往往会造成人力、时间和费用上的浪费;如样本过小,则往往会造成假阴性,影响研究结果的正确性。估计样本的含量,需要考虑下列因素。

1. 第一类错误出现的概率(α) 即犯假阳性错误的概率,如错误地把无效的治疗方案判为有效的危险率。对α水平,研究者可以自己定,如治疗某病的方法有很多种,而该病又不太严重,要尽量缩小误选实际上效果不大的新疗法的可能,此时 α 水平宜定得小些,这样,样本数就需要大些。一般 α 定为 0.05 为宜,也可定为 0.01。

2. 第二类错误出现的概率(β)　即犯假阴性错误的概率,如错误地把有效的治疗方案误判为无效的危险率。β 水平也可由研究者自己判定,如病情非常凶险,治疗又无良方,希望尽量减少漏掉有效治疗可能性,此时 β 水平宜定得小些,所需样本就要大些。$1-\beta$ 称为把握度,即试验成功的把握度,意即两组实际上有差别,能在统计学上显示此差别的把握是多少。多数情况取 $\beta=0.2$、0.1 或 0.05,即有 80%、90% 或 95% 的把握度,将把握度定得高些,样本数就要多些。

3. 研究对象间的变异性大小　如被研究的指标变异性甚小,即颇为稳定,则数据稍一变化即有显著意义,如体温等,这样只要很小的样本就可得到显著的差别。如研究对象间自发性波动颇大,为了区别是真正差别还是抽样误差所造成,就需要较大的样本数。

4. 样本大小取决于欲检出组间差别的大小(组间差别值)　若其他各种条件不变,要查出较小的差别就需要更多样本。而组间差别值很大,如治疗组和对照组的疗效相差很大,即治疗效果显著,则只需要很少的样本数。

5. 样本大小还取决于数据资料的类型和统计方法。

样本大小的估计主要取决于上述 5 个因素,然后根据适当公式或查表来获得样本大小的估计值。关于变异性和组间差别的了解可通过参阅前人类似研究资料,或作预试验而求得。计算出的样本大小,还应考虑失访等因素,作适当增加。

二、偏倚

偏倚是指平均研究结果与它真值之间的系统偏离,是在研究组间变量差异时产生的一种系统误差,从而影响科研结果的真实性和正确性。偏倚和机遇的概念不同,机遇是抽样误差随着样本增大,则抽样误差可以缩小,当多次重复研究时,其平均研究结果就越来越接近真值,也就是说,在有足够大的平均结果时,机遇造成的偏离将越来越小,以至消失。而偏倚是系统误差,其所造成的与真值之间的偏离是不会随研究重复次数的增加而变化的。因为临床科研的对象是病人,许多影响因素有时难以控制,因此临床研究特别容易产生偏倚。识别与控制偏倚的产生是临床科研设计中重要内容之一。临床研究中的偏倚种类繁多,归纳起来可分成以下三大类。

1. 选择性偏倚　发生在临床科研的设计阶段,主要由于选择研究对象及将研究对象分成观察组和对照组时采用的方法不正确所造成的系统误差。例如,某研究表明甲组疗效比乙组优,结果发现甲组轻病例多,乙组重病例多,实际上是病情差别造成疗效不同,这就是选择性偏倚。强调随机化原则进行分组常能有效地控制选择性偏倚的产生。

2. 测量性偏倚　又称观察性偏倚,产生于科研的实施阶段,系由于观察组和对照组两组病人所采用的测量和观察方法不一致所造成的系统误差。例如,在判断新、老药的止痛效果时,疗效考核者已知道谁用新药,谁用老药,常会不知不觉地将新药的止痛效果评得好些,老药则差些;如病人本人也知道用的是新药,病人的心理状态也会把止痛效果讲得好些,这就是观察性偏倚,其虽然发生在采集资料阶段,但应在设计阶段预先加以控制。采用切实严格的盲法常能有效地控制这类偏倚的产生。

3. 混杂性偏倚　在评价被研究的因素和疾病之间的关系时,应考虑外来因素的干扰,因为如果外来因素与该病和研究因素均有联系,则会使资料中研究因素的效应与外来因素的效应混在一起,这样便产生了混杂性偏倚,从而全部地或部分地掩盖了或夸大了所研究的因素和疾病之间的真实联系。例如,研究心肌梗死的危险因素时发现饮酒可使心肌梗死危险性增高,而事实上是饮酒组内有较多吸烟者,由于吸烟的混杂作用造成饮酒和心肌梗死有联系,这就是混杂性偏倚。这种偏倚主要发生在资料分析阶段,但应当在设计阶段加以考虑。配对和分层是消除混杂性偏倚的一种方法。如病例对照研究中,常为一个病例配一个或几个对照,对照的年龄、性别、居住地点及入院日期均应与病例相同,目的就是为了控制某些混杂因素,从而更好地观察研究因素与疾病的关系。分层主要用于资料分析时,如上述饮酒和心肌梗死的关系分析时,如果按吸烟和不吸烟分成两层,再来观察饮酒是否会增加心肌梗死危险性,就获得了否定的结论。

三、依从性

依从性是在临床研究中,患者在执行规定的研究试验措施时所接受和执行的程度。依从性是影响临床研究结果质量的因素之一,尤其是对比组间存在依从性差异时,造成的偏倚就会更大。研究对象的不依从或偏离规定的研究程序,往往是多方面因素造成的,因此,在临床科研设计时,必须对依从性进行认真研究,如为什么会产生不依从,怎样提高依从性等。

知识链接

研究中的伦理问题

流行病学研究中的伦理问题包括知情同意、隐私保护、研究者与社区的伙伴关系,以及风险与受益的公正分配等。由于流行病学研究与临床研究之间存在较大的不同,这些伦理问题也有其特殊性。例如,流行病学研究可能涉及大规模的人群,这就要求在保护个人隐私的同时,还要考虑到数据的收集和使用对整个社会的影响。此外,研究中可能涉及的弱势群体,如儿童、老年人或特殊疾病患者,需要特别的关注和保护。

知识链接

何观清教授

何观清(1911—1995)教授作为我国流行病学和公共卫生专家,中国流行病学先驱和奠基人之一,在中国黑热病流行研究及人群防治、现场人群试验研究、疾病监测和危险因素监测、高血压病因研究和防治等方面做出了突出贡献,也是我国医学和公共卫生领域卓越的教育家。

案例一:口服痢疾噬菌体的有效性研究。曾几何时,苏联和中国的关系非常紧密,甚至为中国提供了多种支持和帮助,包括经济、军工业等方面。那时,细菌性痢疾曾是我国的常见疾病之一,苏联曾经将口服痢疾噬菌体用于人群预防菌痢,在那个时候中国也想引入。但作为我国随机对照试验的先驱,何观清教授并没有直接接受这种方法,而是采用 RCT 研究口服痢疾噬菌体是否对降低发病有效。试验结果非常明确地证实口服痢疾噬菌体并不能降低菌痢发病,因此并未引入这种方法,为国家节约了大量资金。

案例二:黑热病的防治。据中国协和医科大学张孔来教授回忆,1944 年前后,协和医院派何观清大夫去甘肃进行流行病学调查,何大夫进驻现场、实地观察、一手采样,条件十分艰苦。当时,黑热病的传播媒介一直是未解之谜,何大夫很大的贡献就是发现了白蛉子和黑热病的关系,虽然甘肃很少有蚊子,但是有很小的白蛉子,它们寄生在家畜身上,何大夫随后发现了白蛉子就是黑热病在当地的传播媒介。所以当时如果不是何大夫脚踏实地、严谨认真,就得不出这样的结果。

思考题？

1. 描述性研究与分析性研究的联系和区别是什么?
2. 病例对照研究与队列研究的联系和区别是什么?
3. 实验性研究与观察性研究的区别是什么?实验性研究要注意什么?

第二十二章

病因探究

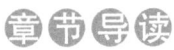

从医学的角度讲,人类发展的历史就是与疾病斗争的历史,在其斗争的过程中首先要了解疾病发生的原因,病因研究不仅与疾病的诊断有关,还直接关系到疾病的防治。因此,基础医学、临床医学和预防医学均非常重视病因学研究,其中流行病学在病因研究过程中所形成的因果论、病因研究方法、病因推理方法和判断标准,对于指导疾病的病因学研究至关重要。

学习目标

知识目标:
1. 了解病因学研究的历史和发展。
2. 掌握病因学研究方法。
3. 学习病因推断的标准,了解不同的研究设计如何用于探究病因。

能力目标:
1. 能够设计和实施病因学研究,包括选择合适的研究人群、确定合适的研究设计和实施研究方案。
2. 具备对病因学研究数据进行统计分析和解释的能力,能够从数据中提取有关病因的信息。

素质目标:
1. 科学探究精神:培养对科学真理的追求和对疾病病因的好奇心,以及持续探索未知领域的精神。
2. 社会责任感:认识到病因学研究对于疾病预防和控制的重要性,愿意为提高公众健康水平作出贡献。

> **导入情景与思考**

宫颈癌是女性中第四常见的癌症,超过95%的宫颈癌是由性传播HPV引起的。通过增加获得有效疫苗的机会来避免宫颈癌的发展是减少不必要的疾病和死亡的非常重要的一步。

世界卫生组织2022年更新关于HPV疫苗接种方案的建议:
- 针对9~14岁女性的一剂或两剂方案;
- 针对15~20岁女性的一剂或两剂方案;
- 21岁以上的女性接种两剂,间隔6个月。

该文件强调了免疫缺陷者或艾滋病毒感染者优先接种疫苗的重要性。免疫功能低下的个体应接种至少两剂,可能的话三剂。

疫苗接种的主要目标是9~14岁的女童,在开始性活动之前。在可行和负担得起的情况下,建议对男童和老年女性等次要目标进行疫苗接种。

请思考:
1. 为什么HPV疫苗可以预防宫颈癌?
2. 宫颈癌的病因有哪些?

第一节 病因的概念

一、病因与病因学研究

(一)病因与病因学

狭义的病因是指外界客观存在的(包括生物学的、物理的、化学的或社会学的)有害因素,或人体自身的心理或遗传缺陷,作用于人体,在一定的条件下,可以引起致病效应。这些因素也可称为致病因素。致病因素作用于人体引起疾病的过程相当复杂,研究疾病病因的科学则称为病因学。

广义的病因是指一切与疾病发生发展有关的因素。从流行病学的角度来看,在群体中由于某种因素或多种因素的存在,使某种疾病的发病概率增高,而消除此因素,则该病的发病概率下降,这些与发病有关的因素均可称为疾病的病因,这是一种概率论的病因定义。

(二)病因学研究

疾病的自然史是指在不给予任何治疗或干预措施的情况下,疾病从发生、发展到结局的整个过程,分为四期:即生物学发病期、亚临床期、临床期以及结局。

临床医师所进行的研究大多是在病人进入临床期进行的,更多的是发病机制的研究,有关疾病发病机制的研究固然重要,但往往不能满足医学对疾病更深层次的认识,特别是导致疾病发生的始动因素。为此,我们不仅需要研究患者,而且需要同时研究一般健康人群并进行对比,从而揭示出各种可能在疾病自然史的早期就已经影响到疾病发生的病因因素。这种研究称为病因学研究。

二、病因的基本特性

对于一个病因不明的疾病,在病因学研究的初始阶段,往往根据发病的临床及流行病学特点,提出可能的病因假设,当这种假设的因素被证明与疾病发生确有因果关系时,称之为病因。在病因学研究中,经过验证与疾病的发生有不同程度的因果关系,但不能肯定为病因者,则称之为发病的危险因素,即可使疾病发生概率升高的因素。其特点是当这些危险因素存在时,其相关疾病的发病率相应升高;而当这些危险因素被消除或减弱后,则其相关疾病的发病率就随之下降。例如高血压、高胆固醇血症就是冠心病发病的危险因素。危险因素的含义比传统意义上的病因含义更加广阔,特别适用于不明原因疾病的研究。

三、疾病发生的基本条件

对于疾病的发生,无论是传染性疾病还是慢性非传染性疾病,病因主要来自遗传和环境两个方面。有些疾病的发生,完全来自遗传,环境不起作用,比如血友病是一种遗传凝血因子(第Ⅷ因子)缺乏症;有些疾病的发生则完全取决于环境,遗传不起任何作用,如外伤、中毒等;然而大多数疾病的发生,可能既取决于环境,同时又取决于遗传,只是两者的重要性不同而已。人们寻找病因,大体上可从宿主本身、生物学因素、理化因素以及社会学因素等方面来展开。

(一) 宿主本身

1. 先天性因素 包括宿主性别、基因、染色体等。

2. 后天性因素 包括宿主的年龄、生长发育情况、营养状态、性格行为类型、心理特征、免疫水平以及既往史等。

(二) 环境因素

来自环境的病因,包括生物因素、理化因素以及社会因素等。

1. 生物因素 是指病原体、感染动物、媒介昆虫、食入的动植物等。

2. 理化因素 物理因素是指气象条件、地理(位置、地形、地质)、电离辐射、噪声、振动等;化学因素是指营养素、天然有毒动植物毒素、化学药品、微量元素、重金属、有害化学物质等。

3. 社会因素 包括人口社会(人口密度、居室、流动、都市化、交通等)、经济(收入、财产)、家庭(构成、婚姻、家庭沟通)、饮食习惯、嗜好兴趣(烟、酒、茶、运动、消遣)、教育文化、医疗保健、职业(种类、场所、条件、福利、劳保设施)、政治、宗教、风俗等。

针对病因的具体研究涉及遗传学、病原生物学(医学微生物学和寄生虫学)、病理学(病因如何起作用)、营养学、环境卫生学、劳动卫生学、行为(心理)医学和社会医学等。

四、病因与致病效应

1. 一因一果　即一种病因引起一种疾病的效应，这是传统的病因观，也是因果特异性概念的根源。例如，结核病由接触结核分枝杆菌所引起。单一病因论是人们早期认识疾病的产物，存在片面性甚至错误的结论。实际上暴露于病原体不一定导致感染，感染了也不一定导致发病。

2. 一因多果　即一种病因引起多种疾病的效应。例如，吸烟可引起肺癌、慢性支气管炎和冠心病等。然而，这些疾病并非仅仅由单一病因所致，故单因多果仅仅从病因的多效应方面来看是正确的。

3. 多因一果　即多种病因引起一种疾病。例如，高血压、高血脂、肥胖、糖耐量异常以及吸烟等都可引起急性心肌梗死。然而，这些病因并非仅仅导致一种疾病，故多因一果仅仅从疾病的多因性方面看是正确的。一因多果与多因一果各自反映了事物的某一正确方面。

4. 多因多果　即多个病因引起多种疾病。例如，高脂膳食、缺乏体力劳动、吸烟和饮酒等可引起脑血栓、心肌梗死和大肠癌等。多种疾病的多个病因，可以是完全相同也可以是部分相同。多因多果实际上是将一因多果与多因一果相结合，更全面地反映了事物的本来面目。

5. 病因链　病因1→病因2→…→病因k→疾病Y，即病因1导致病因2，最终引起疾病Y。这里，病因k称为直接病因，它与疾病Y之间没有中间病因；病因1等称为间接病因，它与疾病Y之间有一个(或多个)中间病因，反映了引发疾病的阶段性或中间过程。例如，静脉注射吸毒→共同使用注射器→注射器污染HIV→HIV感染→艾滋病。这里，HIV感染称为直接病因，而它以前的所有因素都称为间接病因。当然，HIV感染与艾滋病之间还可以插入CD4+T细胞被破坏这个中间因素，那么HIV感染又成了间接病因。因此，直接与间接的区别是相对的。较直接的病因离疾病结果较近，又称近因，多指较微观的致病机制因素；较间接的病因离疾病结果较远，又称远因，多指较宏观的流行病学上的危险因素。直接与间接病因按时间先后顺序连接起来就构成一条病因链。而多条病因链交错连接起来就形成一张病因网，它可以提供因果关系的完整路径。要对病因作系统探索，就必须建立病因网络，才能进行全局的观察而不失之于片面，使我们对疾病的认识更深入。

五、直接病因与间接病因

(一) 直接病因

只有该病原体入侵人体，才能引起疾病，称之为直接病因。例如，HIV感染是艾滋病的直接病因等。

(二) 间接病因

与发病有关的间接因素,它们的存在,能促进发病。如居住条件差、营养不良、社会经济环境恶劣、心理精神刺激等。

(三) 危险因素

某些疾病(如发病率低的、潜伏期长的、危险性小的、多病因的)如果单从临床个体入手来研究病因十分困难,需从临床个体扩大到相应群体,从宏观方面来研究病因,于是提出危险因素的概念。危险因素是指在群体中,由于某一因素的存在,使有关疾病的发病率增高,而当其被消除后,可使该病的发病率下降,这种与发病率增高有关的因素,称为危险因素。危险因素的确定要排除偏倚和混杂。

> **知识链接**
>
> **近端病因、中间病因和远端病因**
>
> 近年来,随着预防医学的发展,人们发现直接病因和间接病因的分类对于公共卫生的意义有限,因此又提出近端病因、中间病因和远端病因的概念。在冠心病、糖尿病、肿瘤等常见慢性病的病因链上,高血压、高血糖和超重/肥胖是近端病因,而导致这些近端病因发生的相关因素,如不合理膳食、少体力活动、吸烟等,则可看成是中间病因,更远端的全球化、城市化和人口老龄化等属于远端病因。近端和中间病因在病因链上距离疾病结局近,病因学意义相对明确。但是越靠近病因链近端的病因,涉及的人群面越窄,预防受益的人群越少。而远端病因与疾病之间的因果机制可能不是那么明确,但是针对此环节的干预措施受益的人群面广。

第二节 病因研究方法

一、病因研究的流行病学方法

流行病学病因研究有自身完善而独立的方法体系,包括描述性研究、分析性研究和实验性研究。

1. 描述性研究是提出病因假设的主要方法 包括现况研究、生态学研究、病例报告和病例分析等。现况研究通过描述疾病在不同时间、不同地区和不同人群中的疾病分布特征来寻找病因线索。生态学研究通过对某一自然群体的疾病发生率与某些可能致病因素的相关分析来探索可能的病因。病例报告和病例分析是通过分析患者的暴露特征而从中获得可能的病因线索。

2. 分析性研究是更加深入地探索和检验病因假设的研究　方法主要包括病例对照研究和队列研究。病例对照研究通过病例组和对照组危险因素暴露水平的比较,估计研究的危险因素与疾病的关系。队列研究是基线调查后获得暴露的基本信息,通过若干年的随访观察,计算并比较暴露组和非暴露组疾病发生的频率,从而估计暴露因素与疾病的关系。

3. 实验性研究是验证病因假设的方法　主要包括临床试验、现场试验和社区干预试验。三种试验类型分别是以患者、自然人群和社区人群为研究对象,通过干预减少危险因素的暴露水平,从而验证危险因素或疾病流行因素的致病作用。实验性研究是验证病因假设最为可靠的手段之一。

目前,循证医学的迅猛发展,为病因学研究提供了更加有效的手段,如多项随机对照试验的 meta 分析和系统综述被认为是论证强度最高的研究证据。另外,利用现代科学技术,在人为的条件下对动物、组织细胞和基因等进行实验,更是为病因学研究提供了丰富的手段。尤其是在解决暴露与疾病之间的黑匣子、疾病发生的易感标志物、筛查高危人群等问题中发挥着重要作用。例如,在吸烟与肺癌的病因研究过程中,曾经先后在香烟的烟和焦油里证实有苯并芘、砷和一氧化碳等几十种致癌物的存在。同时,研究还发现,雌性大鼠和小鼠终生暴露于烟草吸入也出现了鼻腔和肺部的肿瘤。这些研究结果都强有力地支持了吸烟致肺癌的假设。

二、 病因研究的基本步骤

流行病学病因研究主要根据疾病在人群中的分布特征提出病因假设,进而予以验证并进行因果推断,其基本步骤如图 22-1 所示。

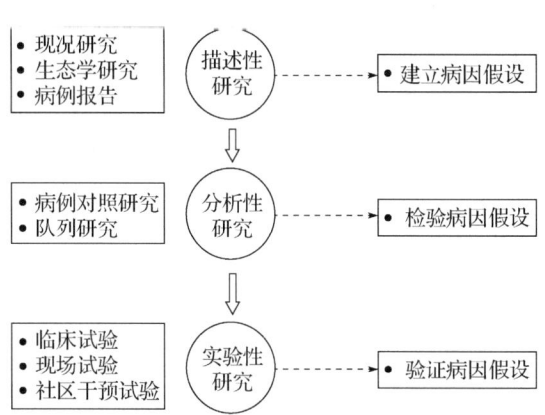

图 22-1　流行病学病因研究方法与基本步骤示意图

1. 建立病因假设　提出假设是病因研究的起点。通过描述性研究方法,可以得到某疾病在人群中的分布特征,比较分布差异的原因而提出病因线索。根据该线索,结合对疾病自然史的了解及其他相关文献资料进行分析推理,建立病因假设。

在形成病因假设的思维、分析和推理中，Mill 准则是常用的逻辑推理方法。

(1) 求同法：或称"异中求同法"，是指在发生相同事件的不同群体中寻找共同点。即如果在不同特征的某疾病患者中均观察到与某因素的联系时，那么该因素极有可能是该疾病的病因。例如，1988 年上海市甲肝暴发调查发现，不同性别、年龄、职业、饮用水水源的甲肝患者都有生食毛蚶的历史，则提示生食毛蚶可能是甲肝暴发的原因。

(2) 求异法：或称"同中求异法"，是指在事件发生的不同情况的相同群体之间寻找不同点。即某一疾病的发病率在暴露某因素和不暴露某因素的群体间差异很大，则该因素可能是该疾病的病因。例如，上述案例中，生食毛蚶的上海人甲肝发病率高，而没有生食毛蚶的上海人几乎不发病，同样说明生食毛蚶可能是甲肝的病因。

(3) 同异并用法：是指同时应用求同法和求异法。即某病的不同人群中均暴露于某因素，而不患该病的不同人群中均未暴露于该因素，则说明该因素可能是该疾病的病因。例如，一起婚宴导致的食物中毒暴发调查中，中毒的人均食用了凉拌海蜇皮，而没中毒的人均未食用或食用很少凉拌海蜇皮，则提示凉拌海蜇皮可能是此次食物中毒的主要原因。

(4) 共变法：是指如果某因素出现的频率或强度发生变化时，某事件发生的频率与强度也随之变化，则该因素很可能与该事件有关。例如，20 世纪中叶，英国肺癌的发病率呈逐年上升的趋势，同时发现烟草的销售量也呈逐年上升的趋势，且肺癌的发病率上升比烟草销售量的上升晚了近 30 年，刚好是一个肺癌发病的潜伏期，由此提出吸烟可能是肺癌的危险因素。

(5) 剩余法：是指当某事件的发生是由多种因素所致时，把已知有关联的因素排除后，仍不能排除的因素就有可能是病因。例如，既往研究发现肝癌的发生与乙肝和丙肝等病毒感染有关，也与食物中的黄曲霉毒素有关。但还有部分患者无法用上述危险因素解释，提示可能还有其他因素是肝癌的病因，如饮水中的藻类毒素。

2. **检验病因假设** 病因假设提出后，需经分析性研究进一步检验病因假设。论证的步骤一般是先病例对照研究，后队列研究。病例对照研究可以同时研究一种疾病和多个因素的关联，比较不同因素与疾病的关联强度（即比值比 OR），筛选出与疾病关联最为密切的危险因素，再进一步进行队列研究来验证该危险因素。队列研究是由"因"及"果"的研究，因此论证病因假设的能力较强。

3. **验证病因假设** 无论是通过流行病学，还是通过基础医学或临床医学研究方法获得的病因假设，最终仍要回到人群中，用实验流行病学的方法进行验证。通过实验干预，减少人群中暴露因素的存在，疾病的发病率随之下降或消失，即证明该暴露因素是该疾病的病因。但实际中，由于实验性研究涉及伦理学问题，往往难以进行。因此，多采用分析性研究方法检验病因假设。必要时或可行的情况下，再用实验性研究方法。

> **知识链接**
>
> 20 世纪末，循证医学的兴起标志着医学领域因果关系研究的新阶段。它强调临床决策

应基于最佳证据,主要是医学应用型研究。循证医学首先评估证据的真实性,重点关注治疗效果和副作用,而非病因。它主要依赖随机对照临床试验来推断治疗与效应间的因果关系。循证医学的推动者是临床流行病学家,而非传统流行病学家。

循证医学在评估证据时,采用了系统综述和 meta 分析的新方法,这些方法提供了对原始研究的系统收集和定量推论。系统综述提出了一套统一的定量评估方法,包括时间顺序、关联强度、剂量-反应关系、实验证据和一致性等 Hill 准则。随机对照试验设计确保了时间顺序,而关联强度和剂量-反应关系则反映在试验结果中。系统综述通过异质性检验等定量方法评估一致性,并探究异质性原因,这是其新贡献。

第三节 病因推断

一、统计学关联与因果关联

(一) 统计学关联

统计学关联是指通过假设检验等统计学方法排除了抽样误差后暴露因素(E)与疾病(D)存在的关联。暴露因素与疾病存在统计学关联,只能说明两者的关联排除了随机误差的干扰,并不一定存在因果关联。要确定因果关联,还需排除偏倚的干扰,以及确定暴露在疾病发生之前。只有在排除或控制了虚假关联和继发关联后,才能用因果判定标准进行因果判断。

1. 虚假关联 是指由于在研究过程中的某些人为误差或机遇,使得本来没有关联的某因素和疾病之间表现出了统计学上的关联。研究对象选择不恰当、测量数据的方法有错误、抽样误差等均会产生虚假的关联。例如,在开展口服避孕药与子宫内膜癌因果关联的病例对照研究时,对照组中如果将已采用上环避孕的妇女也纳入的话,由于这些研究对象不需要再用口服避孕药,这样就会造成两者间的虚假关联。

2. 继发关联 也称为间接关联,是指怀疑的暴露因素原本与某疾病不存在因果关联,但由于两者都与另外的一种因素有关,导致暴露因素与疾病出现了统计学上的关联,即产生了混杂。例如,高血清胆固醇是冠心病的危险因素,高血清胆固醇可产生沉积于眼睑的黄色瘤,从而导致眼睑黄色瘤与冠心病之间存在统计学关联。这种关联是继发于两者有共同影响因素的前提下,并不是真正的因果关联。

(二) 因果关联

流行病学的病因观中,病因是指那些能使疾病发生概率升高的因素。病因暴露组发病率高于非暴露组或病例组病因暴露水平高于对照组,则认为暴露与疾病相关。但这种相关只是统计学关联。统计学关联是判断因果关联的基础,但统计学关联并不一定都是因果关联。其中可能会有各种偏倚的干扰。排除和控制偏倚后,两者仍有相关,且符合先因后果的关联时序性及其他因果推断的标准才能认为两者存在真实的因果关联。

确定某因素与某疾病存在统计学关联后,并不能确定该因素就是该疾病的病因,还需要进一步判断两者的因果关联,即进行因果推断。因果推断是指研究者根据流行病学研究资料,对某因素与某疾病(或健康状况)之间的关系做出判断的过程。如图22-2所示,其基本步骤包括:

1. 确定两者是否存在统计学关联 在资料分析阶段,应用假设检验的方法判断因素与疾病之间是否存在统计学关联。

2. 判断两者间统计学关联的性质 因素与疾病存在统计学关联,不代表两者一定存在因果关联。因为统计学上的关联,除因果关联外,还可能是由于各种选择、信息偏倚导致的虚假关联;另外,还可能是由于某个第三因素的作用导致的继发关联。因此,判断因素和疾病存在有统计学关联后,还应排除虚假关联和继发关联对因果关联的混淆。

3. 检验两者的关联是否符合因果关联的判断标准 确定因素与疾病存在排除了虚假关联和继发关联的真实统计学关联后,根据下文中的因果关联判断标准判断该关联是否为因果关联。

4. 进行科学概括与推理,作出判断 根据以上分析结果,结合其他资料或现有知识进行概括推理,并作出两者是否为因果关联的结论。

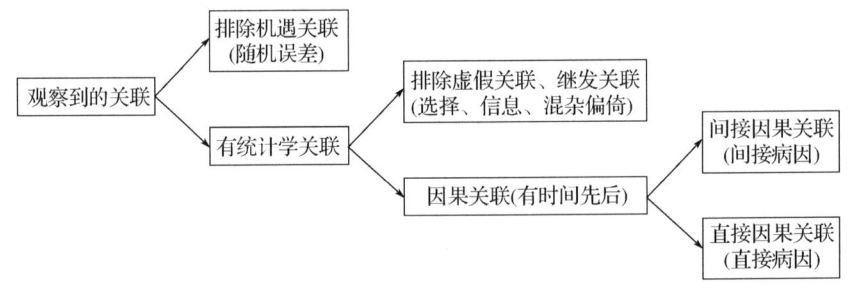

图22-2 因果关联的推导步骤

二、因果关联的判断标准

美国学者于1964年在"吸烟与健康"报告中确认吸烟引起肺癌时建立了判断病因的五条标准。该标准弥补了Koch法则只能用来确定特异性病原体的不足,适用于所有疾病的病因推断,被视为人类病因判断标准的第二个里程碑。1965年,希尔又将病因判断标准在前五条的基础上扩展为九条,被国际上称为Hill标准。目前常用的因果推断标准如下:

(一)关联的时序性

指因和果出现的时间顺序,作为原因一定要出现在结果的前面,这是病因推断中要求必备的条件。病例对照研究是回顾性研究,疾病已经发生,通过调查比较病例组和对照组某因素的暴露情况说明因素与疾病的关系,对于一些潜伏期长的疾病,无法说明先有的暴露因素还是先有的疾病。例如,在一次肝癌的横断面研究中,发现肝癌患者的 HBsAg 阳性率明显高于非肝癌患者,但该结果并不能说明是先有乙肝病毒感染而后引发肝癌,还是先有肝癌而后又发生了乙肝病毒感染。而队列研究是追踪随访暴露组和非暴露组一定时间后,比较两组疾病的发生率,有很明确的先因后果的关系。因此,队列研究有较强的病因论证能力。

(二)关联的强度

关联的强度是指暴露因素与疾病之间关联强度的大小,在病例对照研究中用 OR 表示,在队列研究中用 RR 表示。某暴露因素与疾病的关联强度越大,即 OR 值或 RR 值越大,则越有理由认为两者相关,此时两者存在虚假关联和间接关联的可能性越小,误判的可能性越小,成为因果关联的可能性越大。例如,在吸烟与不同疾病发生的关联研究中发现,吸烟者发生肺癌的 RR 值是非吸烟者的 4~12 倍,而吸烟者发生胃癌的 RR 值是非吸烟者的 1.42~1.65 倍,提示吸烟与肺癌的因果关联成立的可能性较吸烟与胃癌的因果关联可能性大。一般认为,在作因果关联推断时,$RR>2$ 时关联强度可被考虑为较强。但有时弱的关联强度也可作为一种因果关联。因为按照多病因学说的理论,单独暴露于某一致病因子时,机体可不发病,但同时有其他一些致病因素共同作用,则机体发病的可能性大大增加。例如,研究发现饮食与冠心病之间呈现弱相关,但生态学研究发现很多发达国家的冠心病发病率较高,支持饮食与冠心病之间的因果关联。造成这种情况的原因考虑主要是个体间的饮食差异很小,还需要其他危险因素(如吸烟、高血压、高血脂、精神紧张等)的协同作用。还要注意的是,呈弱关联时更需要考虑偏倚作用的可能性,因果判断时要更慎重。

(三)关联的可重复性

关联的可重复性指某暴露因素与疾病的关联在不同研究背景下、不同研究者用不同研究方法均可获得一致性的结论。重复出现的次数越多,因果推断的结果越有说服力。近年来应运而生的系统综述和 meta 分析方法为多项研究结果的定性和定量合并提供了技术支撑。但是,不同研究结果间缺乏重复性不能作为没有因果关联的凭证,可能与研究纳入的样本量的大小、不同人群中病因暴露的水平不同等有关。例如,有关母亲孕期吸烟与儿童唇腭裂的因果关联研究论文不下百篇,通过对其中 113 项病例对照研究和 2 项队列研究的结果进行分析发现,早期几项研究的样本量较小,因果关联结论不一致。利特尔(Little)等对这些研究进行了 meta 分析,结果发现综合 OR 值为 1.34(95%CI:1.25~1.44)。从而提示母亲孕期吸烟与儿童唇腭裂之间存在因果关联的可能性较大。

(四)关联的特异性

关联的特异性指某因素只能引起某疾病,也就是说该因素是该疾病的必要病因,该疾病的发生一定要有该因素的存在,如传染病。但在慢性非传染性疾病中,强调的是多病因论,很难找到疾病的必要病因,所以这一条标准并不是因果推断标准中必须达到的标准。符合关联的特异性可以增加因果推断结果的可靠性,但不符合关联的特异性也不能作为排除因果关联的依据。例如,吸烟除可引起肺癌外,还可引起膀胱癌、口腔癌、心肌梗死及胃溃疡等。另外,肺癌也可由其他危险因素引起。两者并不存在绝对的特异性。但我们不能说吸烟与肺癌的发生没有因果关联。

(五)剂量-反应关系

剂量-反应关系指疾病发生的概率随暴露因素的累计暴露量的增加而增大,即某因素暴露的剂量越大、时间越长,某疾病发生的概率也越大。例如,吸烟的量越大年限越长,发生肺癌的危险性越高,两者呈现明显的剂量-反应关系。暴露因素与疾病之间存在剂量-反应关系则为两者存在因果关联的有力证据,但由于某些生物学效应表现为"全无"或"全有"的形式,如肿瘤的发生,所以不存在剂量-反应关系也不能作为排除因果关联的依据。

(六)生物学合理性

生物学合理性指能从生物学发病机制上建立因果关联的合理性,即所观察到的因果关联可以用已知的生物学知识加以解释。一般认为,能被已知的生物医学知识解释的因果关联误判的可能性极小。例如,尽管幽门螺杆菌感染导致溃疡发生的确切机制还不明确,但是大量研究表明,其感染后定植于胃窦部黏膜的上皮细胞表面,释放细胞毒素,引起胃窦炎,直接刺激胃窦 G 细胞增加胃泌素的分泌导致胃酸过多,同时可造成胃窦 D 细胞释放生长抑素导致胃肠黏膜上皮细胞修复功能损害。胃酸分泌异常也导致了十二指肠酸液浓度的升高,从而引起十二指肠溃疡的形成。但也有学者认为,幽门螺杆菌并不直接定植于十二指肠,而是通过它感染后引起的细胞毒素、炎性介质及持续的免疫反应造成十二指肠损伤,并引起溃疡。从生物学合理性上看,支持两者之间存在因果关联的证据较强。但也有部分因果关联还不能被现有的生物医学知识合理解释,可能是我们现有的知识的局限,随着医学的发展,未来仍有可能被证实。所以尚不能用生物学合理性证实的因果关联,不能认为其不存在。

(七)关联的一致性

关联的一致性与生物学合理性相似,是指暴露因素与疾病的关联与该病已知的自然史和生物学原理一致。例如,如上所说,许多流行病学研究表明幽门螺杆菌可引起胃窦炎和胃酸分泌过度。另外,奥古萨(Ohkusa)等将3株从患者中获得的不同幽门螺杆菌菌株经口服分别接种于5周龄和14周龄的蒙古沙土鼠,12周后发现各组的感染率高达80%～100%,其中一组14周龄的沙土鼠十二指肠浅表溃疡发生率达33%,而对照组沙土鼠均无感染和溃疡的发生($p<0.05$)。因此支持两者之间因果关联的一致性。同样,没有一致性证实的因果关联不能认为其不存在。

(八)实验证据

实验证据指通过实验干预去除某暴露因素可引起疾病发生率的下降或消失,则表明该因果关联存在终止效应,其作为因果关联的判定标准论证强度很高。例如,既往十二指肠溃疡经用抑酸药物治疗,8周之内可有90%以上的溃疡获得治愈,但在此后不作维持治疗的情况下,于1年后会有60%~90%出现复发。但是自从采用根除幽门螺杆菌治疗方法以来,十二指肠溃疡年复发率已降低到5%以下。福特(Ford)等人对52项随机对照试验进行meta分析,结果表明,在促进十二指肠溃疡的愈合方面,幽门螺杆菌根除治疗组明显优于抑酸药物治疗组和未治疗组;在预防溃疡复发方面,根除治疗组效果也远优于未治疗组。这些研究结果是两者之间存在因果关联的最有力证据。

综上所述,流行病学整个病因推断过程,自始至终遵循着严密的逻辑思维。在因果推断过程中并不一定要求上述八条标准都要符合,但关联的时序性是必要条件,且满足的条件越多,研究所发现的关联为因果关联的可能性越大。

> **知识链接**

Hill 准则

Hill准则是由英国流行病学家希尔在20世纪中叶提出的,用于评估流行病学研究中观察到的关联是否可以被认为是因果关系。Hill准则包括以下9个标准:

1. 强度:关联的强度越大,因果关系的可能性越高。
2. 一致性:如果多个研究都观察到相同的关联,这增加了因果关系的可信度。
3. 特异性:如果特定因素与特定结果之间存在关联,这支持因果关系。
4. 时序性:原因应该在结果之前。
5. 比例性:原因的强度与结果的强度之间存在剂量-反应关系。
6. 可持续性:原因和结果之间的关联应该在去除原因后消失。
7. 生物梯度:原因的剂量与结果的频率之间存在正相关关系。
8. 合理性:原因和结果之间的关联应该符合现有的生物学知识。
9. 实验性:实验证据可以支持因果关系。

> **思考题?**

1. 描述病因的概念及因果关联的推断标准。
2. 简述统计学关联和因果关联的关系。

第二十三章

疾病的预后研究及其评价

章节导读

预后研究是医学领域的重要组成部分,它关注疾病发生后患者可能面临的结局,包括康复、残疾、复发、死亡,预后因素的识别、预后模型的构建与应用,以及预后评价的方法和标准。通过系统阐述,通过对疾病预后的深入研究,医生能够为患者提供更加精准的治疗建议和预后评估,从而提高医疗决策的科学性和有效性。旨在帮助读者理解疾病预后研究的重要性,掌握预后评估的关键技术和流程,为临床决策提供科学依据。

学习目标

知识目标:

1. 掌握疾病预后研究的定义、影响疾病预后的因素、疾病预后研究中常用的结局指标。
2. 熟悉疾病预后研究的基本步骤与方法、资料分析。
3. 了解疾病预后研究的评价原则。

能力目标:

能够设计一项疾病预后研究,并对其所获资料进行分析。

素质目标:

培养学生科研意识,提高科研素质,使其具有勇于探索、认真钻研的职业精神。

> **导入情景与思考**

食管癌是发生在食管上皮组织的恶性肿瘤,分为早、中、晚期,通常治疗方法有手术治疗、化疗和药物治疗。目前,食管癌是我国常见的恶性肿瘤之一,多数病人就诊时已是局部晚期。迄今为止,手术切除仍是其最主要的治疗方法。

请思考:
1. 若要比较三种治疗方法的效果,可以采用什么研究方法?
2. 如何探索影响食管癌术后生存的因素?

第一节 疾病预后的概念

在临床实践中,疾病预后研究有助于医患双方了解疾病的发展趋势,并作出知情的临床决策,争取较小的代价与较好的临床转归。疾病的预后研究主要可用于探索和/或检验:①疾病的自然史;②预后预测标志物;③预后的影响因素;④预后模型。

一、疾病预后及其研究的意义

疾病预后指某种疾病发生之后,在其病程进展过程中预期出现的各种结局的概率,以及其出现的时间。在临床上,预后通常指某一个体在发生某种疾病后,基于其临床与非临床特征来预测在特定的时间内发生某种/某些特定健康结局的概率。

疾病预后研究的意义:①了解某种疾病的发展趋势和后果,从而帮助临床医师作出治疗决策。②研究影响疾病预后的各种因素,有助于干预并改善疾病的预后。③正确评定某项治疗措施的效果,从而促进治疗水平的提高。

二、疾病自然史

疾病自然史指在不给任何治疗或干预措施的情况下,疾病从发生、发展到结局的整个过程。疾病的自然史大致上可分为起始期、亚临床期与临床期三个阶段。

1. 起始期 指致病因素作用于机体,产生不可逆转的病理生理形态或功能改变的时期。

2. 亚临床期 指从疾病开始到出现临床症状或体征的时期。在该时期,病理学改变或功能改变逐步加重,病人并没有不良症状或体格特征的变化,但用灵敏的检查方法可以早期发现患病情况。

3. 临床期 指从病人出现不良症状或异常体征到发生疾病最终结局的时期。最终结局可以是痊愈、伤残或死亡。

不同疾病,其自然史差别很大。某些疾病自然史较短,如急性传染病或感染性疾病可以在几日或几周内痊愈或死亡,而某些慢性非传染性疾病的自然史较长,甚至可达数十年之久,如心脑血管疾病、糖尿病等,这些疾病的自然史也比较复杂。研究疾病的自然史是认识疾病的基础,也有助于了解疾病的结局和预后。

三、临床病程

临床病程指疾病的临床期,即首次出现症状和体征,一直到最后结局所经历的全过程,其中可经历各种不同的医疗干预措施。临床医师可采取医疗干预措施来改变其病程。不同疾病的临床病程是不同的,而不同的临床病程与疾病预后关系密切。因此,清楚地掌握和了解各种疾病的临床病程特点对预后的判定有重要意义。病程的概念和疾病自然病史不同,病程可以因医疗干预(包括各种治疗措施)而发生改变,进而改变预后。

四、预后因素

预后因素指在具有特定健康状态或疾病(起点)的病人中,与随后的临床结局(终点)有关联的任何可测量的、能预测或改变疾病特定结局发生概率的因素。预后因素可用于对特定结局的预测,协助医患知情决策,确定新的干预靶点或可干预的因素等。

预后因素和危险因素不同,危险因素指作用于健康人,能增加患病危险性的因素,而预后因素是在已经患病的病人中研究与疾病结局有关的因素,因此,疾病的危险因素和预后因素是不同的概念。

影响疾病预后的因素是复杂多样的,概括起来有以下几个方面:①致病因素特征;②疾病特征;③疾病标志物;④诊疗情况;⑤病人特征;⑥病人及医护人员的依从性;⑦其他预后影响因素。

第二节 疾病预后研究中常用的结局指标

在流行病学研究中,疾病预后的结局指标往往是某种结局事件的发生率。结局指标包括正性指标如治愈率、生存率等,负性指标如病死率、致残率、复发率等。此外,亦可以采用生存质量、生存时间和病情变化指标来评估疾病预后,如血压或血糖的变化、病灶大小的变化等。选择指标时,应根据疾病的严重程度、变化速度和可能获得的样本量等来选择合适的评估指标。

一、各种率的指标

（一）病死率

病死率指一定时期内患某病人群中因该病而死亡的病人所占的比例。

$$病死率 = \frac{一定时期因某病死亡人数}{同期某病的人数} \times 100\%$$

病死率常用于病程短且容易死亡的疾病，如各种传染病、急性中毒、心脑血管疾病的急性期和迅速致死的癌症。

（二）致残率

致残率指某时期内发生肢体或器官功能丧失者占观察病人总数的比例。

$$致残率 = \frac{致残人数}{接受观察的病人人数} \times 100\%$$

致残率多用于病程长、病死率低、病情重又极难治愈的疾病。

（三）复发率

复发率指疾病经过一定的治疗缓解或痊愈后，重复发作的病人数占接受该治疗的病人总数的百分比。

$$复发率 = \frac{复发的病人数}{接受治疗的病人总数} \times 100\%$$

复发率多用于病程长、反复发作、不易治愈的疾病。

（四）治愈率

治愈率指经治疗后某病病人中该病治愈者所占的比例。

$$治愈率 = \frac{治愈的病人数}{接受治疗的病人人数} \times 100\%$$

治愈率多用于病程短而不易引起死亡并且疗效较为明显的疾病。

（五）缓解率

缓解率指经治疗后，疾病临床症状减轻或消失的病人占接受该治疗的病人总数的比例。

$$缓解率 = \frac{缓解的病人数}{接受该治疗的病人总数} \times 100\%$$

缓解率多用于表示病程长、病情重、死亡少见但又不易治愈的疾病，在整个患病期间，疾病的临床过程比较复杂。

（六）生存率

生存率指接受某种治疗的病人或患某病的人中，经若干年随访后，尚存活者所占的比例。

$$n\ 年生存率 = \frac{随访满\ n\ 年尚存活的病例}{开始随访的病例数} \times 100\%$$

生存率适用于病程长、病情较重、致死性强的疾病的远期疗效观察,如恶性肿瘤、心血管疾病等。多用寿命表法或 Kaplan-Meier 分析方法进行分析。

二、中位生存时间

中位生存时间又称为半数生存期,即累积生存率为 0.5 时所对应的生存时间。

三、健康相关生存质量及其衍生指标

在疾病预后评估方面,病死率、治愈率等客观指标难以反映病人的生存质量,在评价预后时会受到一定的限制。如同时评价两个病人的预后,一个日常生活能够自理存活 3 年,而另一个却只能卧床存活 3 年,生存质量显然是不同的。生存质量指个人处于自己的生存环境中,对本身生存的一种自我感受,它涉及人们在生存中的文化和价值体系所反映出的与其生存目的、期望、标准及其关注的关系,强调的是个体对生存的幸福感和满足感。

在临床医学研究中,生存质量则结合了健康和生存质量两方面的含义,称为健康相关生存质量。健康相关生存质量常用量表进行评定,不同的疾病有不同的量表,主要包括生理功能、心理功能、社会功能和对健康状况的总体感受等方面。

第三节 疾病预后研究的类型和设计方案

一、疾病预后研究类型

(一)疾病自然史研究

理想的自然史研究是在无干预的天然条件下进行的,目的是观察疾病的自然进展。但随着医疗服务的普及,很难获得无任何干预的病例,自然史研究也较多演变为在自然治疗的背景下观察疾病的进展。

(二)预后的预测标志物、影响因素及预后模型研究

1. 预测标志物　是疾病进展过程中能观察或检测到的具有指示意义的特征,与疾病结局并不存在因果关联,仅有预测价值,没有干预价值。预测标志物研究的目的是探索和验证某预测标志物对疾病特定结局有无独立的预测价值。预测标志物与结局之间的关联需要具有明确的时序关系,但不需要推断因果关联。

2. 预后影响因素　属于疾病特定结局的病因,与疾病的结局之间存在因果关联,既具有预测价值也具有干预价值,干预这类因素可改变疾病的预后。因此,一切可以干预,并随之可以改变疾病转归的因素均为预后影响因素。其研究方法与疾病的病因研究相同。

3. 预后模型　又称为预测模型,是综合了预后的预测和影响因素,可对特定疾病病人在某时间范围内发生特定结局风险进行估计的统计学模型。

二、疾病预后研究常用设计方案

疾病预后研究包括预后因素的研究及预后的评定。基于研究目的和可行性,可以选择描述性研究、病例对照研究、队列研究、随机对照实验等不同设计方案。

（一）队列研究

预后研究中的队列研究常常为某特定疾病病人的队列研究,又称为专一疾病队列研究,如冠心病病人队列、肺癌病人队列的研究等。队列研究设计的预后研究可以描述疾病的自然史,也可以探索和检验预后因素与特定疾病的结局之间的关联,是预后研究最常用的研究方案。

（二）病例对照研究

病例对照研究是根据预后结局的有无或其严重程度分组,回顾性地比较既往预后因素差异的研究设计方案。

（三）实验研究

实验研究是将条件类似的病人随机分为干预组和对照组,给予相应的干预,随访观察和比较干预组与对照组间各种结局事件的发生率及发生时间的差异。实验研究控制干扰因素和检验因果关联能力最强,也是唯一能检验干预靶点的方法,但每次仅能检验一种或极少数的几种预后因素的作用,且实施难度大,所需人力、物力和财力大。

三、疾病预后研究设计中的若干注意事项

（一）疾病预后研究的始点

始点又称为零点,指在随访队列中的成员被随访的起始点,该起始点在研究设计时必须明确规定。对预后研究,要尽可能在疾病的早期开始,若队列的集合时间接近疾病初发时点,则称起始队列,为队列研究的首选。

（二）研究对象的来源和分组

研究对象要具有代表性,能代表目标疾病的人群。若病人来自不同级别医院,其疾病预后可能不同。研究对象的分组也必须遵循可比性原则,即非研究因素在组间分布均衡可比。

（三）随访和失访

预后研究中随访工作十分重要,研究人员要尽量随访到所有研究对象,失访率越低越好。如失访率小于5%一般认为较好,对结果的影响小,大于10%应引起注意,若超过20%,则认为有较大影响,这是因为病人失访会造成疾病预后信息大量丢失,影响预后结果的可靠性。

四、疾病预后研究的实施要点

(一) 提出研究问题

预后研究大多数为前瞻性研究,是一类费时、费力和花费较大的研究。在研究前,必须通过查阅文献等方法提出可以解答的研究问题。如有研究表明,单核细胞计数/高密度脂蛋白胆固醇比值(MHR)与心血管疾病的发病和死亡有关,通过文献检索和阅读,可以提出以下研究课题:MHR 是否能预测心血管疾病病人的远期死亡率或心血管病再发的风险?

(二) 确定研究设计类型

研究人员应根据研究问题选择合适的研究设计类型。探索性研究可以选择病例对照研究或回顾性队列研究,验证性研究则选择前瞻性队列研究。上述 MHR 与心血管病风险的预后研究,如果既往没有任何研究基础,可以选择病例对照研究,如想验证性探讨两者间的关系,可以采用队列研究。

(三) 确定研究对象

预后研究的研究对象都是同一种(如心肌梗死)或同一类型(如心脑血管病)的疾病的病人,在预后研究中,研究对象的选择最重要的一点是病人的病程(即观察的起点或称为零点)应尽可能一致。在病例对照研究中,研究对象一组是新发生目标结局的病人,一组是没有出现该结局但病程与病例组相同的病人。

在队列研究或实验研究中,研究对象最好是刚发生或刚检查出患有某种或某类特定疾病的病人,并且没有发生预后研究中所确定的目标结局的病人。实验研究在检验预后影响因素或干预靶点时,因可通过随机分组来均衡起点在干预组和对照组的分布,可以不严格要求研究对象的起点一致。其他需要注意的事项与相应设计类型的研究相同,包括对象的代表性、应答率、依从性等。

如上述 MHR 与心血管病的预后研究,采用队列研究设计,研究对象可选择新诊断为冠状动脉粥样硬化性心脏病的病人,且在纳入时已收集血样并可用于 MHR 检测。考虑代表性,可以收集多家不同规模的医院中某时间段内所有符合条件的病例。部分疾病从出现首发症状到初次确诊时间差异很大,这时应该以首发症状的出现时间为观察的零点。

(四) 确定样本量

样本量的计算在预后研究中并没有特殊性,研究人员可按照不同研究设计类型的样本量估计方法进行样本量的估算。

(五) 资料收集

无论是预后研究还是病因学的关联性研究,需要收集的资料大致有下面几类:①结局资料;②暴露因素资料;③潜在的干扰因素;④病人的一般资料。如上述 MHR 与心血管病的预后研究中,收集的结局事件可包括再发的心脑血管事件及其所致的死亡,其他原因所致的死亡及这些结局发生的时间、身体功能的恢复情况、不同时间的生存质量等。暴露因素为发生冠状动脉粥样硬化性心脏病后血液 MHR 的水平。需要控制的因素可以包括病人的年龄、性别、住院期间的治疗措施、入院时及后期的体重指数、营养、体力活动及健康相关行为、感染性相关疾病及治疗药物,以及其他对心血管病预后有重要影响的因素。

五、常见的偏倚

在预后研究中,无论采用何种研究设计方案,研究过程中存在的偏倚都可以概括为三大类,即选择偏倚、信息偏倚和混杂偏倚。但不同的研究内容所具有的特征性偏倚有所不同。预后研究常见的偏倚有集合偏倚、失访偏倚。

第四节 疾病预后研究的资料分析

预后研究的资料分析随预后研究的类型和采用的研究设计类型的不同而有所差异,分析方法几乎涉及既往所有流行病学研究方法中的资料分析方法。常见的分析方法:暴露与结局均为连续性变量时可采用相关与回归分析,组间均值的比较可采用检验或方差分析,结局为二分类变量(有/无)时可采用 Logistic 回归分析。暴露与结局的关联强度的大小可以用相关系数、回归系数、比值比及相对危险度等指标来表示。但这类效应指标未考虑暴露导致结局发生所需的时间,而尽可能推迟不良结局的发生时间也是临床干预的重要目的,因此,分析预后影响因素时,也需要考虑结局发生的时间。同时比较结局发生的风险与发生的时间,即为下面所述的生存分析。

一、生存分析

同时分析暴露因素对结局发生的风险及其发生的时间两个变量的影响,即为生存分析。生存分析的资料为研究对象从开始观察到结局事件发生的时间资料,包括了生存时间与结局两个方面的信息。

(一)生存分析的相关概念

1. 起始事件与终点事件 起始事件是反映生存时间起始特征的事件,如疾病确诊、手术出院等。终点事件指反映随访观察效果特征的事件,它根据研究目的确定,终点事件并非一定是死亡,也可以是其他事件,如复发等。在生存分析中,只能将所研究疾病的终点事件作为分析纳入的事件,而发生的另外疾病事件则不能视为终点事件。

2. 完全数据和截尾数据 完全数据指明确掌握病人的结局及确切的生存时间,这类个体提供的数据为完全数据。截尾数据又称为不完全数据，指在随访过程中，由于某种原因未能观察到病人的明确结局（即终点事件），不知道该病人的确切生存时间，因此提供的生存时间信息是不完全的，这些个体提供的数据称为截尾数据。

> **知识链接**
>
> **生存分析**
>
> 生存分析是目前进行疾病预后研究的主要方法之一。在疾病预后研究中，生存分析可用于远期临床疗效的评价，人群卫生保健措施的效果评价，以及生存率估计、生存率和生存曲线比较影响因素分析。
>
> 生存分析并不是只能分析生存、死亡的数据。所谓生存和死亡，是一个泛指。任何我们感兴趣的事件，只要有研究结局和结局的发生时间，都可以用生存分析。如研究某病治疗后的复发情况，只要有复发的结局（是否复发）及从治疗后到复发的时间，就可以用生存分析。

（二）生存率的计算

在生存分析中，生存率的计算有两种方法：直接法和间接法。

1. 直接法　如果病例数多，没有失访，则结果可靠，计算简单，可使用直接法计算生存率。但一般生存数据均存在删失值，也称为终检值、截尾数据，需要用间接法计算生存率。

2. 间接法　删失值包括三种情况，即研究对象失访、死于其他疾病、观察到规定的随访截止时间仍存活。常用的间接法包括 Kaplan-Meier 法和寿命表法。其中，寿命表法用于样本量较大的研究，Kaplan-Meier 法可用于小样本研究，也可用于大样本的研究。目前有多种统计软件可以进行生存分析，不需手工计算。

（三）中位生存时间的计算

预后研究中还需要计算生存期的长短，即存活期。由于生存时间是一种呈正偏态的连续变量，因此要计算中位生存期，不能计算平均生存期。鉴于删失值的存在，只能用生存分析计算中位生存时间。

（四）生存分析方法

1. 寿命表法　当生存资料是按随访时间区段分组或样本量较大（如>50）时可采用寿命表法进行生存分析。寿命表资料包括每一随访时区内的起始人数、结局事件发生数、删失数。例如恶性肿瘤预后评估资料，可采用寿命表法进行生存分析。

2. Kaplan-Meier 法　用于生存时间未分组的连续变量资料，生存率的估计采用乘积极限法来估计，由卡普兰-迈耶(Kaplan-Meier)于 1958 年提出。

3. 两组生存率的比较　对分组资料的生存曲线，可以采用时序检验(log-rank test)进行统计学差异性检验。公式如下：

$$X^2 = \Sigma \frac{(A-T)^2}{T}, v = 组数 - 1$$

式中：A 为观察的结局事件实际发生数（如实际死亡人数），T 为结局事件理论（期望）数。

二、影响疾病预后因素的分析方法

在临床医学中，对病人治疗效果的评价有时需要用时间长短来衡量。生存时间的长短与治疗措施、病人体质、病情轻重及免疫状态等因素有关，由于时间往往不满足正态分布和方差齐性的要求，不便用多重线性回归来分析生存时间与预后因素之间的关系。

1972 年英国统计学家戴维·罗斯贝·科克斯（David Roxbee Cox）提出一种能处理多因素生存资料数据的回归模型，称风险比例模型，简称为 Cox 回归或 Cox 模型。在队列研究中应用最广，可以允许终检值即截尾数据的存在。同时 Cox 模型还能有效处理随访时间长短不一及资料失访等预后研究中经常碰到的、难以用常规统计方法解决的问题。

在应用 Cox 模型作分析时，可估计风险比（Hazard Ratio, HR）。HR 的意义与相对危险度相同。

第五节 疾病预后研究的评价

一、观察对象的代表性

不同级别医院所诊治的病人，其疾病的构成与严重程度并不完全相同。因此，其结论只适用于级别与条件相似的医疗单位。另外，应有严格的纳入与排除标准，由于疾病的分型、病程、病情影响预后，在研究中应当限定明确的范围，或者将其也列入被研究因素。

二、研究开始时间（零时）的规定

由于疾病发生、发展的不同阶段，对预后存在较大影响，故确定观察的起始时间也十分重要。如急性病以发病时间作为零时，慢性病以确诊时间作为零时，恶性肿瘤通常以特殊治疗开始时作为零时。在观察过程中，应当注意每个观察对象的零时是齐同的。

三、全程随访率

全程随访率越高，结论越可靠。若失访率大于 10% 应引起注意，若超过 20%，则认为有较大影响。

四、预后指标与统计分析的正确性

如估计群体存活时间应当使用生存率分析，生存率的对比应是点与线相结合等。

思考题?

1. 常见的影响预后的因素有哪些?
2. 疾病预后研究设计的要点有哪些?
3. 在护理工作中,应如何应用疾病的预后研究?

主要参考文献

[1] 谭晓东. 循证公共卫生与案例分析[M]. 武汉：武汉大学出版社，2015.

[2] 张一鸣. 循证公共卫生决策的概念与操作步骤[J]. 中国卫生产业，2010，7(3)：84-87.

[3] 王水平. 加强公立医院公共卫生职能建设[J]. 中国卫生，2021(3)：14.

[4] 宋林飞. 国家公共卫生应急管理原则与指标体系[J]. 社会学研究，2020，35(4)：46-57，242.

[5] 迟福林. 以人民健康为中心 深化公共卫生体系改革[J]. 人民周刊，2020(7)：2.

[6] 陈静静，潘琳敏，周波. 循证公共卫生决策的发展与应用[J]. 智慧健康，2020，6(8)：45-48.

[7] 卢次勇，王建明. 预防医学[M]. 5版. 北京：人民卫生出版社，2024.

[8] 凌文华，孙志伟. 预防医学[M]. 3版. 北京：人民卫生出版社，2015.

[9] 中国医学科学院卫生研究所. 卫生统计学[M]. 北京：人民卫生出版社，1978.

[10] 陆守曾，陈峰. 医学统计学[M]. 4版. 北京：中国统计出版社，2022.

[11] 杨树勤，郭祖超. 中国医学百科全书(医学统计学)[M]. 上海：上海科学技术出版社，1985.

[12] 科克伦(W. G. Cochran). 抽样技术[M]. 张光庭，吴辉，译. 北京：中国统计出版社，1985.

[13] 徐飚. 流行病学原理[M]. 2版. 上海：复旦大学出版社，2023.

[14] 杨树勤. 卫生统计学[M]. 3版. 北京：人民卫生出版社，1993.

[15] Douglas C. Montgomery. 实验设计与分析[M]. 汪仁官，陈荣昭，译. 3版. 北京：中国统计出版社，1998.

[16] 徐勇勇. 医学统计学[M]. 3版. 北京：高等教育出版社，2014.

[17] 方积乾. 医学统计学与电脑实验[M]. 4版. 上海：上海科学技术出版社，2012.

[18] 于浩，柏建岭. 医学统计学[M]. 4版. 北京：中国统计出版社，2021.

[19] 陈峰. 医用多元统计分析方法[M]. 3版. 北京：中国统计出版社，2018.

[20] 中华人民共和国国家卫生健康委员会：WS/T598—2018 卫生统计指标. 2018.